"十四五"时期国家重点出版物出版专项规划项目

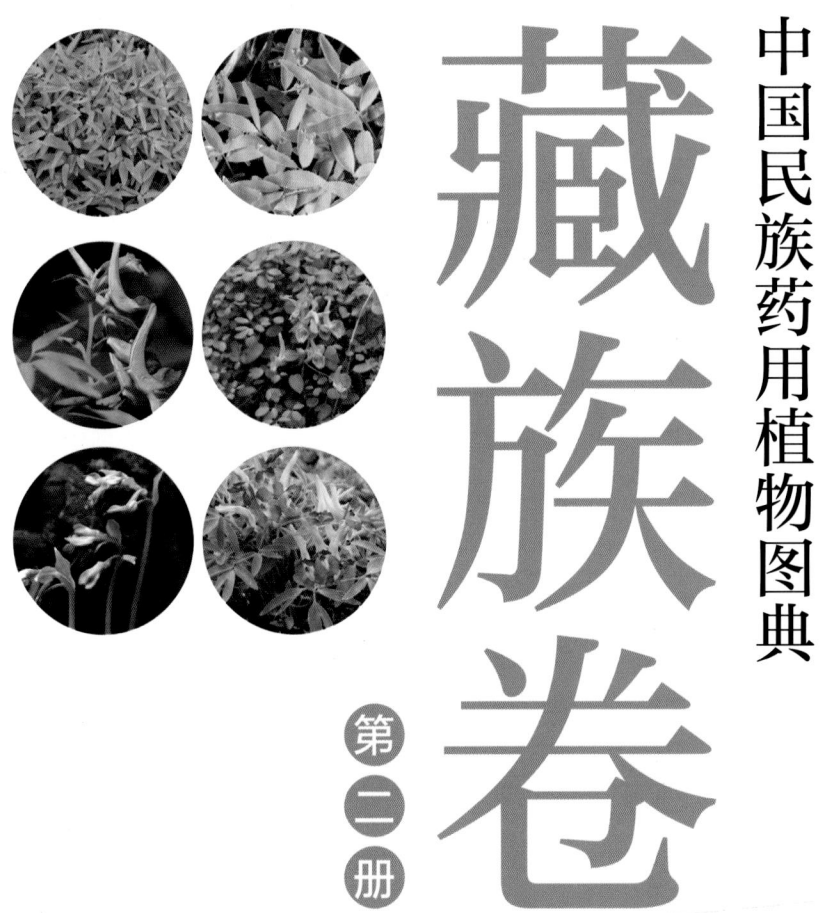

中国民族药用植物图典

藏族卷

第二册

U0236111

总 主 编: 肖培根　诸国本

主　　编: 路　臻　谢　宇　周重建

副主编: 齐　菲　杨　芳　马　华　刘士勋　高楠楠　项　红　孙　玉　薛晓月

编　　委: 马　楠　王　俊　王忆萍　王丽梅　王郁松　王梅红　卢　军　卢立东　田大虎　冯　倩
　　　　　吕凤涛　刘　芳　刘　艳　刘士勋　刘卫华　刘立文　孙　宇　孙瑷琨　严　洁　李　惠
　　　　　李远清　李俊勇　杨　帆　杨冬华　余海文　邹智峰　宋　伟　张　坤　张印辉　陈艳蕊
　　　　　陈朝霞　罗建锋　郑小玲　赵白宇　赵卓君　段艳梅　饶　佳　秦　臻　耿赫兵　莫　愚
　　　　　贾政芳　翁广云　郭春芳　黄　红　蒋思琪　程宜康　翟文慧　戴　峰　鞠玲霞　魏献波

图片摄影: 周重建　谢　宇　裴　华　邬坤乾　袁井泉　孙骏威　谢　言　钟炯平　李　萍　夏云海

CS K 湖南科学技术出版社·长沙

国家一级出版社　全国百佳图书出版单位

"十四五"时期国家重点出版物出版专项规划项目

《中国民族药用植物图典》
丛书编委会

总主编： 肖培根　诸国本

编　委： 马光宇　王　庆　叶　红　田华敏　宁迪敏
　　　　　 朱　进　朱　宏　任智标　全继红　刘士勋
　　　　　 刘卫华　刘立文　刘建新　齐　菲　孙　真
　　　　　 孙瑗琨　严　洁　芦　军　李建军　杨　帆
　　　　　 肖　卫　吴　晋　吴卫华　何清湖　汪　冶
　　　　　 汪　昕　张在其　陈艳蕊　罗建锋　周　芳
　　　　　 周重建　赵志远　赵来喜　赵梅红　莫　愚
　　　　　 徐　娜　郭　号　程宜康　谢　宇　谢　言
　　　　　 路　臻　蔡　伟　裴　华　翟文慧　曾朝辉

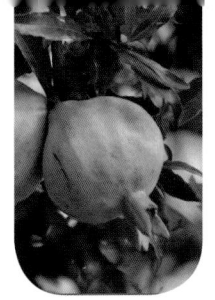

目 录

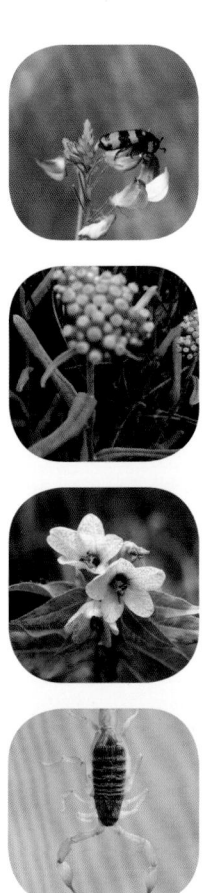

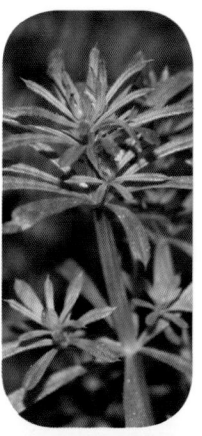

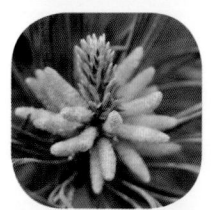

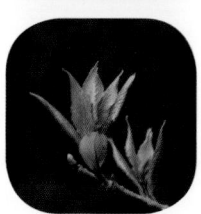

中国民族药用植物图典（第一辑）

藏族卷（第二册）

中国民族药用植物图典·苗族卷
中国民族药用植物图典·壮族卷
中国民族药用植物图典·藏族卷
中国民族药用植物图典·蒙古族卷
中国民族药用植物图典·水族卷
中国民族药用植物图典·维吾尔族卷

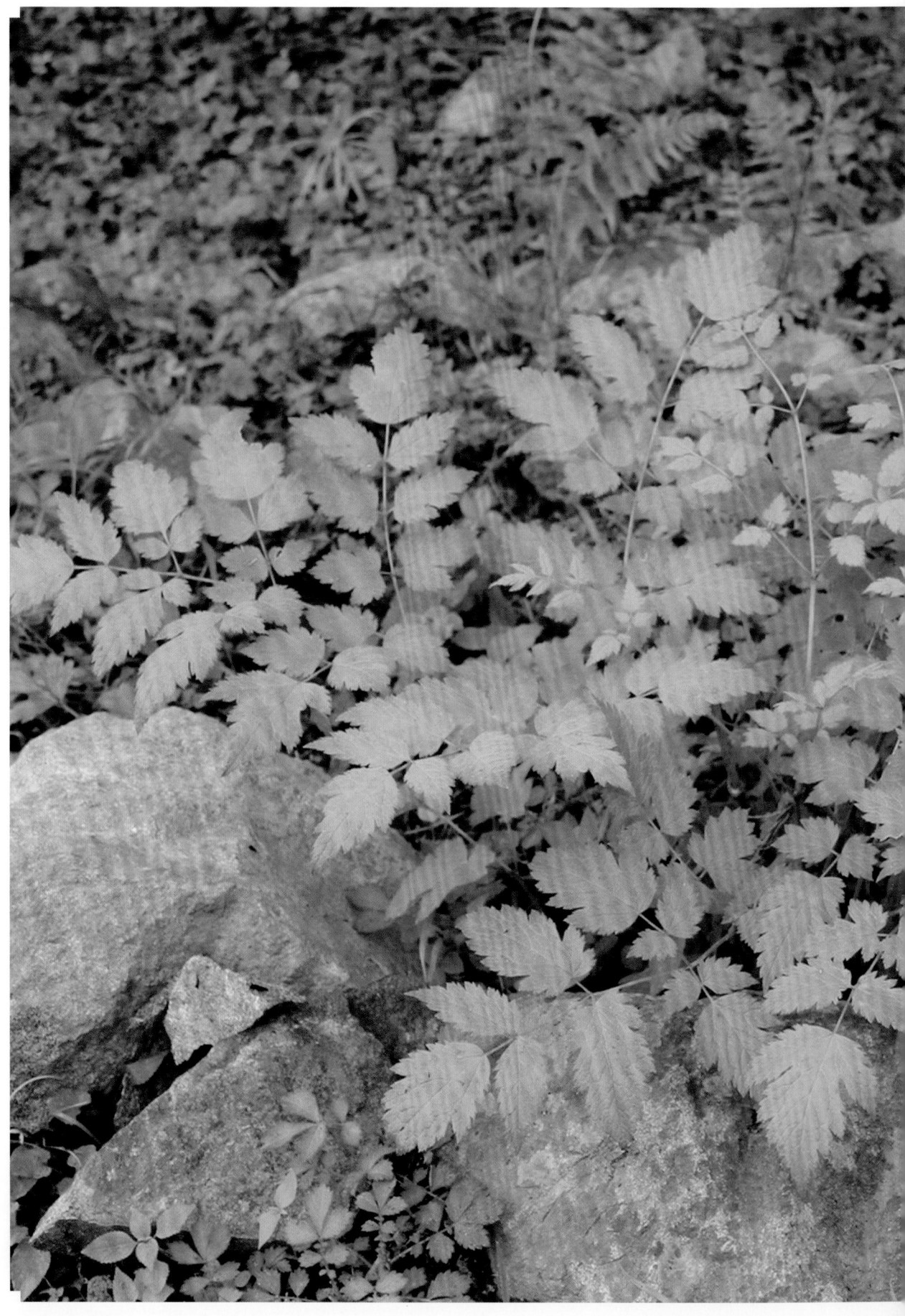

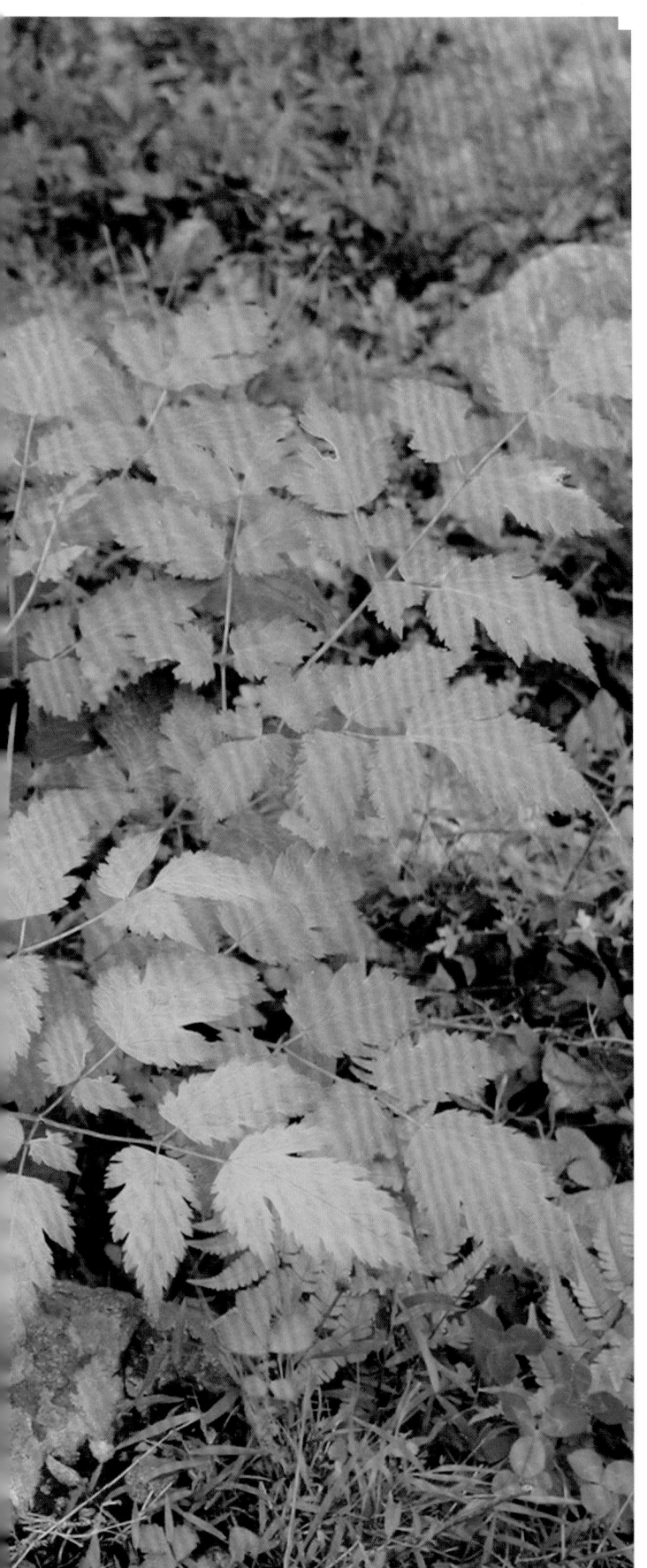

升麻

【藏 药 名】甲子瓦。

【别　　名】绿升麻、炙升麻、甲子豆罗、都如朵瓦达。

【来　　源】本品为毛茛科植物大三叶升麻 Cimicifuga heracleifolia Kom.、兴安升麻 Cimicifuga dahurica（Turcz.）Maxim. 或升麻 Cimicifuga foetida L. 的干燥根茎。

【性味归经】辛、微甘，微寒。归肺、脾、胃、大肠经。

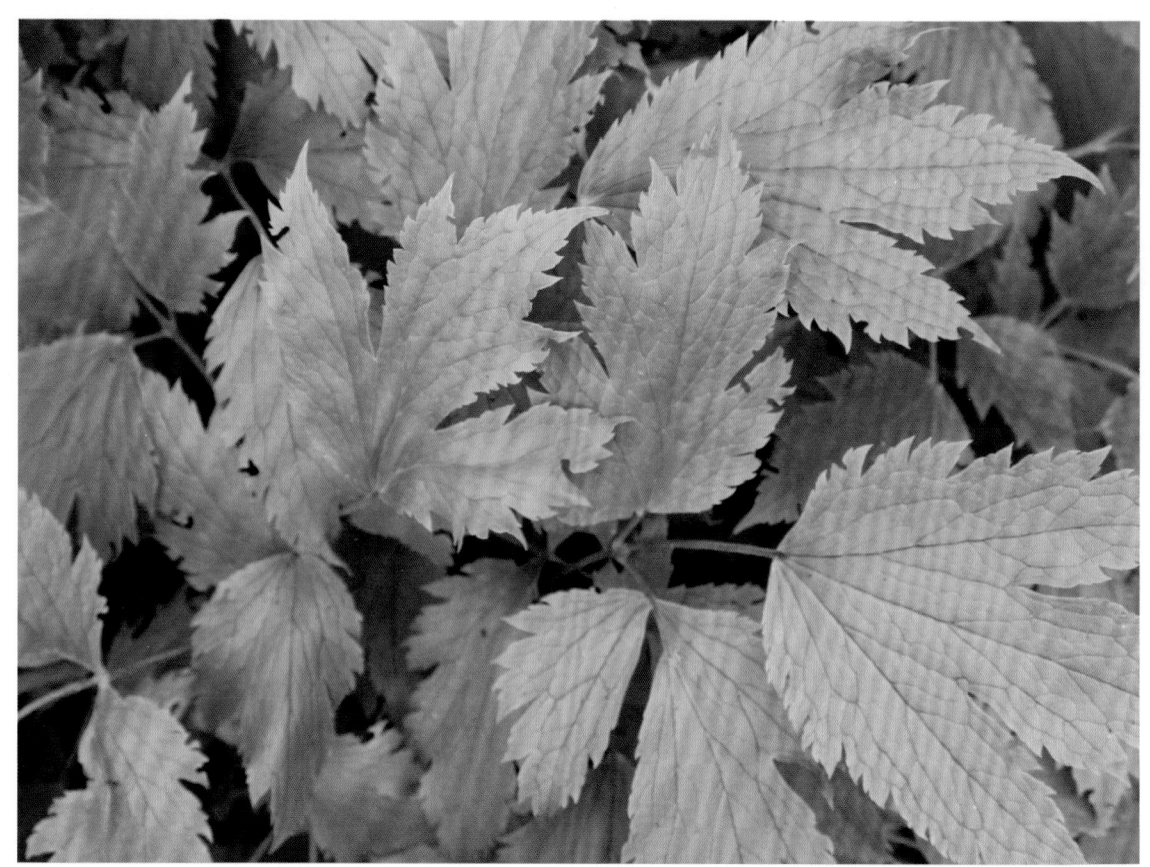

升麻

识别特征

大三叶升麻为多年生草本，根茎上生有多数内陷圆洞状的老茎残基。叶互生，2回3出复叶，小叶卵形至广卵形，上部3浅裂，边缘有锯齿。圆锥花序具分枝3～20条，花序轴和花梗密被灰色或锈色的腺毛及柔毛。花两性，退化雄蕊长卵形，先端不裂；能育雄蕊多数，花丝长短不一，心皮4～7，光滑无毛。蓇葖果。兴安升麻与上种的不同点：花单性，退化雄蕊先端2深裂，裂片顶端常具一明显花药。升麻与大三叶升麻不同点：叶为数回羽状复叶，退化雄蕊先端2裂，不具花药。心皮及蓇葖果有毛。花期7—9月，果期8—10月。

生境分布

生长在山坡、沙地。大三叶升麻的根茎为药材关升麻，分布于辽宁、吉林、黑龙江等省区；兴安升麻的根茎为药材北升麻，分布于辽宁、黑龙江、河北、山西等省区；升麻的根茎为药材西升麻或川升麻，分布于陕西、四川等省区。

采收加工

春、秋二季采挖，除去茎苗和泥土，晒至须根干时，火燎或用其他方法除去须根，晒干。

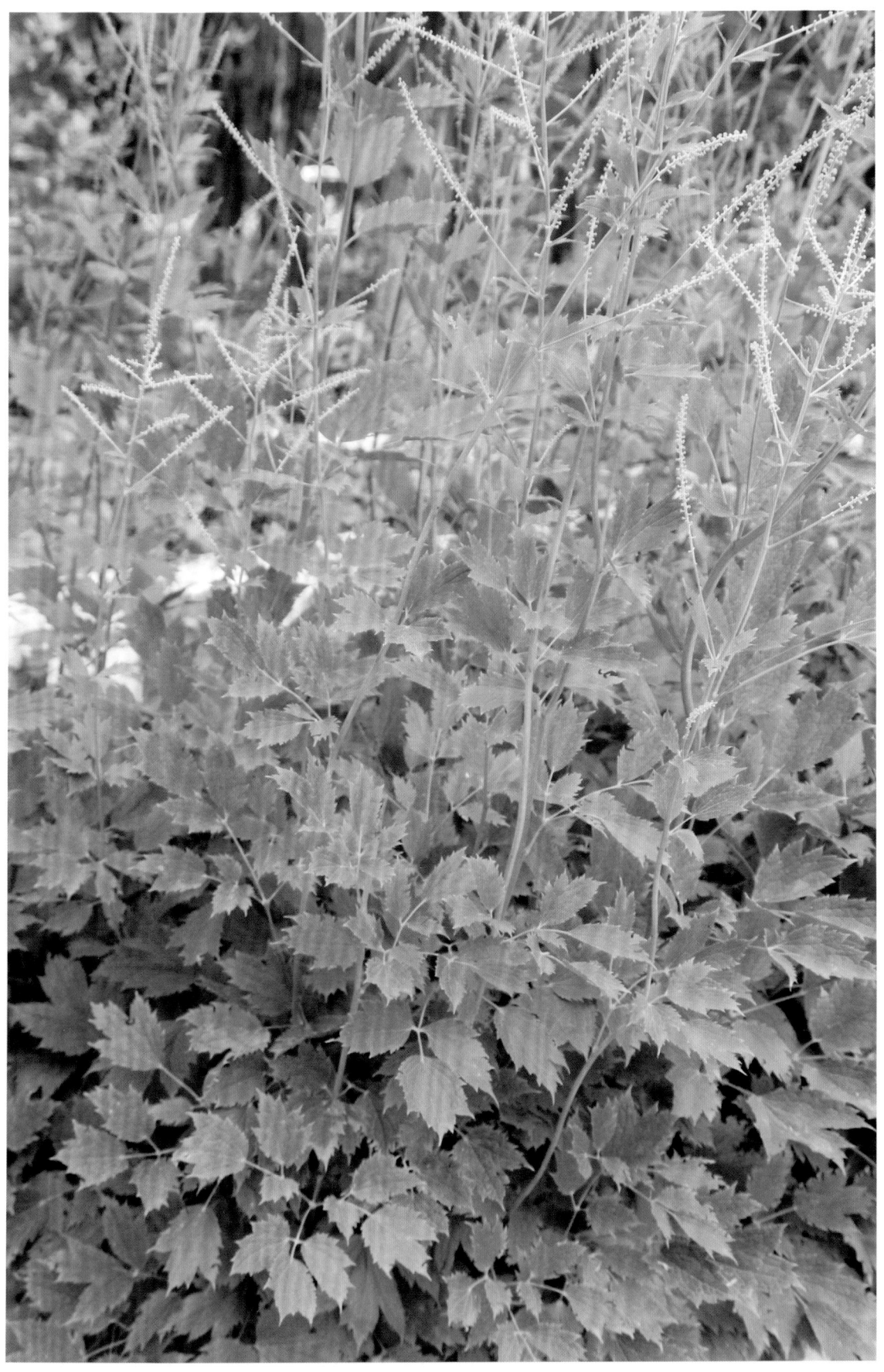

升麻

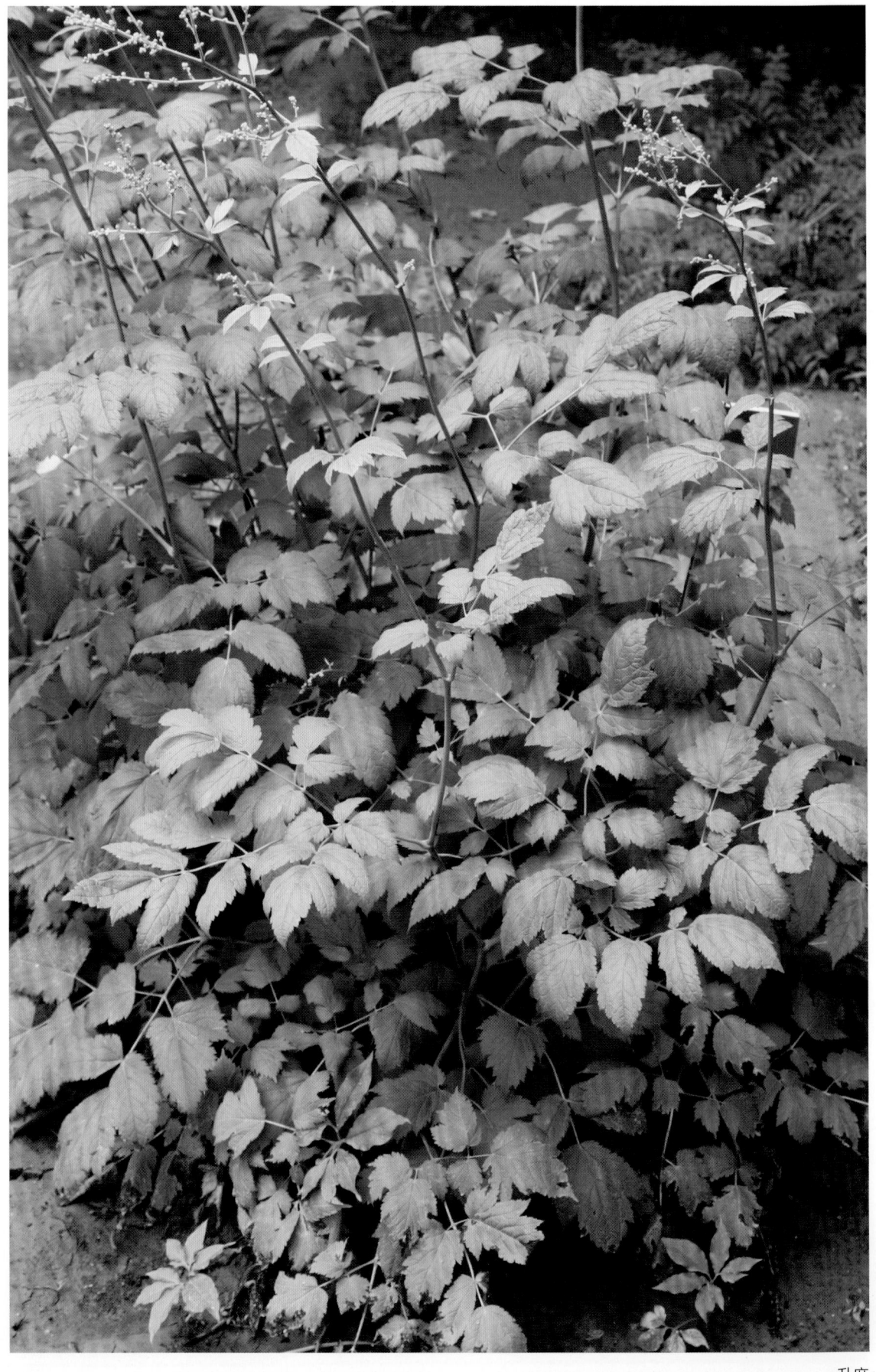

升麻

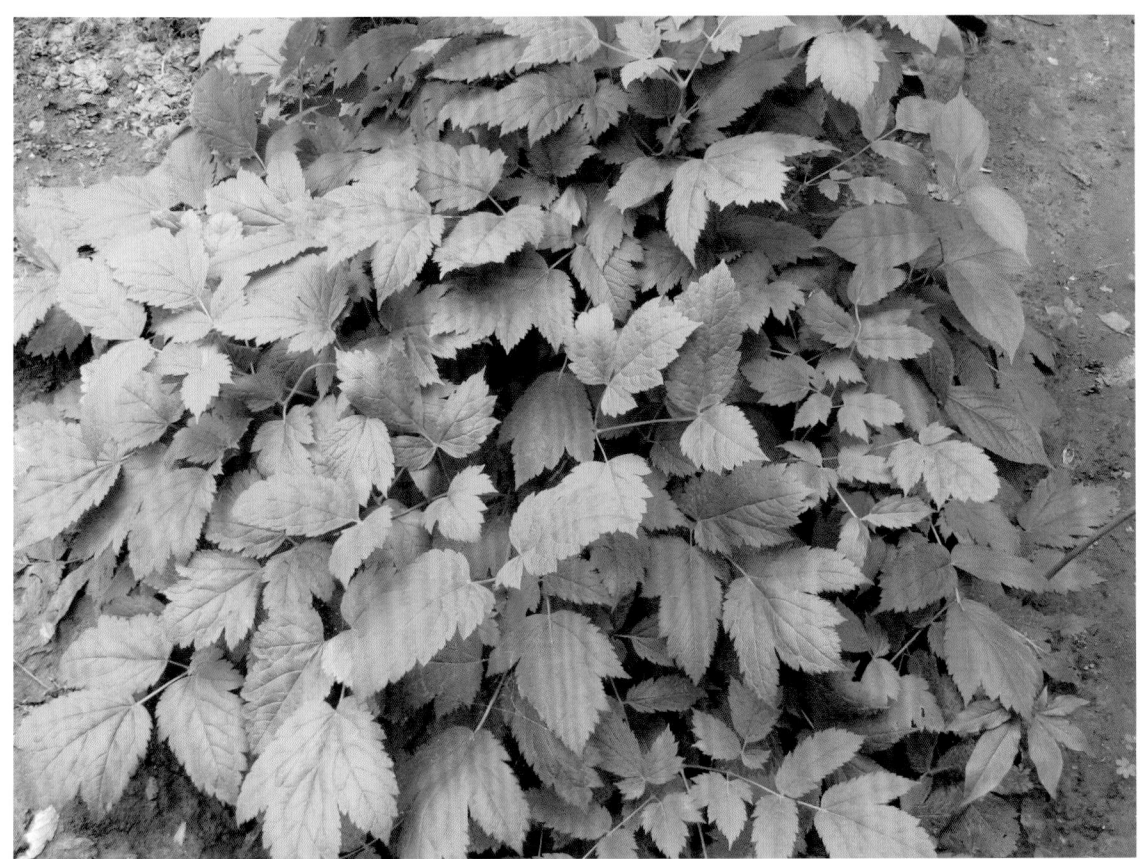

升麻

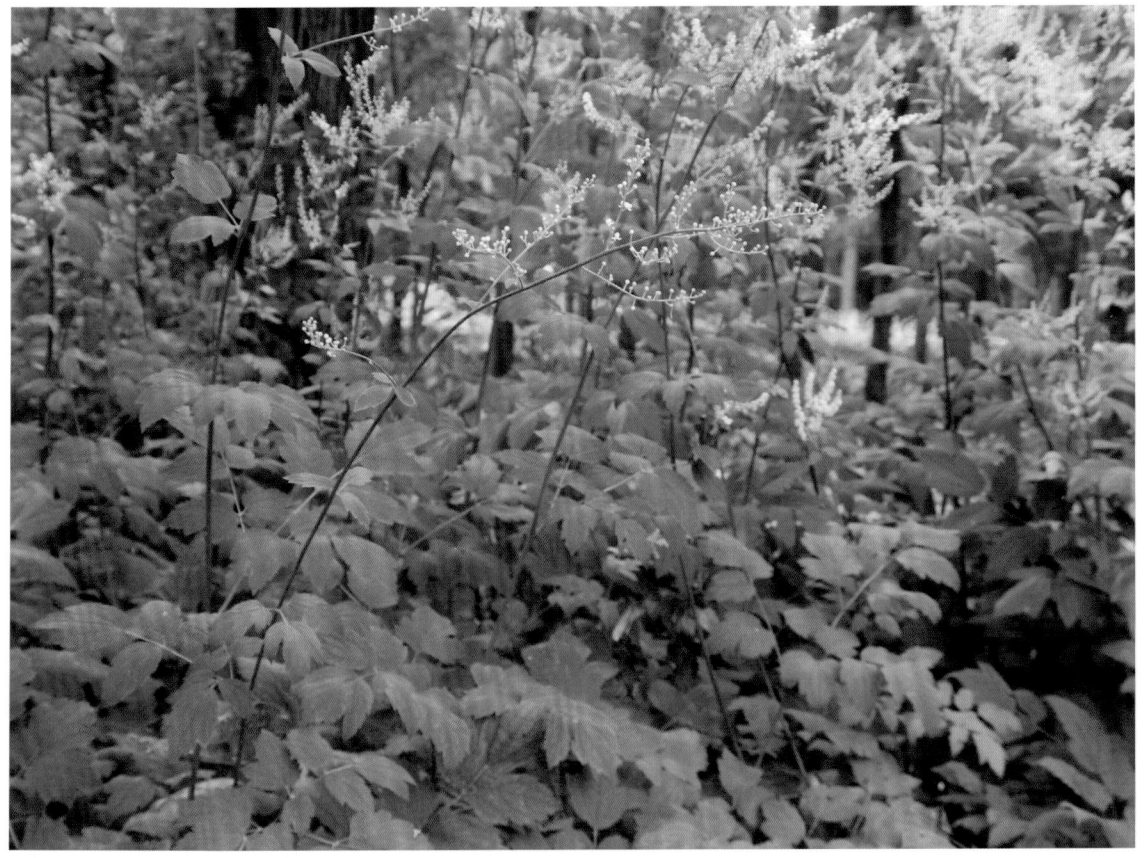

升麻

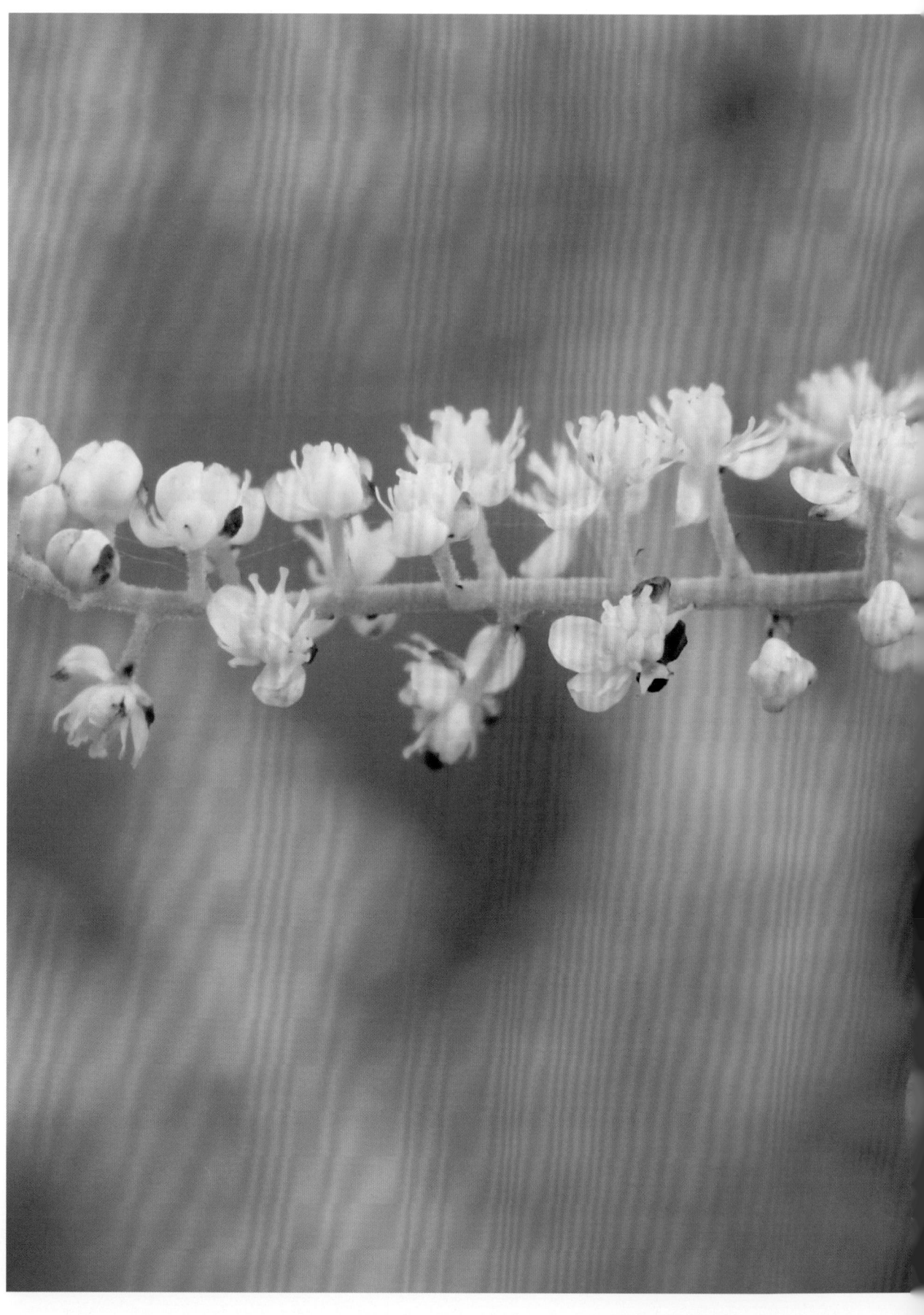

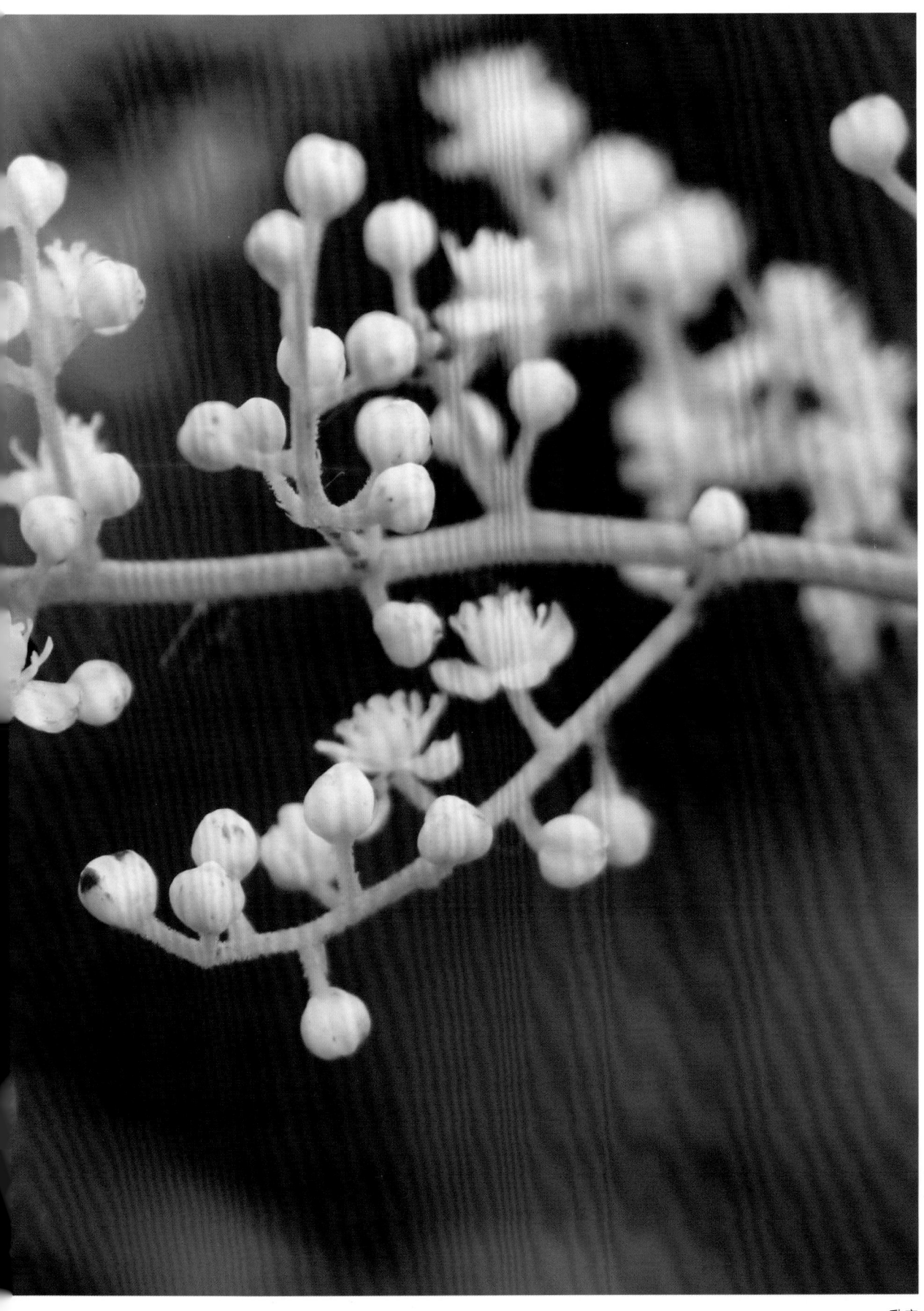

升麻

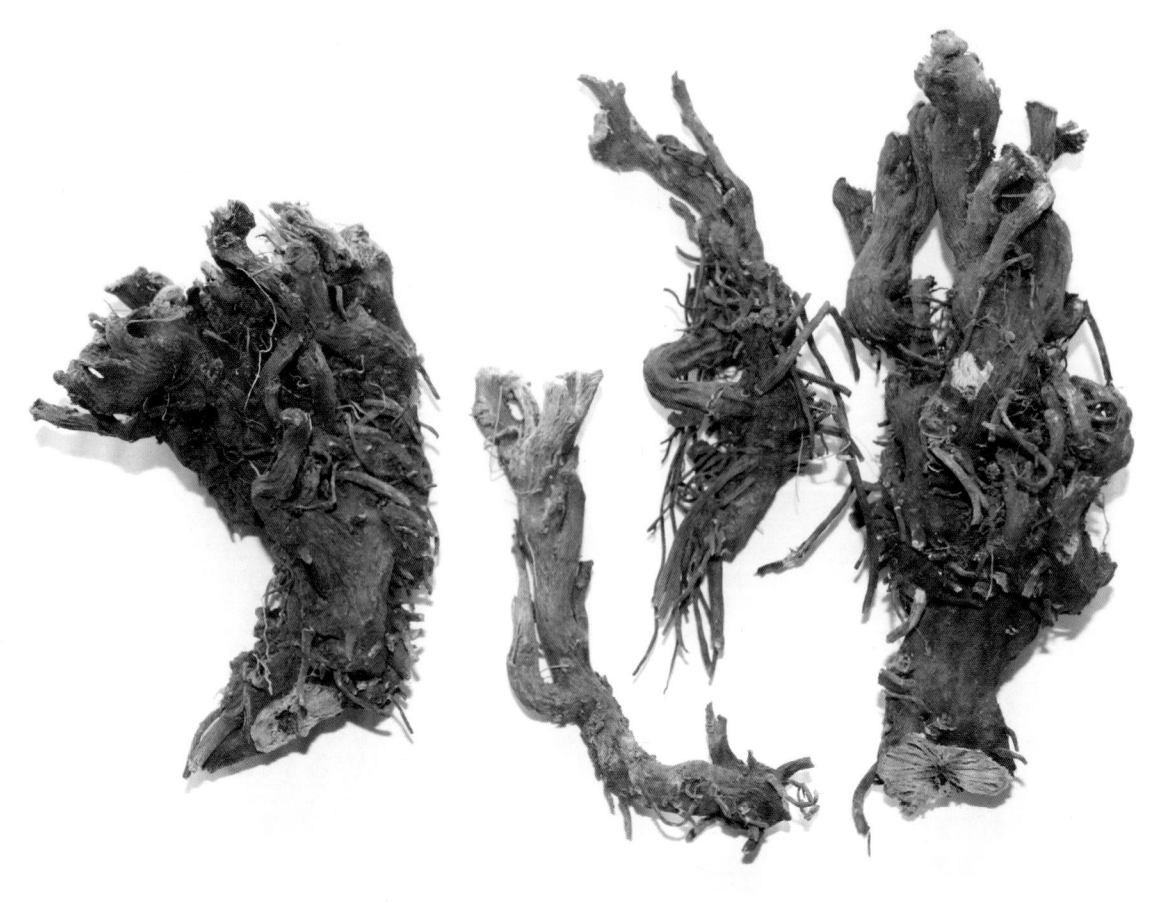

升麻药材

药材鉴别

本品为不规则切片，厚 2 ~ 4 mm，直径 2 ~ 4 cm。外表皮为黑褐色或棕褐色，粗糙不平，多见根痕及须茎。切面灰白色或淡棕黄色，皮部薄，呈淡棕褐色；木部呈网状或放射状裂隙，形成丝瓜络样网状花纹，中心多有孔洞，呈枯朽状淡褐色。周边多凹凸不平，有数个枯朽半圆形空洞，栓皮部棕褐色至黑色，表面较光滑，有残留须根痕迹。质地坚而轻、不易折断。气味微苦而涩。

功效主治

发表透疹，清热解毒，升举阳气。本品味辛质轻，具升散之性，其归肺经能发表透疹，归脾经能升举阳气；其性寒而有清热解毒之功效。

用法用量

内服：煎服。发表透疹、解毒宜生用，升举阳气宜炙用。

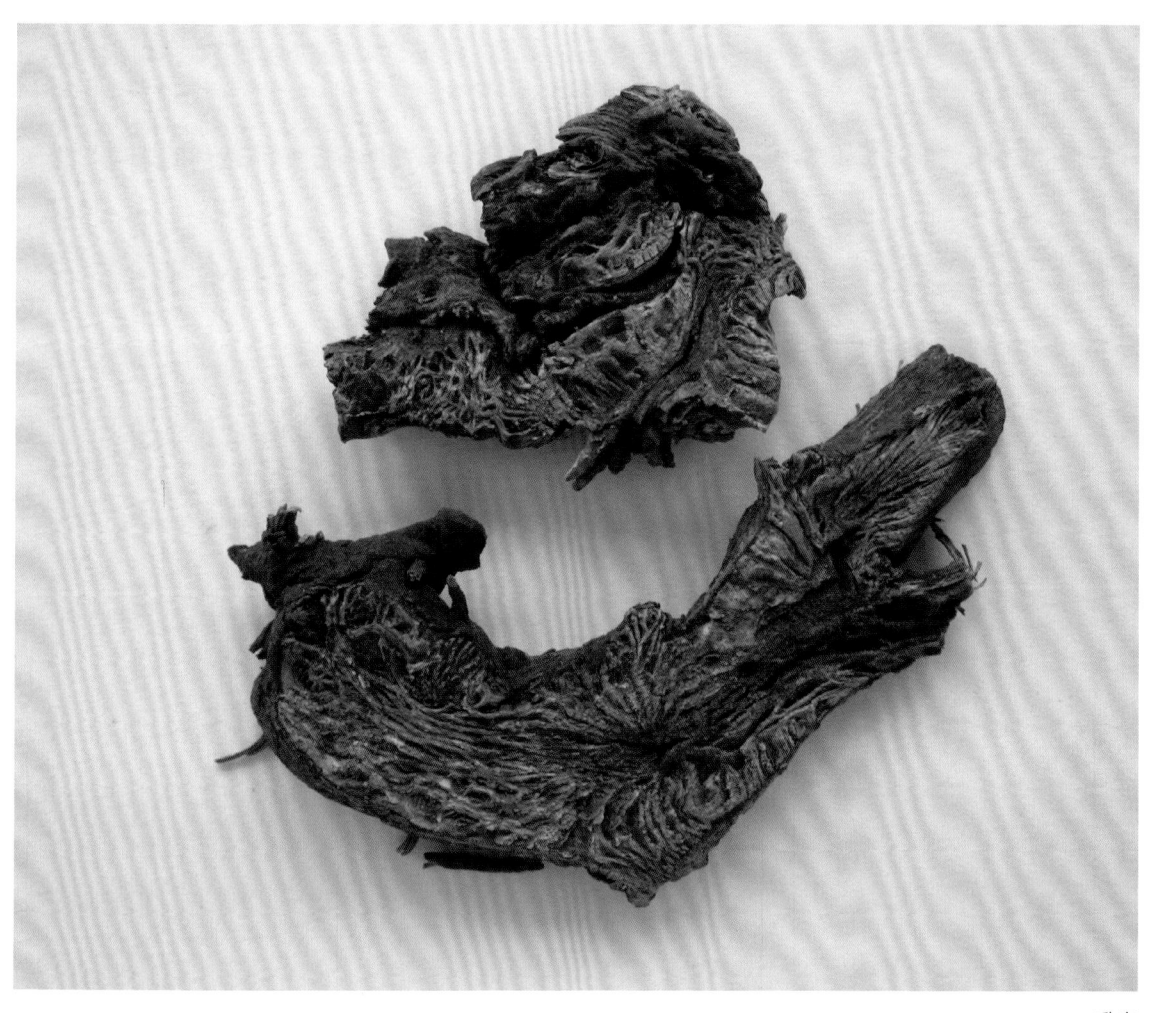

升麻

▎民族药方

1. 子宫脱垂 升麻、柴胡各 10 g，黄芪 60 g，党参 12 g，山药 30 g。水煎服，连服 1 ~ 3 个月。或升麻 6 g，牡蛎 12 g。研细末，每日 1 剂，分 2 ~ 3 次空腹服。

2. 气虚乏力，中气下陷 升麻、人参、柴胡、橘皮、当归、白术各 6 g，黄芪 18 g，炙甘草 9 g。水煎服。

3. 风热头痛，眩晕 升麻、薄荷各 6 g，白术 10 g。水煎服。

4. 口疮 升麻 6 g，黄柏、大青叶各 10 g。水煎服。

5. 牙周炎 升麻 10 g，黄连、知母各 6 g。水煎服。

6. 胃下垂 升麻、黄芪各 20 g，茯苓、麦芽、党参各 15 g，山楂 12 g，鸡内金、白术、枳实、三棱、莪术、川芎、柴胡各 10 g，红花 9 g。水煎取药汁，每日 1 剂，分 2 次服。

▎使用注意

麻疹疹出已透、阴虚火旺、肝阳上亢、上盛下虚者忌用。

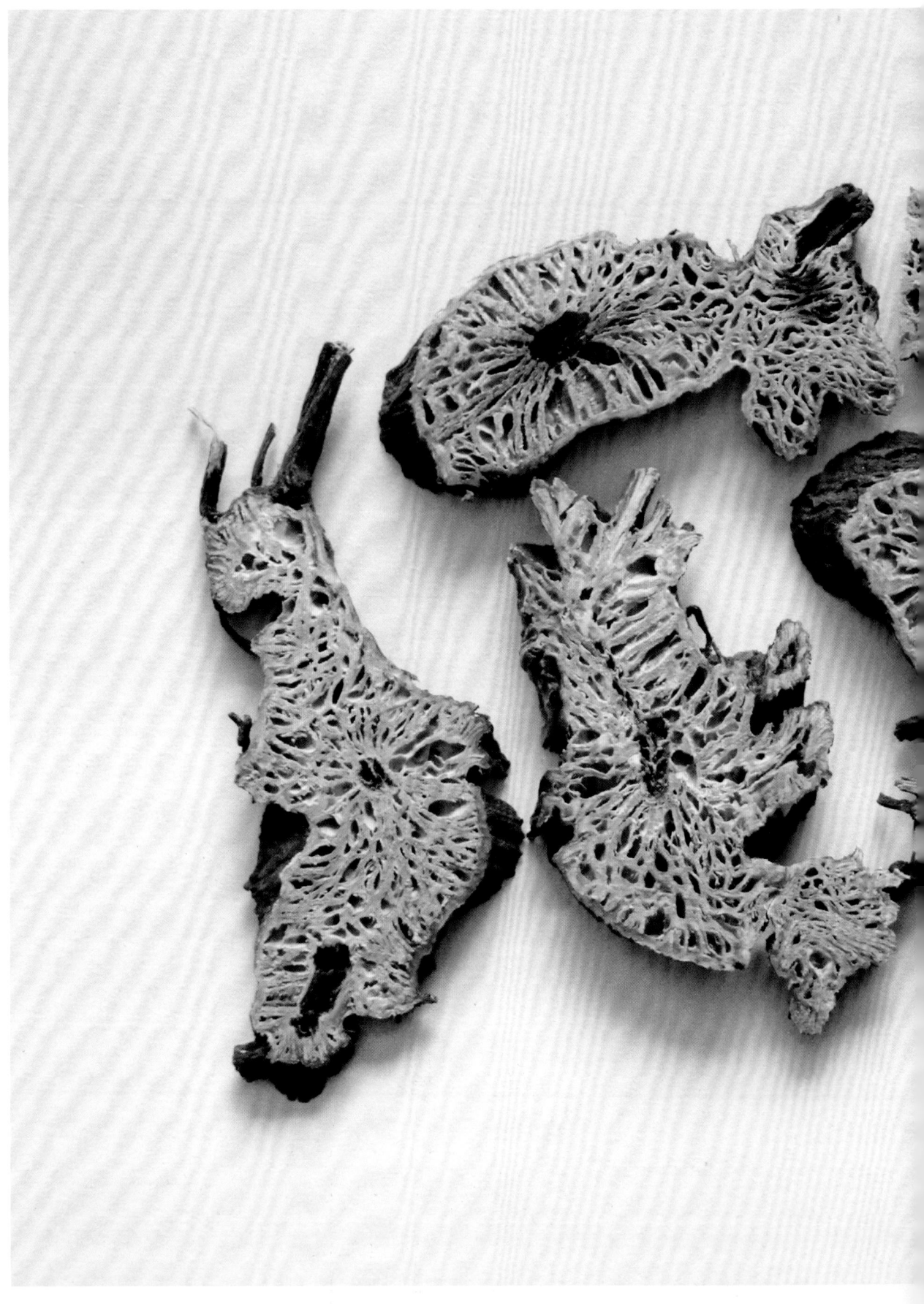

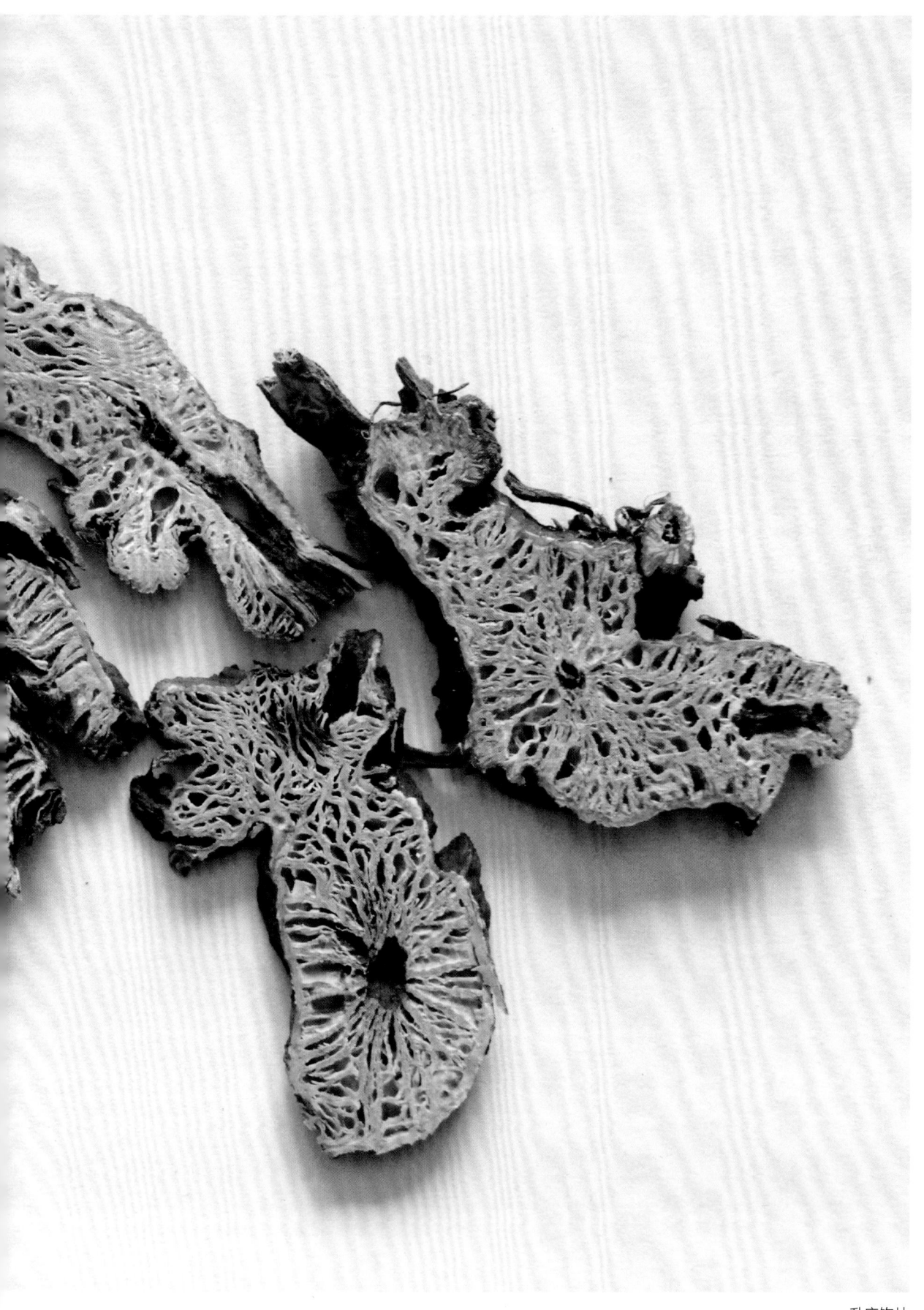

升麻饮片

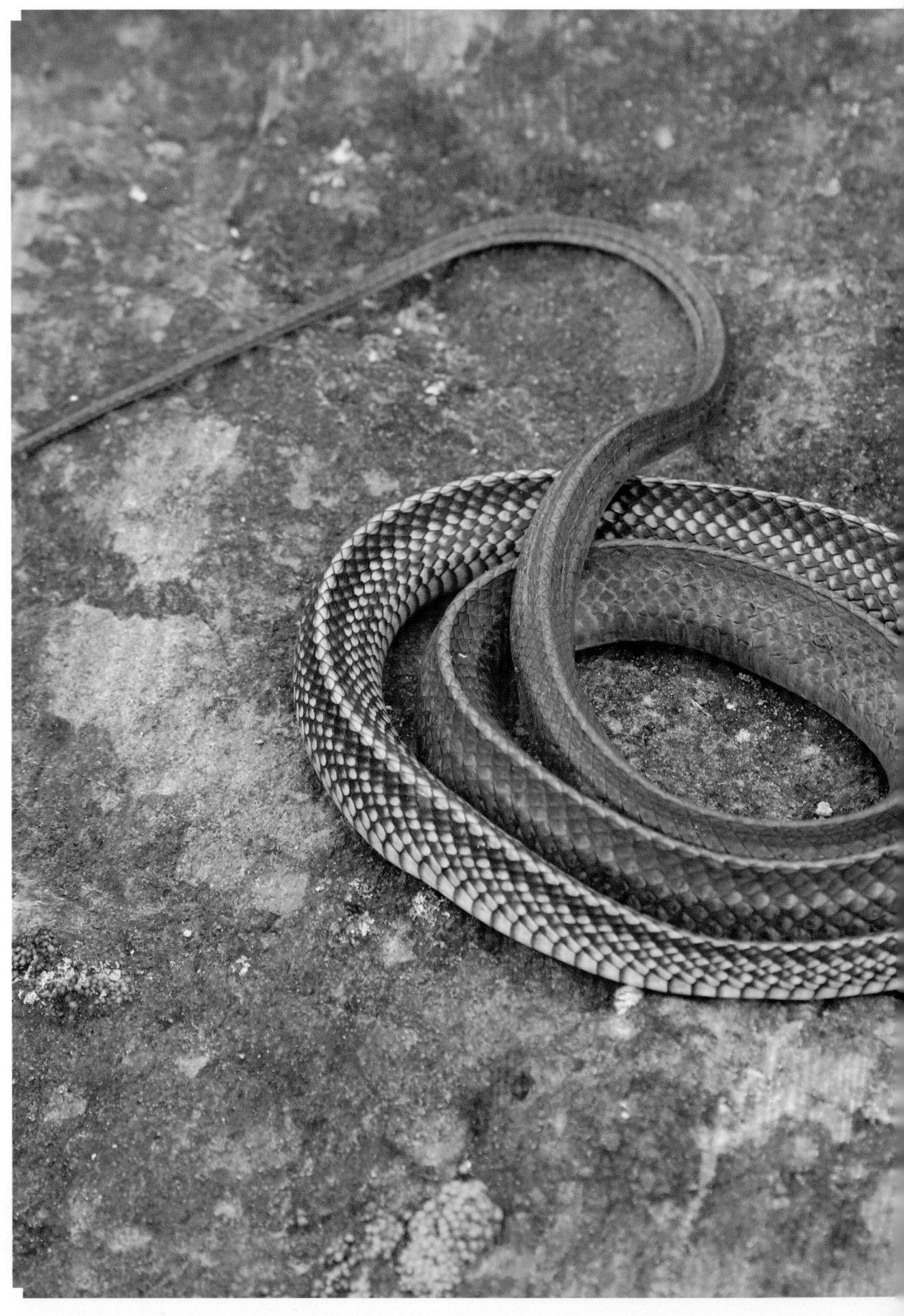

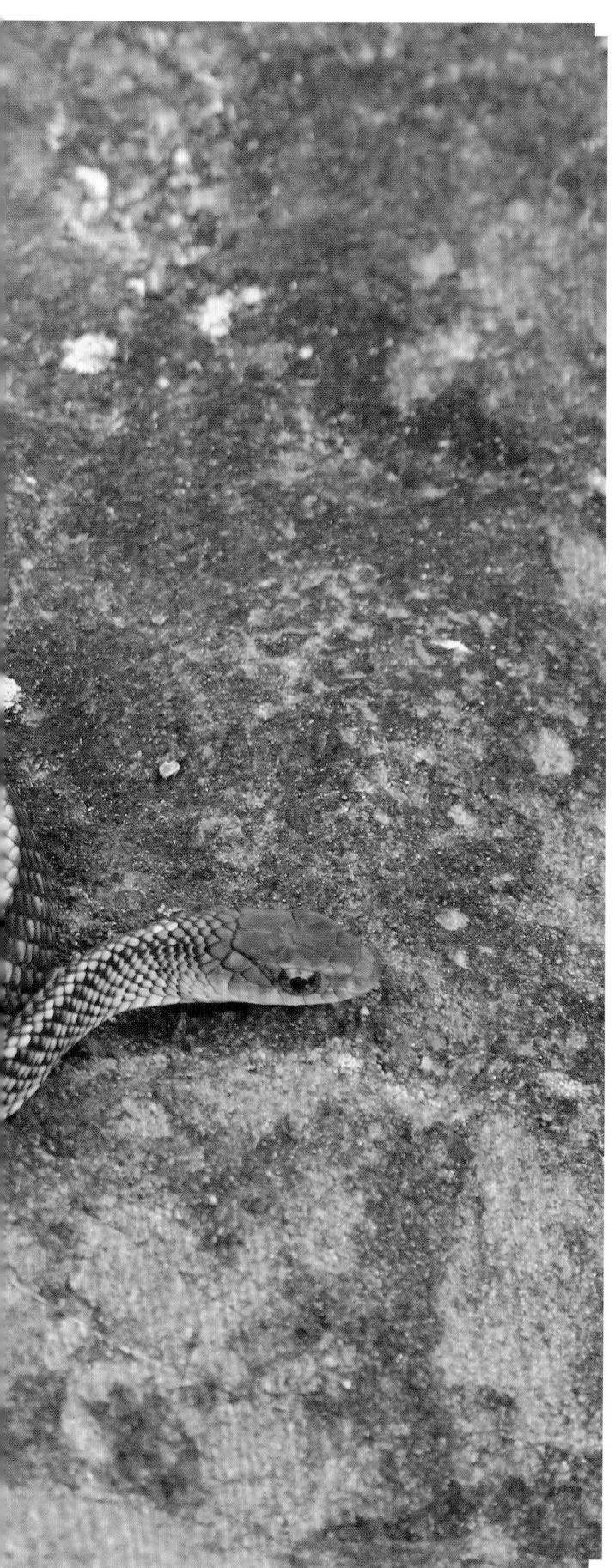

乌梢蛇

【藏药名】加追。

【别　名】门追、乌蛇、米妥、吉娃、米给妥欺。

【来　源】本品为游蛇科动物乌梢蛇 Zaocys dhumnades (Cantor) 除去内脏的全体。

【性味归经】甘，平。归肝经。

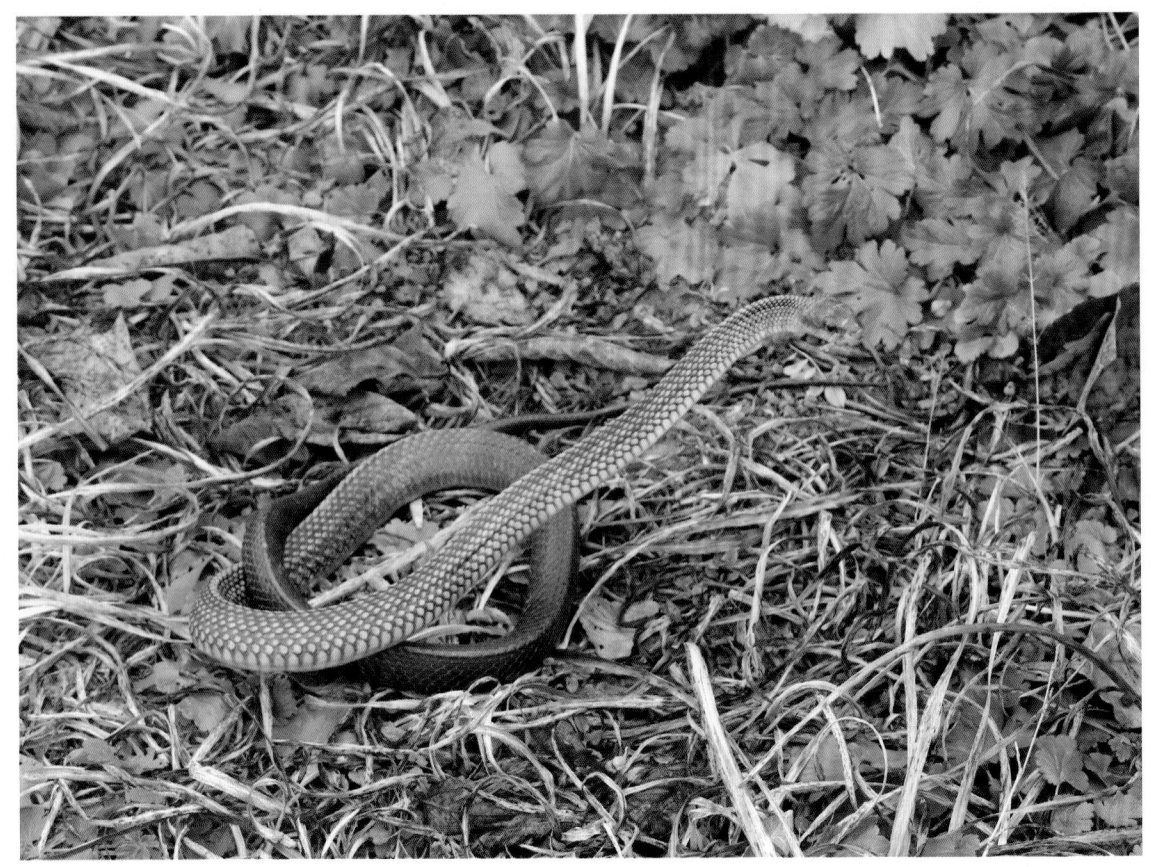

乌梢蛇

识别特征

体长可达 2 m，鼻孔大，椭圆形。眼大。体背呈青灰褐色，各鳞片的边缘黑褐色。背中央的 2 行鳞片黄色或黄褐色，其外侧的 2 行鳞片呈黑色纵线。上唇及喉部淡黄色；腹鳞灰白色，其后半部则呈青灰色。鼻间鳞宽大于长，眼上鳞大，长与其额鳞前缘至吻端的距离相等，有一较小的眼前下鳞。眼后鳞 2 片；上唇鳞 8 片，第 4、5 片入眼。下唇鳞 9～11 片，第 6 片最大。体鳞 16～16～14 行，少数 17～14～14 行。从颈的后部起，背中央有 2～4 行鳞片起棱。腹鳞 186、205 片，肛鳞 2 裂。尾下鳞 101～128 对。

生境分布

分布于我国东部、中部、东南部和西南部海拔 1600 m 以下的中低山平原地带、丘陵地带或低山地区。全国大部分地区有分布。

采收加工

夏、秋二季捕取。用酒闷透，晒干切段入药。

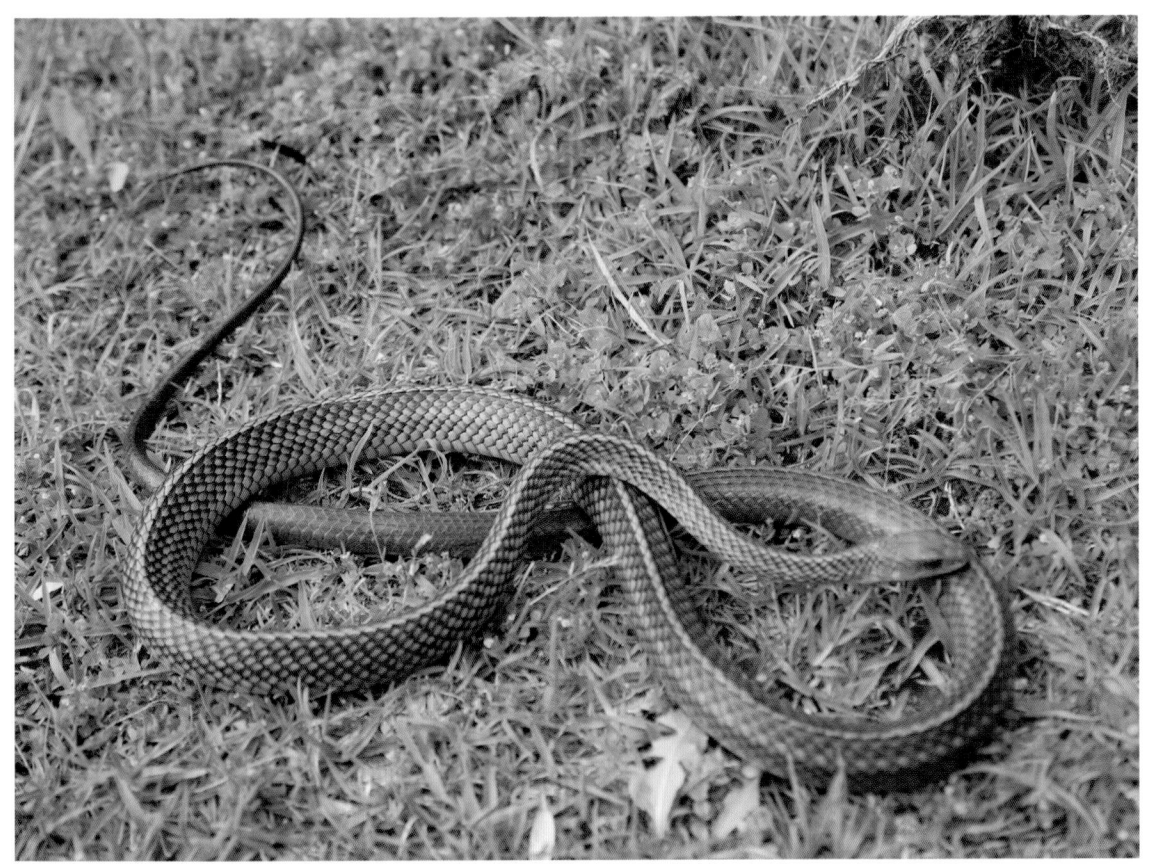

乌梢蛇

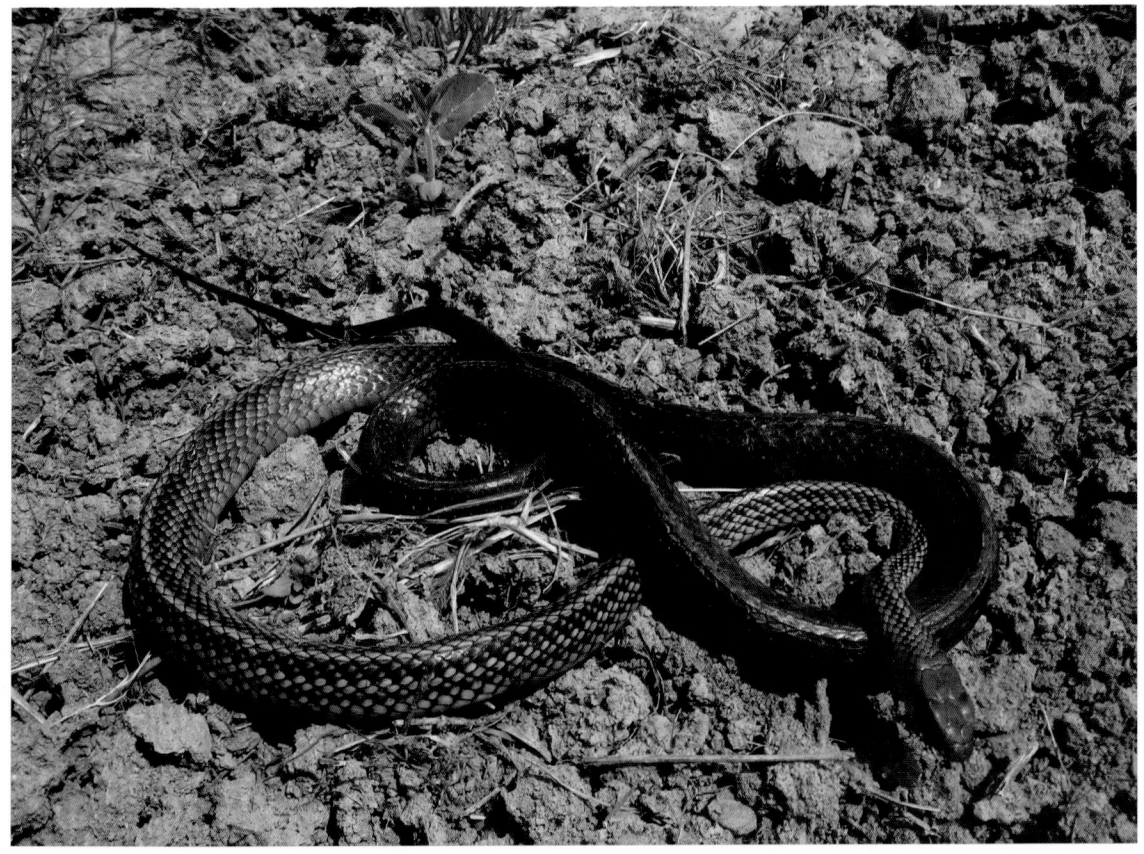

乌梢蛇

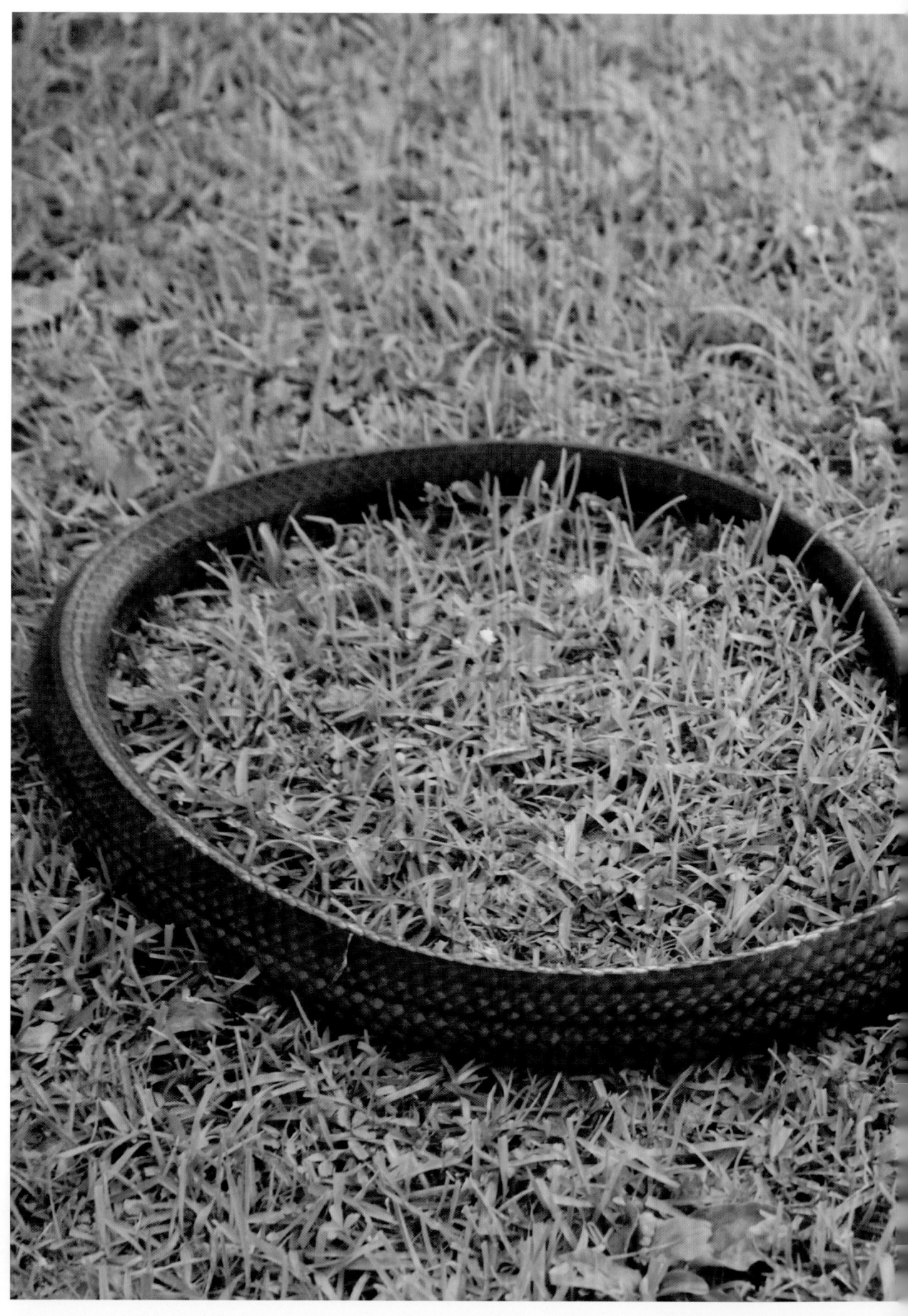

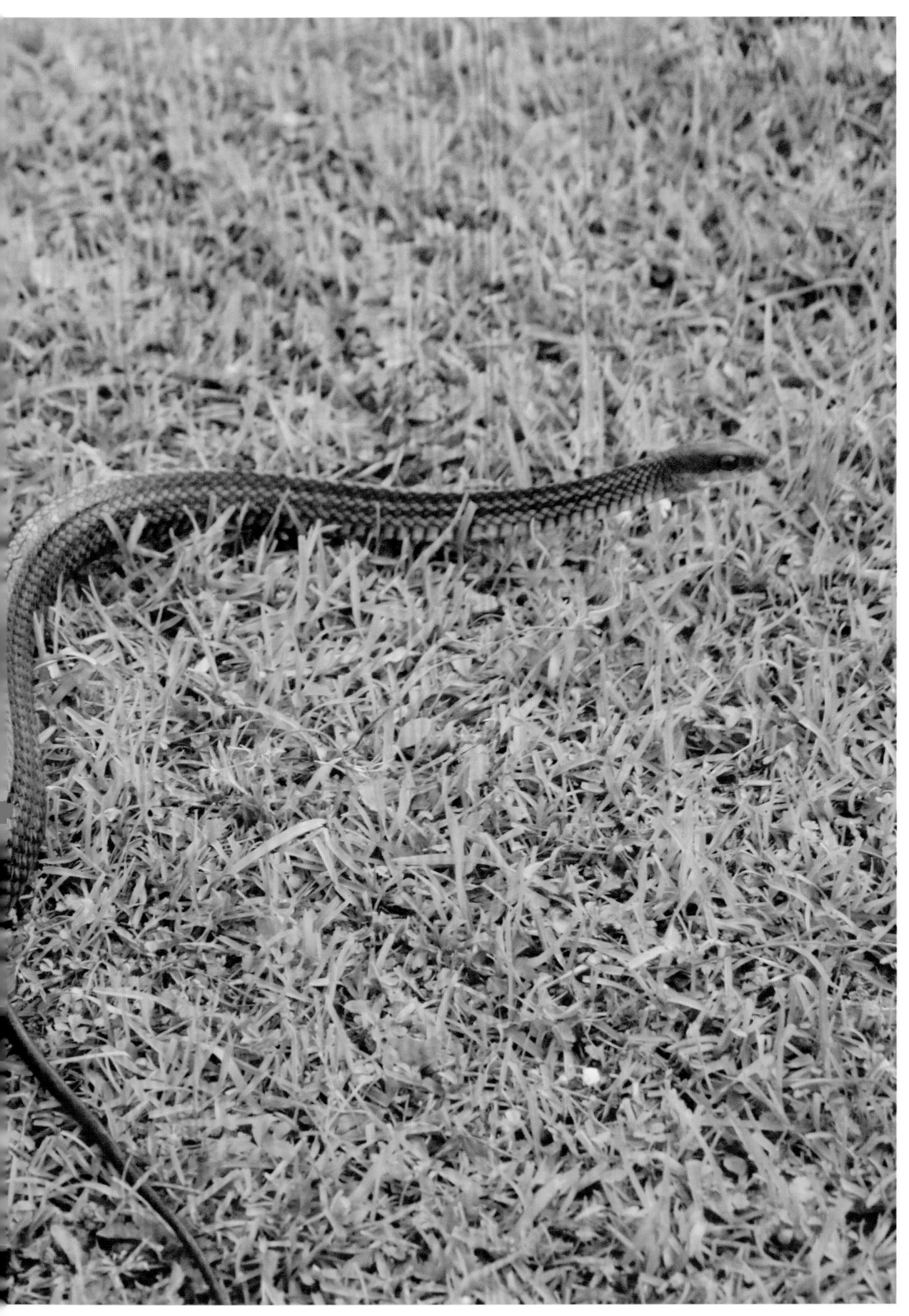

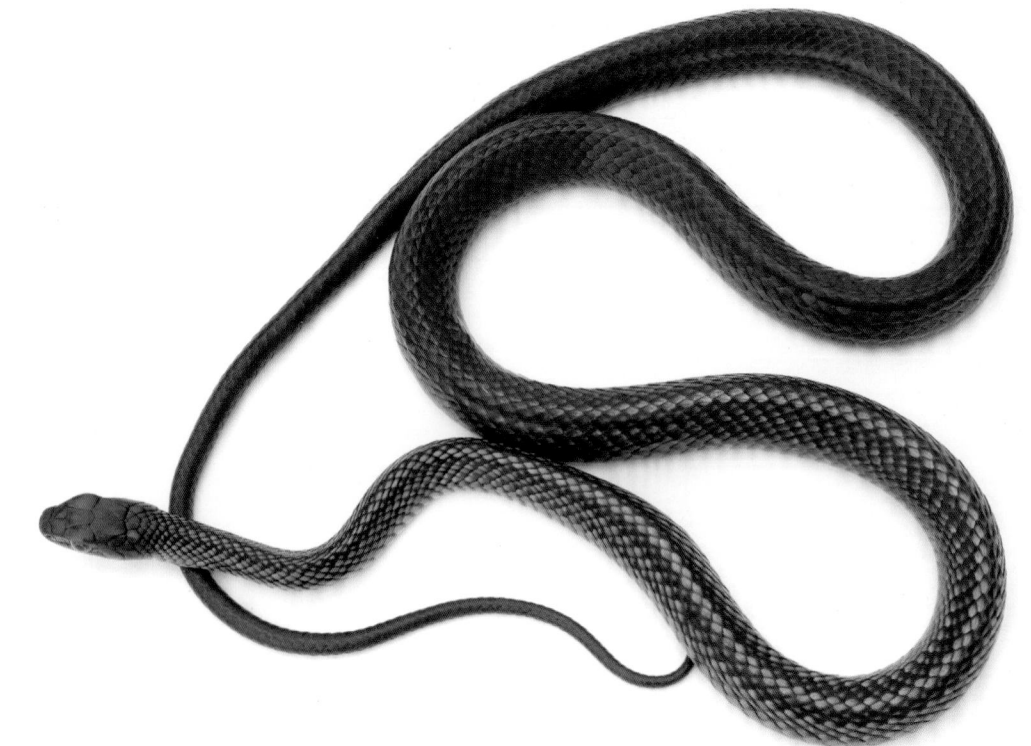

乌梢蛇

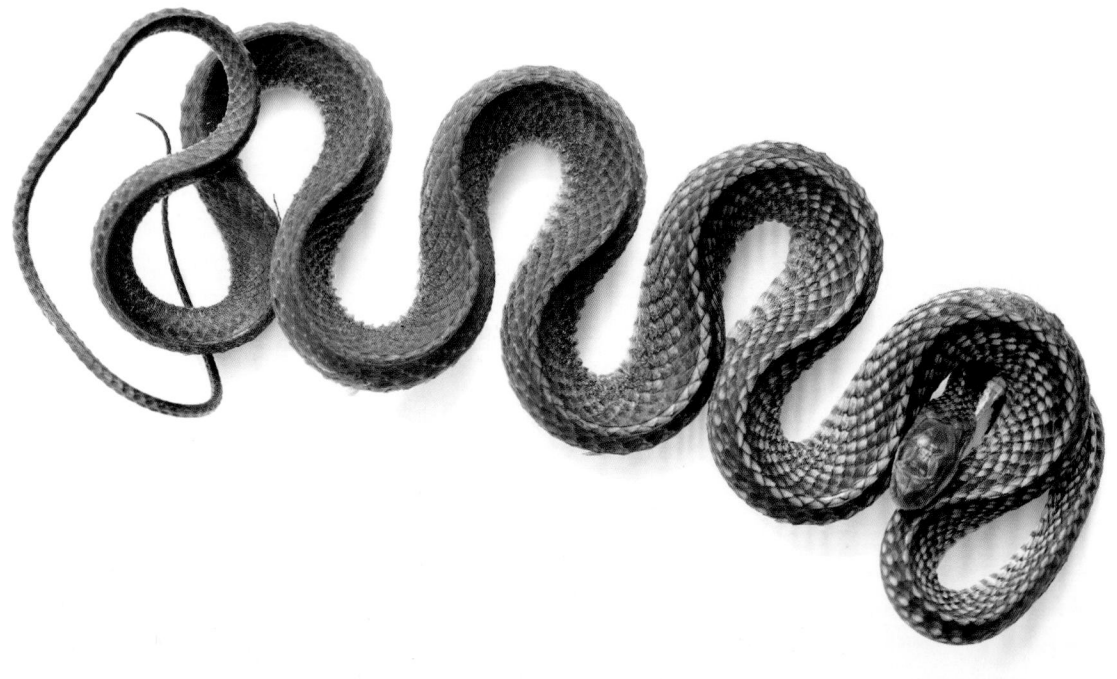

乌梢蛇

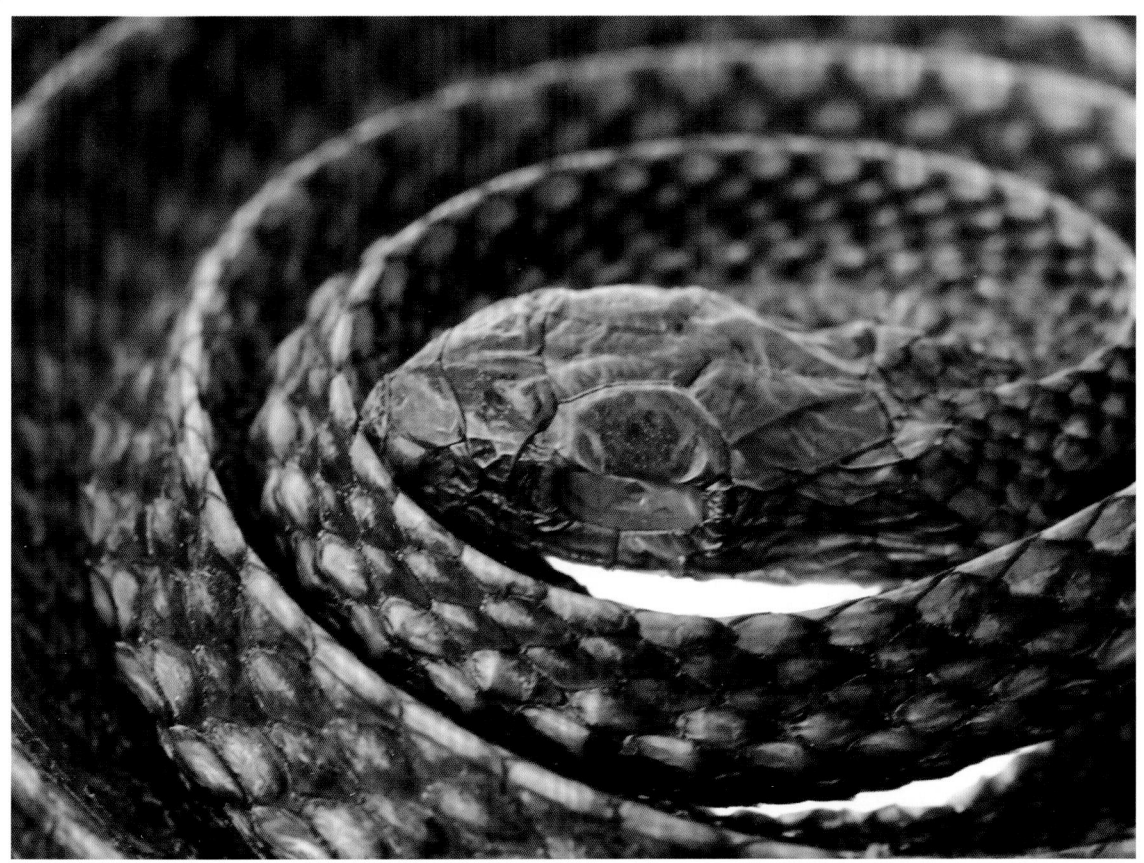

乌梢蛇

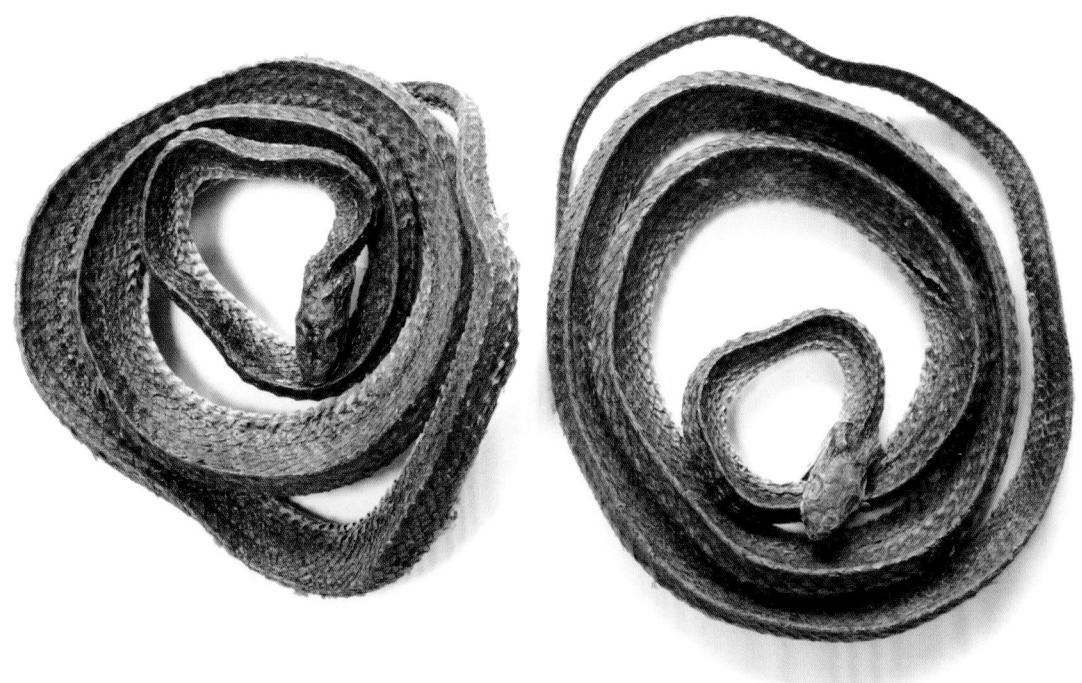

乌梢蛇

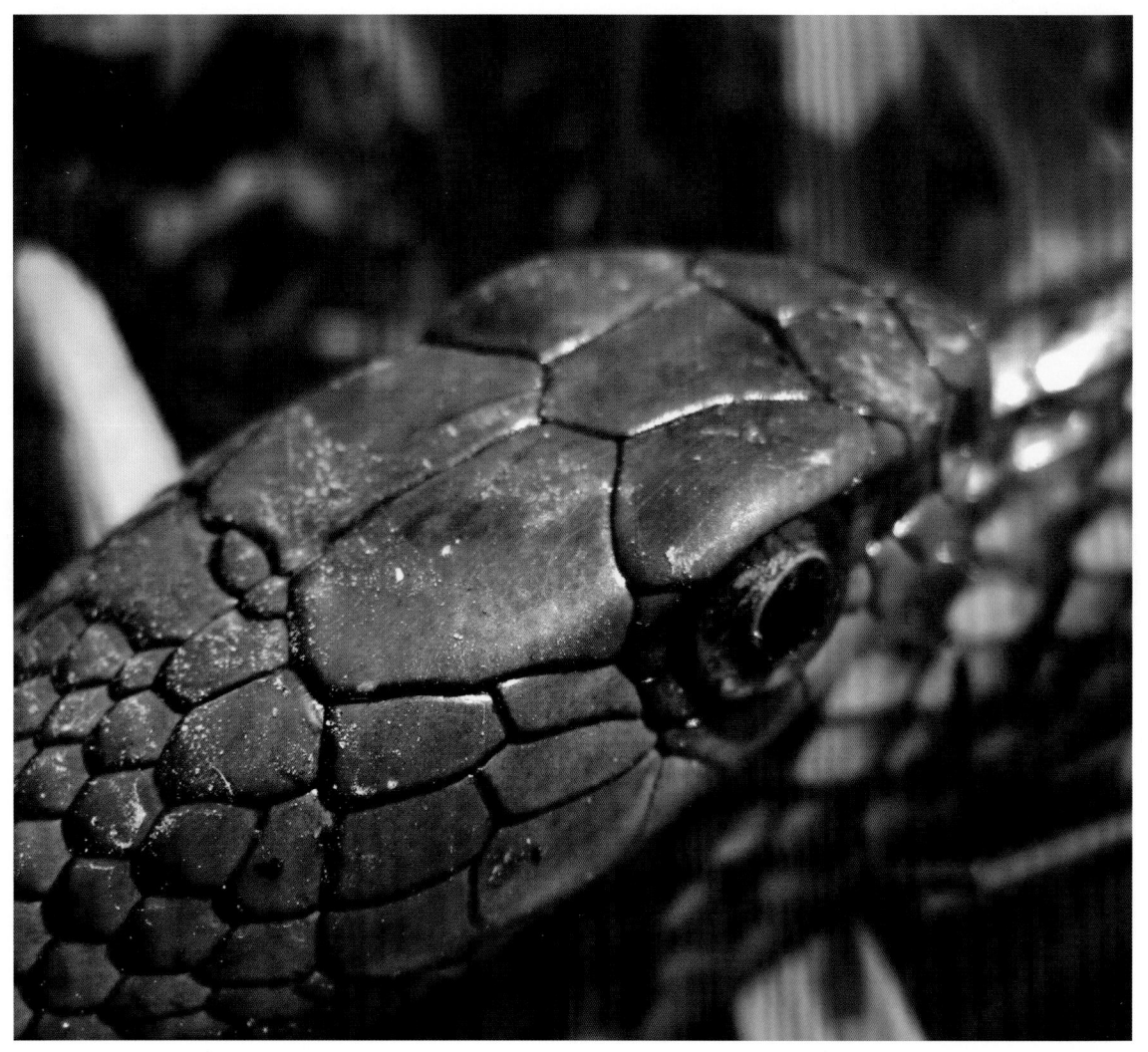

乌梢蛇

药材鉴别

本品为段状。表面黑褐色或绿黑色，脊部高耸成屋脊状。断面黄白色或淡棕色。质坚韧。气腥，味淡。

功效主治

祛风通络，定惊止痉。蛇类药特点：性善走散，归肝经以散肝经之内风，内风息、经络通，则惊风、痉挛抽搐自止，故有定惊止痉之效。

用法用量

内服：5 ~ 10 g，煎服；散剂，每次 2 ~ 3 g。

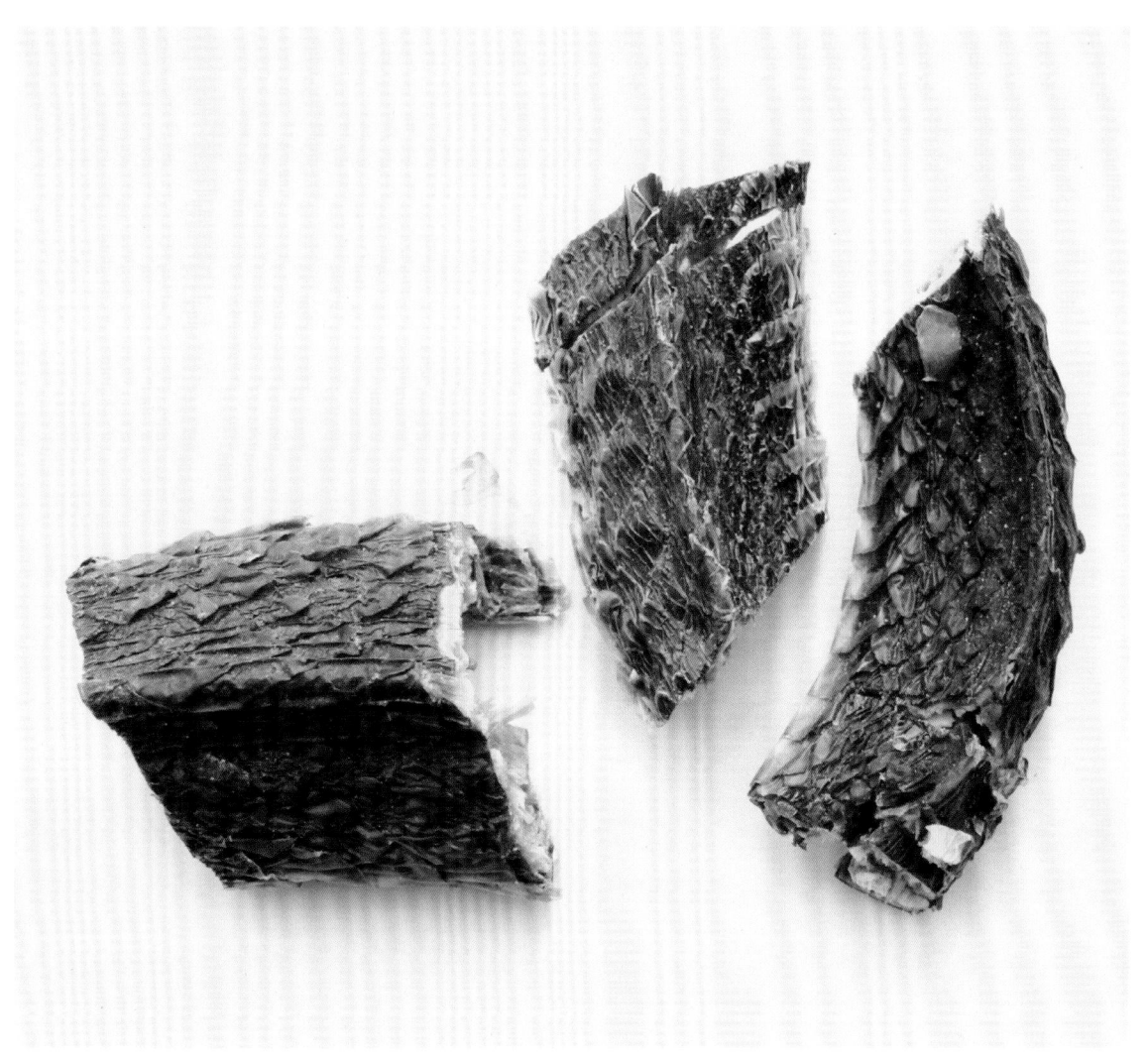

乌梢蛇

民族药方

1. 破伤风 乌梢蛇、蕲蛇各30 g，蜈蚣1条。研为细末，温酒送服，每次6 g。

2. 风痹，手足缓弱、不能伸举 乌蛇肉90 g，天南星、干蝎、白附子、羌活、白僵蚕、肉桂各30 g，麻黄60 g，防风1 g。研为细粉，炼蜜为丸，每次服6 g。

3. 肾炎 乌梢蛇、蝉蜕、浮萍、西河柳各30 g，白鲜皮、地肤子、蛇床子各12 g，麻黄6 g，晚蚕沙30 g。水煎服。

4. 脉管炎 乌梢蛇、附子各20 g，赤芍15 g。浸于500 ml白酒中，2日后饮酒，每次100 ml，每日2次。

使用注意

乌梢蛇虽甘、平、无毒，但如属阴亏血虚或内热生风者，仍应慎用。

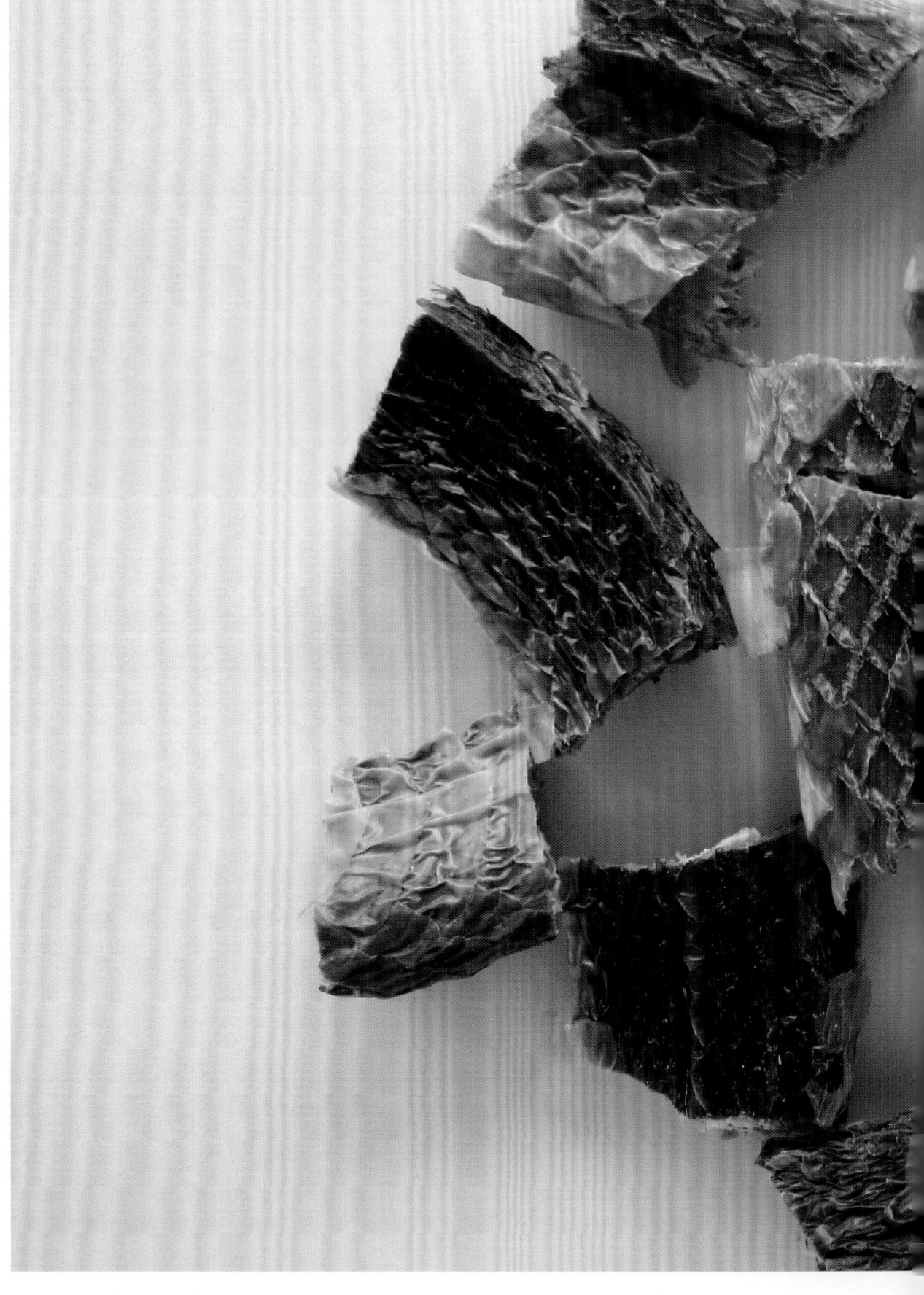

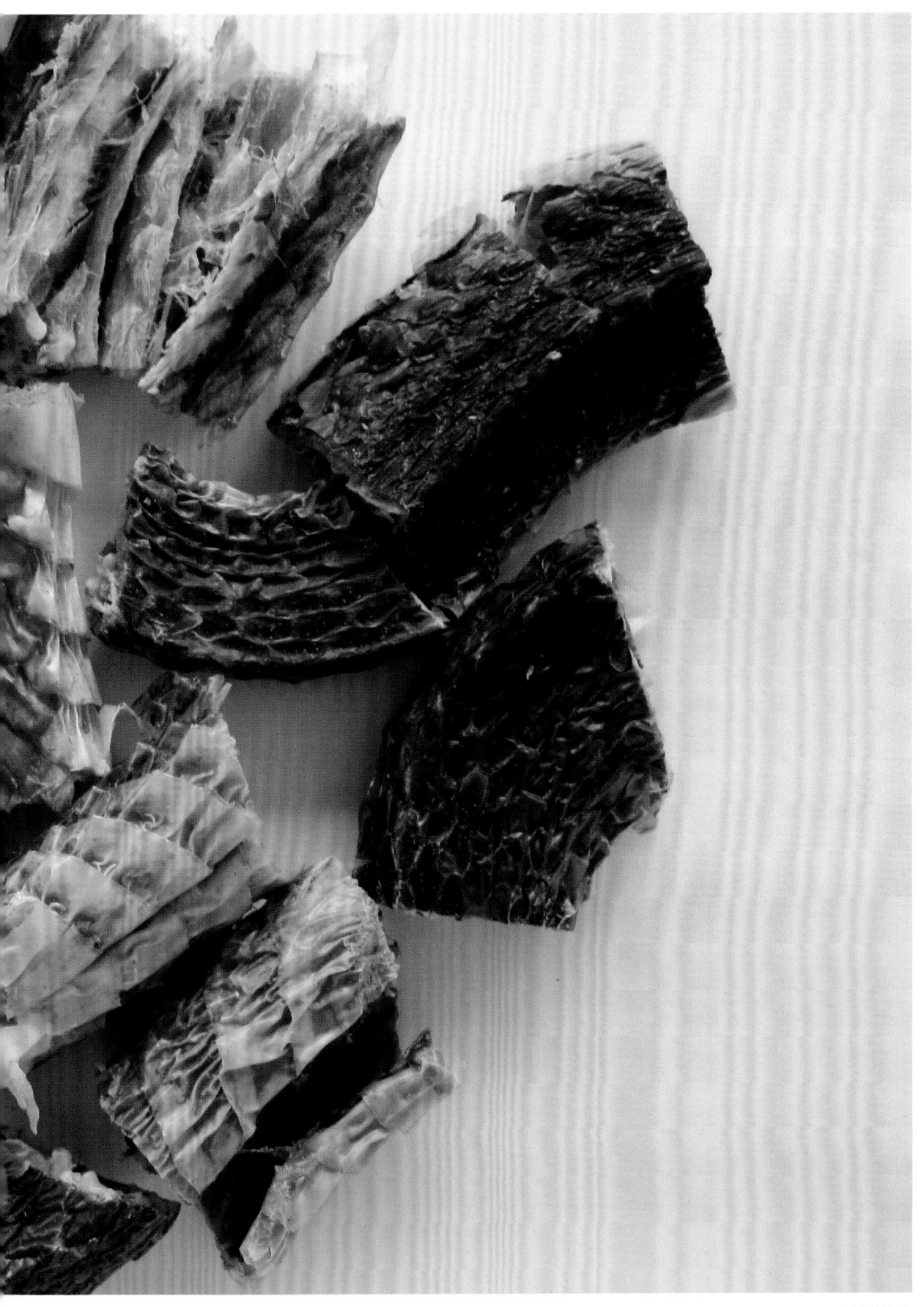

乌梢蛇饮片

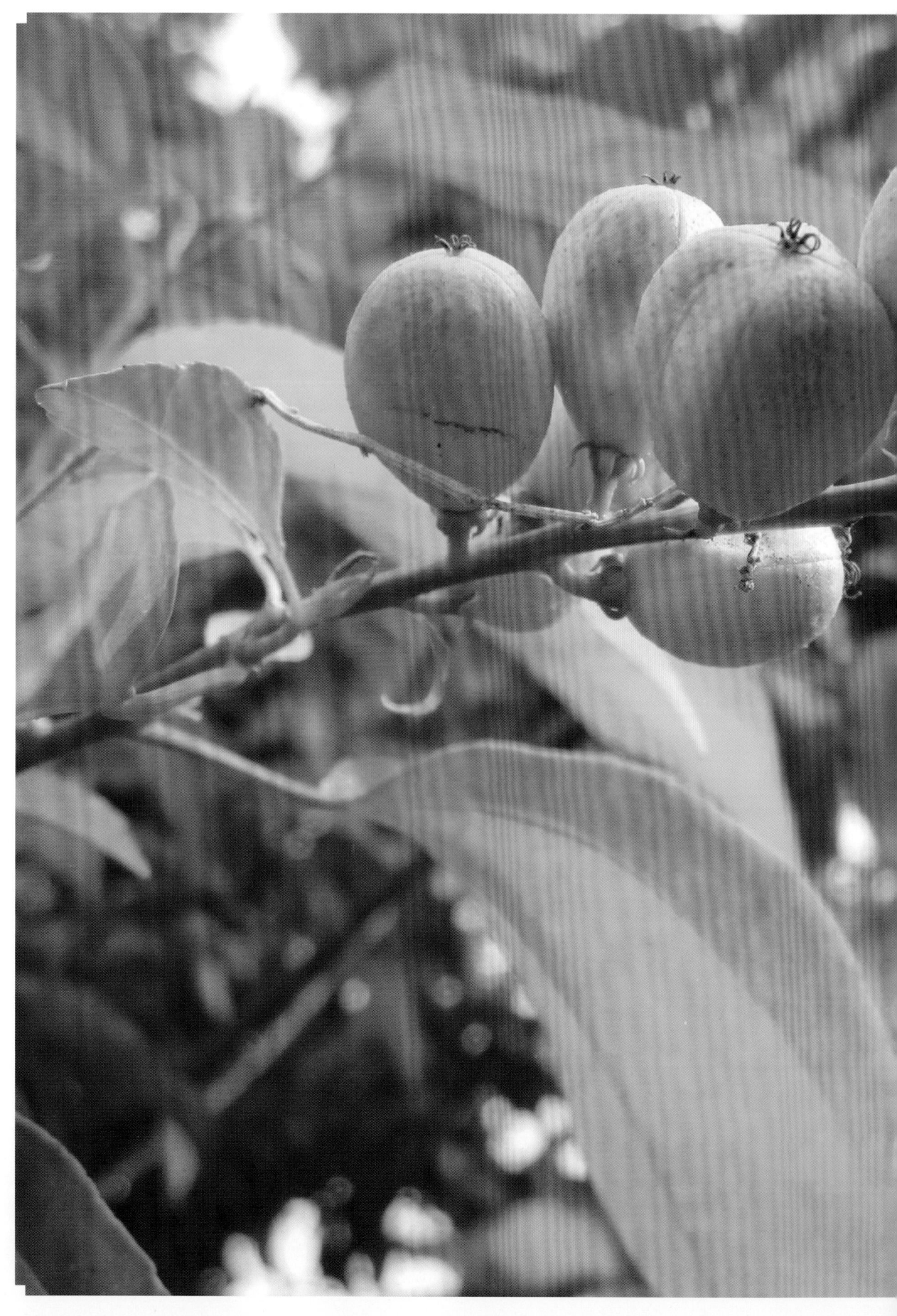

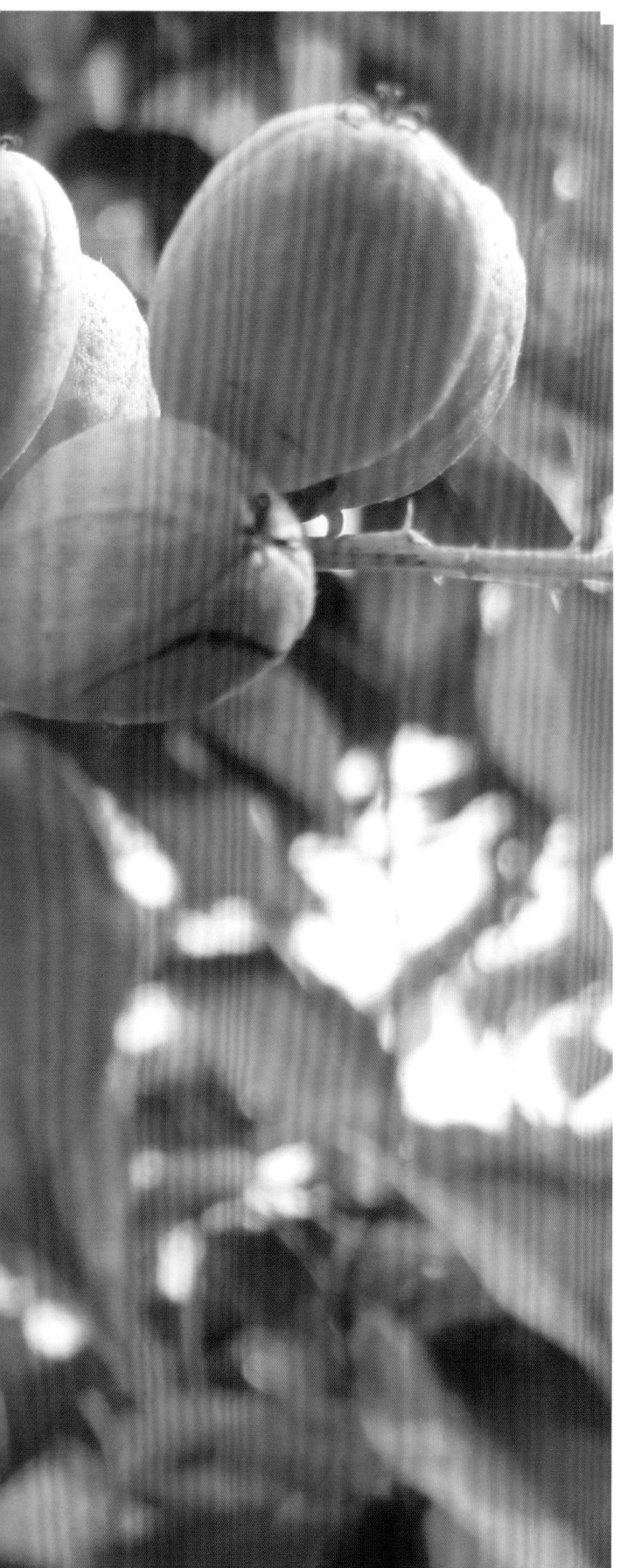

巴豆

【藏 药 名】田杳叉吾。

【别　　名】田杳、巴豆霜、润白毛、焦巴豆、唉仁马尔。

【来　　源】本品为大戟科植物巴豆 *Croton tiglium L.* 的干燥成熟果实。

【性味归经】辛，热；有大毒。归胃、大肠经。

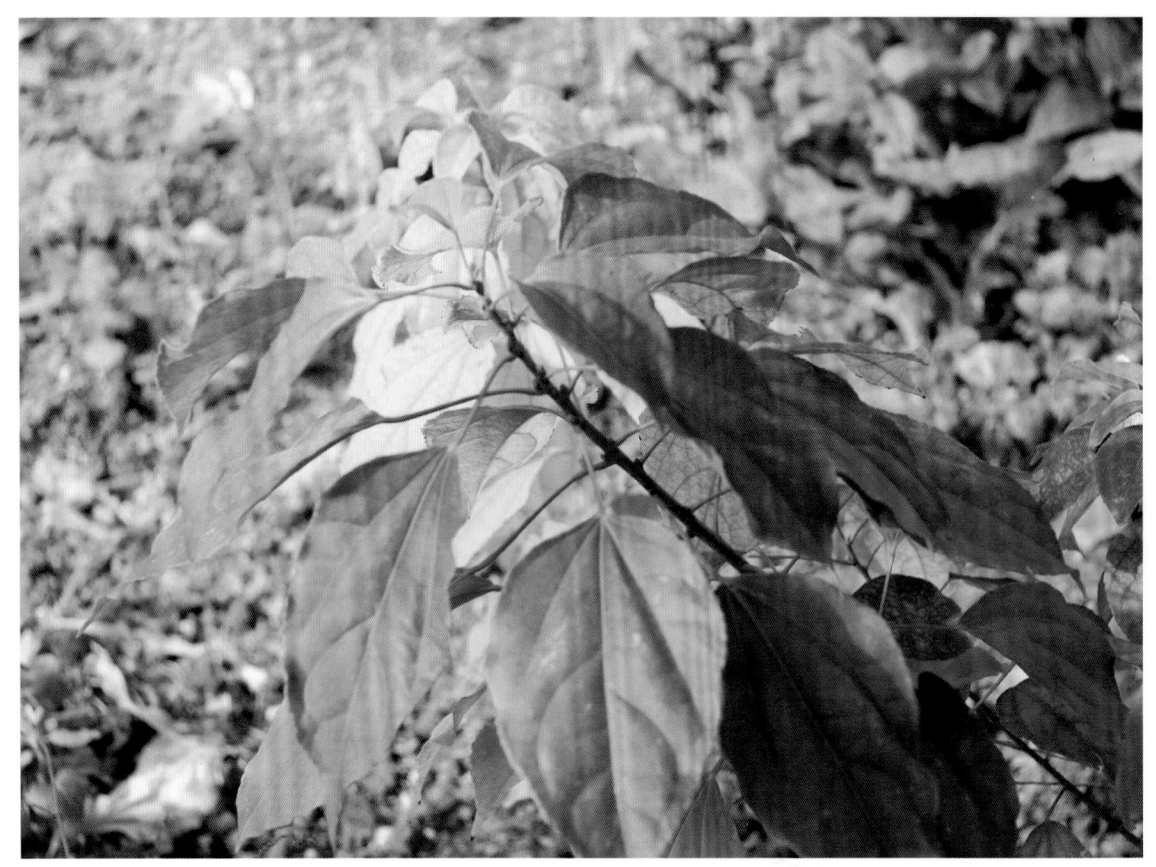

巴豆

识别特征

常绿小乔木。叶互生，卵形至矩圆状卵形，顶端渐尖，两面被稀疏的星状毛，近叶柄处有 2 腺体。花小，呈顶生的总状花序，雄花在上，雌花在下；蒴果类圆形，3 室，每室内含 1 粒种子。果实呈卵圆形或类圆形，长 1.5 ~ 2.0 cm，直径 1.4 ~ 1.9 cm，表面黄白色，有 6 条凹陷的纵棱线。去掉果壳有 3 室，每室有 1 枚种子。花期 3—5 月，果期 6—7 月。

生境分布

多为栽培植物；野生于山谷、溪边、旷野，有时也见于密林中。分布于四川、广西、云南、贵州等省区。

采收加工

秋季果实成熟时采收，堆置 2 ~ 3 日，摊开，干燥。

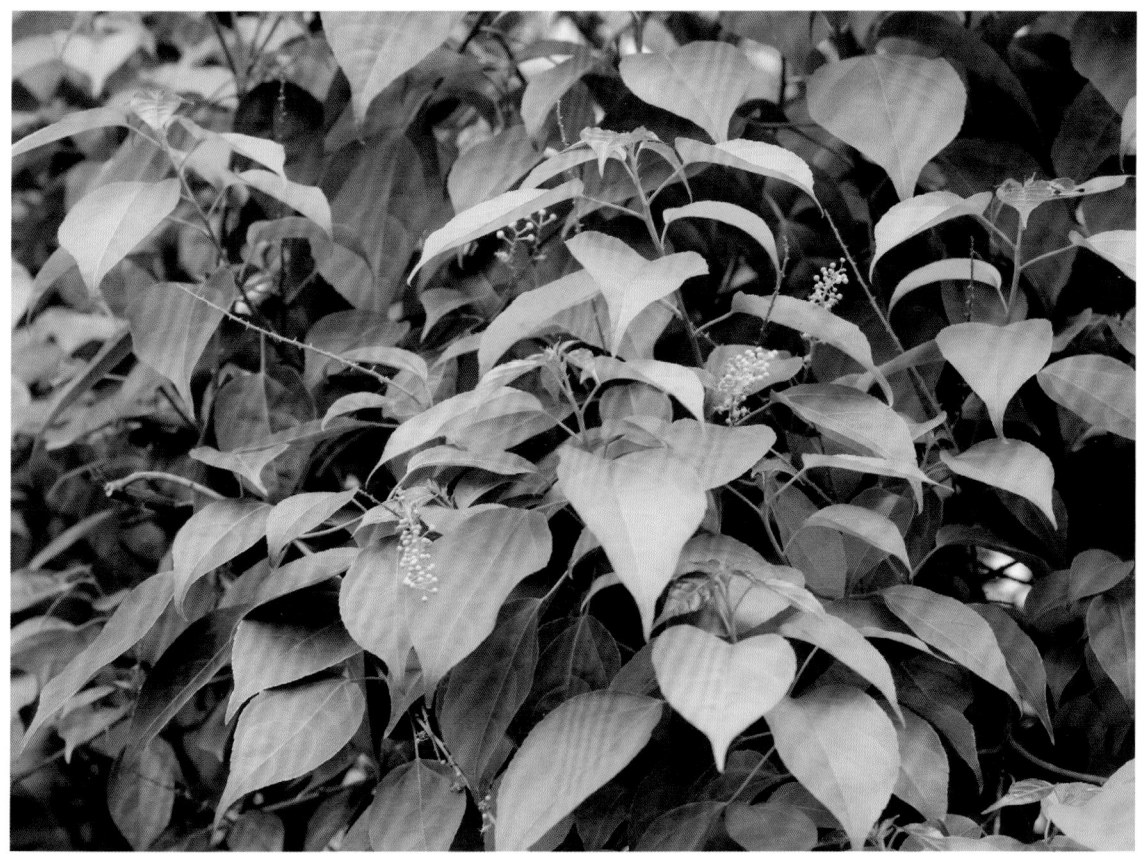

巴豆

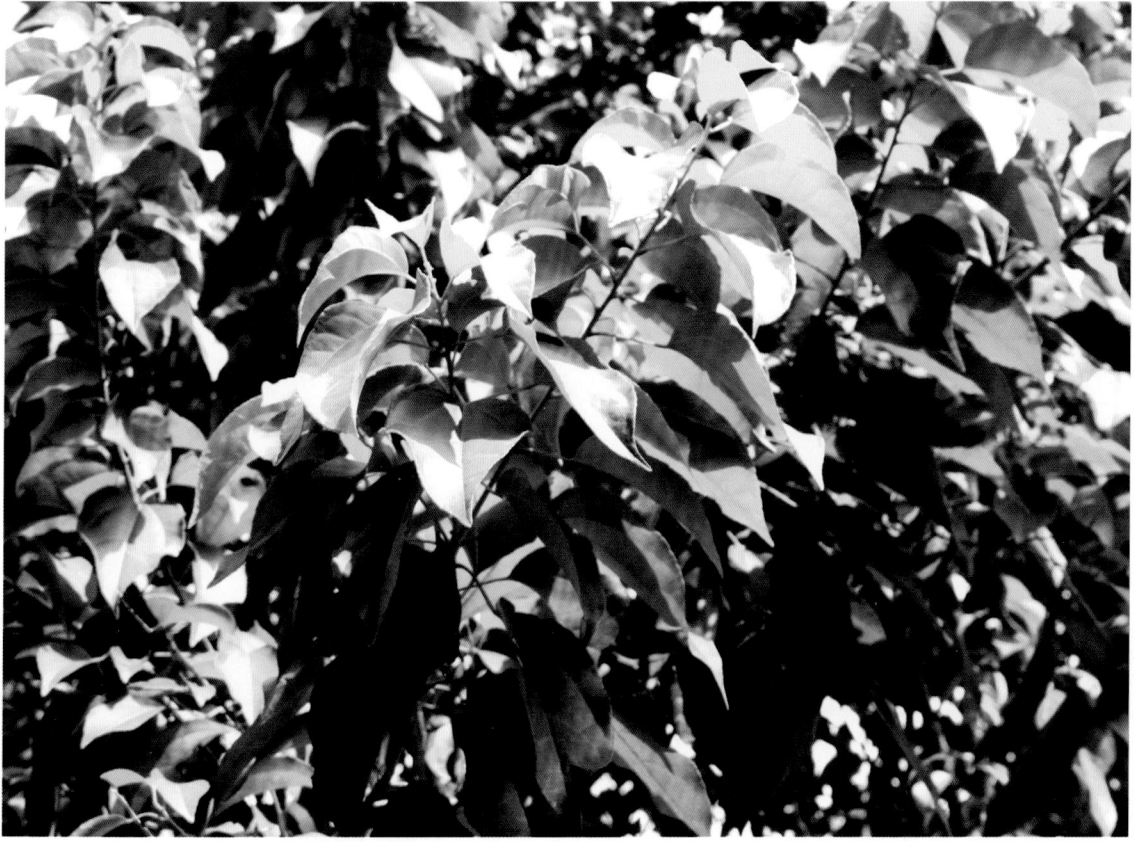

巴豆

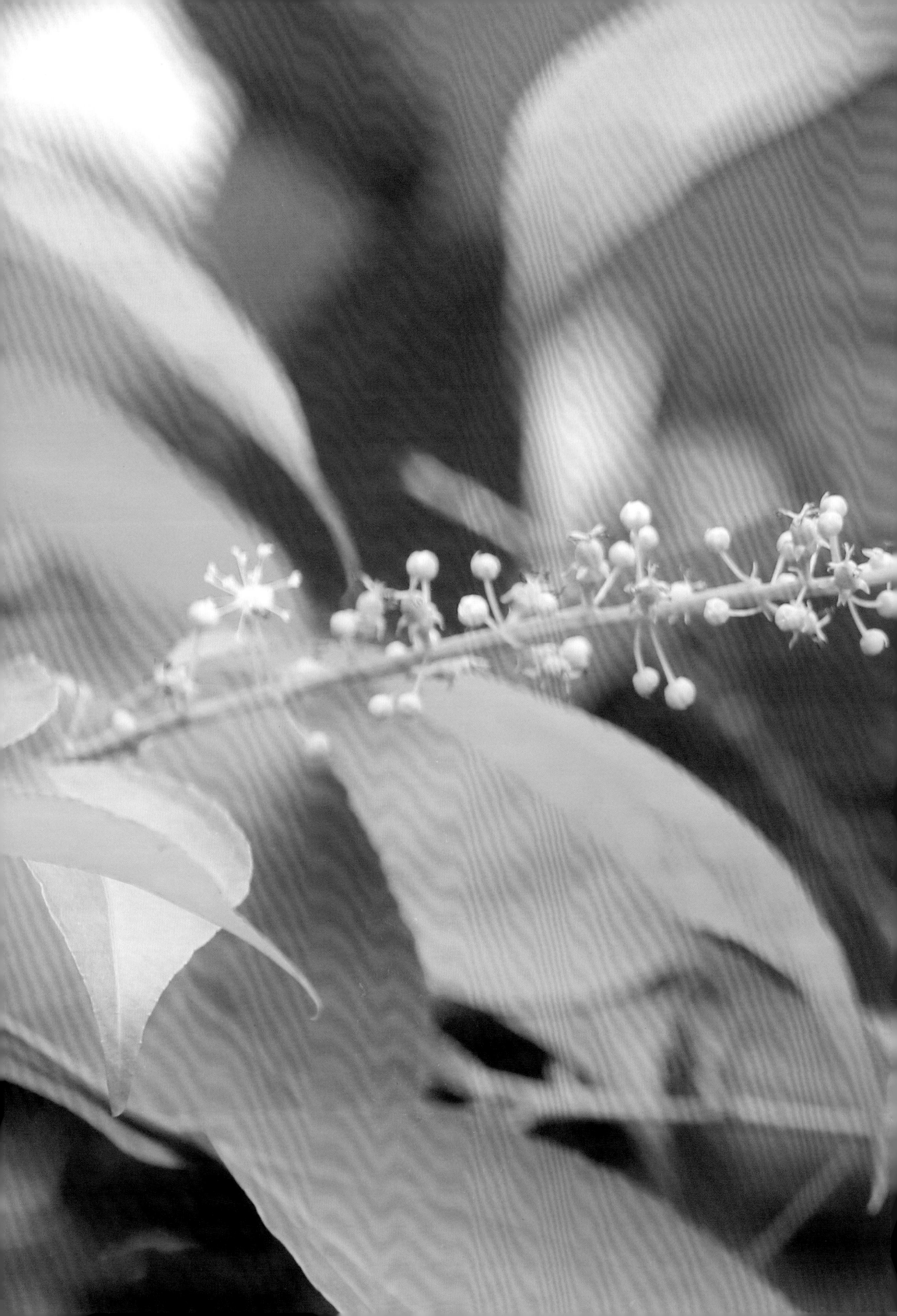

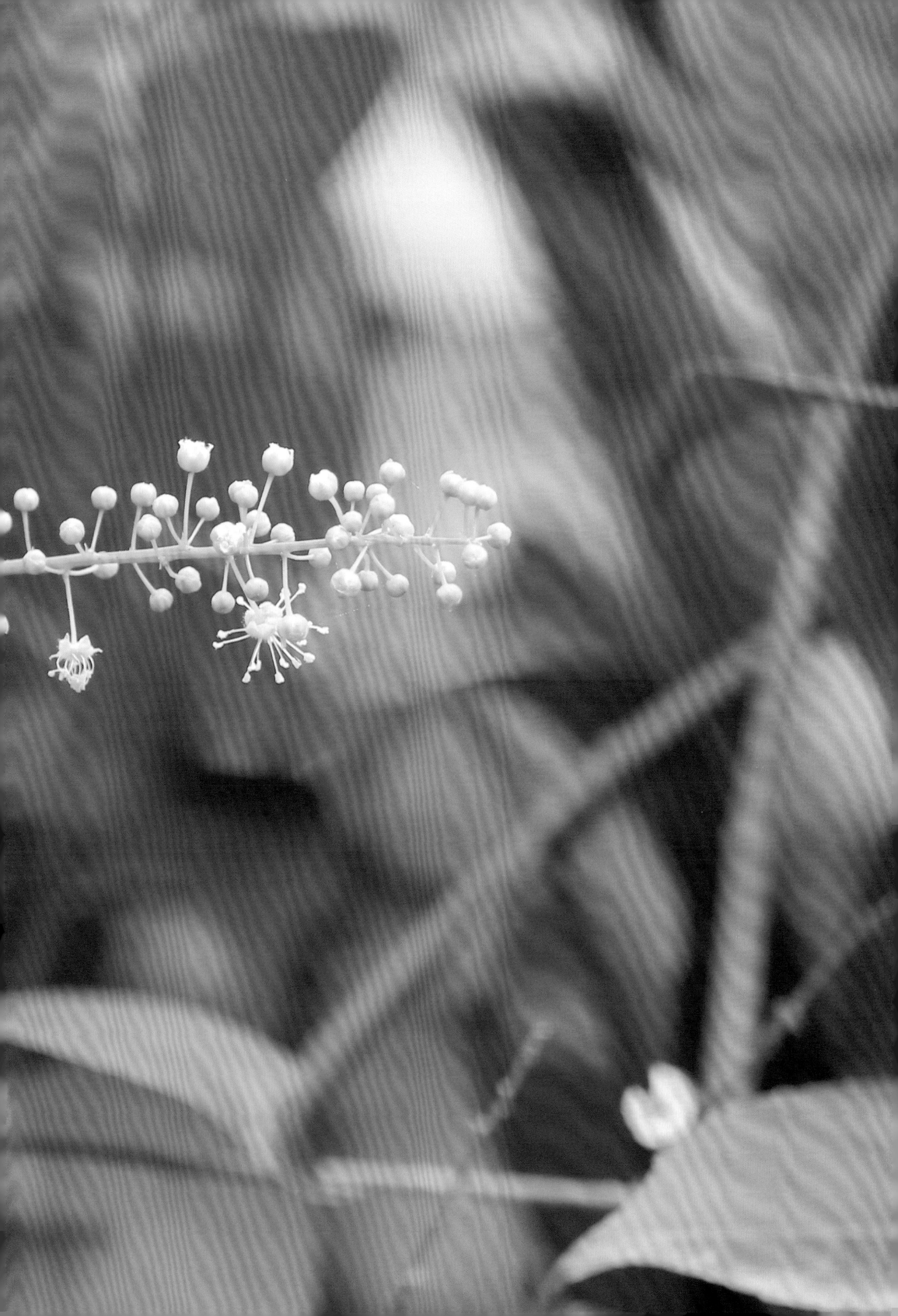

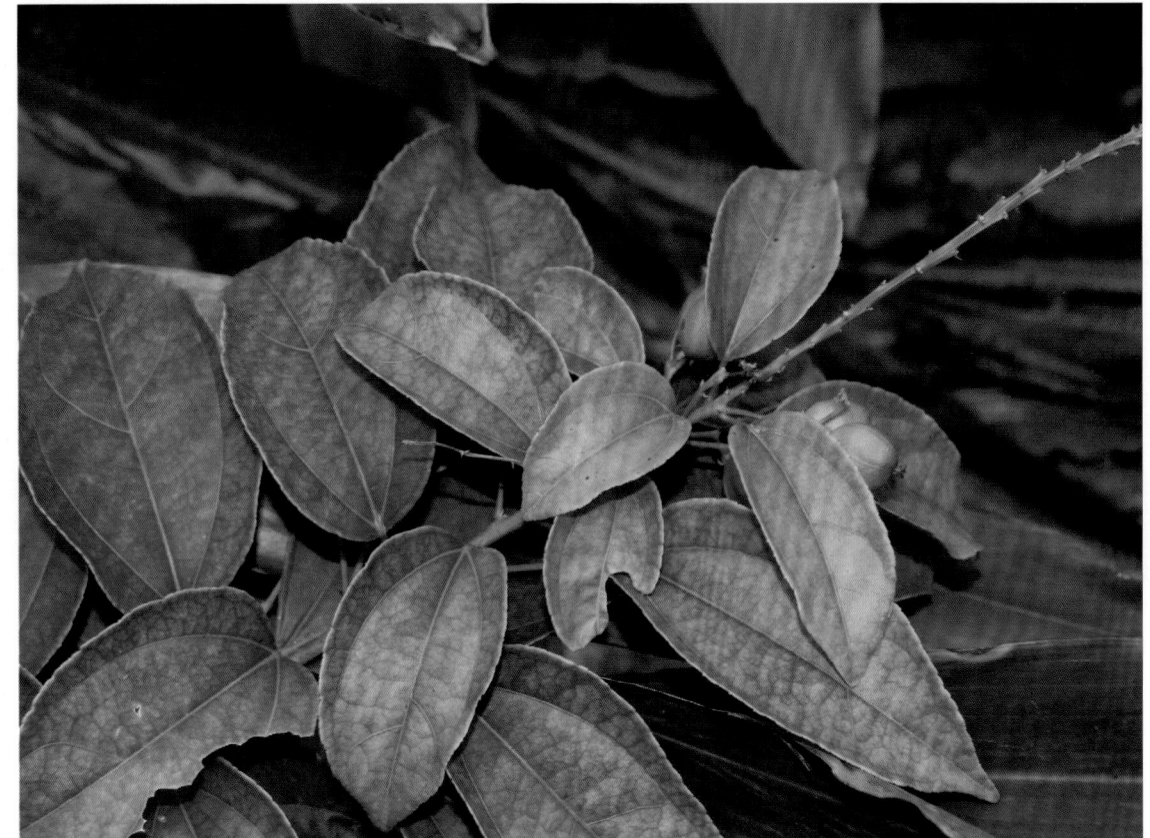

巴豆

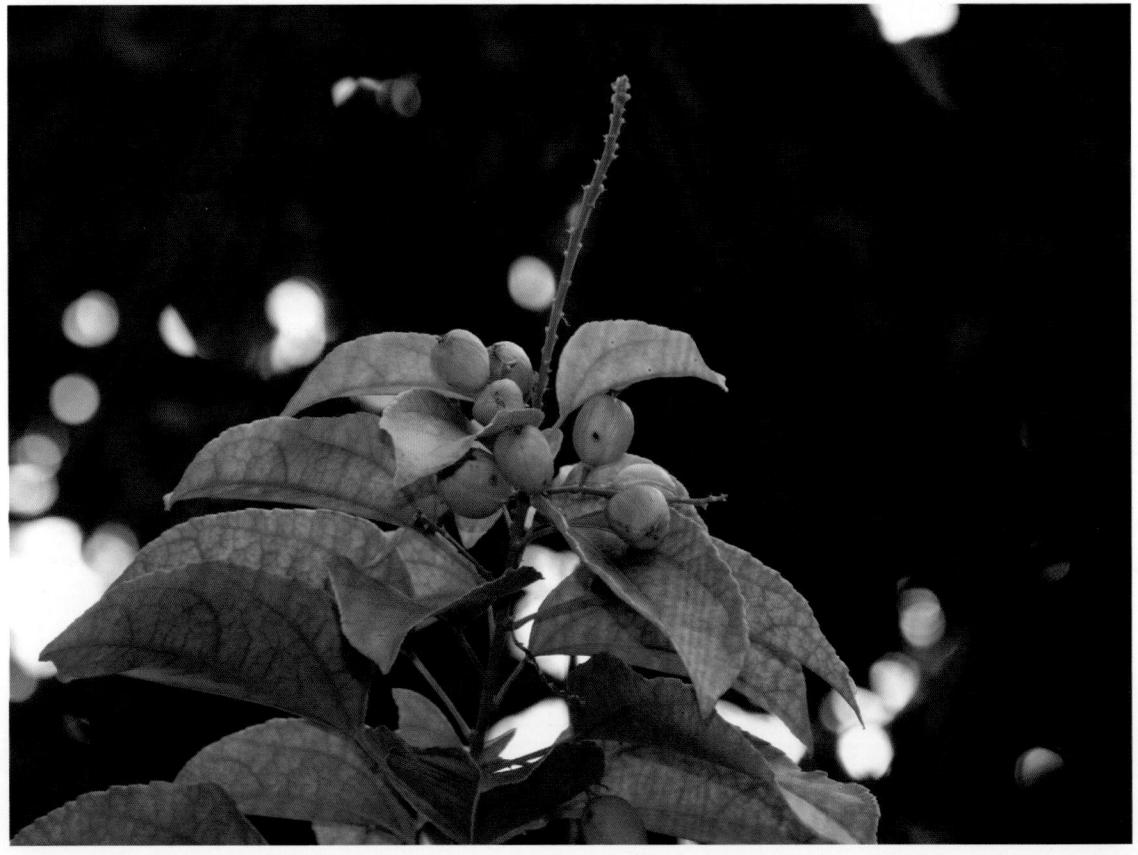

巴豆

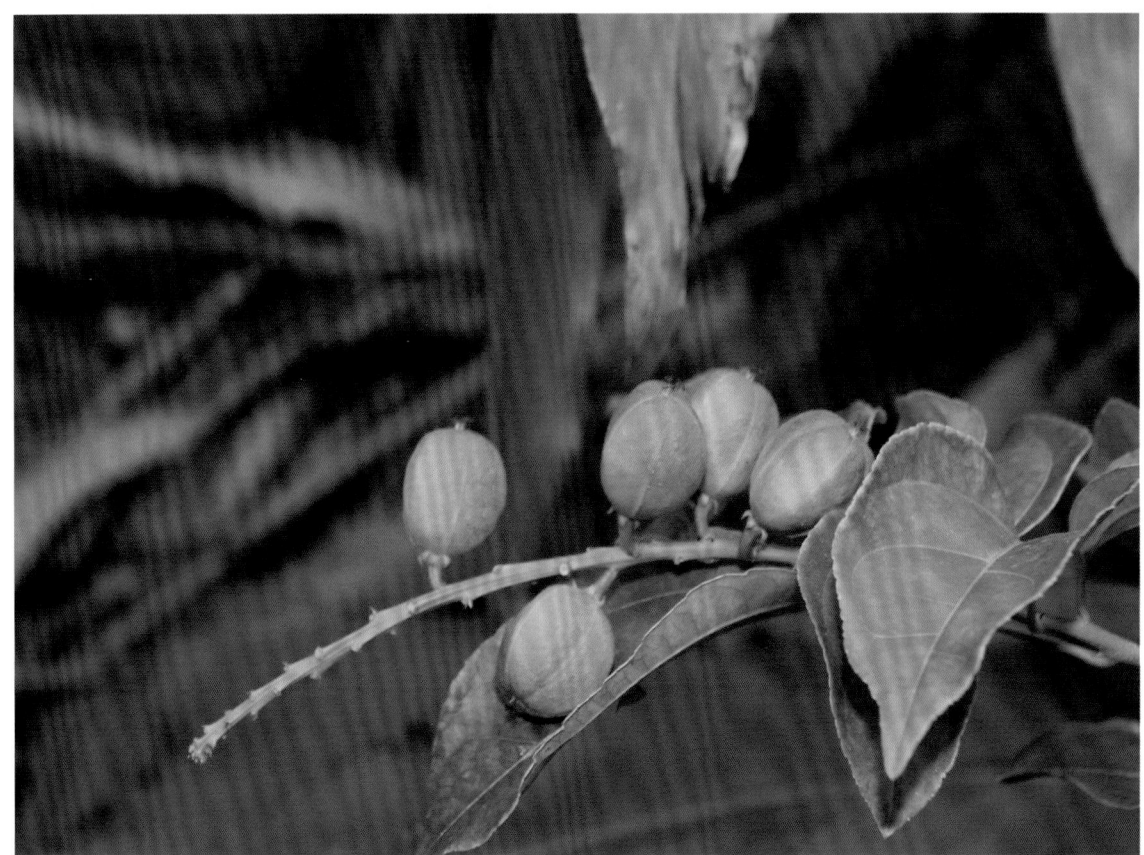

巴豆

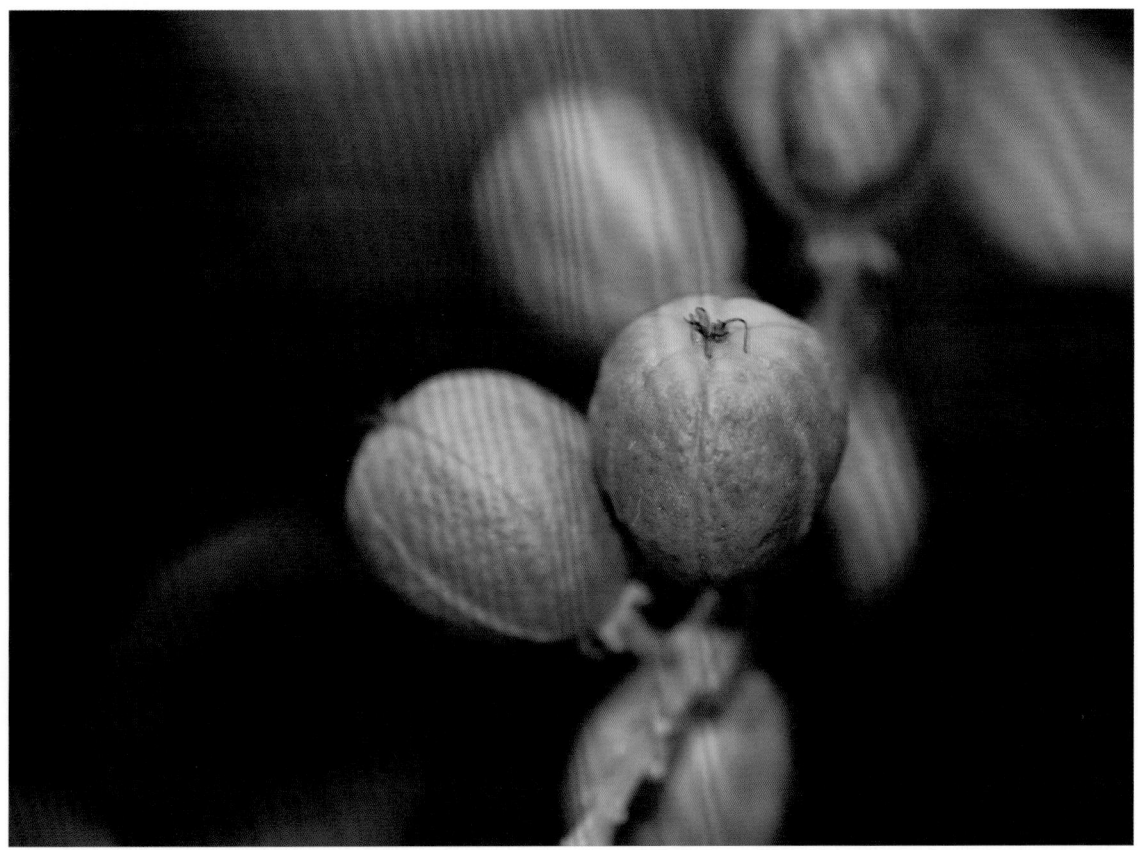

巴豆

药材鉴别

本品呈椭圆形，略扁。表面棕色或灰棕色，有隆起的种脊。外种皮薄而脆，内种皮呈白色薄膜，种仁黄白色，富油质。味辛辣。

功效主治

下冷积，逐水退肿，祛痰利咽，蚀疮祛腐。本品大辛大热，有大毒。归胃经与大肠经，可荡涤胃肠寒滞食积和腹水，是重要的温通峻下、逐水消胀药。外用可蚀疮祛腐。

用法用量

内服：0.1 ~ 0.3 g，入丸、散服。大多制成巴豆霜用。外用：适量。

民族药方

1. 泻痢　巴豆仁（炒焦研泥）6 g，蜂蜡等量。共同熔化约制 80 丸，每丸重 0.15 g（内含巴豆 0.075 g），成人每次 4 丸，每日 3 次，空腹服用；8 ~ 15 岁每服 2 丸；5 ~ 7 岁每服 1 丸；1 ~ 4 岁每服半丸；6 个月以上每服 1/3 丸；6 个月以下每服 1/4 丸；未满 1 个月忌服。

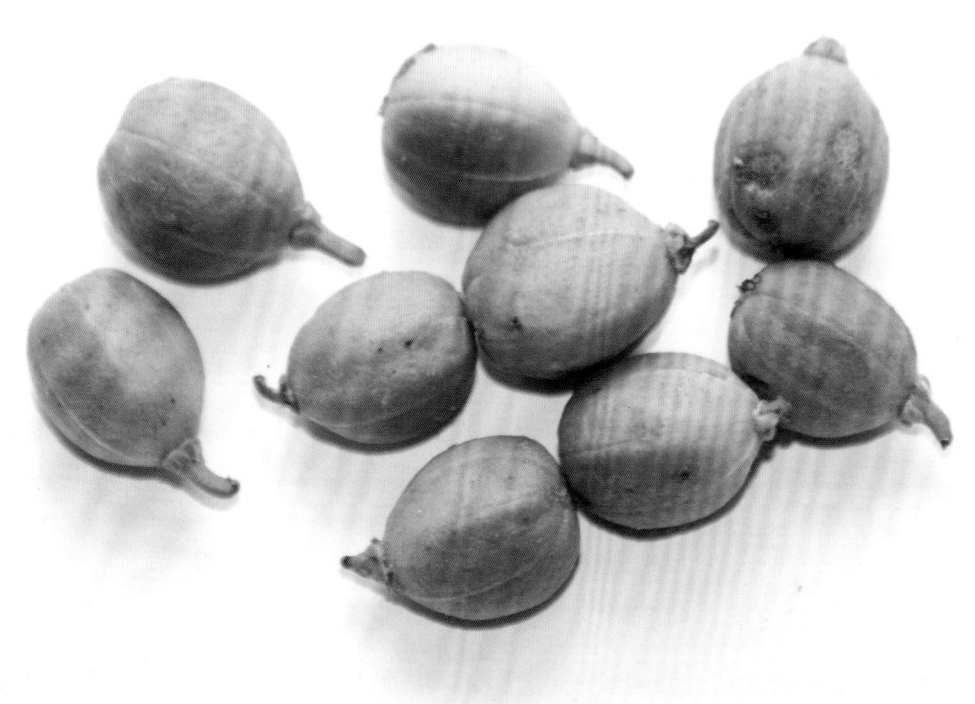

巴豆药材

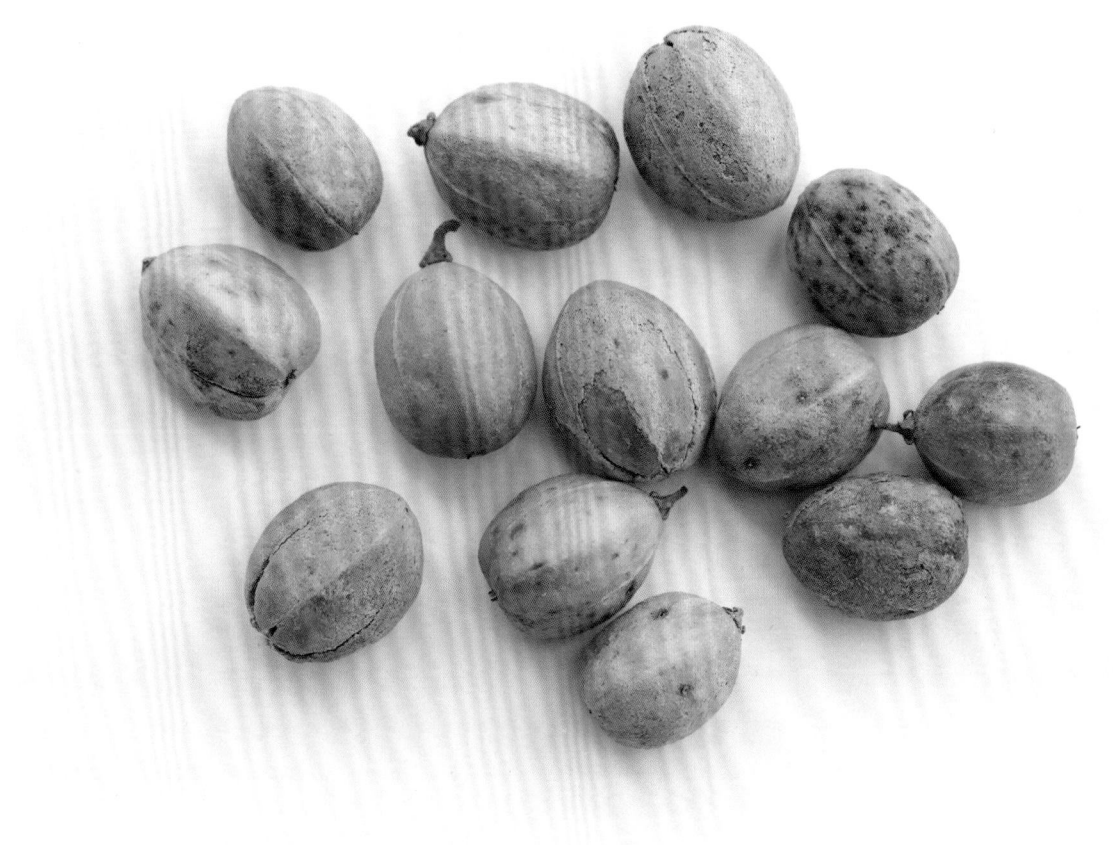

巴豆药材

2. **急性梗阻性化脓性胆管炎**　巴豆仁切成米粒的 1/3 ~ 1/2 大小颗粒，不去油，备用，每次用温开水送服 150 ~ 200 mg，可在 12 小时内给药 3 ~ 4 次，次日酌情用 1 ~ 2 次。

3. **胆绞痛**　巴豆仁适量。切碎置胶囊内，每次服 100 mg，小儿酌减，每 3 ~ 4 小时用药 1 次，至畅泻为度，每 24 小时不超过 400 mg。以服巴豆通下后，胆绞痛减轻为有效。

4. **骨髓炎，骨结核，多发性脓肿**　巴豆仁（纱布包好）60 g，猪蹄 1 对。置大瓦钵内，加水 3000 ml，炖至猪蹄熟烂，去巴豆仁和骨，不加盐，每日分 2 次空腹服。如未愈，每隔 1 周可再服 1 剂，可连服 10 ~ 20 剂。

▌使用注意

孕妇及体弱者忌用。畏牵牛子。

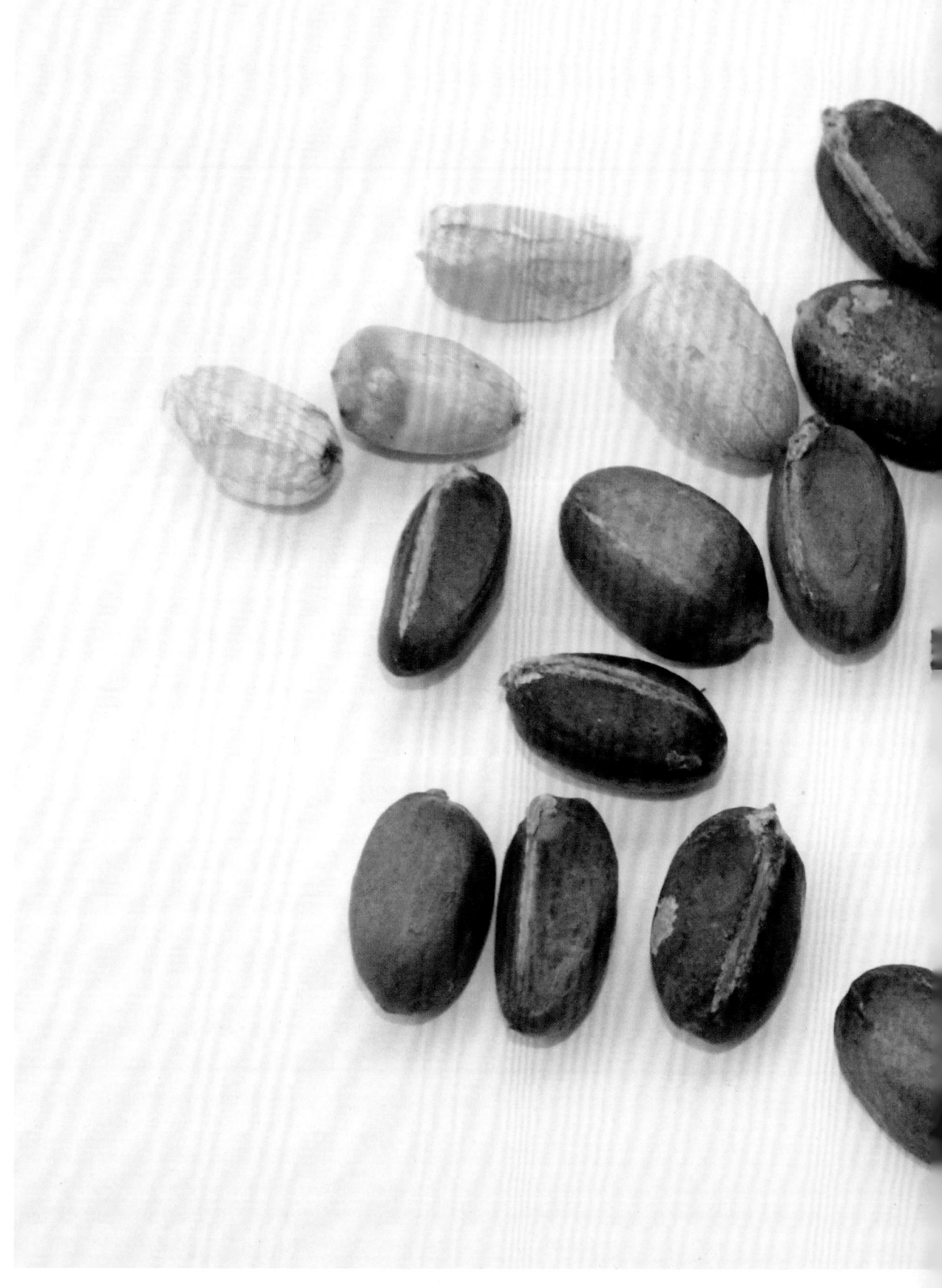

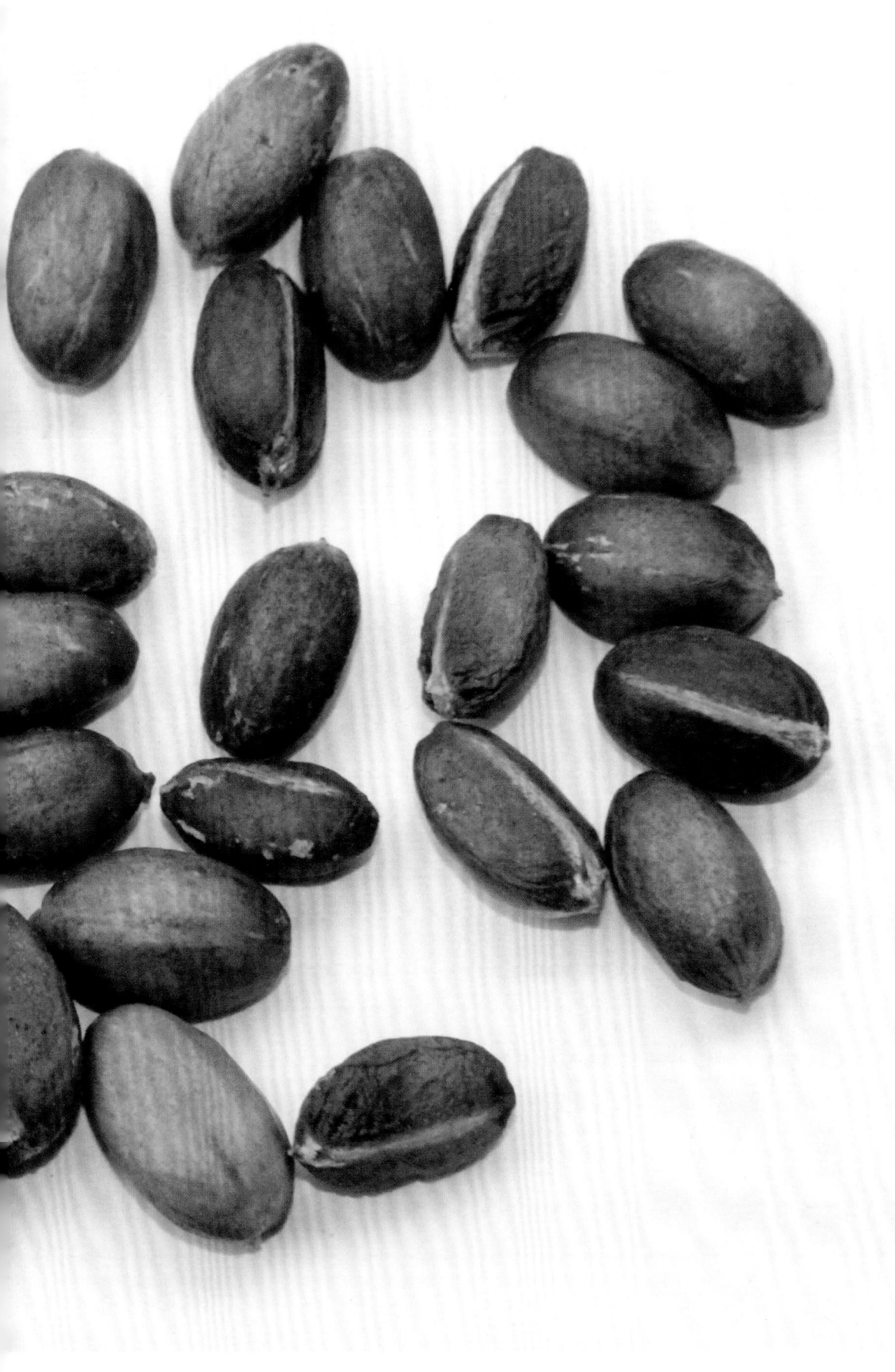

巴豆饮片

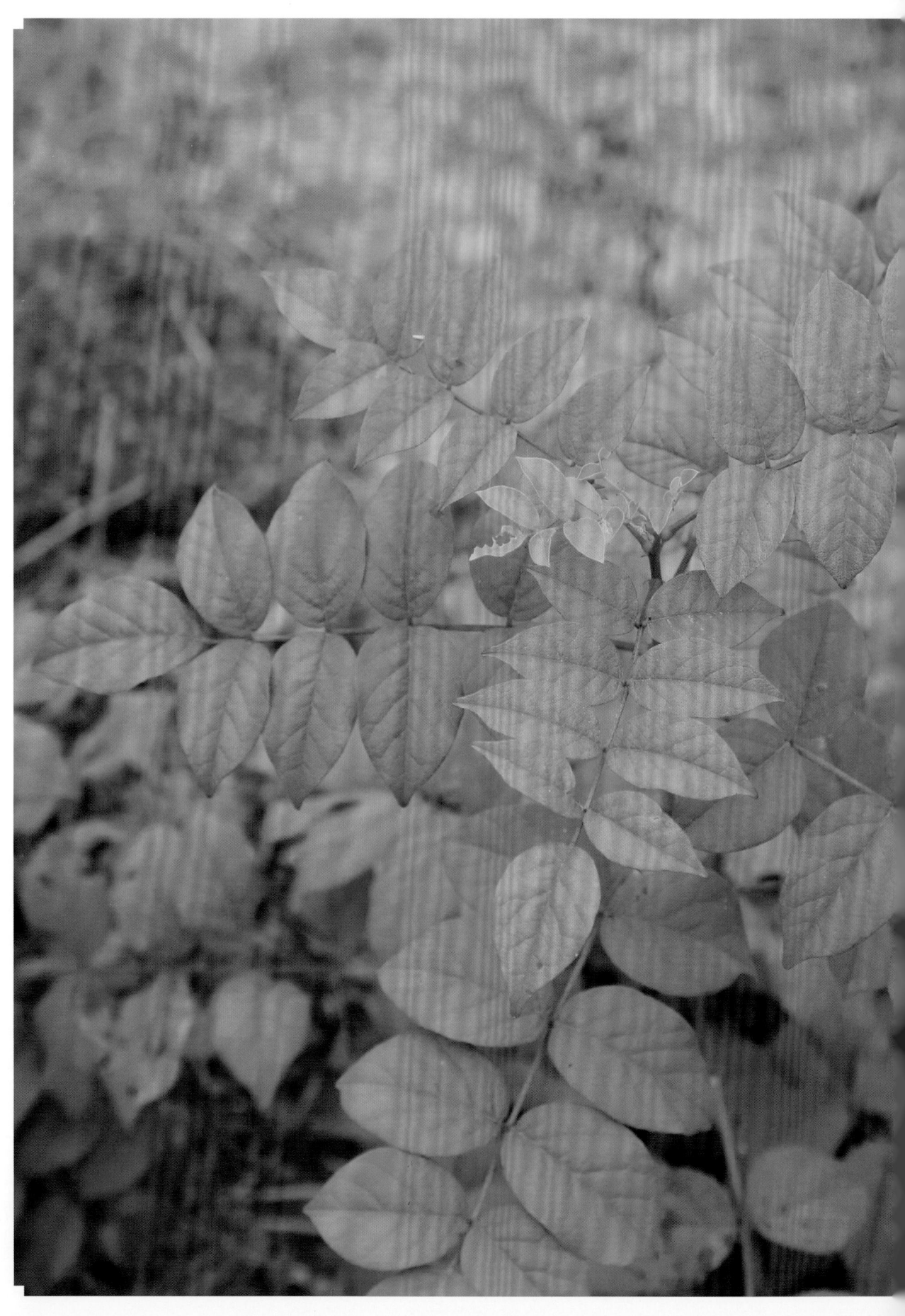

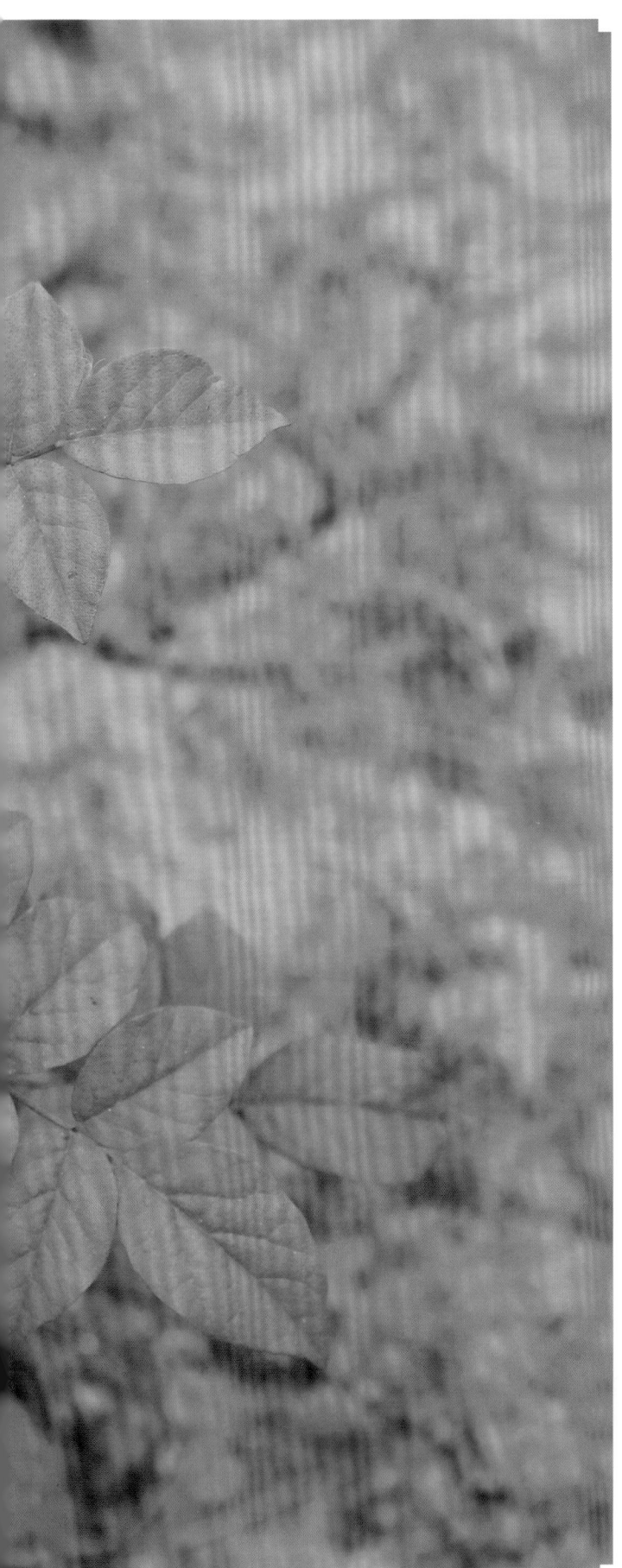

甘草

【藏药名】信俄尔。

【别　名】卡都、洛泥、国老、结吃、杂旧、炙甘草、甘草梢、甘草节、色桑旧玛。

【来　源】本品为豆科植物甘草 Glycyrrhiza uralensis Fisch. 的干燥根及根茎。

【性味归经】甘，平。归心、肺、脾、胃经。

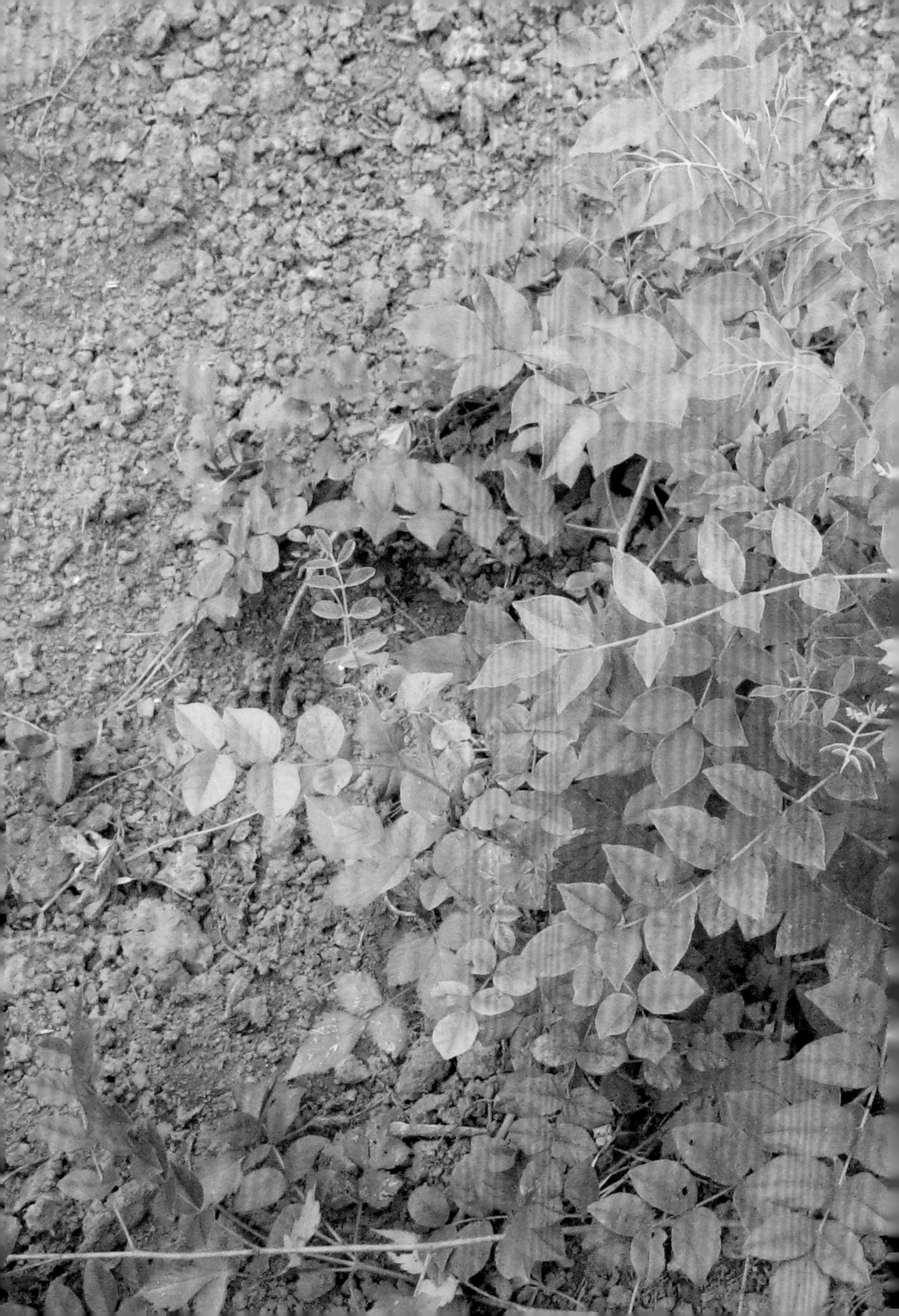

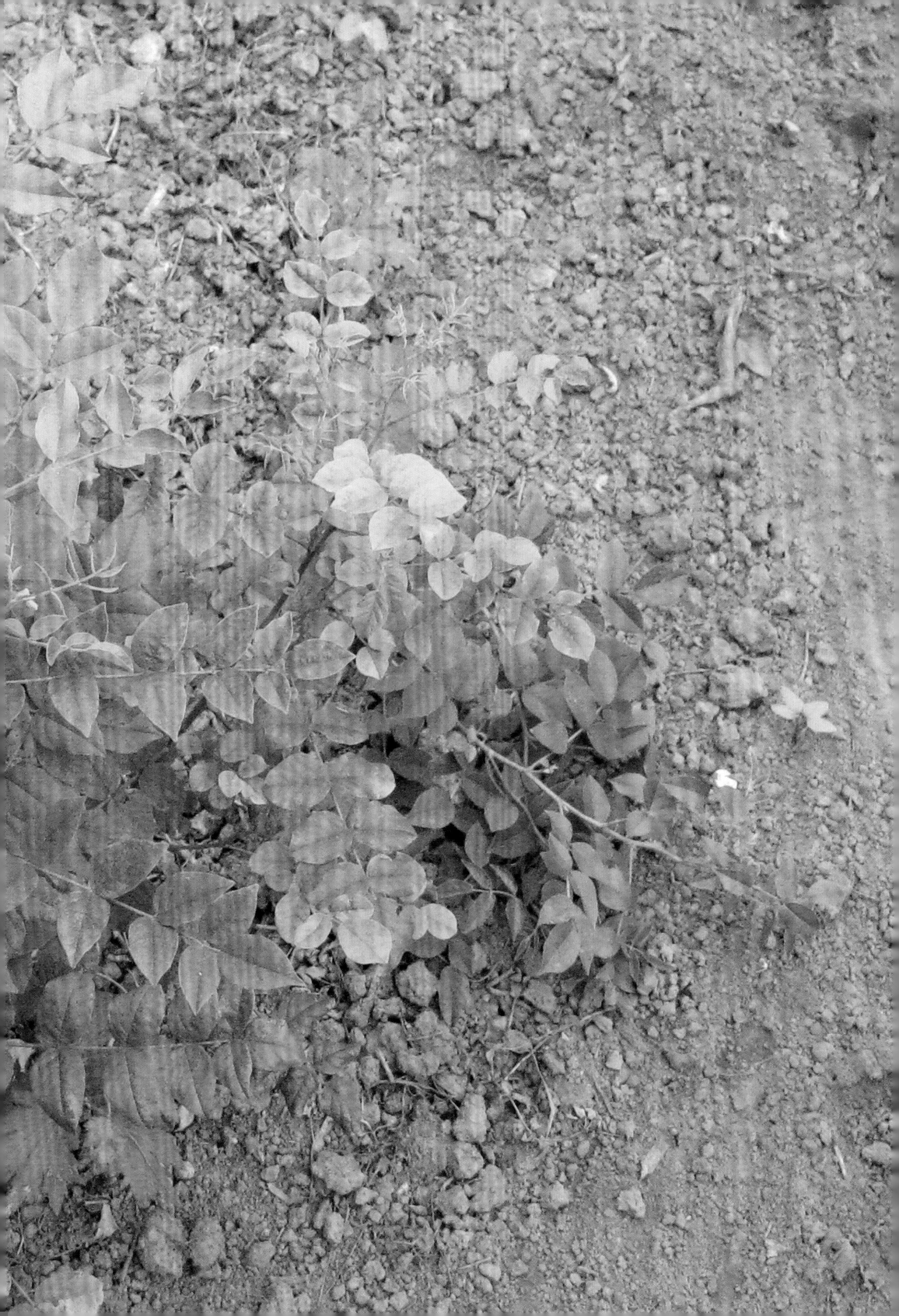

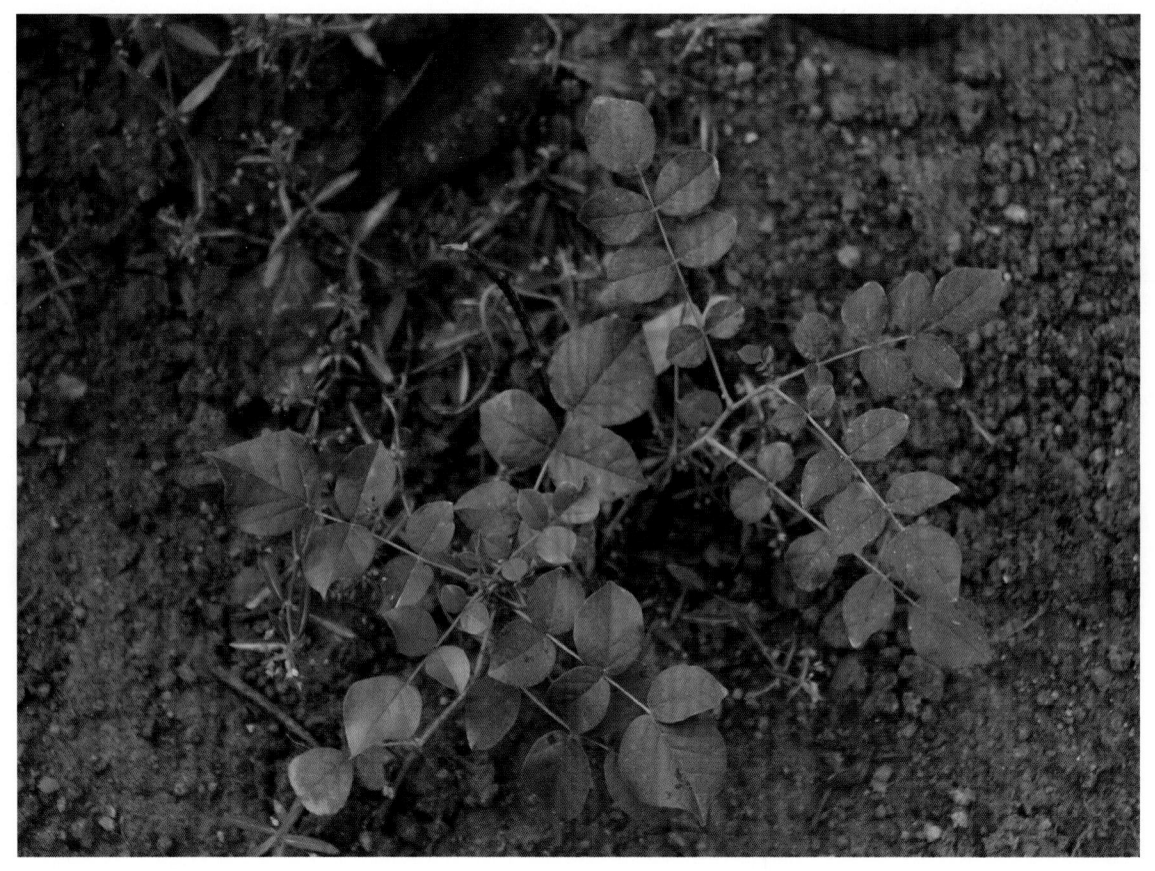

甘草

识别特征

多年生草本植物，高 30 ~ 80 cm，根茎多横走，主根甚发达。外皮红棕色或暗棕色。茎直立，有白色短毛和刺毛状腺体。奇数羽状复叶互生，小叶 7 ~ 17 对，卵状椭圆形，全缘，两面被短毛及腺体。总状花序腋生，花密集。花萼钟状，外被短毛或刺状腺体，花冠蝶形，紫红色或蓝紫色。荚果扁平，呈镰刀形或环状弯曲，外面密被刺状腺毛，种子扁卵圆形，褐色。花期 6—8 月，果期 7—10 月。

生境分布

生长于干旱、半干旱的荒漠草原及沙漠边缘和黄土丘陵地带。分布于内蒙古、山西、甘肃、新疆等省区。

采收加工

春、秋二季均可采挖，但以春季为佳。将挖取的根和根茎，切去茎基的幼芽串条、枝杈、须根，洗净。截成适当的长短段，按粗细、大小分等，晒至半干，打成小捆，再晒至全干，去掉栓皮者，称"粉甘草"。

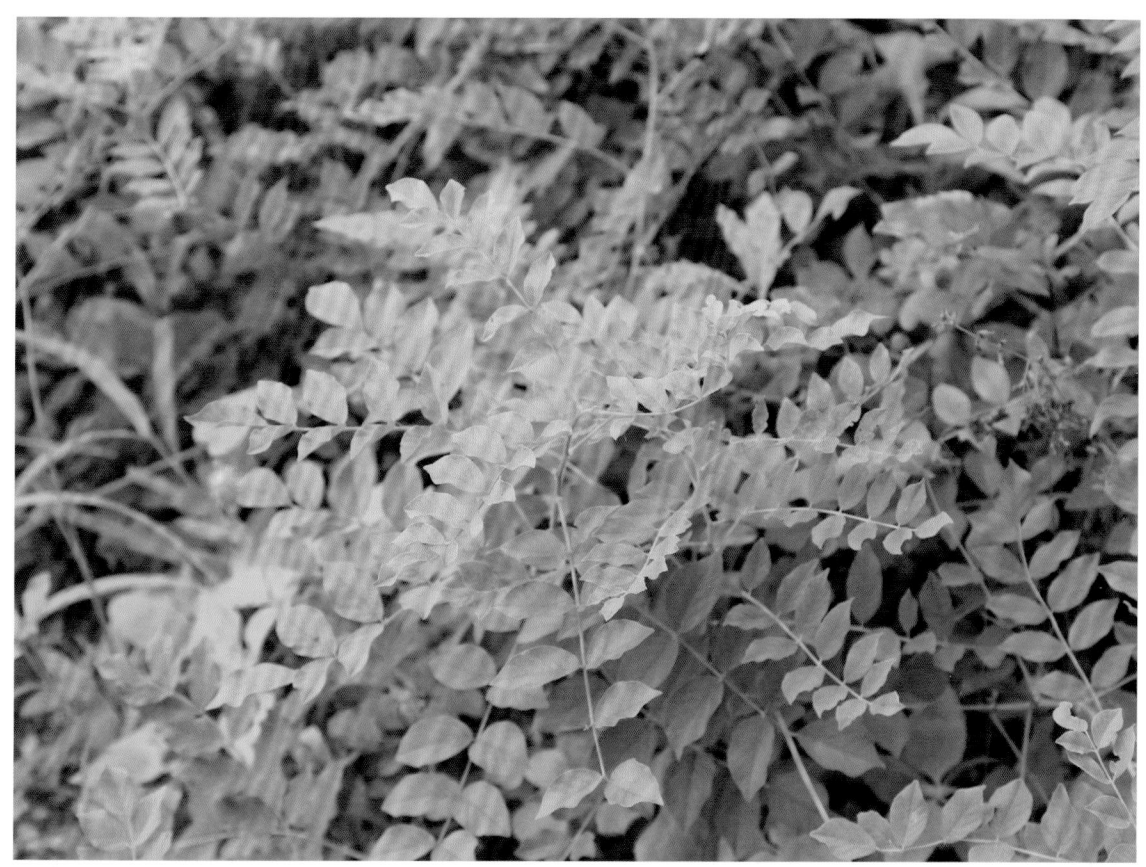

甘草

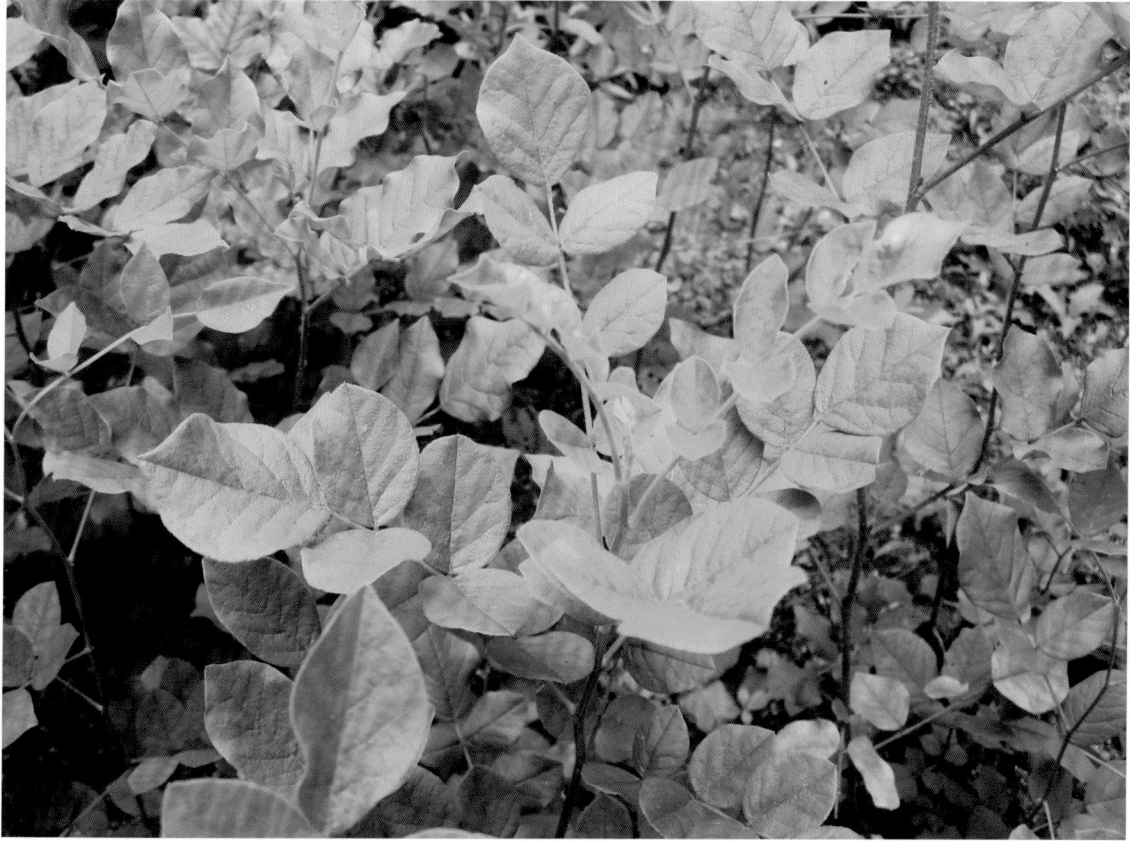

甘草

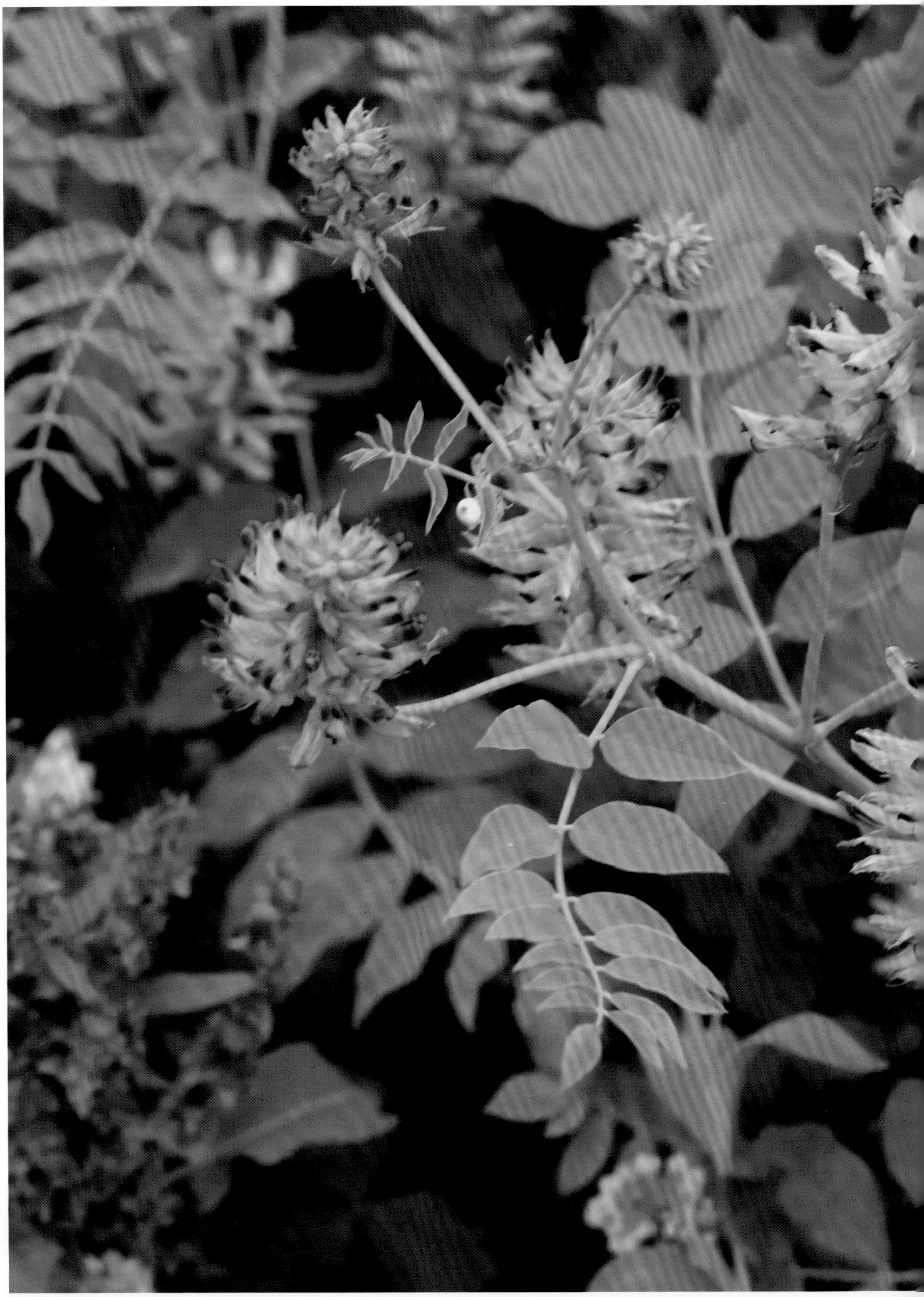

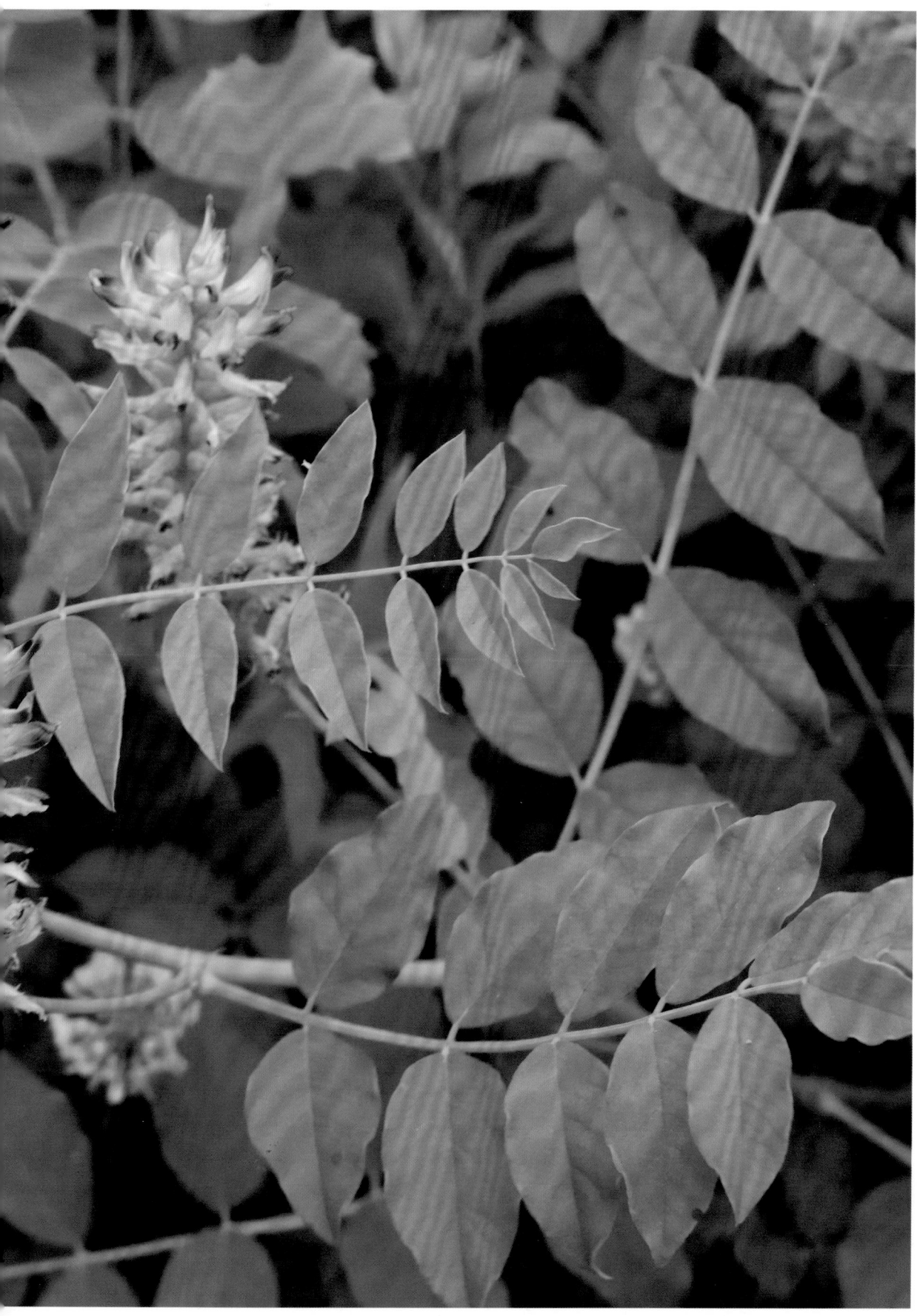

甘草

药材鉴别

本品为类圆形或椭圆形厚片，或斜片。表面黄白色，略显纤维性，中间有一较明显的棕色环纹及放射状纹理，有裂隙。周边棕红色、棕色或灰棕色，粗糙，具纵皱纹。质坚，有粉性。气微，味甜而特殊。粉甘草表面淡黄色，显菊花纹，周边光洁，淡黄色，有刀削痕迹，质坚实，粉性，气味同甘草。

功效主治

补脾益气，祛痰止咳，清热解毒，缓急止痛，调和诸药。本品甘平，为治脾胃要药。生用偏凉，能清热解毒，祛痰止咳；炙用偏温，能补中益气。其甘缓之性又可缓急止痛，调和药性。

用法用量

内服：3 ~ 10 g，煎服。生用，清热解毒；炙用，补中益气。

民族药方

1. 消化性溃疡 甘草粉适量。口服，每次 3 ~ 5 g，每日 3 次。
2. 原发性血小板减少性紫癜 甘草 12 ~ 20 g。水煎，早、晚分服。

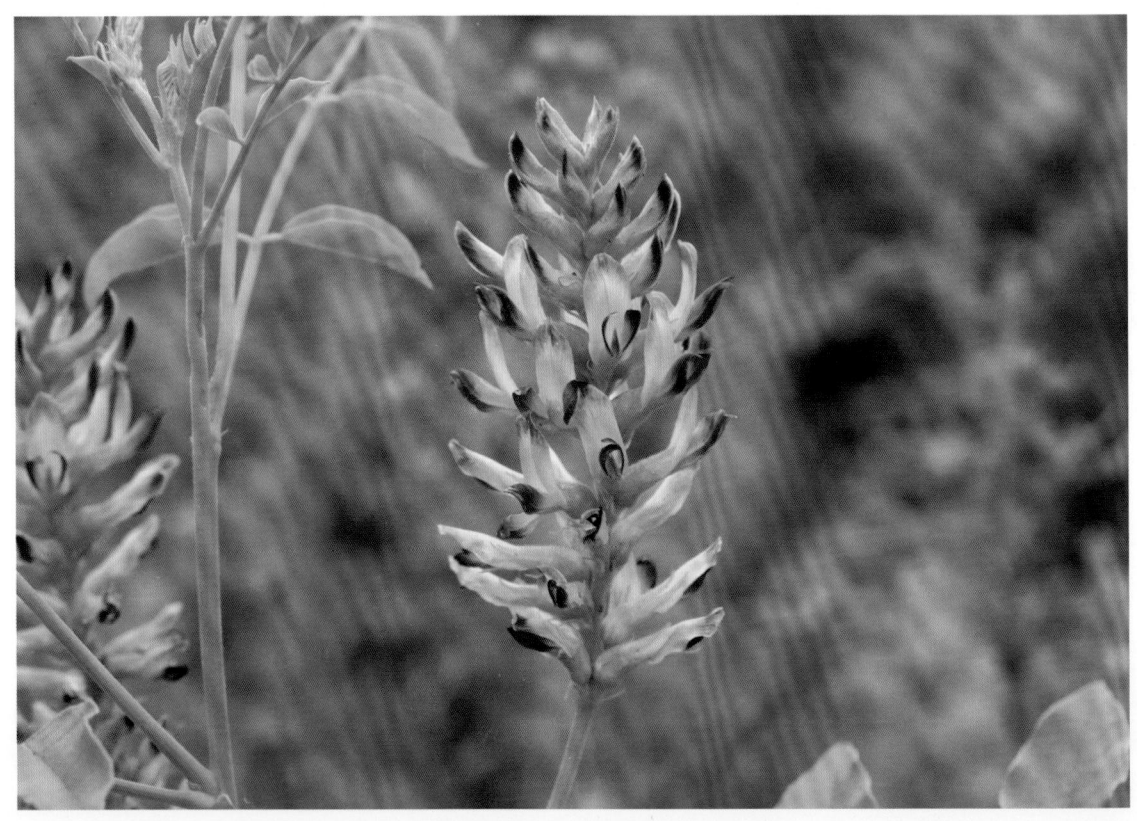

甘草

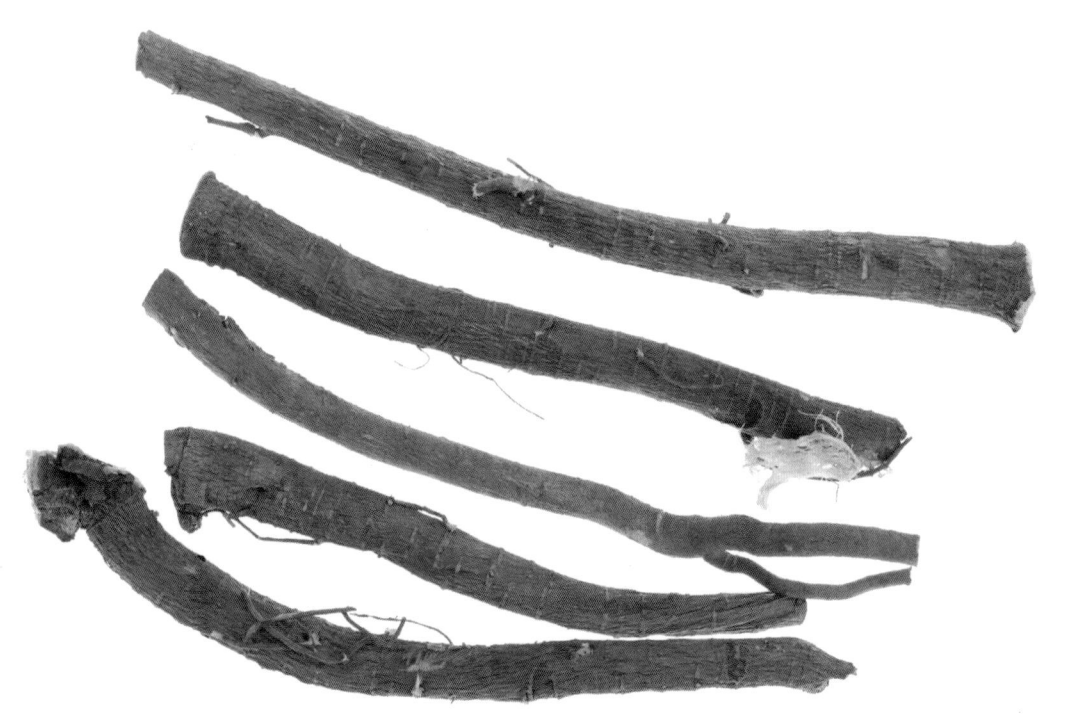

甘草

3. **室性早搏**　生甘草、炙甘草、泽泻各 30 g。水煎服，每日 2 剂，早、晚分服。

4. **肺结核**　甘草 50 g。每日 1 剂，煎汁分 3 次服用。

5. **胃和十二指肠溃疡**　甘草、海螵蛸各 15 g，白术、延胡索各 9 g，白芍 12 g，党参 10 g。水煎服。

6. **癔症**　甘草 25 g，大枣 50 g，浮小麦 20 g。水煎服。

7. **暑热烦渴**　甘草 5 g，西瓜皮 50 g，滑石 30 g。水煎服。

8. **变应性鼻炎**　甘草 8 g，乌梅、柴胡、防风、五味子各 12 g。水煎取药汁，每次饮用时加 15 g 蜂蜜，每日 1 剂，分 2 次服用。

9. **流行性感冒**　甘草 15 g，绵马贯众、板蓝根各 30 g。用开水冲泡，代茶饮用，每日 1 剂，不拘时频饮。

10. **急性咽炎**　甘草 3 g，桔梗 6 g，葱白 2 根。将桔梗、甘草放入适量清水中煎煮 6 分钟，再放入葱白，焖 2 分钟，即成。趁热服用，早、晚各 1 次。

▎使用注意

恶心呕吐者忌用。各种水肿、肾病、高血压、低血钾、充血性心力衰竭不宜服。不宜与洋地黄、利尿药、水杨酸、硫酰脲类降血糖药合用。

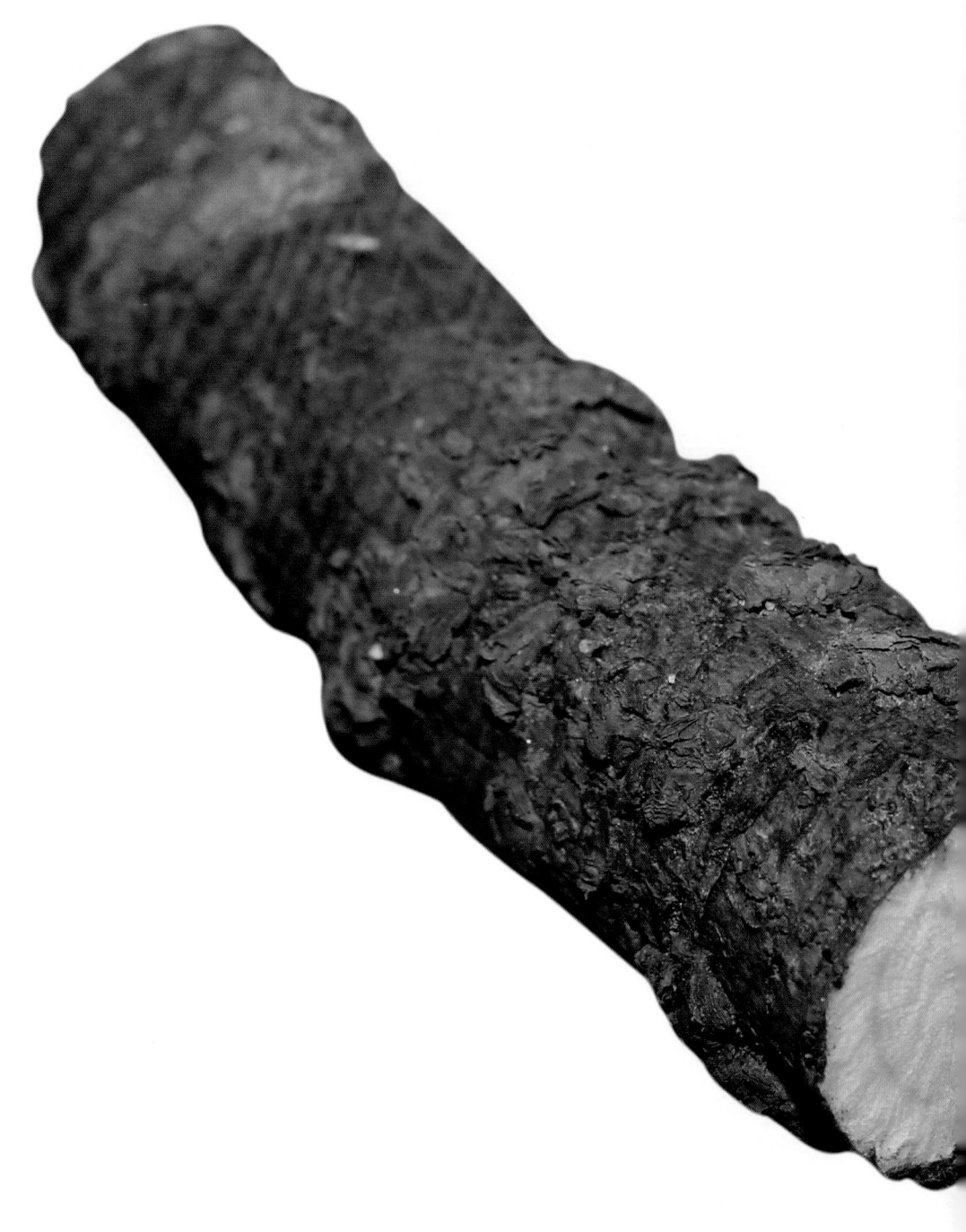

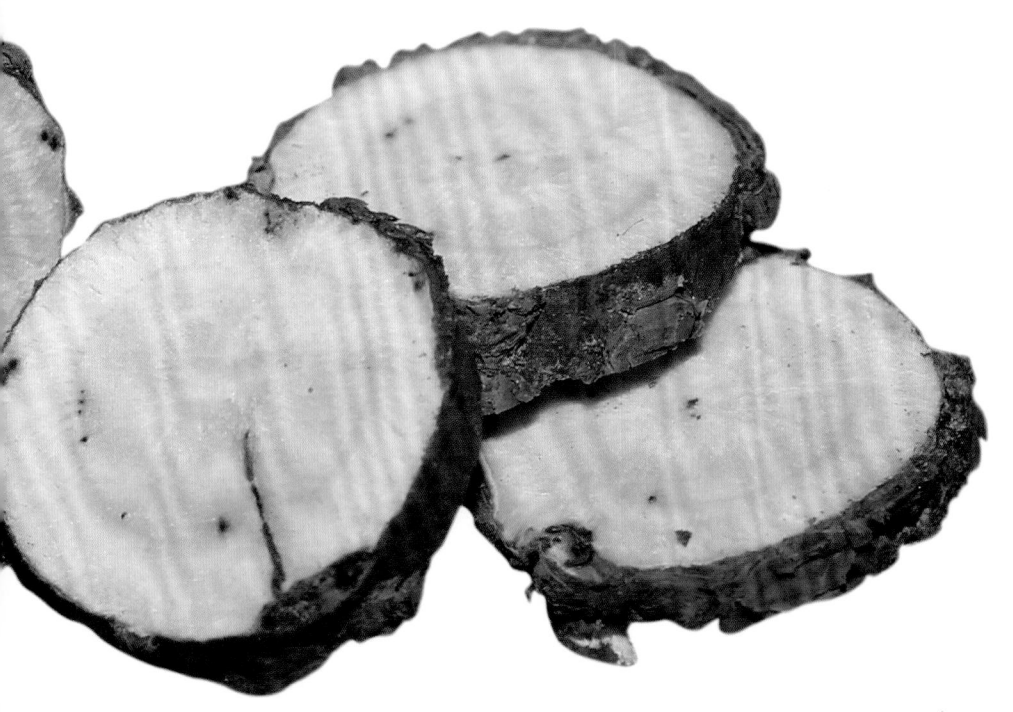

甘草药材

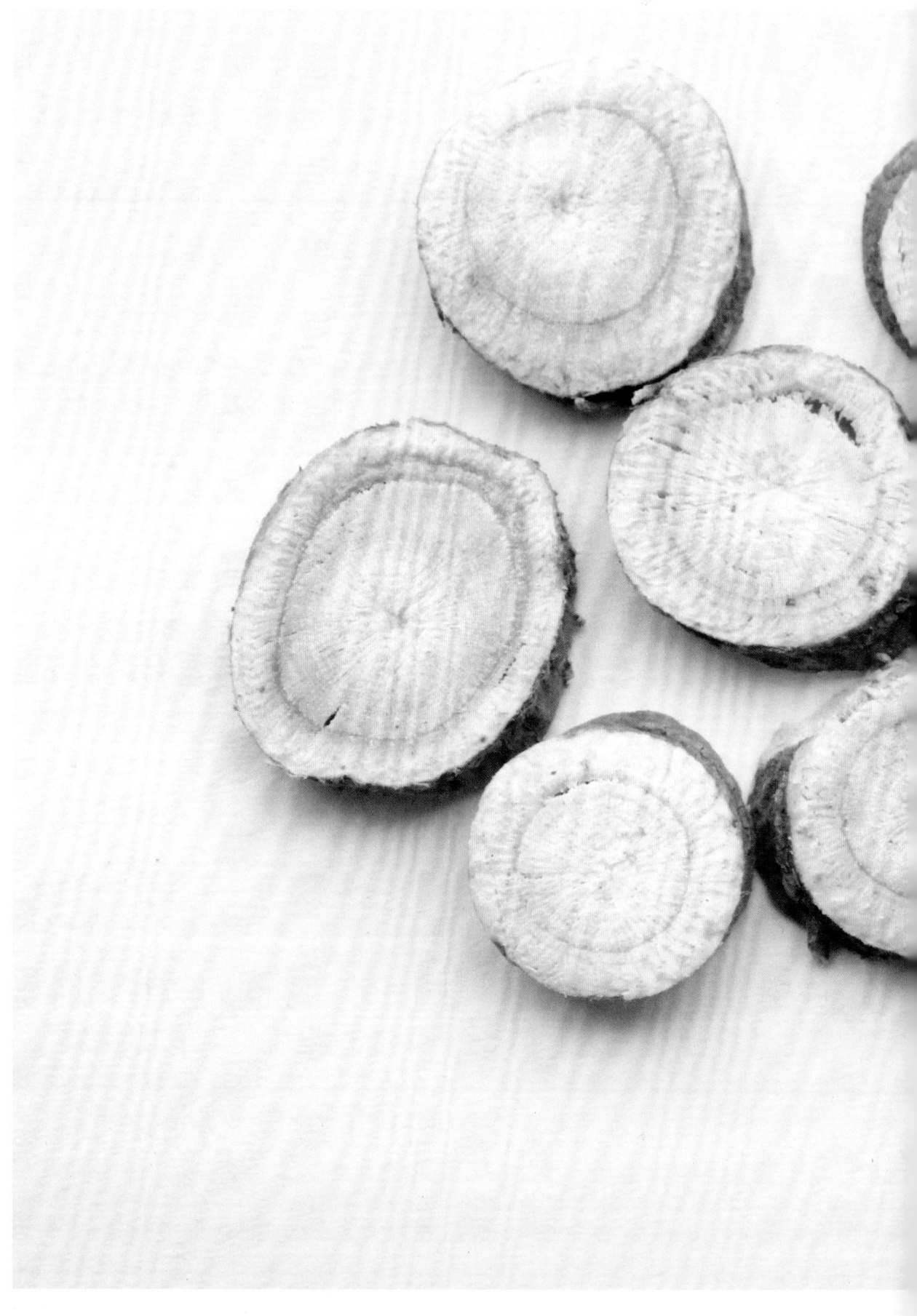

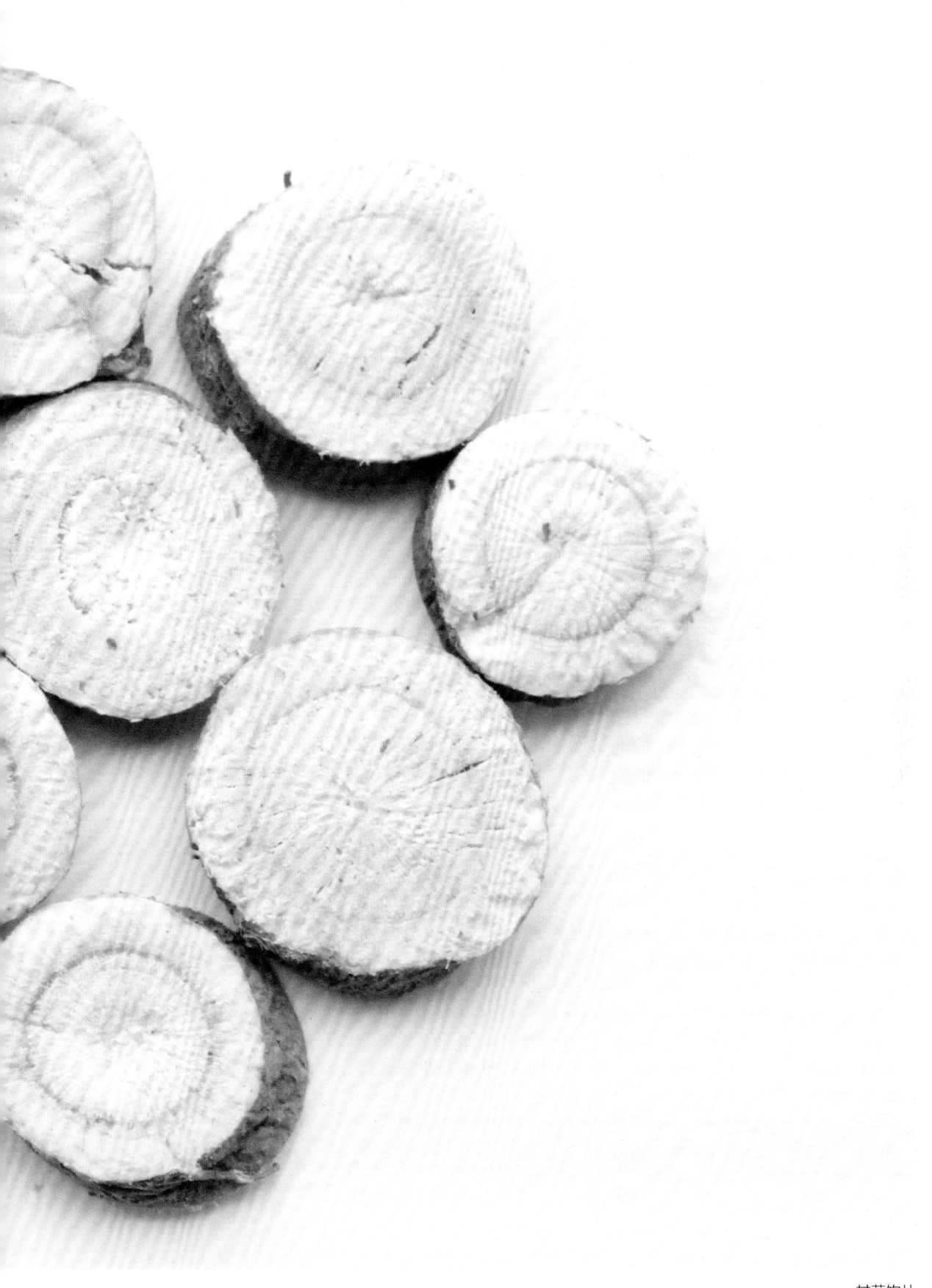

甘草

甘草饮片

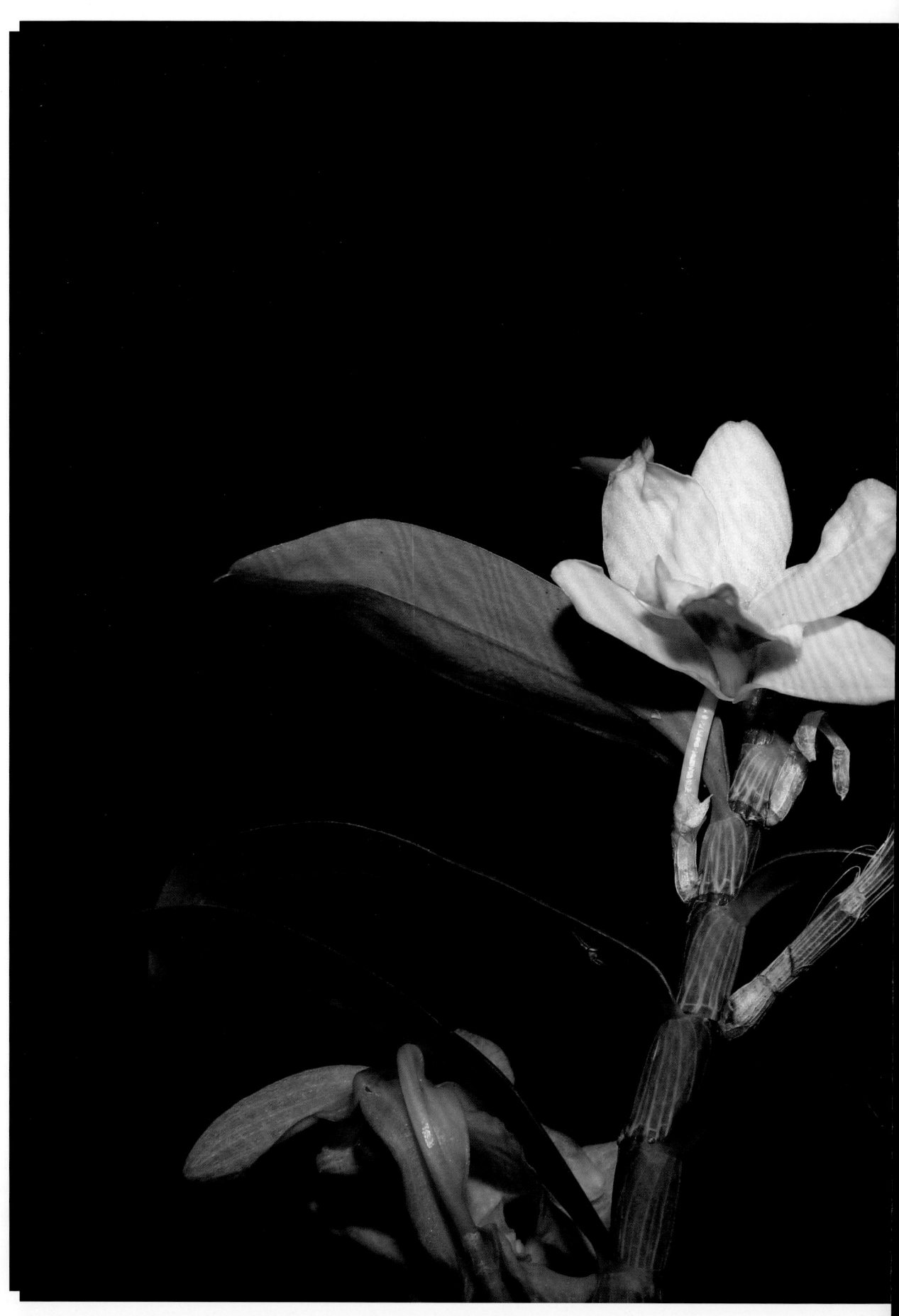

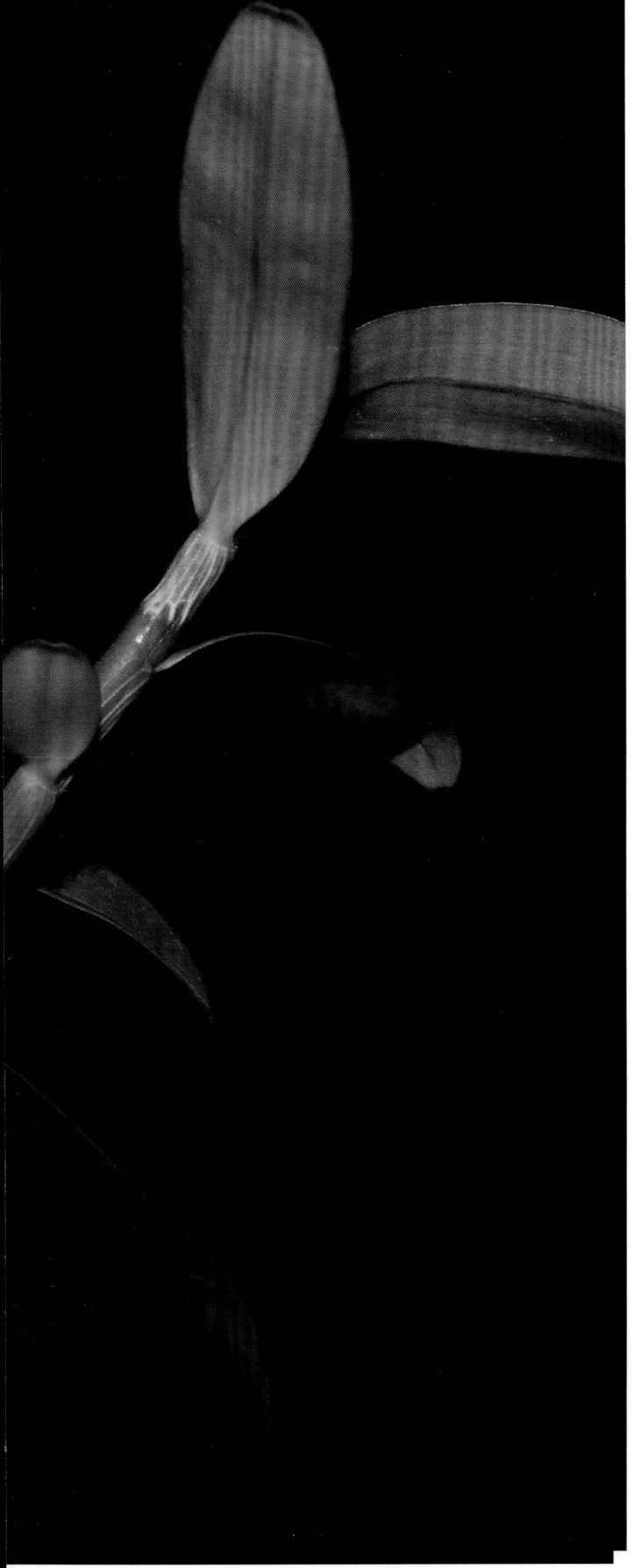

石斛

【藏药名】布协孜。

【别 名】扁草、比玛拉、吊兰花、西热母拉、札朵布尔。

【来 源】本品为兰科植物石斛 *Dendrobium nobile* Lindl. 等的茎。

【性味归经】味甜，性冷。归热经。

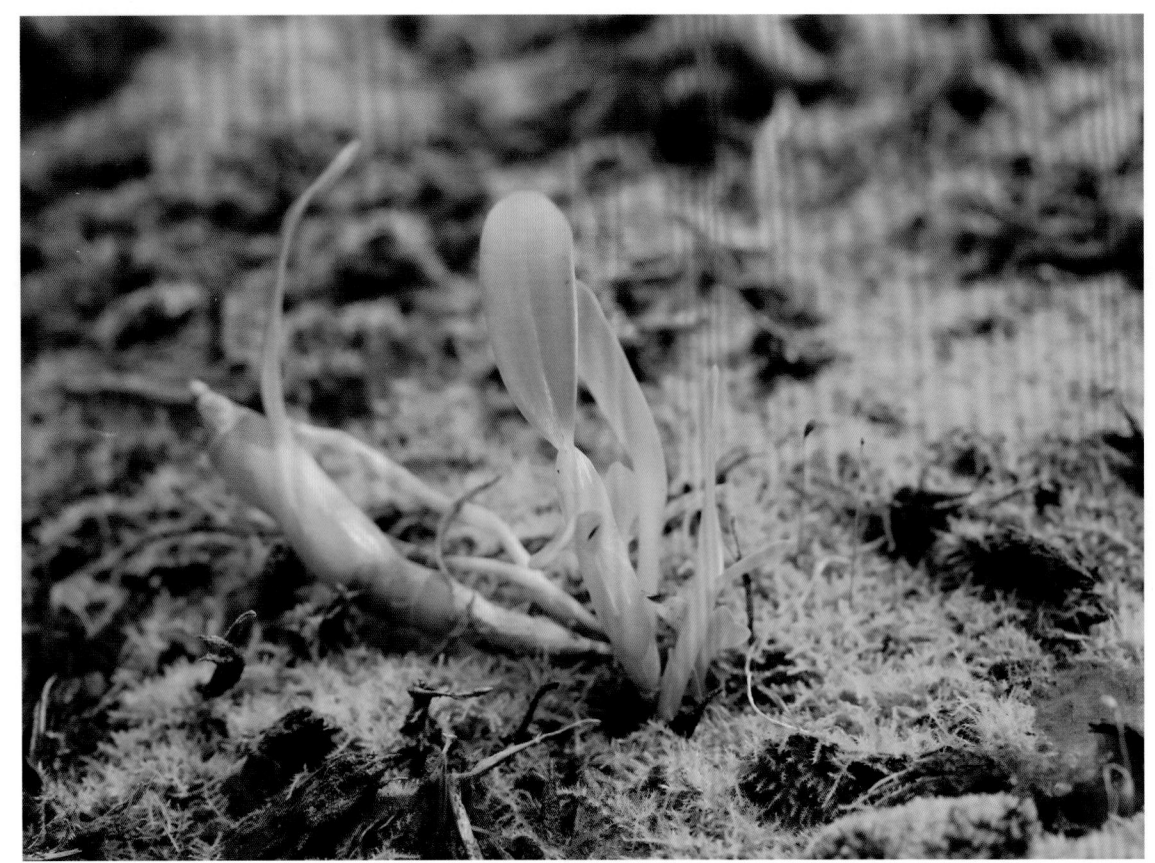

金钗石斛

识别特征

多年生附生草本植物。茎圆柱形，稍扁，粗达 1.3 cm，丛生，直立，高 30 ~ 50 cm，黄绿色，不分枝，具多节，节间长 2.5 ~ 3.5 cm。叶近革质，常 3 ~ 5 枚生长于茎上端；叶片长圆形或长圆状披针形，长 6 ~ 12 cm，宽 1.5 ~ 2.5 cm，先端不等侧 2 圆裂，叶脉平行，通常 9 条；叶鞘紧抱于节间，长 1.5 ~ 2.7 cm；无叶柄。总状花序自茎节生出，通常具 2 ~ 3 花；苞片卵形，小，膜质；花大，下垂，直径 6 ~ 8 cm；花萼及花瓣白色，末端呈淡红色；萼片 3，中萼片离生，两侧萼片斜生于蕊柱足上，长圆形，长 3.5 ~ 4.5 cm，宽 1.2 ~ 1.5 cm；花瓣卵状长圆形或椭圆形，与萼片几等长，宽 2.1 ~ 2.5 cm，唇瓣近卵圆形，生于蕊柱足的前方，长 4.0 ~ 4.5 cm，宽 3.0 ~ 3.5 cm，先端圆，基部有短爪，下半部向上反卷包围蕊柱，两面被茸毛，近基部的中央有 1 块深紫色的斑点；合蕊柱长 6 ~ 7 mm，连足部长约 12 mm；雄蕊圆锥状，花药 2 室，花药块 4，蜡质。蒴果，花期 5—6 月，果期 7—8 月。

生境分布

生长于海拔 600 ~ 1700 m 的高山岩石上或林中树干上。分布于贵州、四川、云南、湖北、广西、台湾等省区。

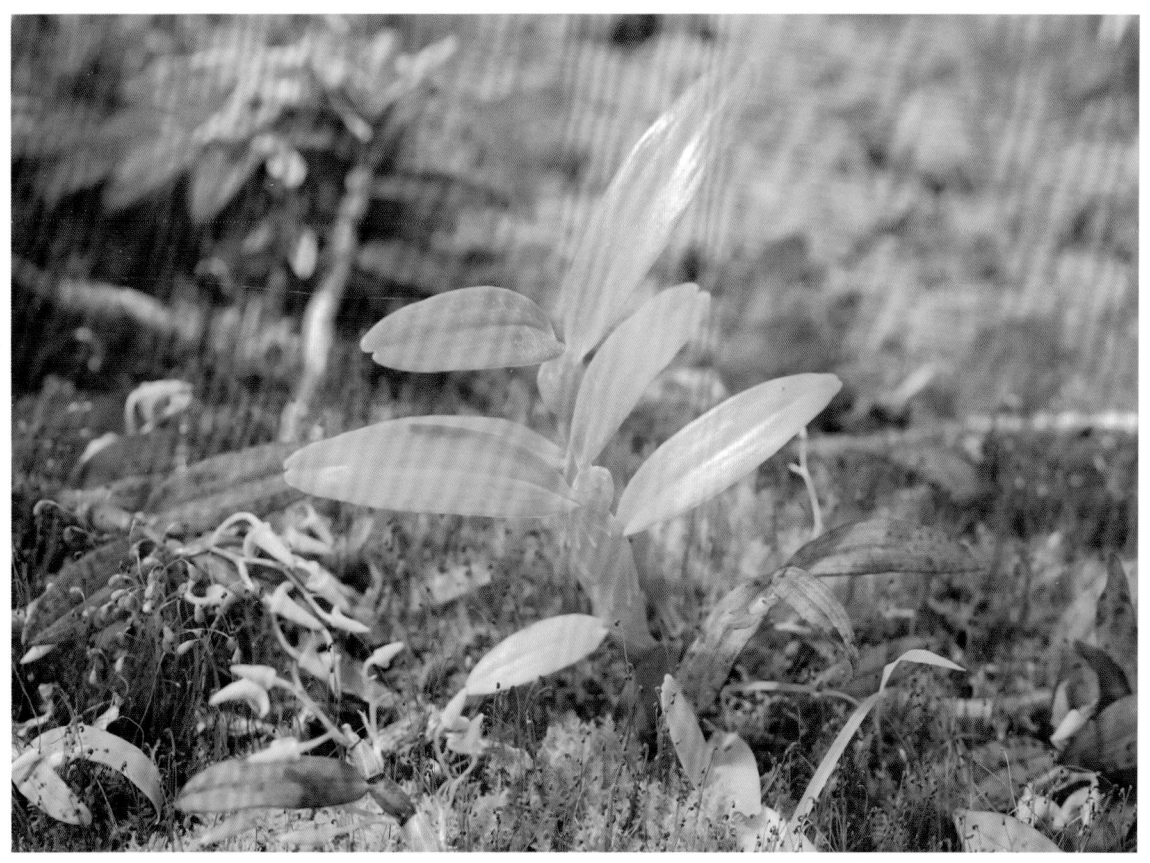

金钗石斛

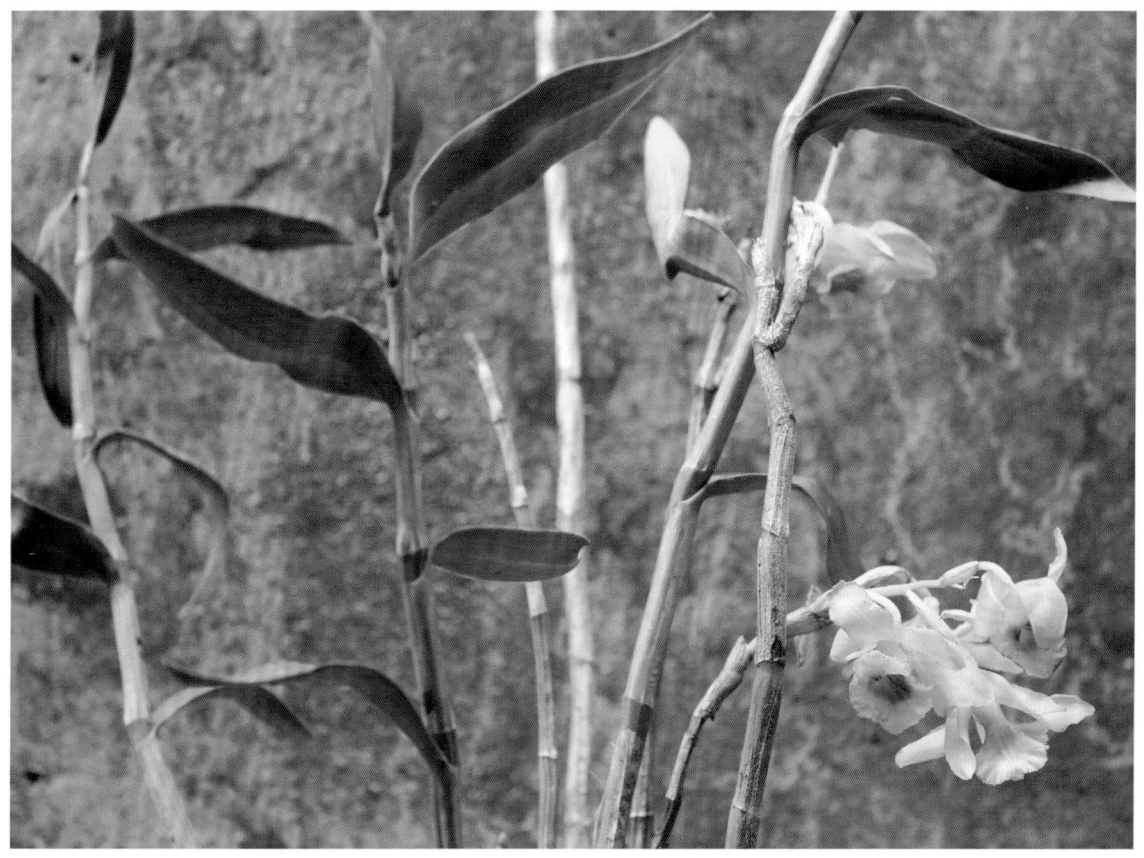

金钗石斛

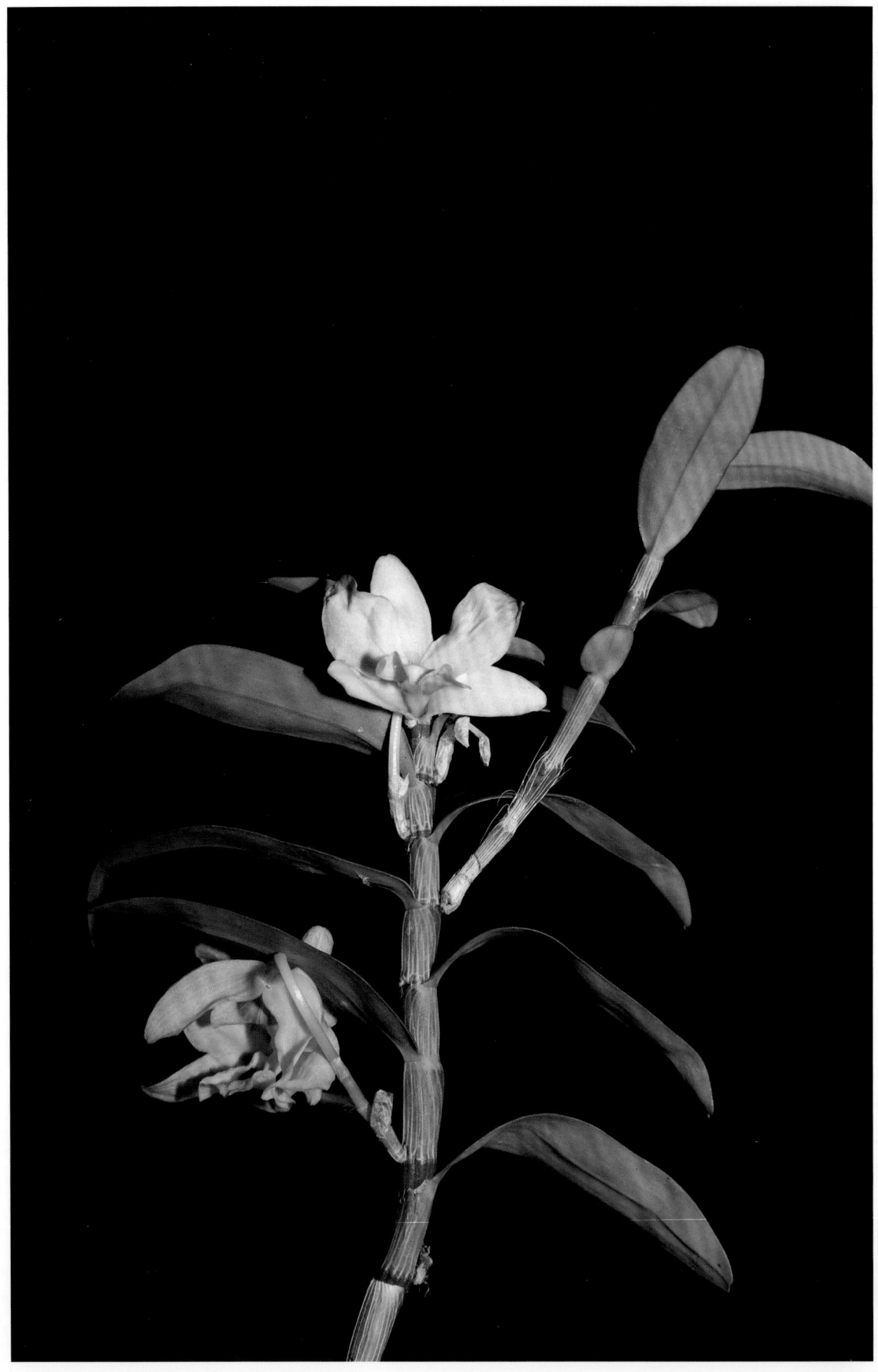

金钗石斛

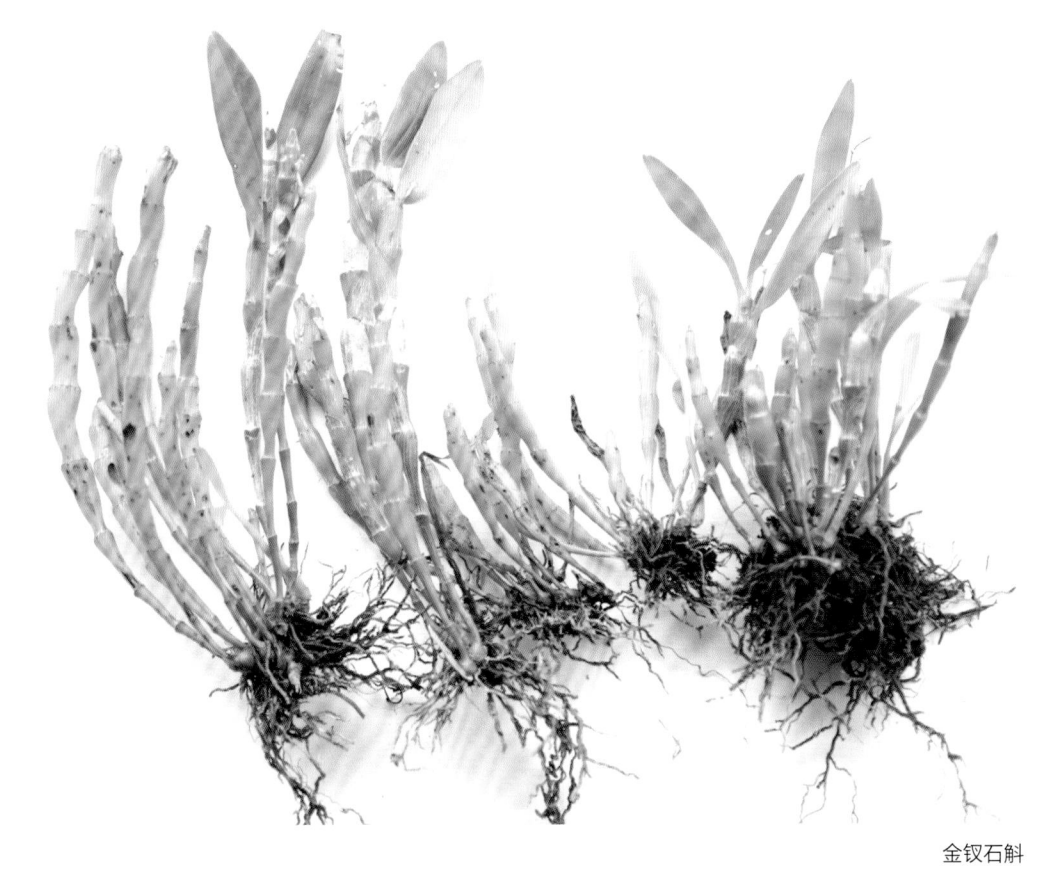

金钗石斛

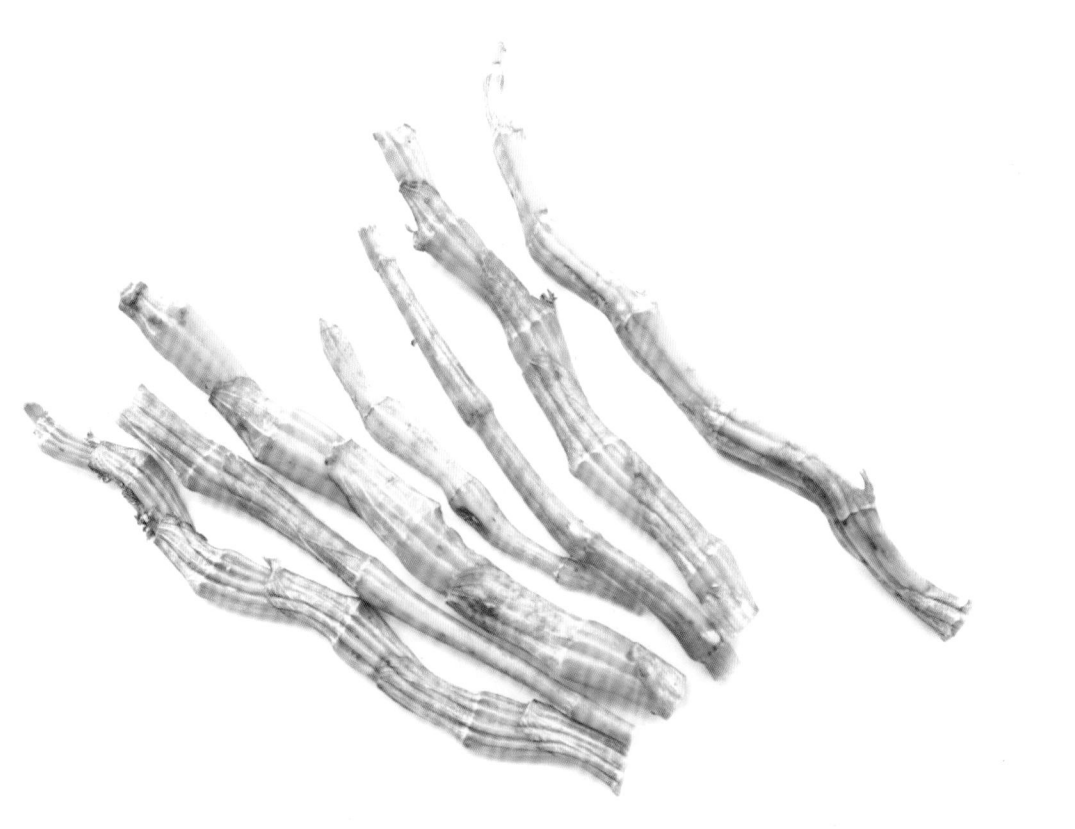

金钗石斛药材

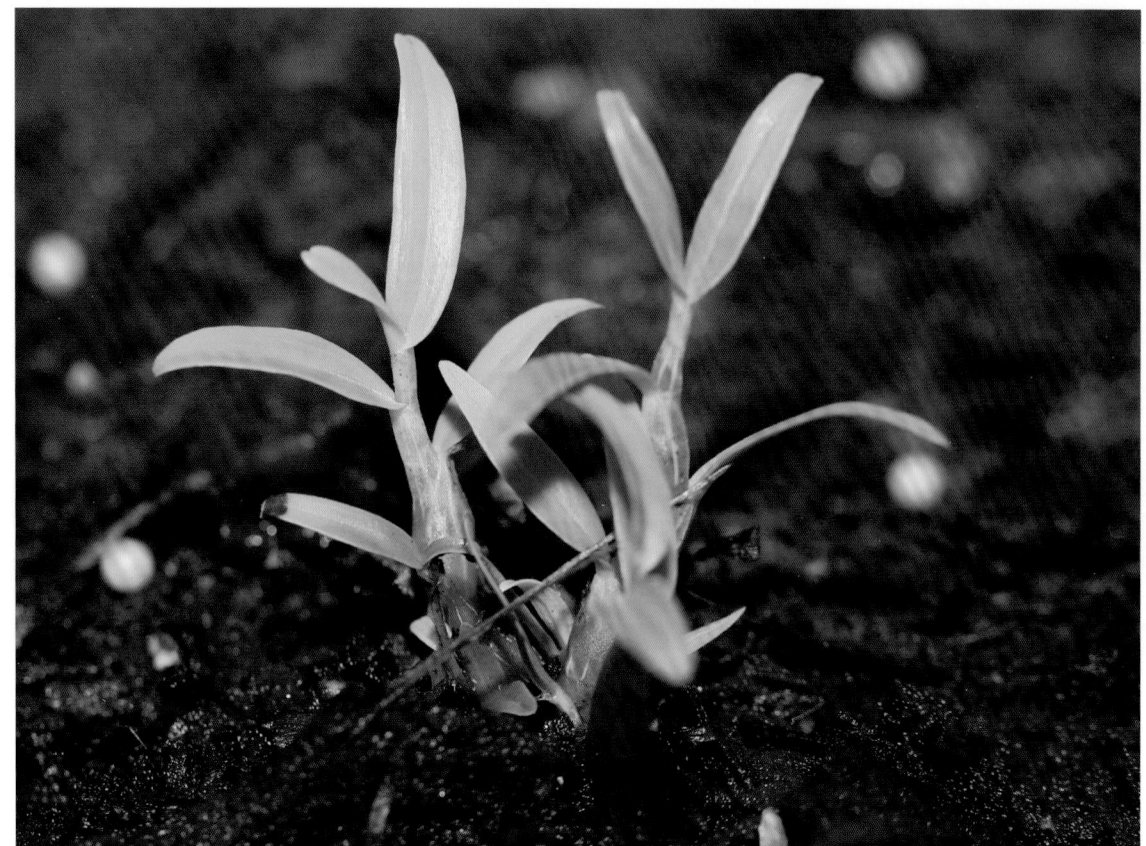

霍山石斛

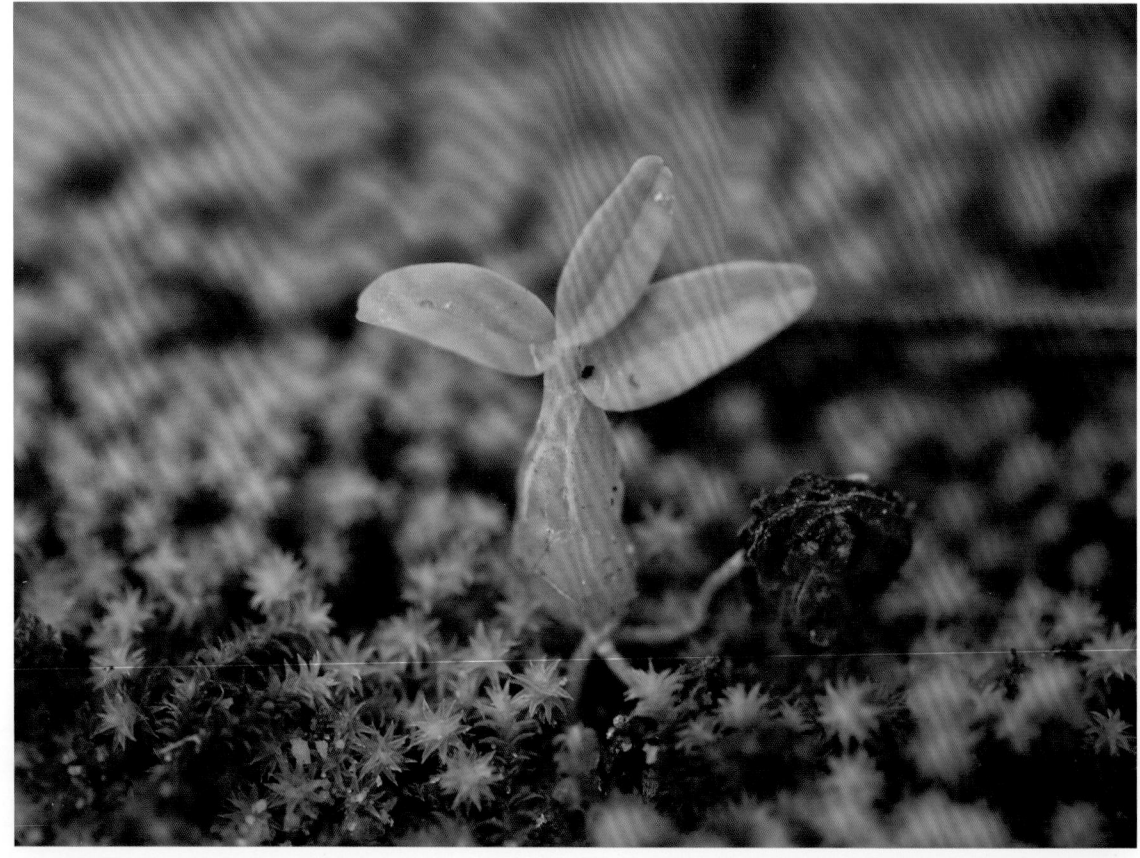

霍山石斛

石斛

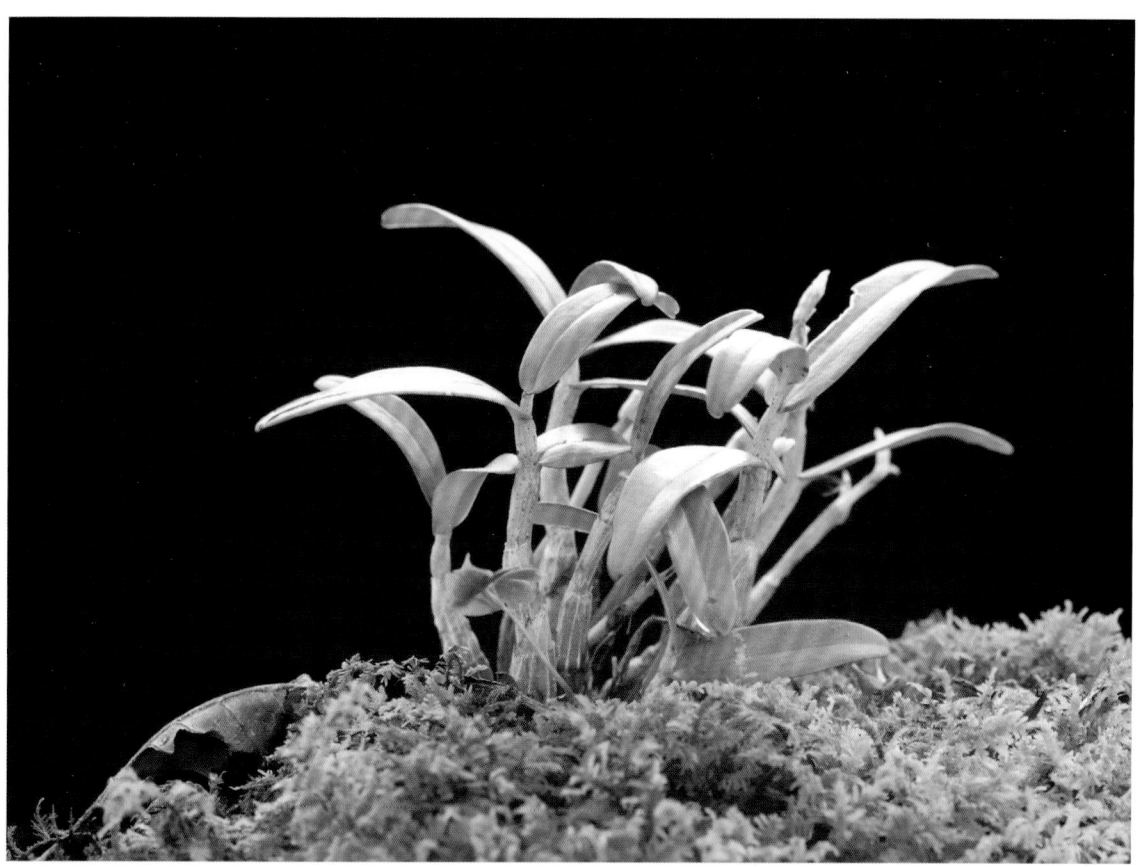

霍山石斛

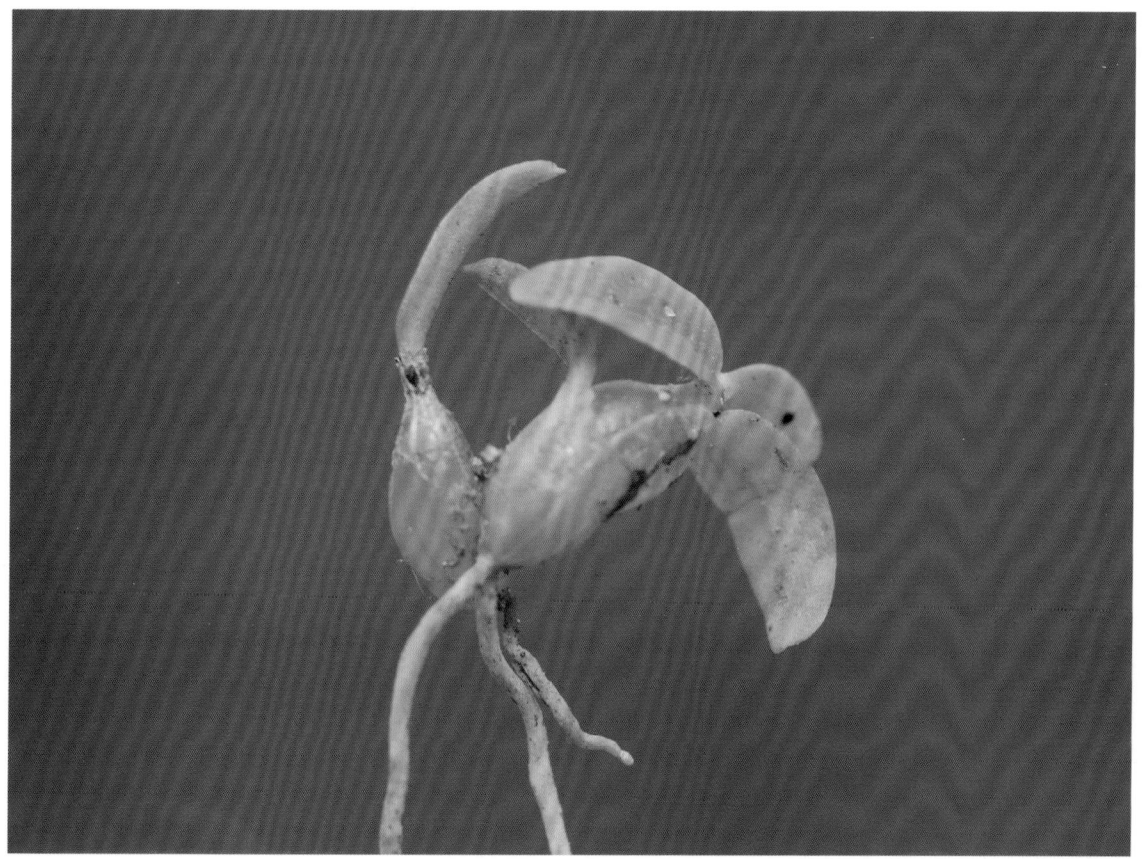

霍山石斛

0345

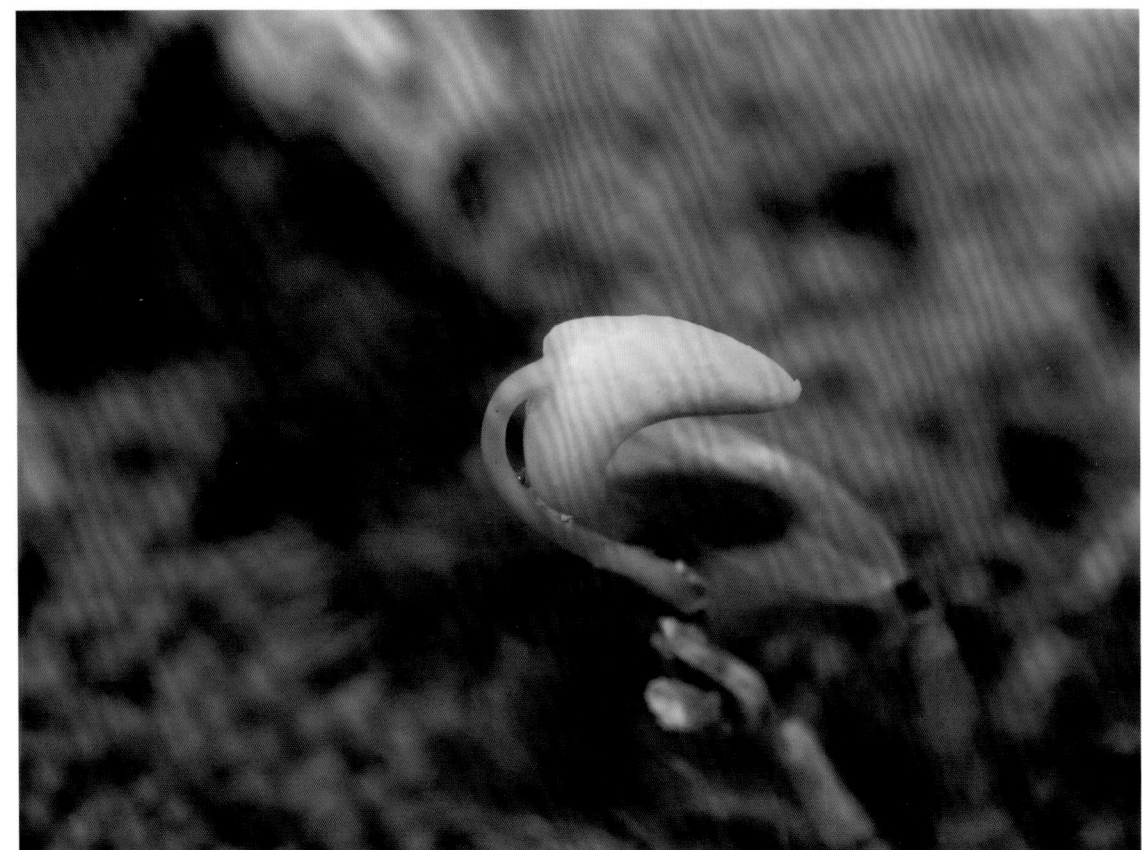

霍山石斛

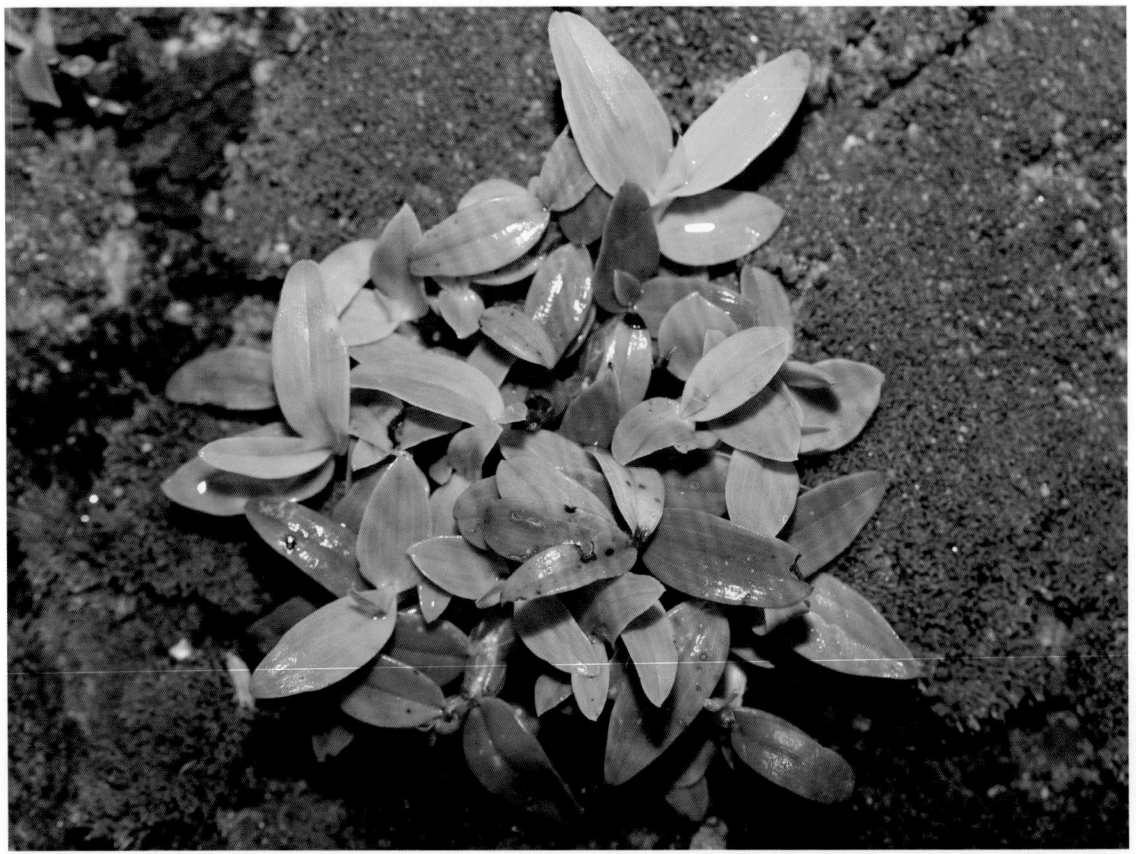

霍山石斛

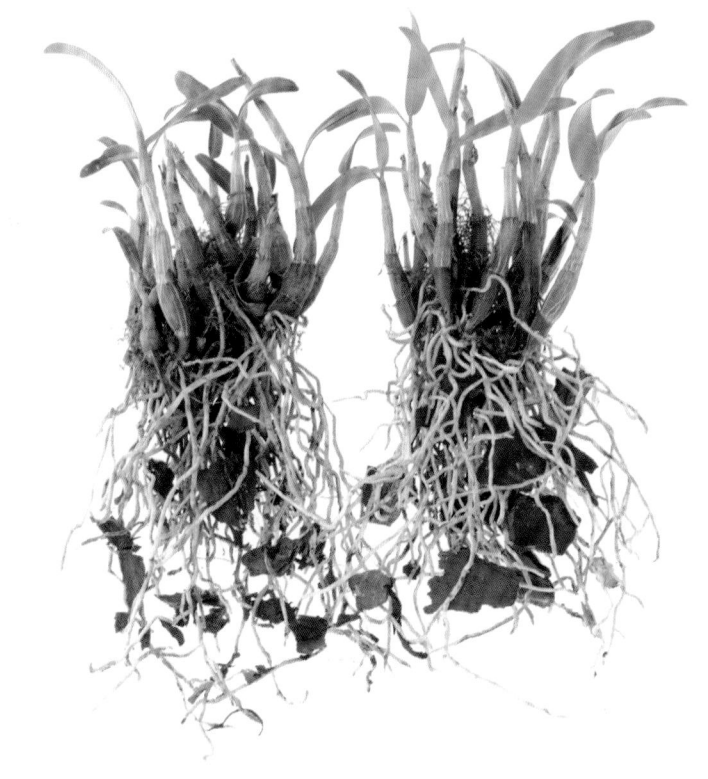

霍山石斛

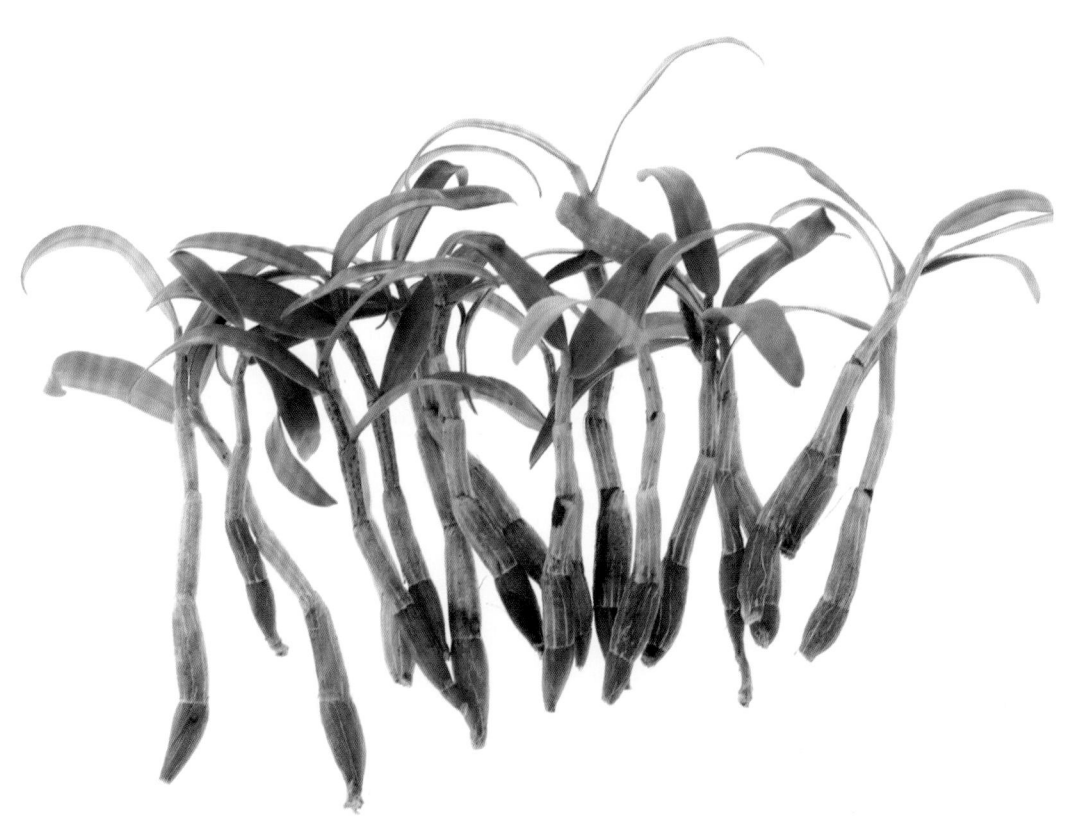

霍山石斛药材

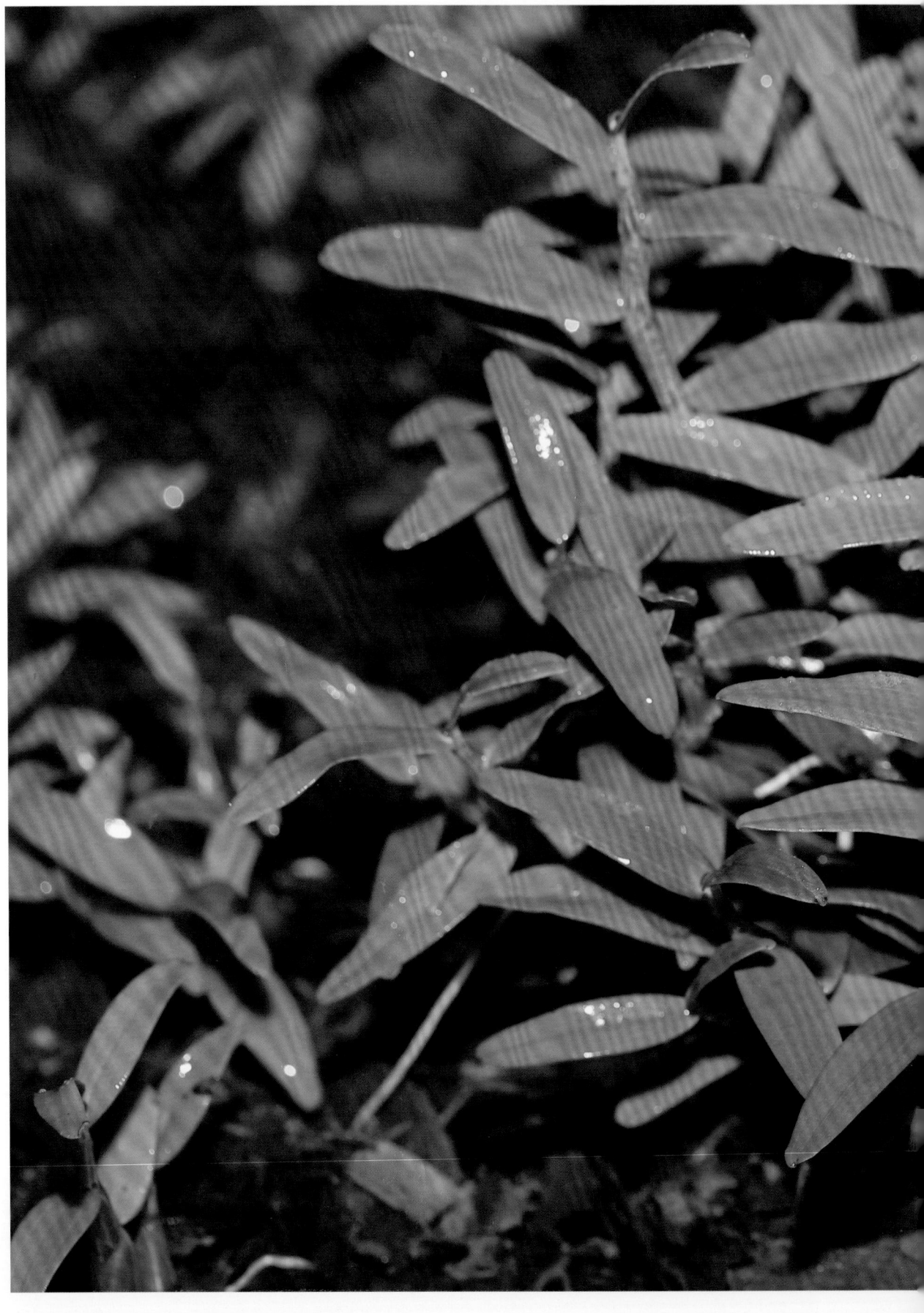

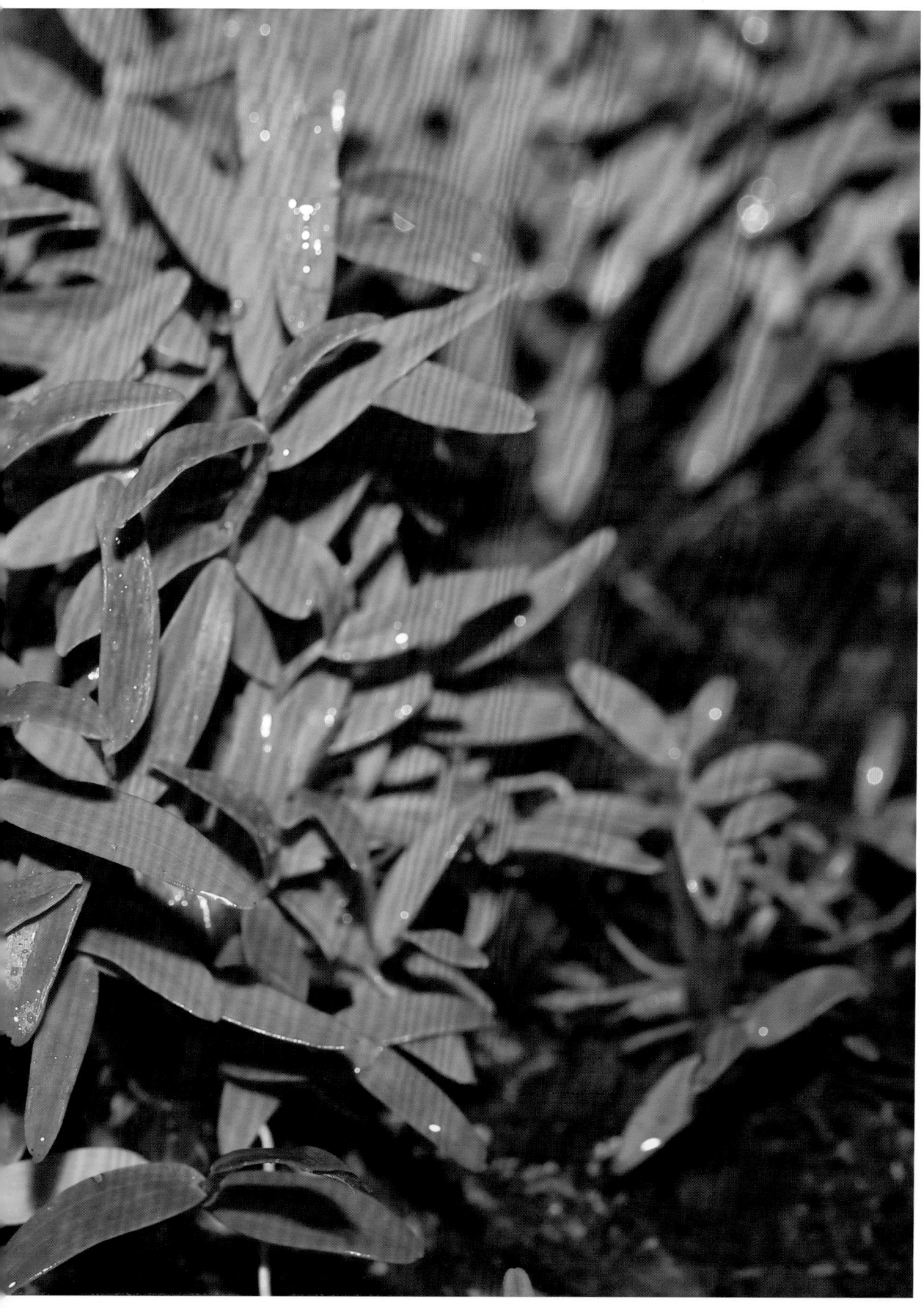

霍山石斛

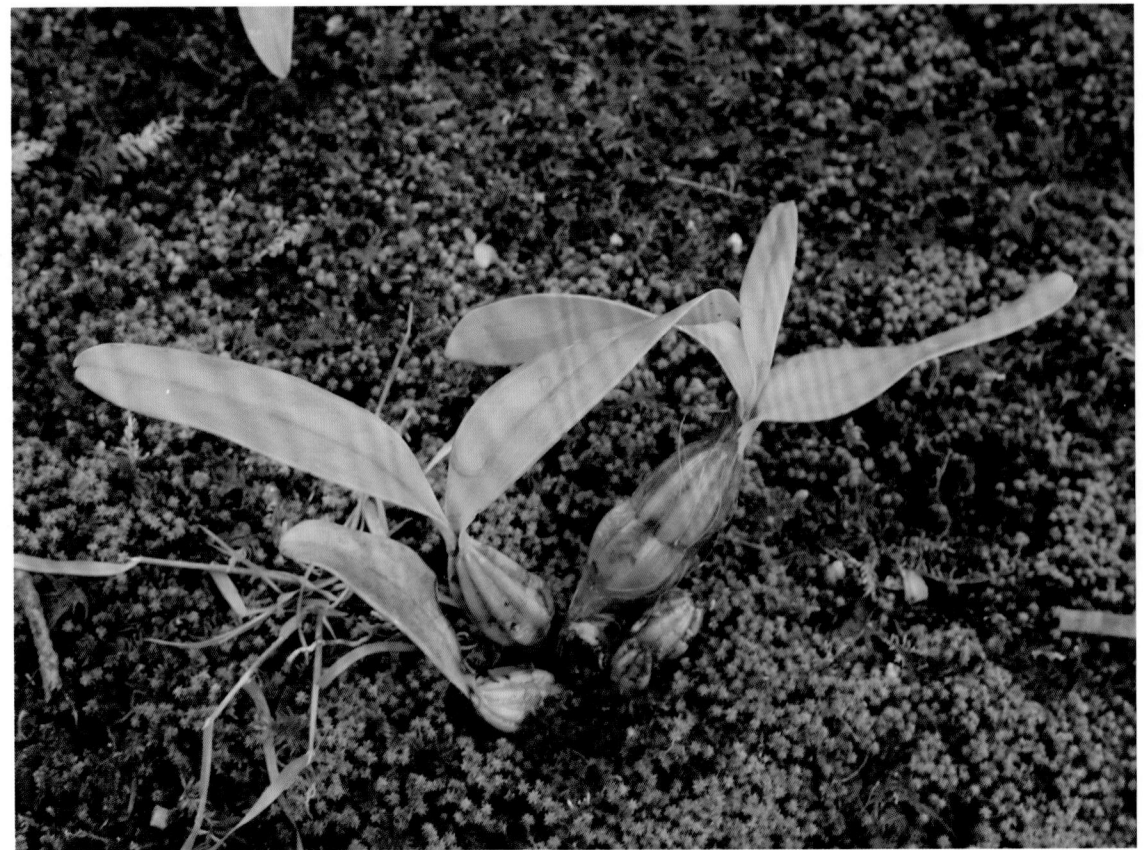

鼓槌石斛

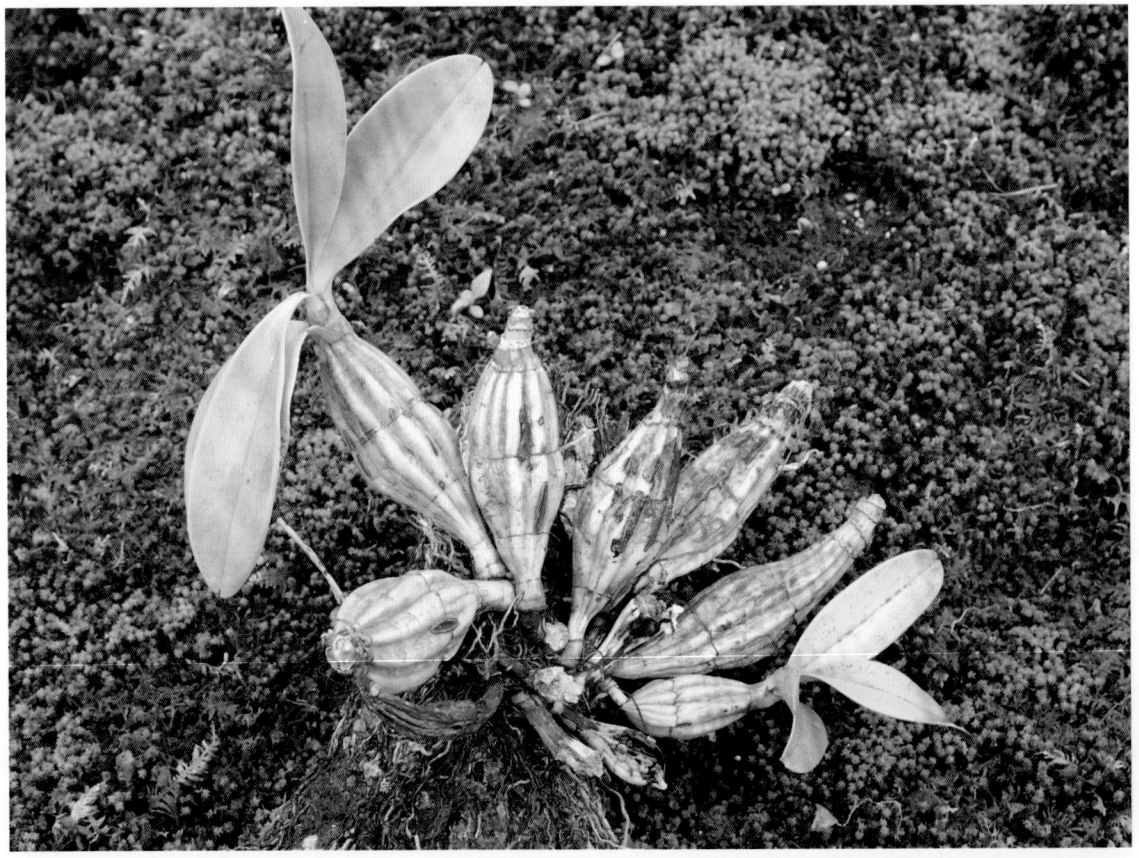

鼓槌石斛

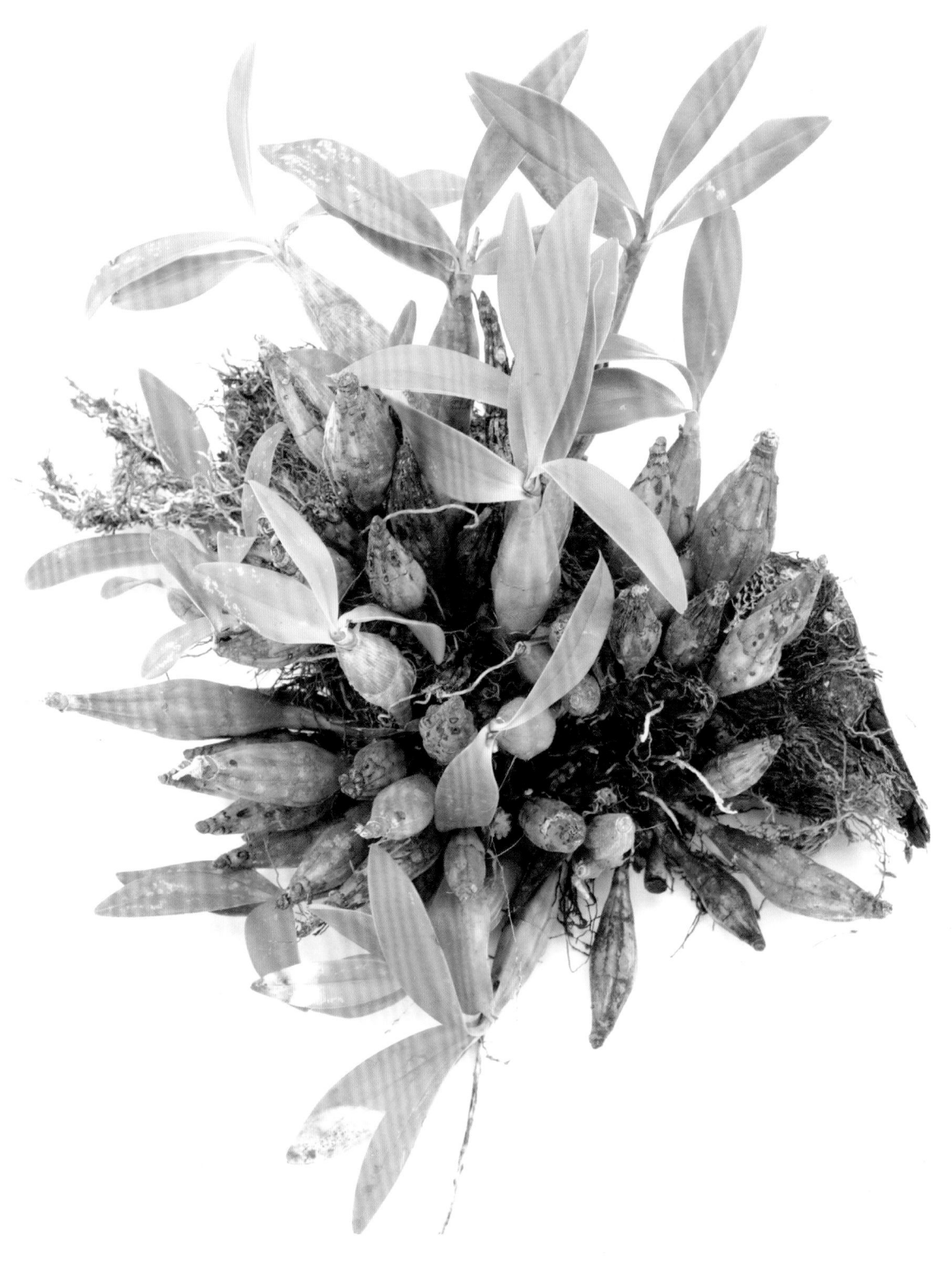

鼓槌石斛

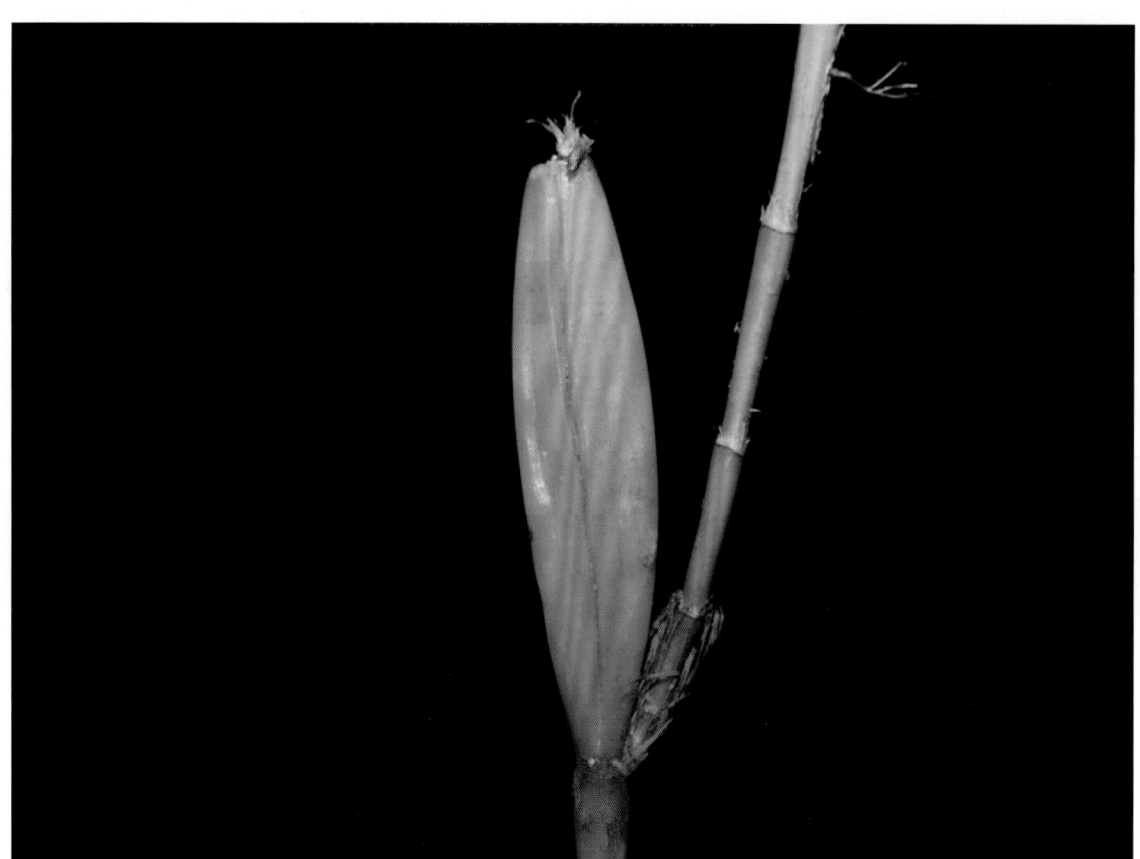

流苏石斛

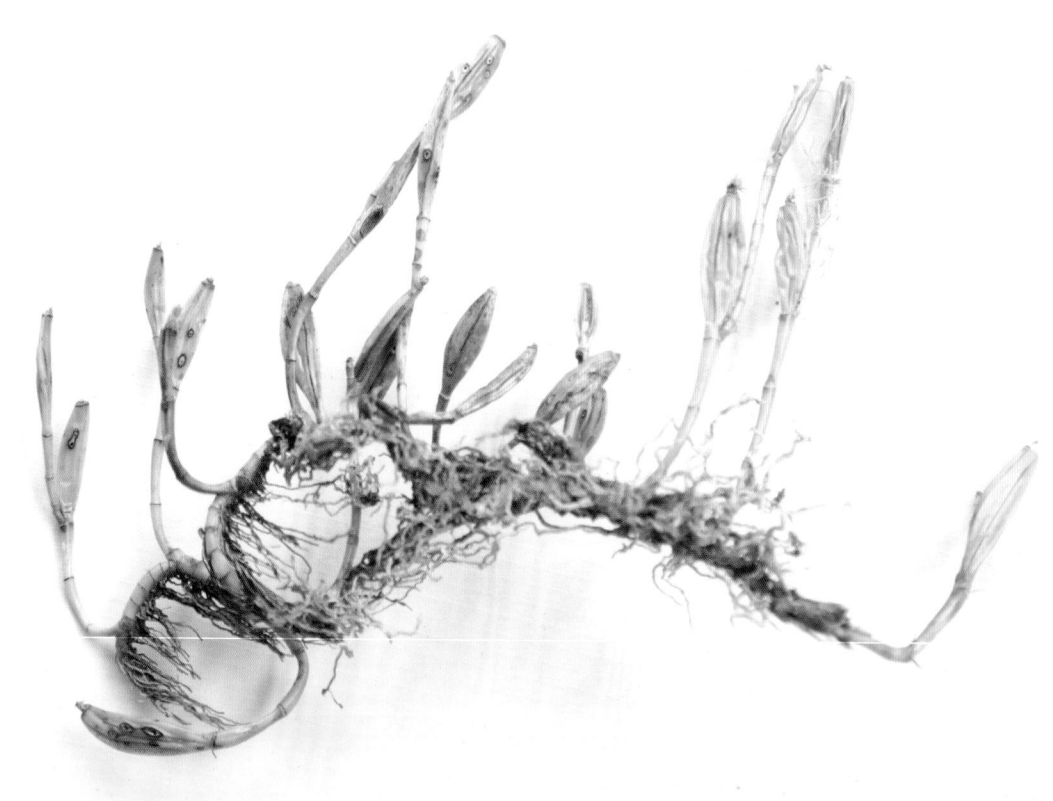

流苏石斛

采收加工

四季均可采，鲜用或晒干。

药材鉴别

茎扁圆柱形，长 25 ~ 40 cm，直径 0.4 ~ 0.8 cm，节明显，节间长 1.5 ~ 3.0 cm。表面金黄色或绿黄色，有光泽，具深纵沟及纵纹，节稍膨大，棕色，常残留灰褐色叶鞘。质轻而脆，断面较疏松。气微，味苦。

功效主治

生津养胃，滋阴清热，润肺益肾，明目强腰。主治热病伤津，口干烦渴，胃痛干呕，干咳虚热不退，阴伤目暗，腰膝软弱。

用法用量

内服：煎汤，6 ~ 15 g，鲜品加倍；或入丸、散；或熬膏。

民族药方

1. 糖尿病 石斛 10 g，瓜蒌根、大夜关门根各 15 g。水煎服。

2. 发热口渴 石斛、山药各 10 g，鲜芦根 20 g。水煎服。

3. 跌打损伤 小石斛、见血飞、矮陀陀、大血藤各 10 g。泡酒 1000 ml，每次服 20 ml。

4. 雀目 石斛、淫羊藿各 30 g，苍术 15 g。共捣研为细末，每次 6 g，空腹用开水调服，每日 3 次。

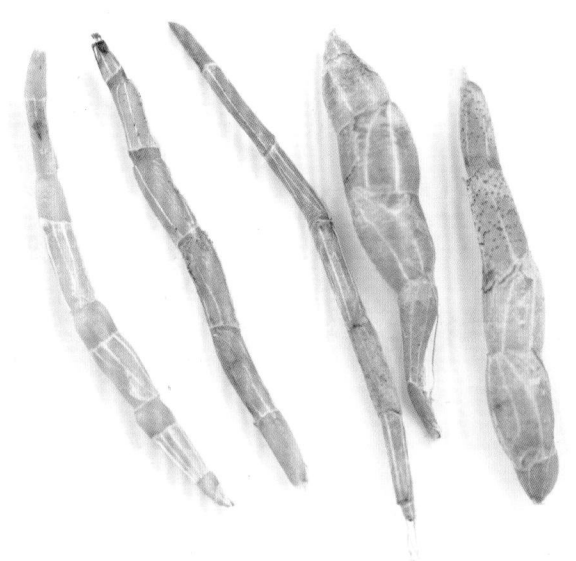

石斛药材

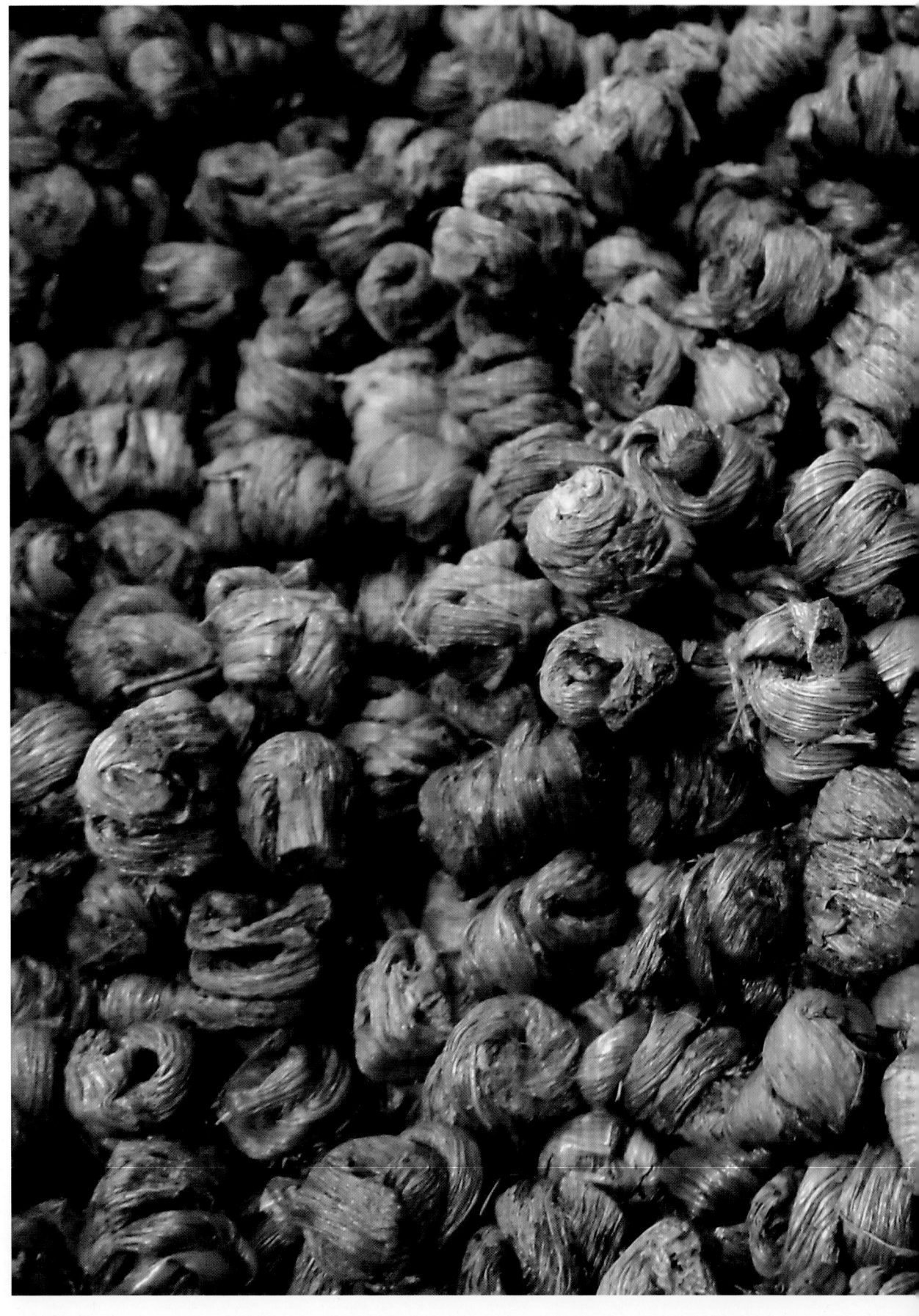

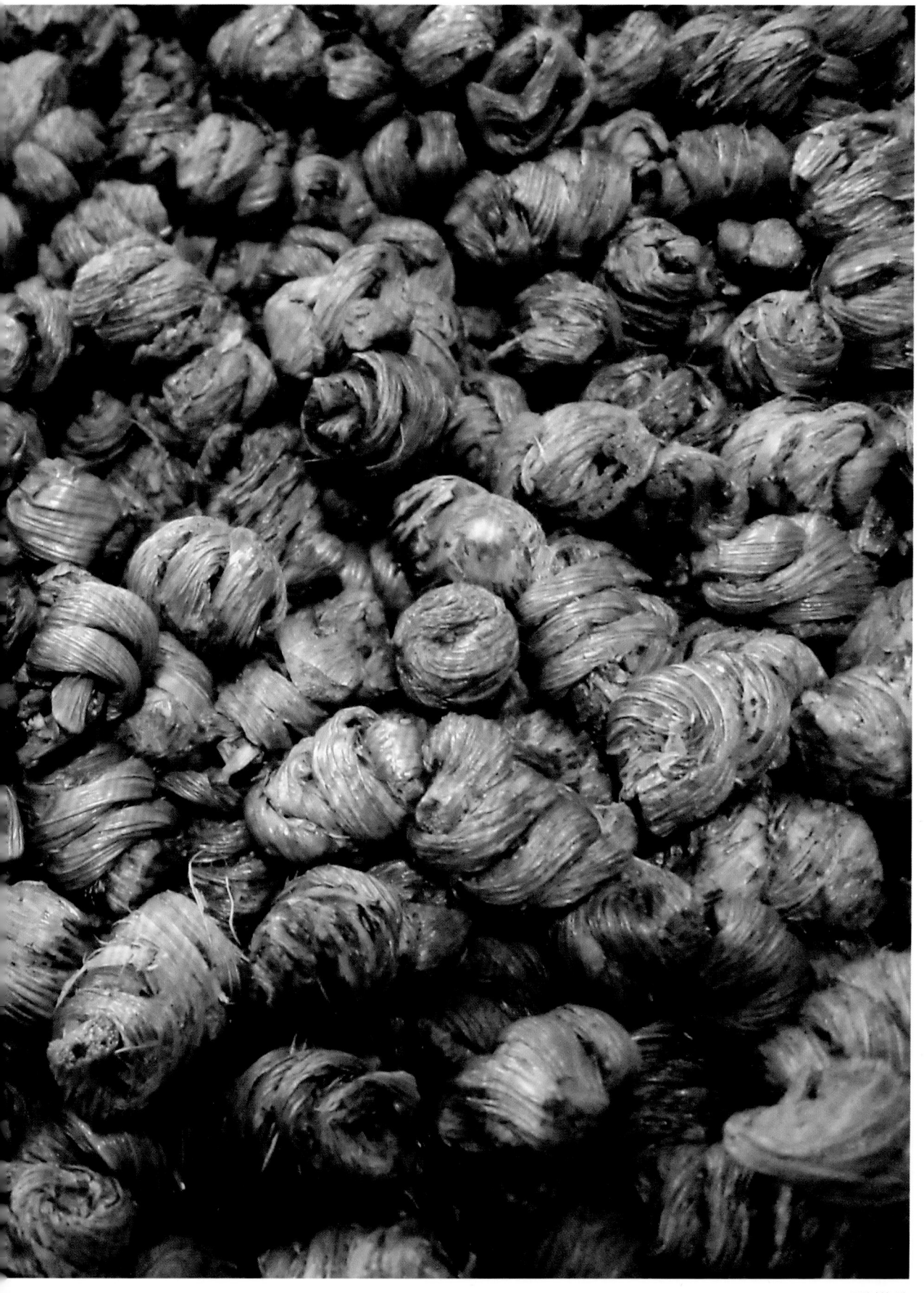

石斛饮片

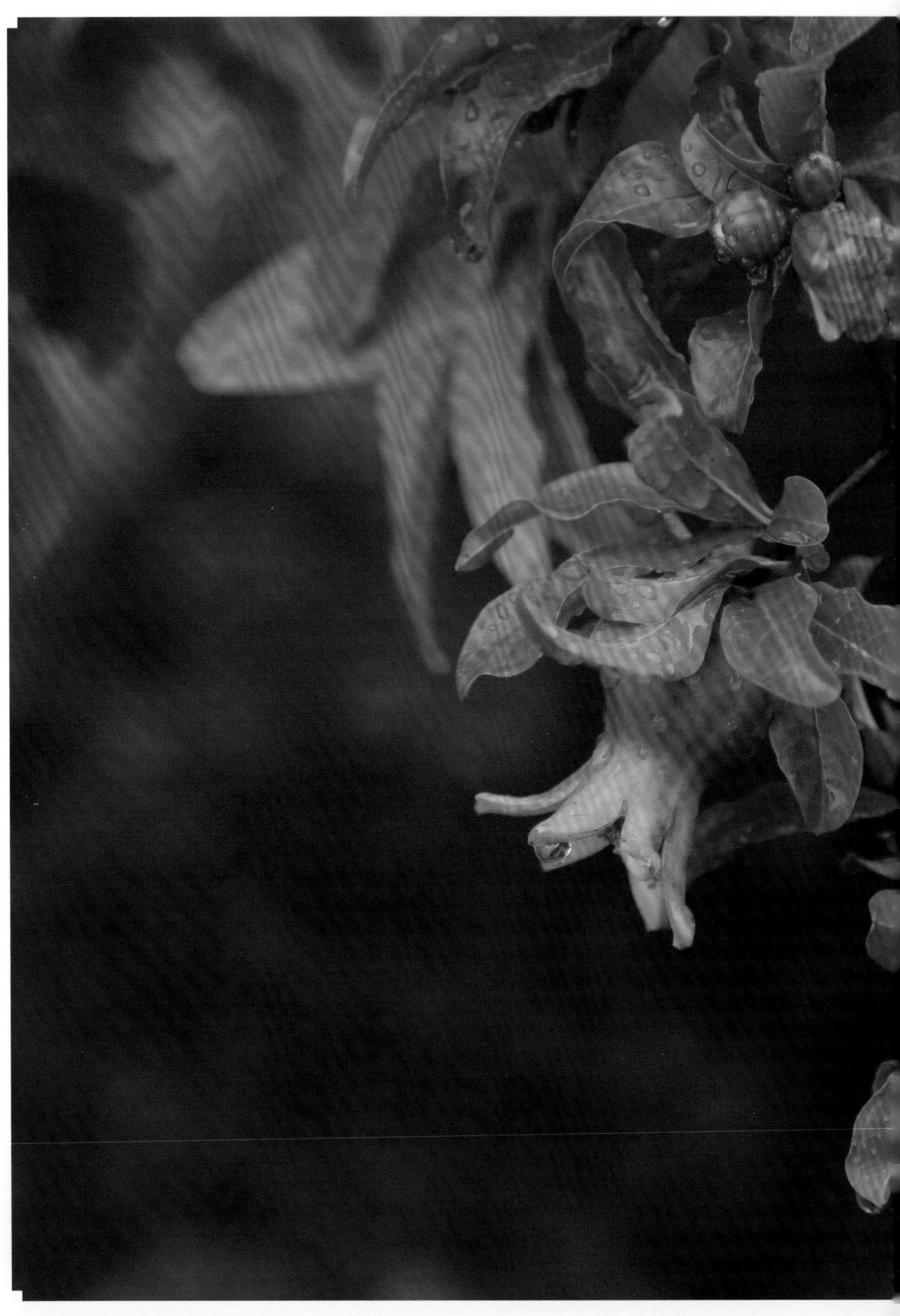

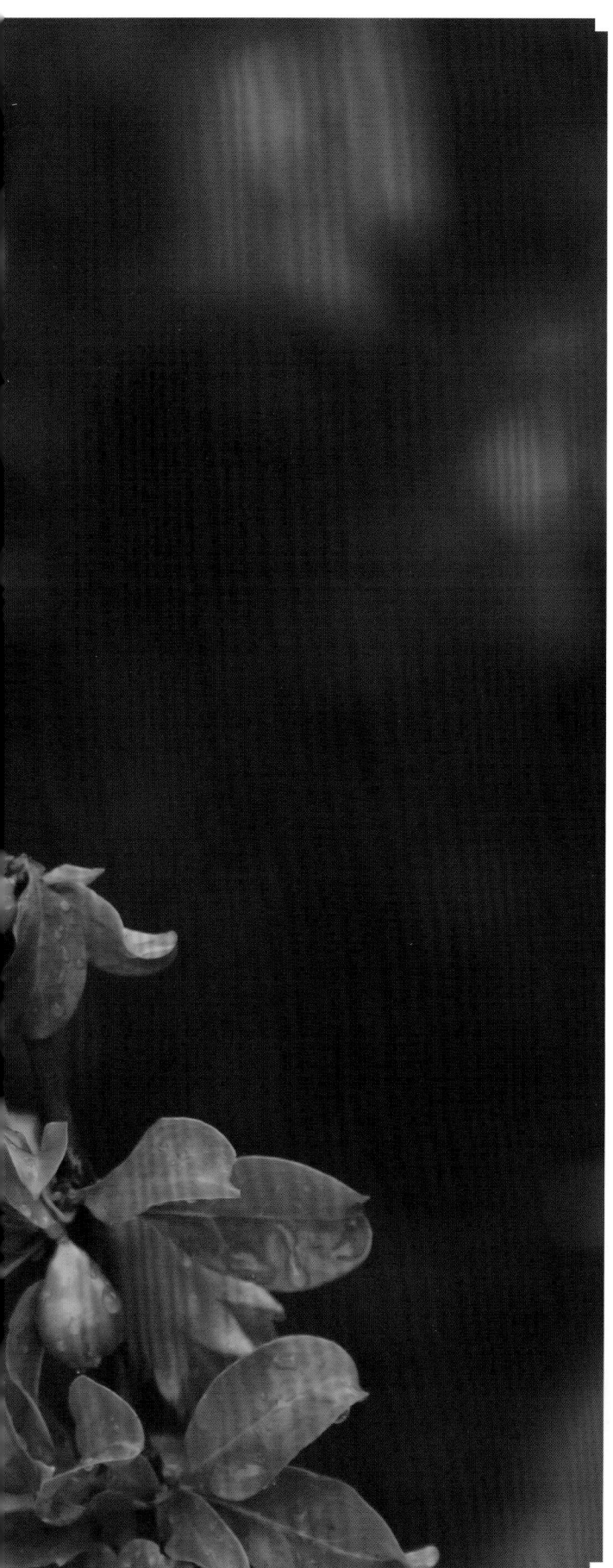

石榴子

【藏 药 名】塞珠。

【别　　名】培根塔起、波瓦尼、帕啦达嘎、嘎都、扎之玛。

【来　　源】本品为安石榴科植物石榴 Punica granatum L. 的种子。

【性味归经】味酸、甘；消化后味酸，性温、润。归肺、肾、大肠经。

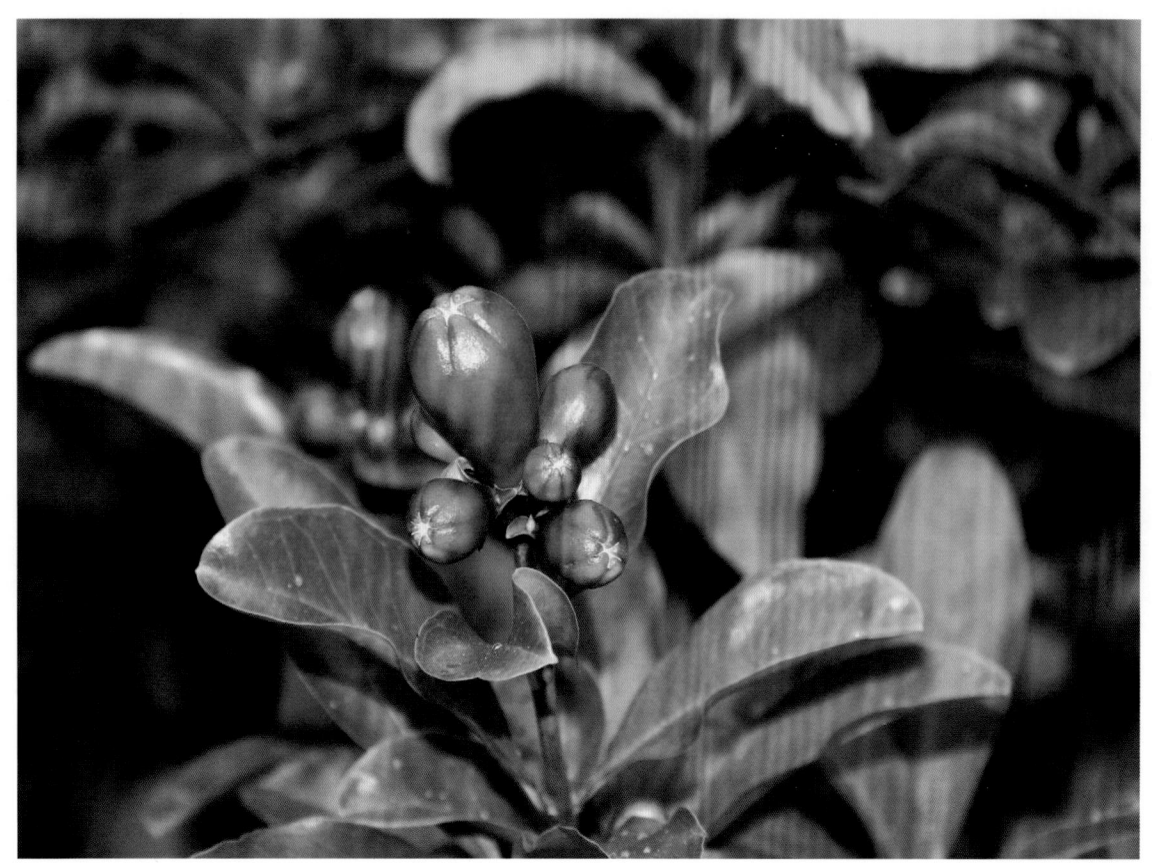

石榴花

识别特征

灌木或小乔木，高达 7 m。树皮灰褐色，幼枝略带 4 棱，先端常刺状。叶对生或簇生，叶片狭长椭圆形或近倒卵形，长 2 ~ 9 cm，宽 1 ~ 2 cm，先端圆钝，基部楔形，全缘，上面有光泽，侧脉不明显。花单生于枝顶叶腋间，两性，多数花的子房常退化不育，有短梗，花红色，花萼肥厚肉质，红色，管状钟形，顶端 5 ~ 7 裂；花瓣与萼片同数，宽倒卵形，质地柔软多皱；雄蕊多数，着生萼筒上半部。子房下位，分为相叠的 2 层，上部为 6 室，下部为 3 室。浆果近球形，果皮厚革质，顶端有直立宿存的花萼。花期5—6月，果期7—8月。

生境分布

生长于田边或住宅附近土质较肥沃处。分布于西藏阿里和珞隅、门隅、芒康等地区。

采收加工

9—10月果实成熟，顶端开裂时采摘，将种子剥出，晒干，备用。

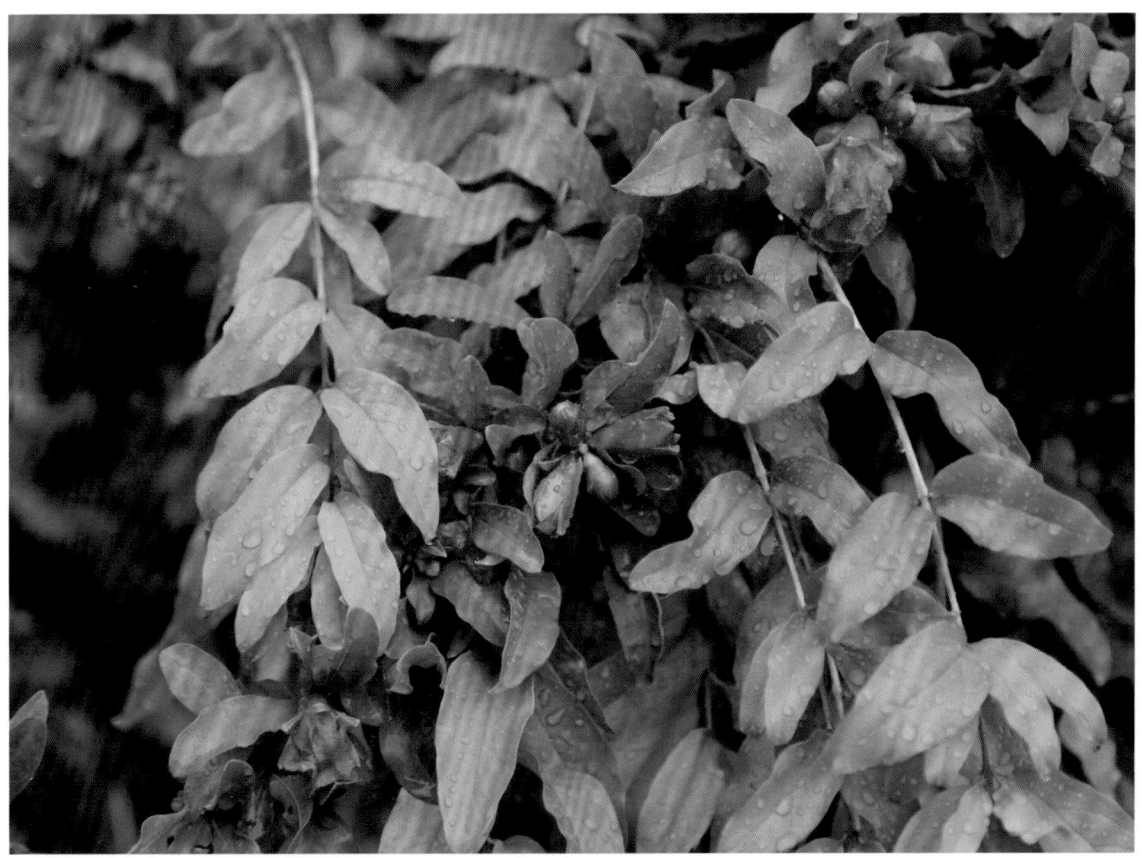

石榴花

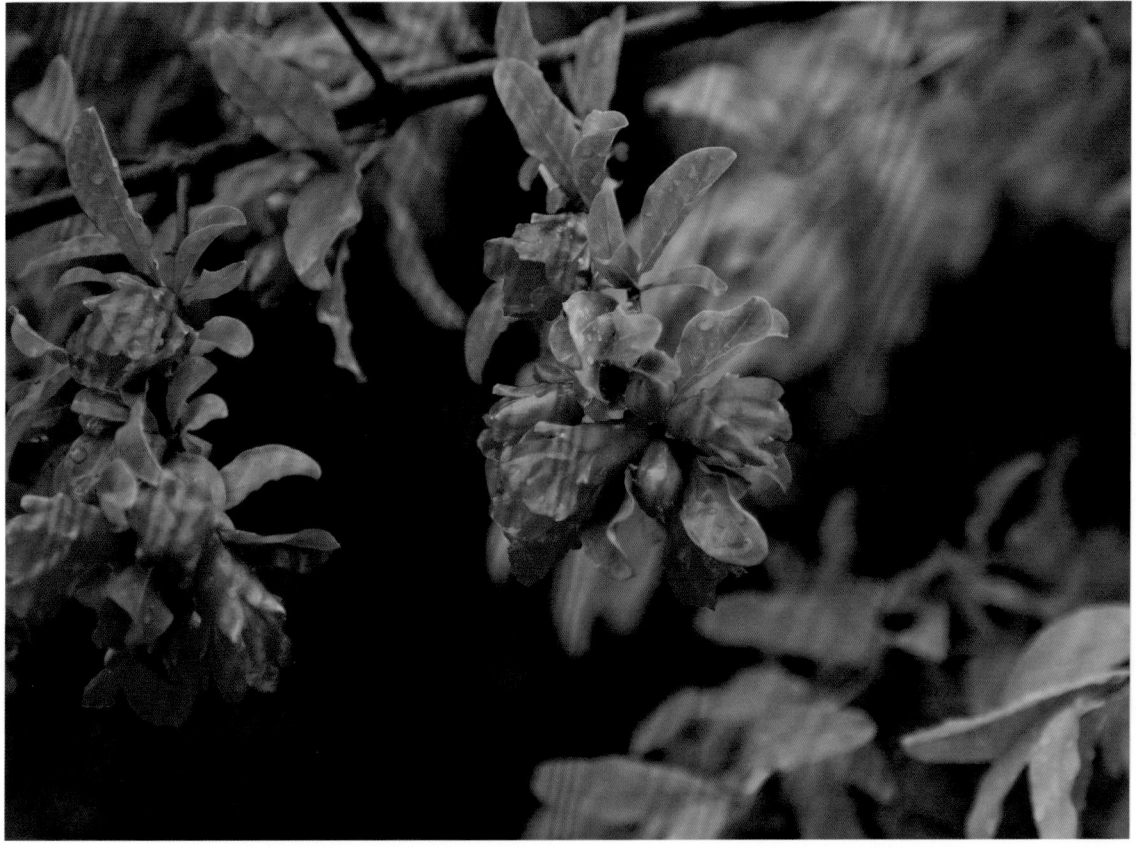

石榴花

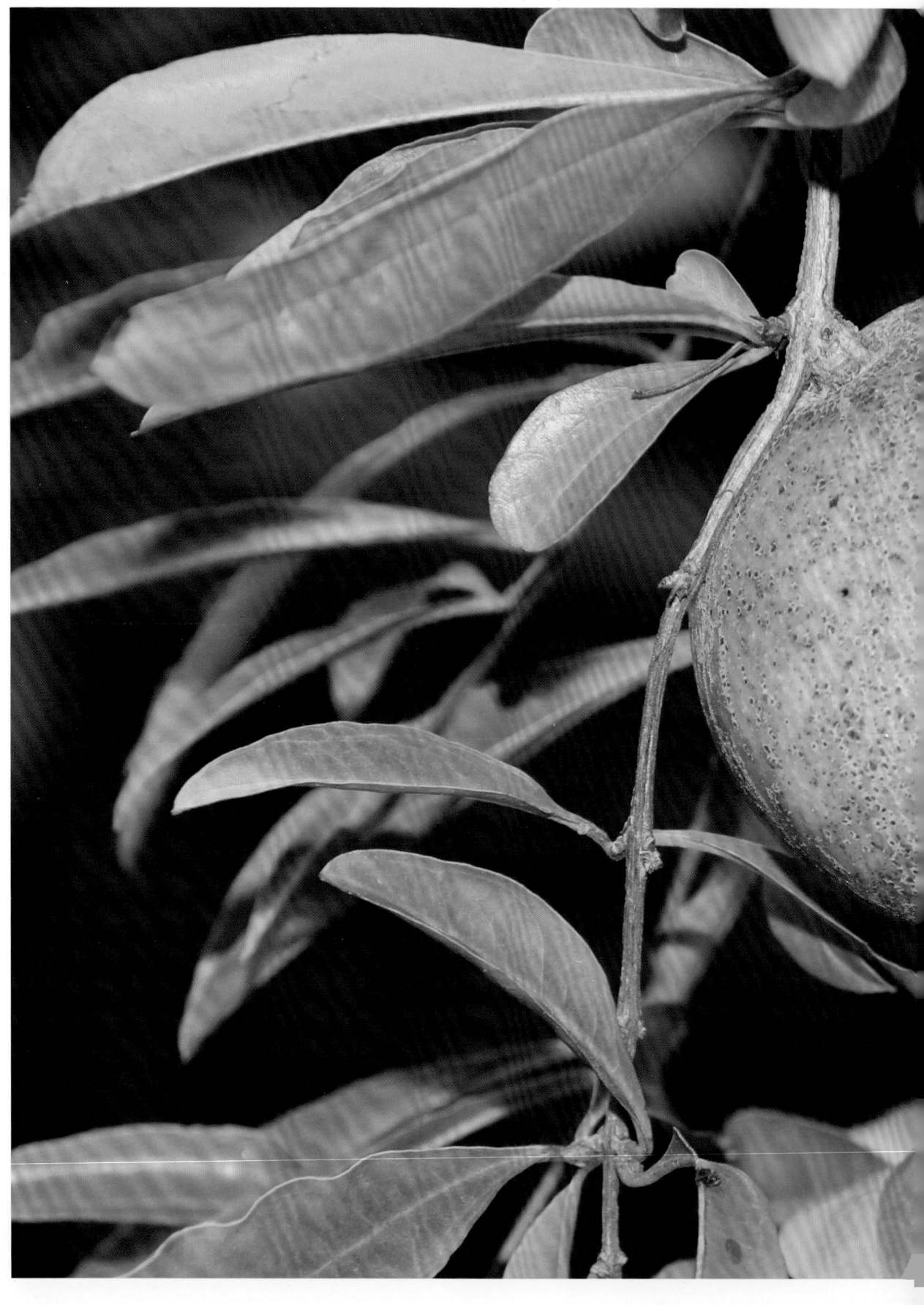

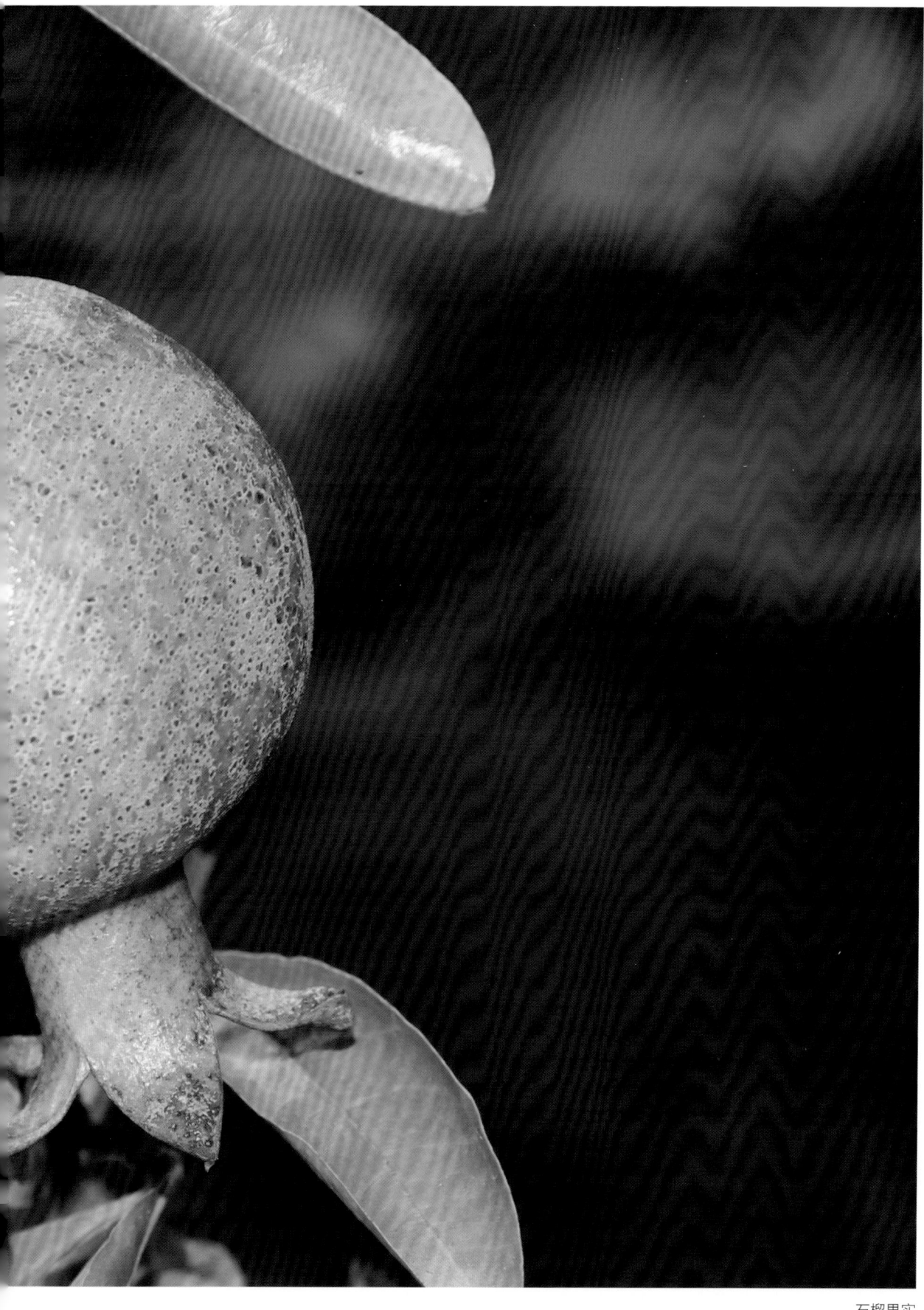

石榴果实

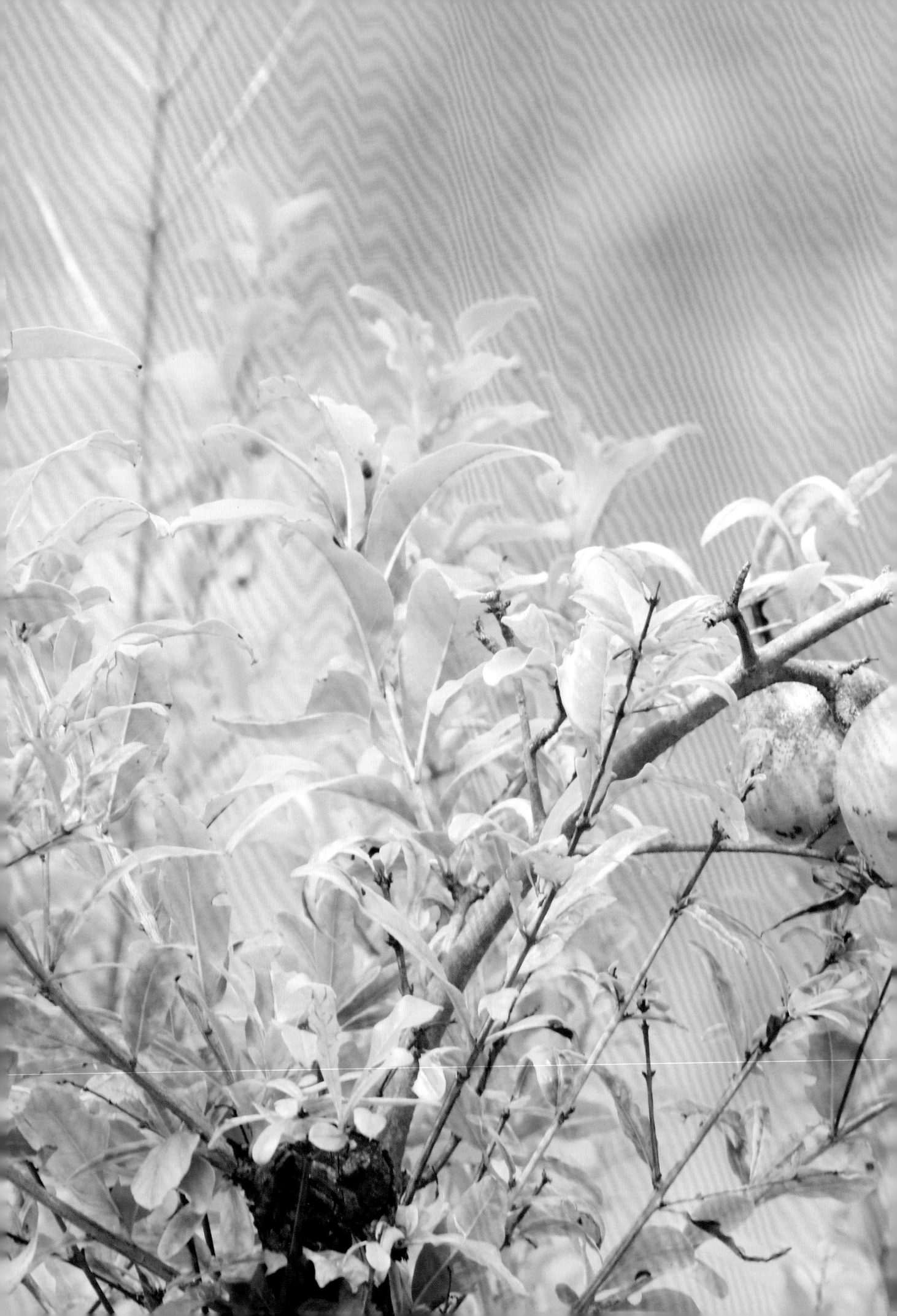

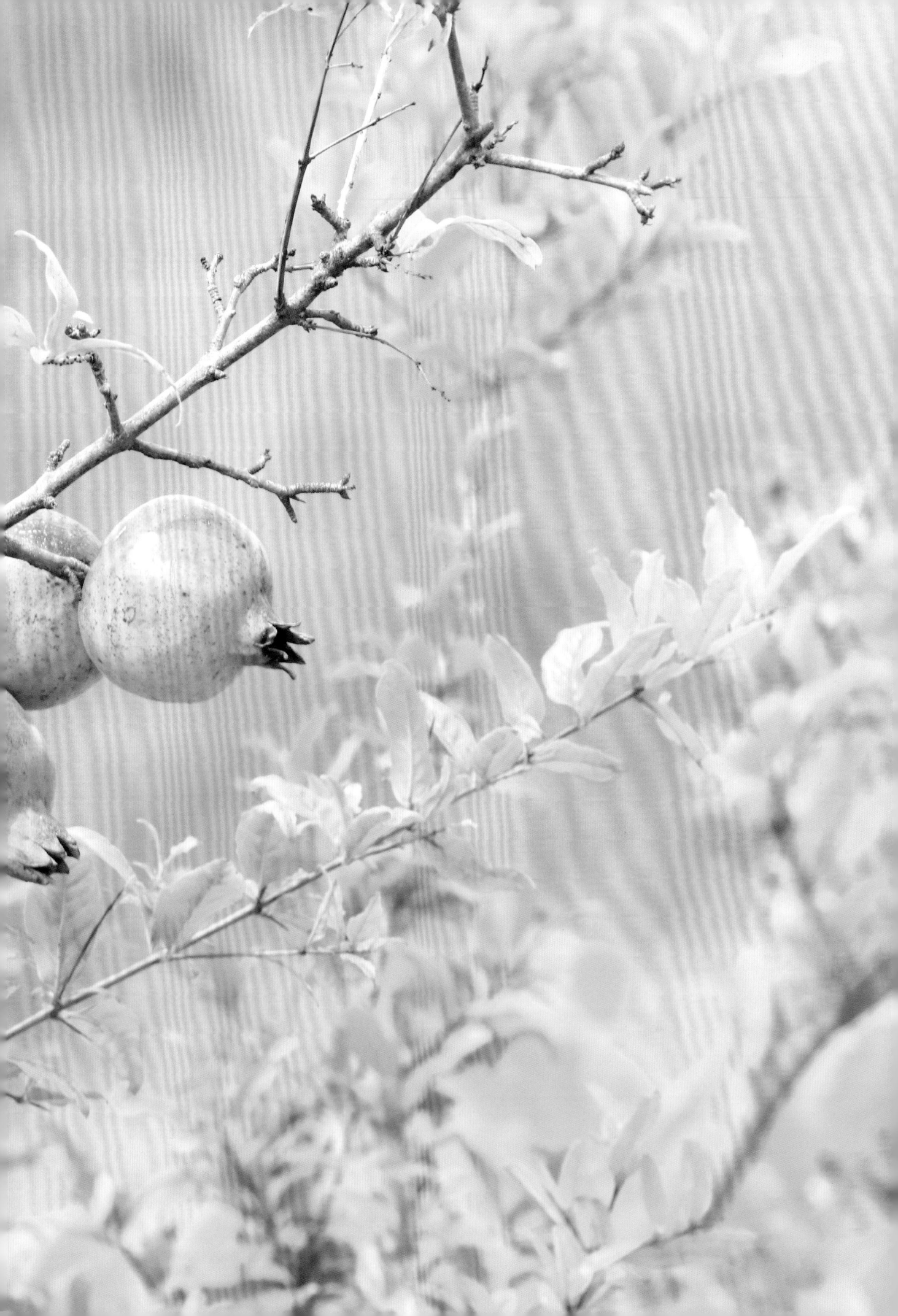

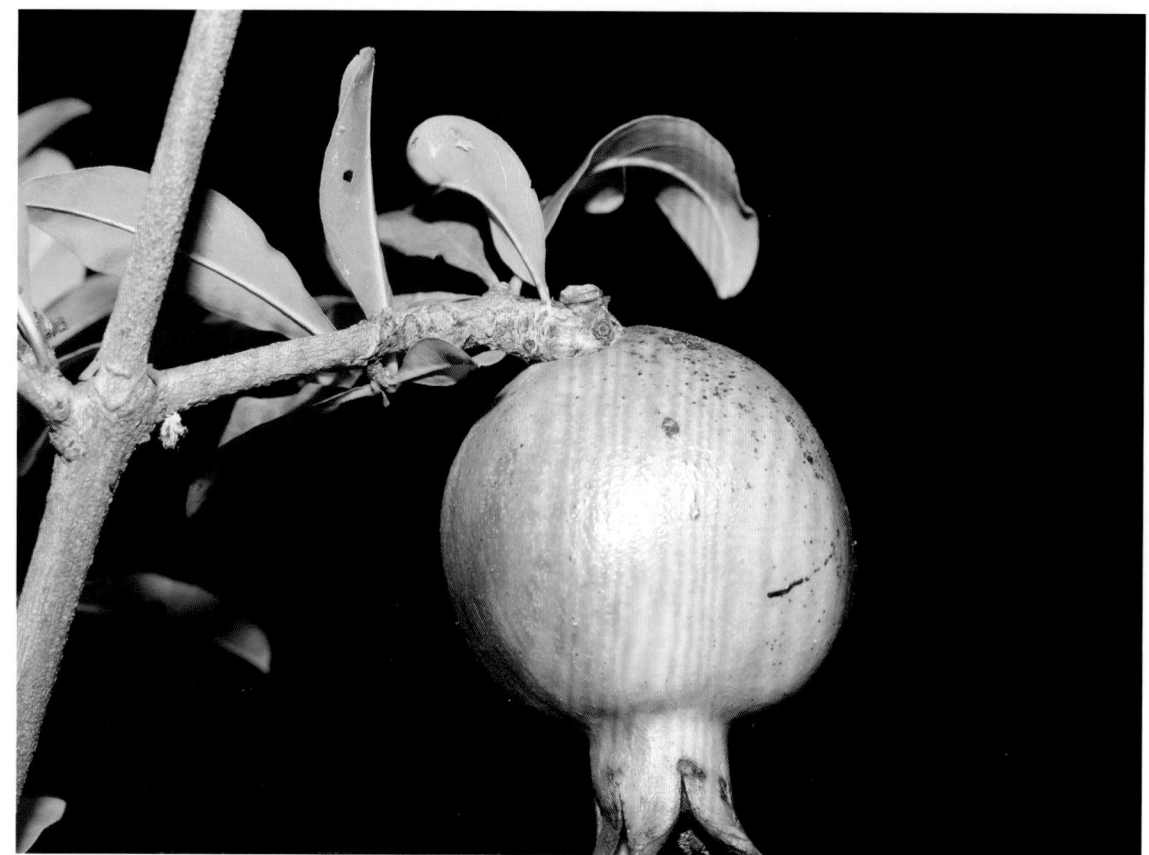

石榴果实

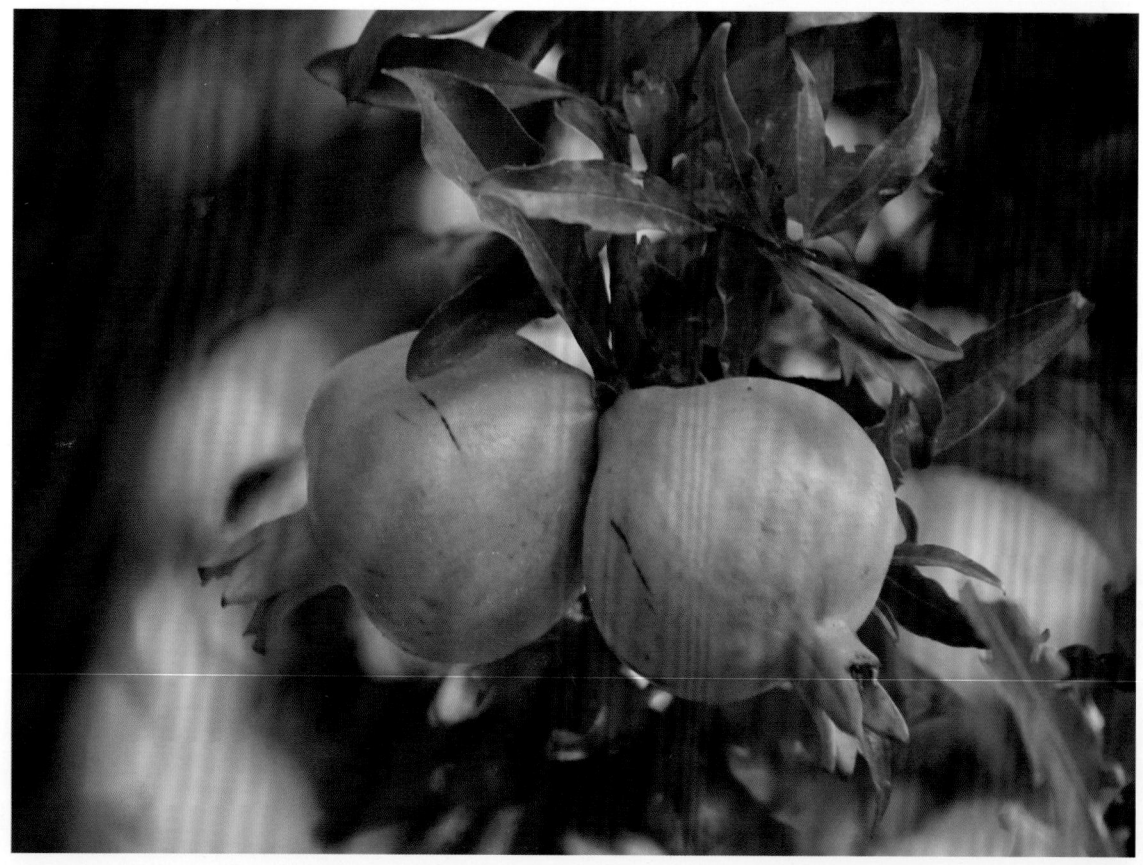

石榴果实

▌药材鉴别

多数倒卵形，带棱角，有时由多数种子粘连成块状。外种皮干缩于种子表面，黄红色至暗褐色，具黏性，味甜。内种皮亚骨质，淡红棕色，质较硬。种仁乳白色，子叶重叠卷曲。气微，味酸、甜。

▌功效主治

助消化，温胃肾。主治胃寒引起的食欲不振、消化不良以及肾腰疼痛。

▌用法用量

内服：研末，3～6 g；或入丸、散。

▌民族药方

1．胃溃疡　石榴子、木瓜、甘草、藏茜草、芜荽果各 25 g，豆蔻 15 g，荜茇 20 g，熊胆 10 g。以上 8 味粉碎成细粉制散，每次 3 g，每日 1 次。

2．胃寒腹胀，消化不良，手足发冷，肾腰疼痛　五味石榴丸：石榴子 250 g，干姜、桂皮各 80 g，荜茇 50 g，豆蔻 40 g。以上 5 味，粉碎成细粉，过筛，用水泛丸，每次 3 g，每日 1 次，早晨空腹服。

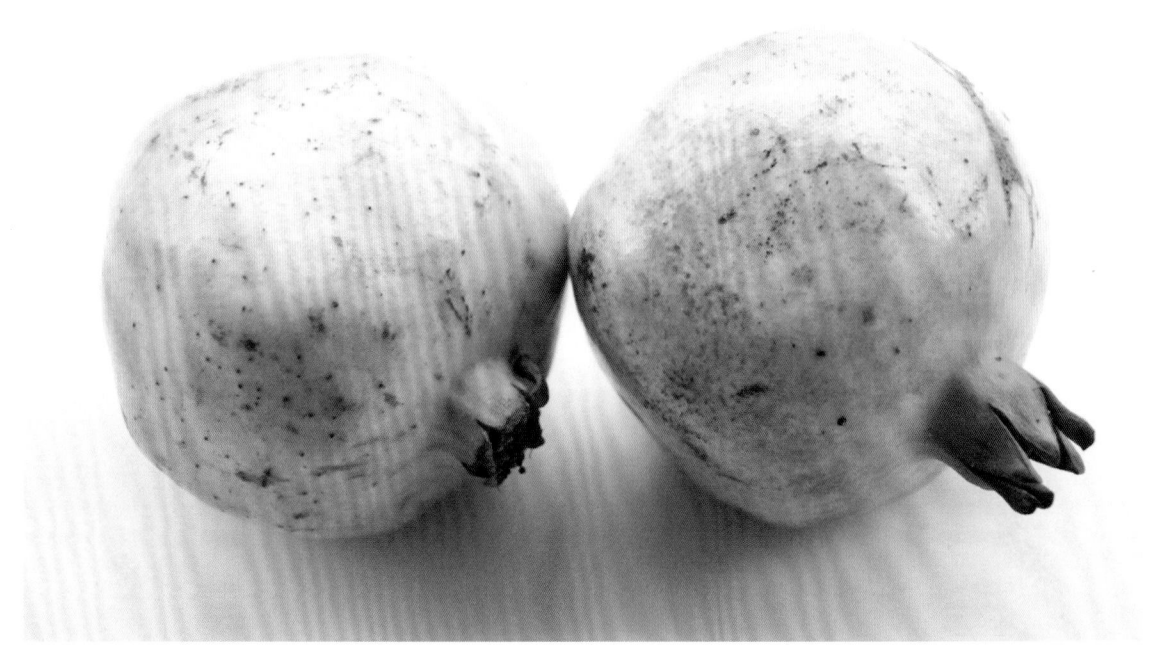

石榴

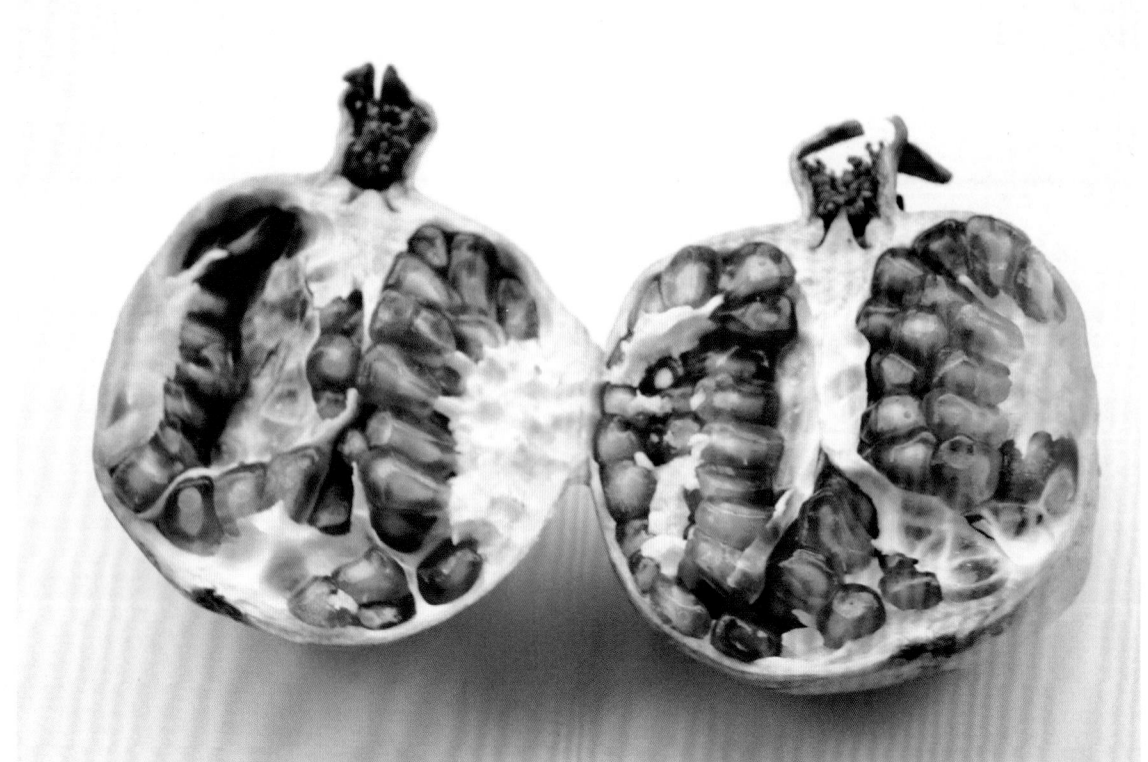

石榴子药材

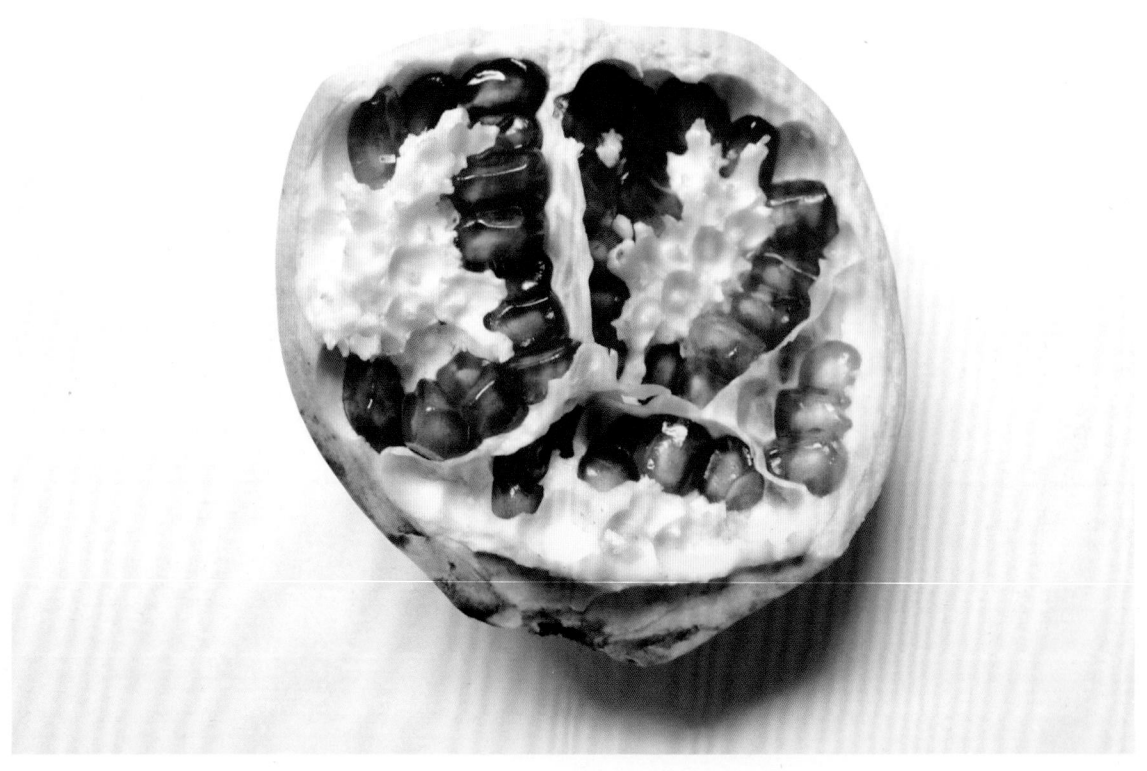

石榴子药材

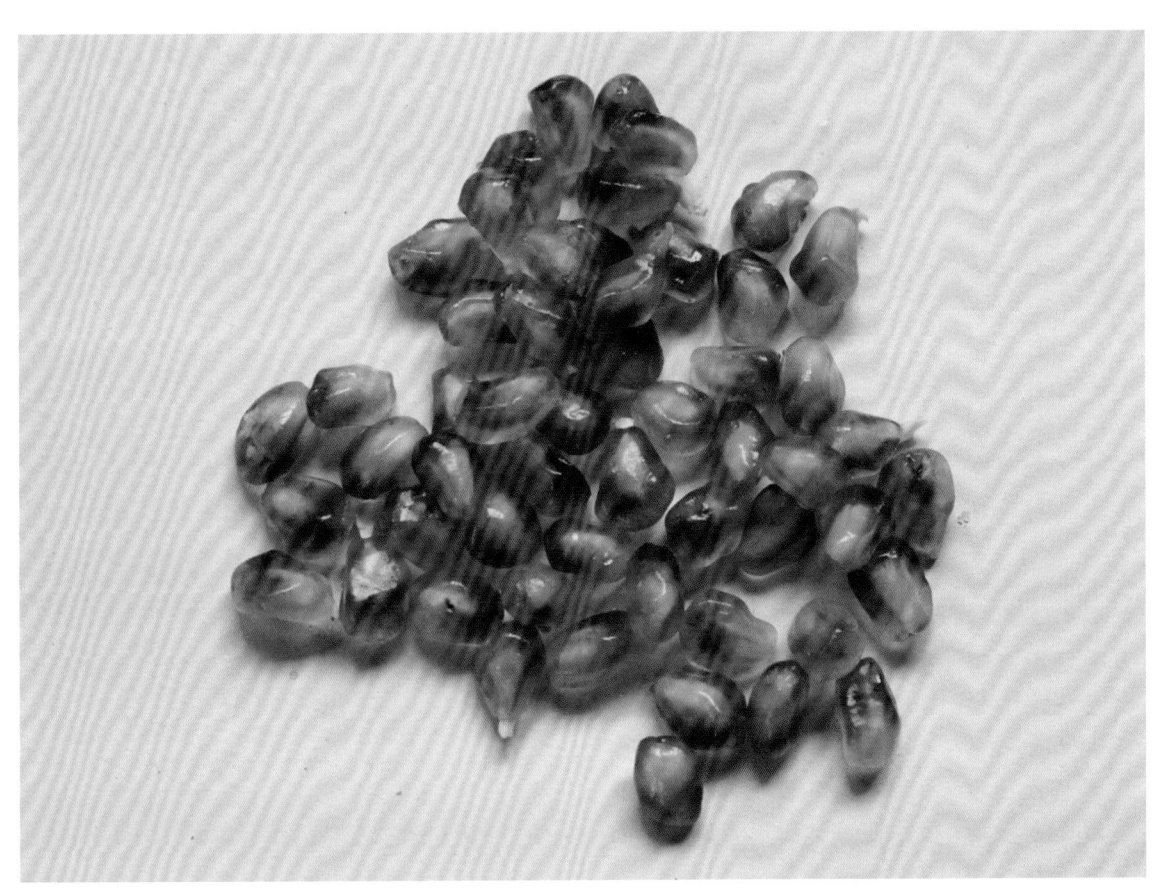

石榴子药材

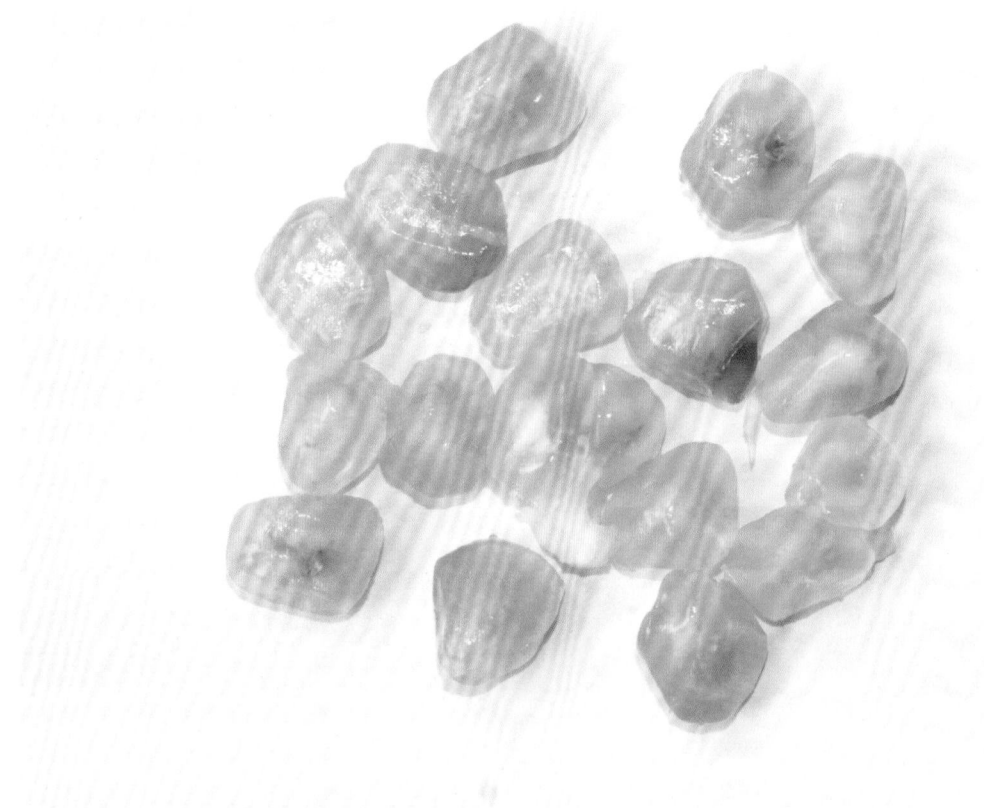

石榴子药材

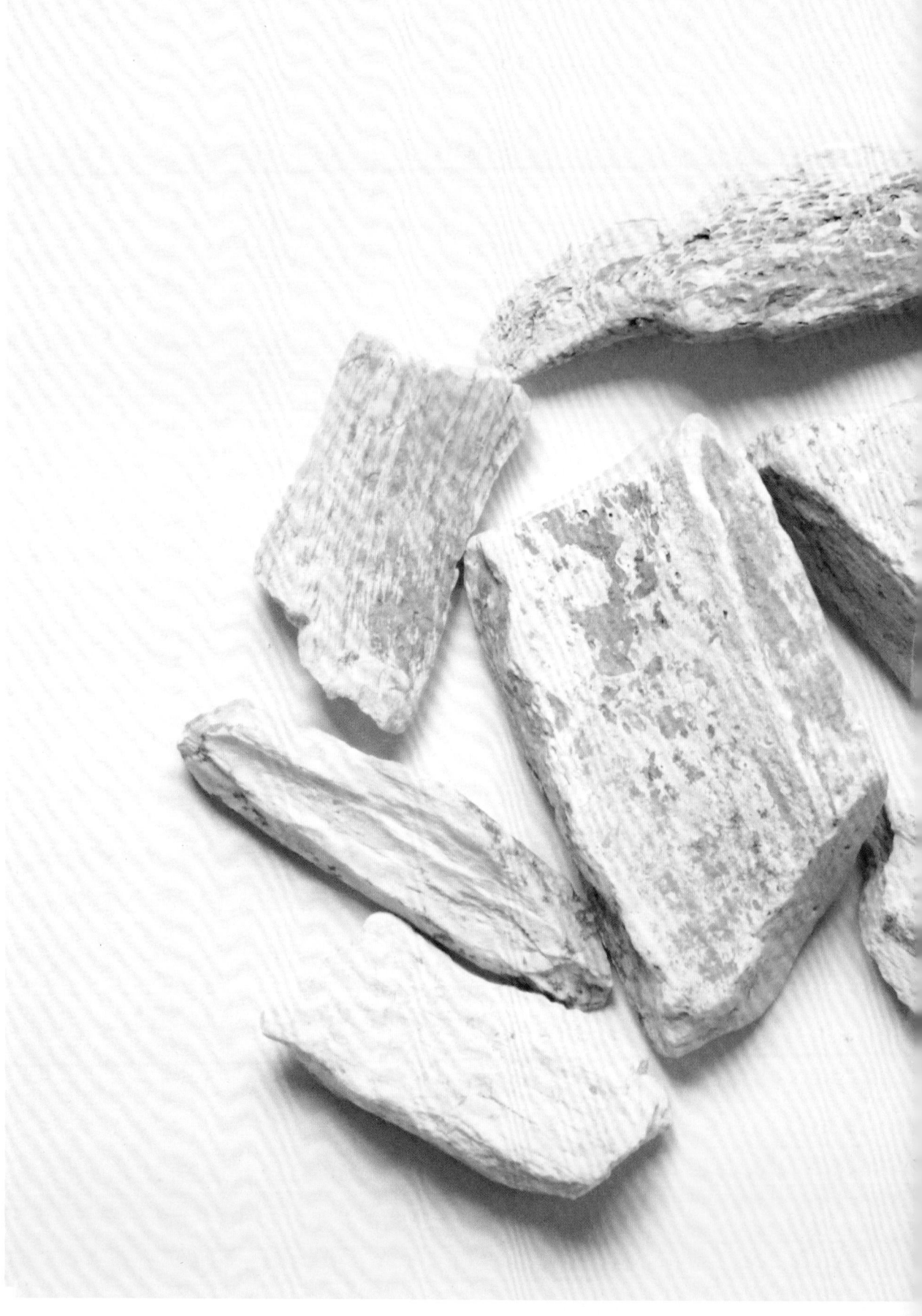

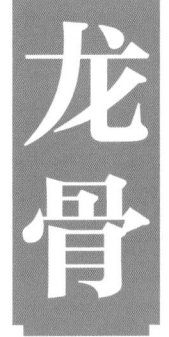

龙骨

【藏药名】周瑞。

【别　名】生龙骨、煅龙骨、五花龙骨。

【来　源】本品为古代多种大型哺乳动物，如三趾马、犀类、鹿类、牛类、象类等的骨骼化石。五花龙骨为象类门齿的化石，质优。

【性味归经】甘、涩，平。归心、肝、肾经。

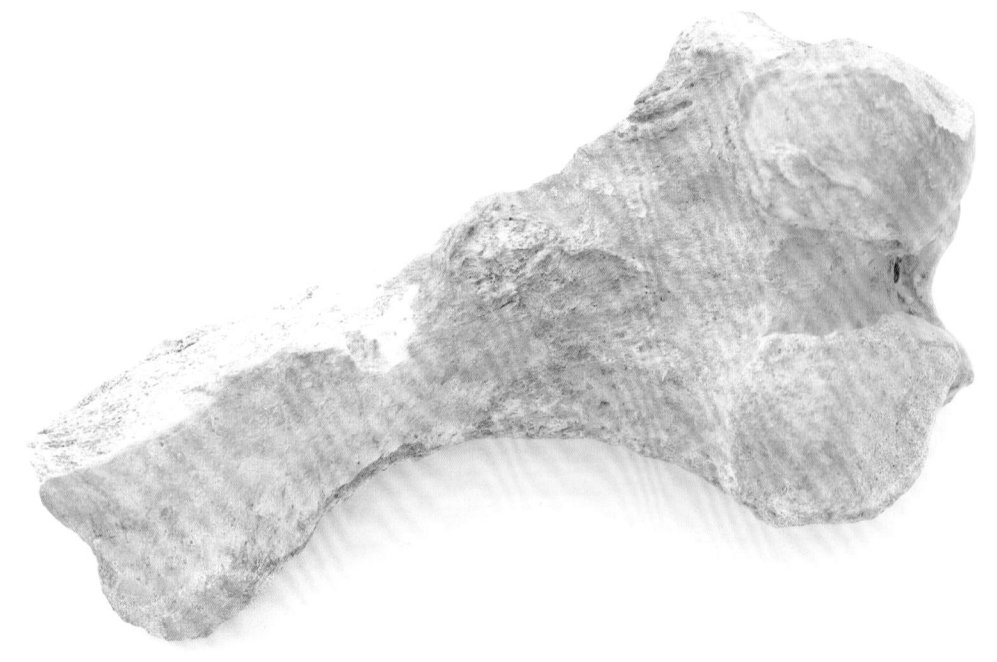

龙骨

识别特征

古代哺乳动物如象类、犀牛类、牛类、三趾马、鹿类、骆驼类、羚羊类等的骨骼化石，习称"龙骨"。象类门齿的化石习称"五花龙骨"。龙骨呈骨骼状或破碎块状，大小不一。表面白色、灰白色或浅棕色，多较平滑，有的具棕色条纹和斑点。质较酥、体轻，断面不平坦、色白、细腻，骨髓腔部分疏松，有多数蜂窝状小孔。吸湿性强，以舌舔之有吸力。无臭、无味。五花龙骨：呈不规则块状，大小不一，也可见圆柱状或半圆柱状，长短不一，直径 6～25 cm。全体呈淡灰白色或淡黄白色，或淡黄棕色，夹有蓝灰色及红棕色深浅粗细不同的花纹，偶有不具花纹者。表面光滑，时有小裂隙。质硬，较酥脆，呈片状剥落。以体轻、质脆、分层，有蓝、灰、红、棕等色的花纹，吸湿性强者为佳。一般习惯认为以五花龙骨为优。无吸湿性，烧之发烟有异臭者不可药用。

生境分布

分布于山西、内蒙古、河南、河北、陕西、甘肃等地区。

采收加工

全年均可采挖，除去泥土和杂质，置干燥处。生用或煅用。

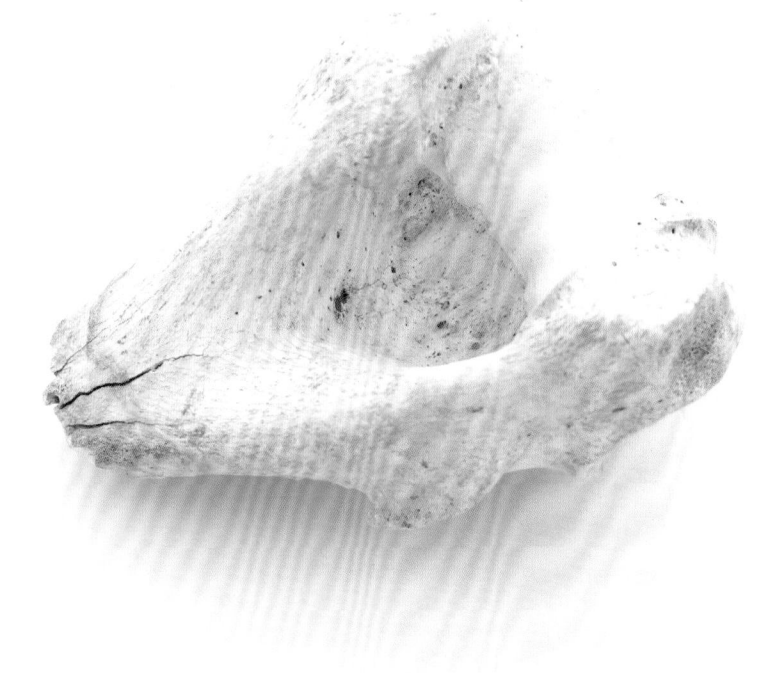

龙骨

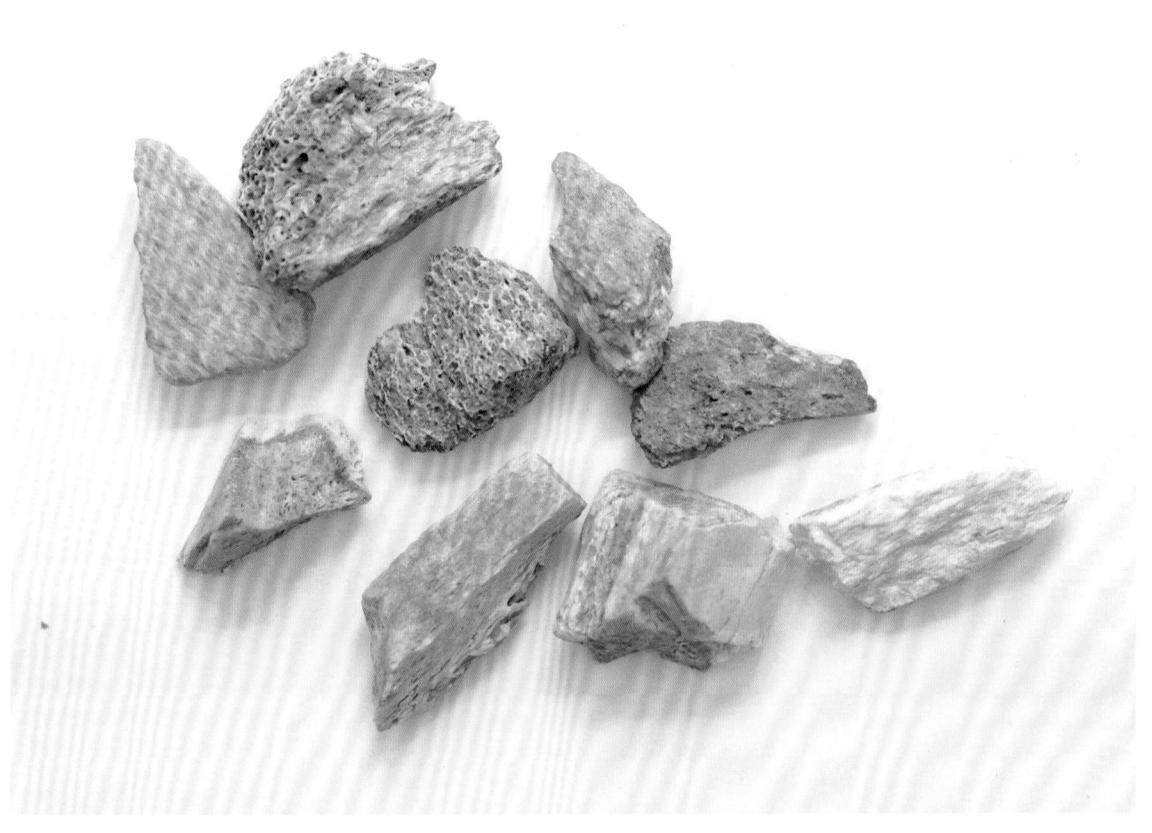

龙骨

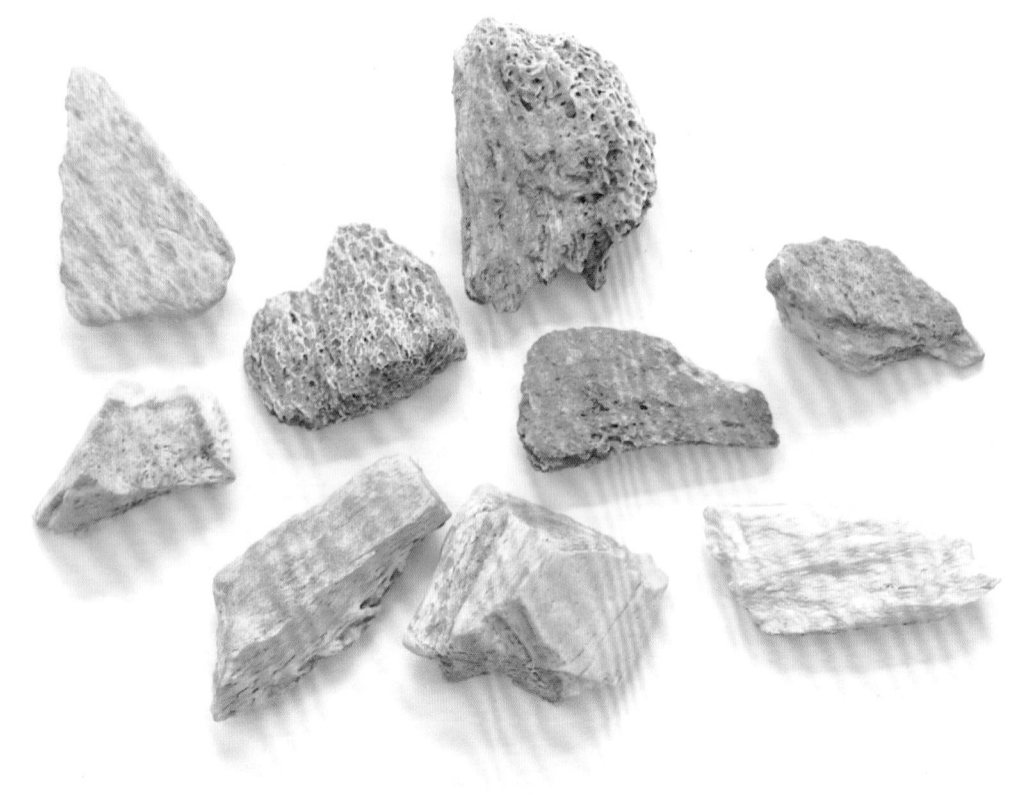

龙骨药材

药材鉴别

　　本品呈不规则碎块。表面淡黄白色或青灰色，断面粗糙，具棕色条纹和斑点，或可见蜂窝状小孔。质硬，吸湿性强，舌舔之有吸力，易风化剥落。气微，味淡。煅龙骨灰褐色，表面显粉性，质较松脆，易碎。

功效主治

　　镇静安神，平肝潜阳，收敛固涩。本品质重沉降，味甘则补，入心、肝则补血，故能镇静而安心神，平肝以潜降肝阳，味涩则收敛固涩。

用法用量

　　内服：15 ~ 30 g，煎服，入汤剂宜先煎。外用：适量。收敛固涩宜煅用。

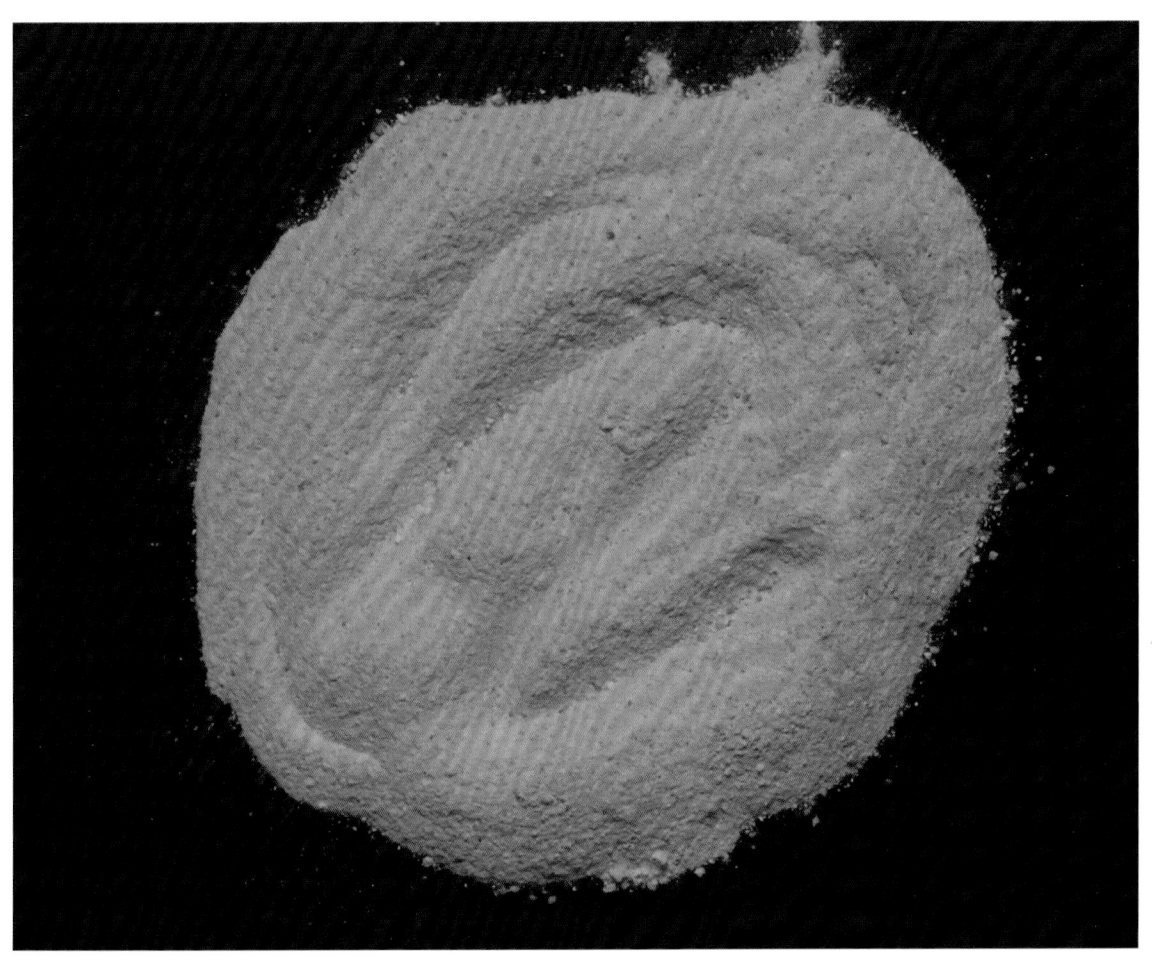

龙骨饮片

▌民族药方

1. 高血压 生龙骨、生牡蛎、牡丹皮、桃仁、当归、川芎各 15 g，川牛膝 20 g，车前子 10 g。煎汤服。

2. 心肾两虚的尿频 龙骨、龟甲各 15 g，石菖蒲、远志各 6 g，桑螵蛸、当归、人参各 9 g，茯神 12 g。研为细末，睡觉时人参汤调下 6 g。

3. 梦遗，早泄 生龙骨、生芡实、生牡蛎、生莲子各 30 g，知母、麦冬各 20 g，五味子 15 g；夫妻分居或未婚者，加滑石 30 g，淡竹叶 10 g，以引火从小便出；肝肾不足者，加炒黄柏 10 g，生杭芍 20 g；精关不固较重者，加生山药 45 g，菟丝子 20 g。水煎 2 次，每次约 50 分钟，2 次煎液混合，每日分 3 次温服，每日 1 剂。

▌使用注意

湿热积滞者不宜使用。

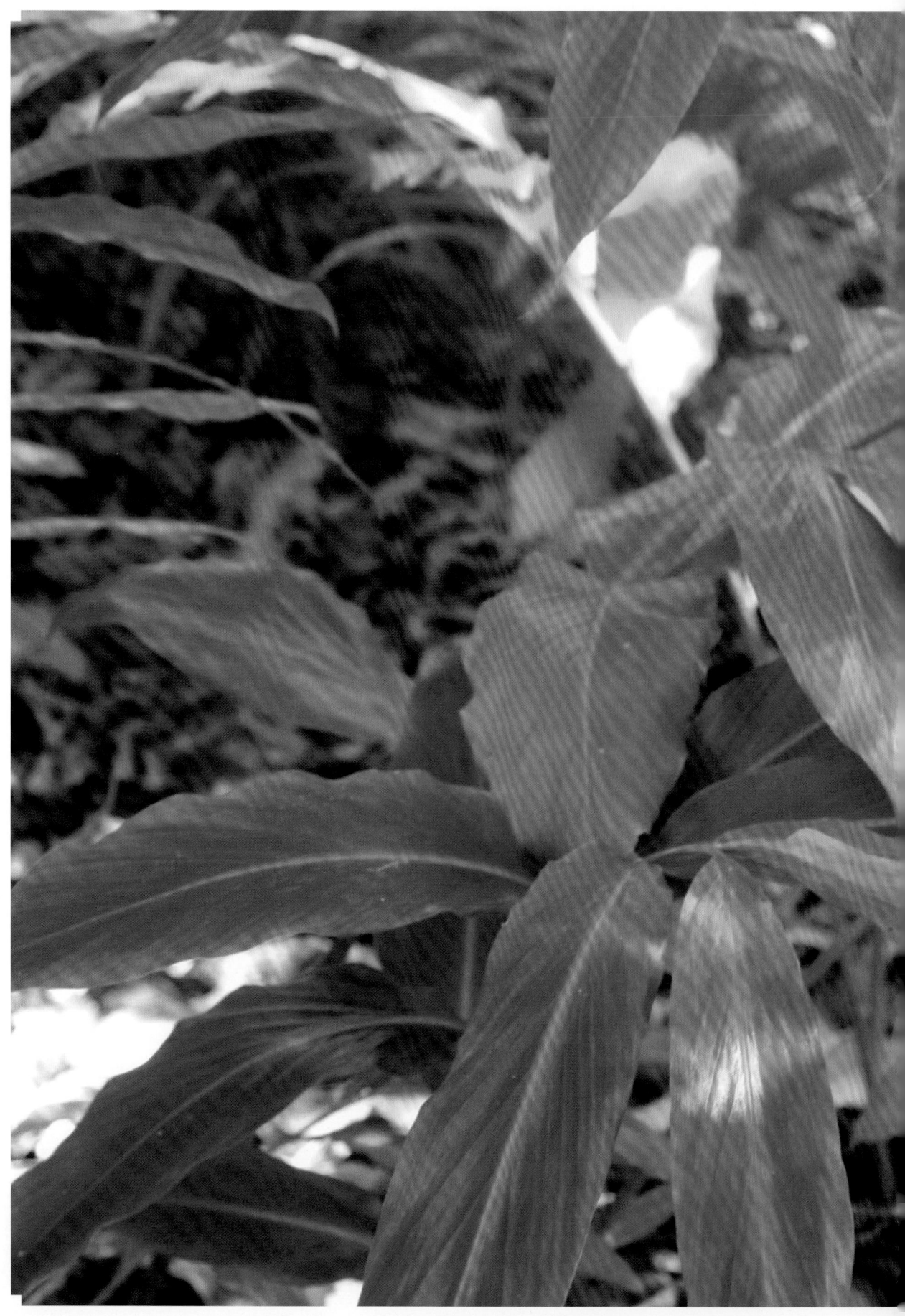

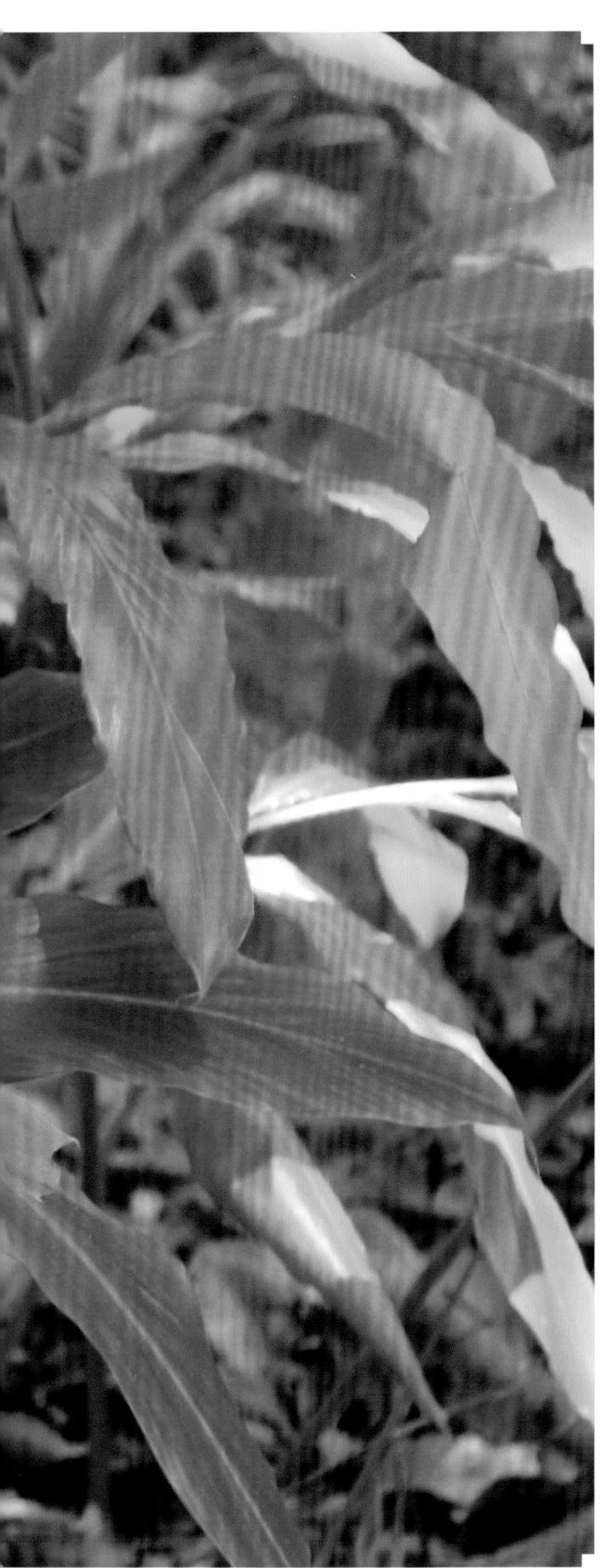

白豆蔻

【藏 药 名】加那素门。

【别　　名】乃挖、通松巴、思达尔日、白蔻仁、紫豆蔻、白豆蔻仁。

【来　　源】本品为姜科多年生草本植物白豆蔻 Amomum kravanh Pierre ex Gagnep. 的成熟果实。

【性味归经】辛，温。归肺、脾、胃经。

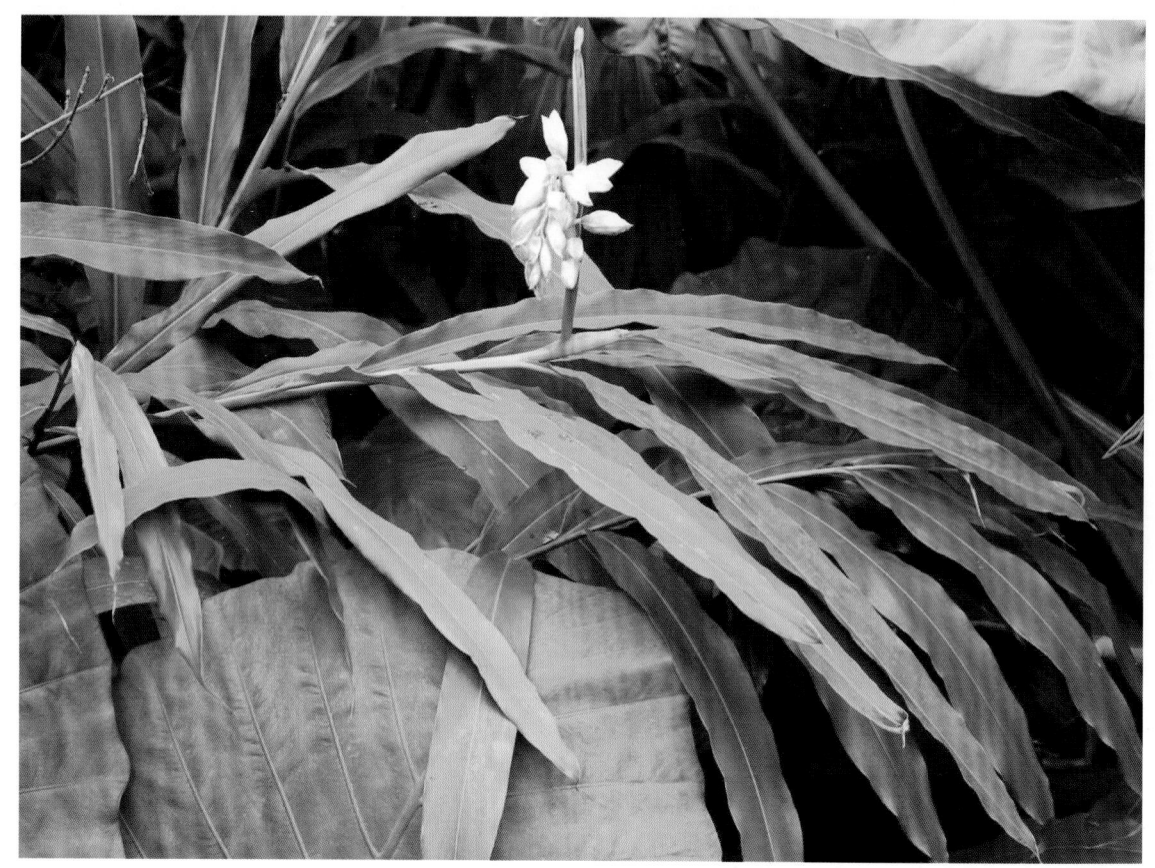

白豆蔻

▌识别特征

多年生草本，株高 1.5～3.0 m，叶柄长 1.5～2.0 cm；叶片狭椭圆形或线状披针形，长 50～65 cm，宽 6～9 cm，先端渐尖，基部渐狭，有缘毛，两面无毛或仅在下面被极疏的粗毛；叶舌卵形，长 5～8 mm，外被粗毛。总状花序顶生，直立，长 20～30 cm，花序轴密被粗毛，小花梗长约 3 cm，小苞片乳白色，阔椭圆形，长约 3.5 cm，先端钝圆，基部联合；花萼钟状，白色，长 1.5～2.5 cm，先端有不规则 3 钝齿，1 侧深裂，外被毛；花冠白色，花冠管长约 8 mm，裂片 3，长圆形，上方裂片较大，长约 3.5 cm，宽约 3 cm，先端 2 浅裂，边缘具缺刻，前部具红色或红黑色条纹，后部具淡紫红色斑点；侧生退化雄蕊披针形，长 4 mm 或有时不存；雄蕊 1，长 2.2～2.5 cm，花药椭圆形，药隔背面被腺毛，花丝扁平，长约 1.5 cm；子房卵圆形，下位，密被淡黄色绢毛。蒴果近圆形，直径约 3 cm，外被粗毛，熟时黄色。花期 4—6 月，果期 6—8 月。

▌生境分布

生长于山沟阴湿处，我国多栽培于树荫下。分布于泰国、柬埔寨、越南，我国云南、广东、广西等省区也有栽培。按产地不同，分为原豆蔻和印尼白蔻。

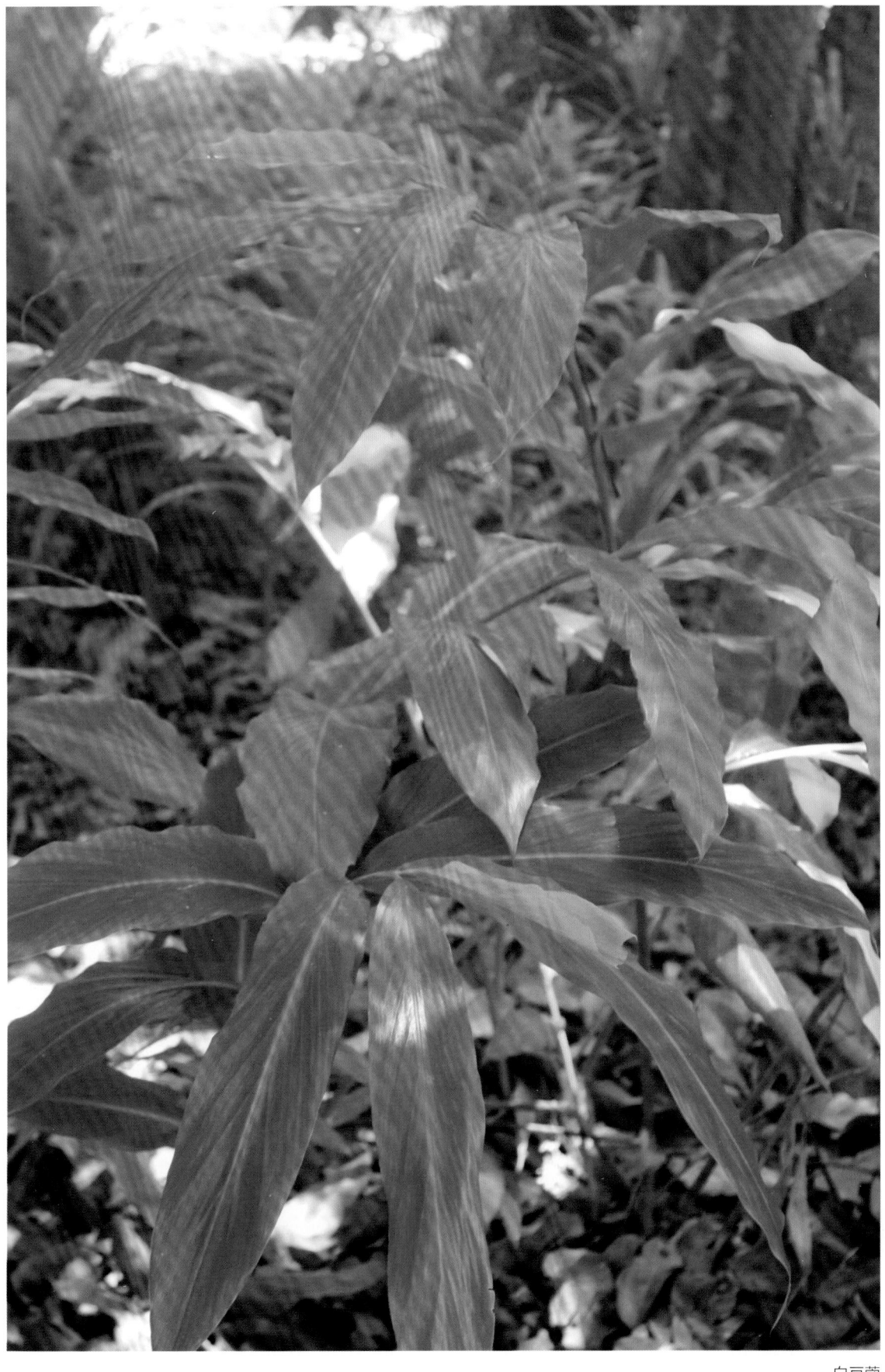

白豆蔻

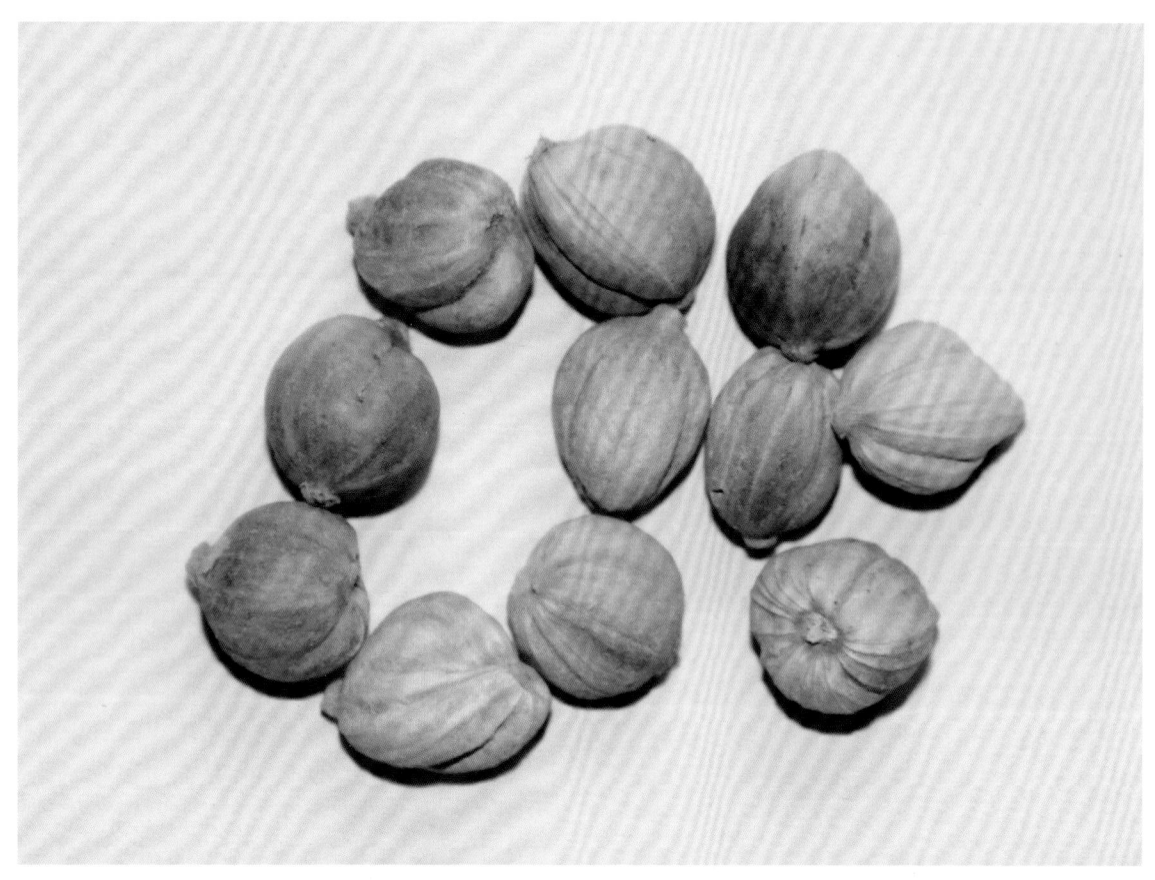

白豆蔻药材

采收加工

秋季采收，晒干生用，用时捣碎。

药材鉴别

本品呈球形，直径约1.5 cm，白色或淡黄棕色，略具钝3棱，有7～9条槽及许多纵线，顶端及基部有黄色茸毛。果皮薄、木质，易开裂，易散碎。

功效主治

化湿行气，温中止呕。本品辛温以化湿行气，归脾胃温中焦，中焦和胃气行而呕吐可止，故有化湿行气、温中止呕之功。

用法用量

内服：3～6 g，煎服。

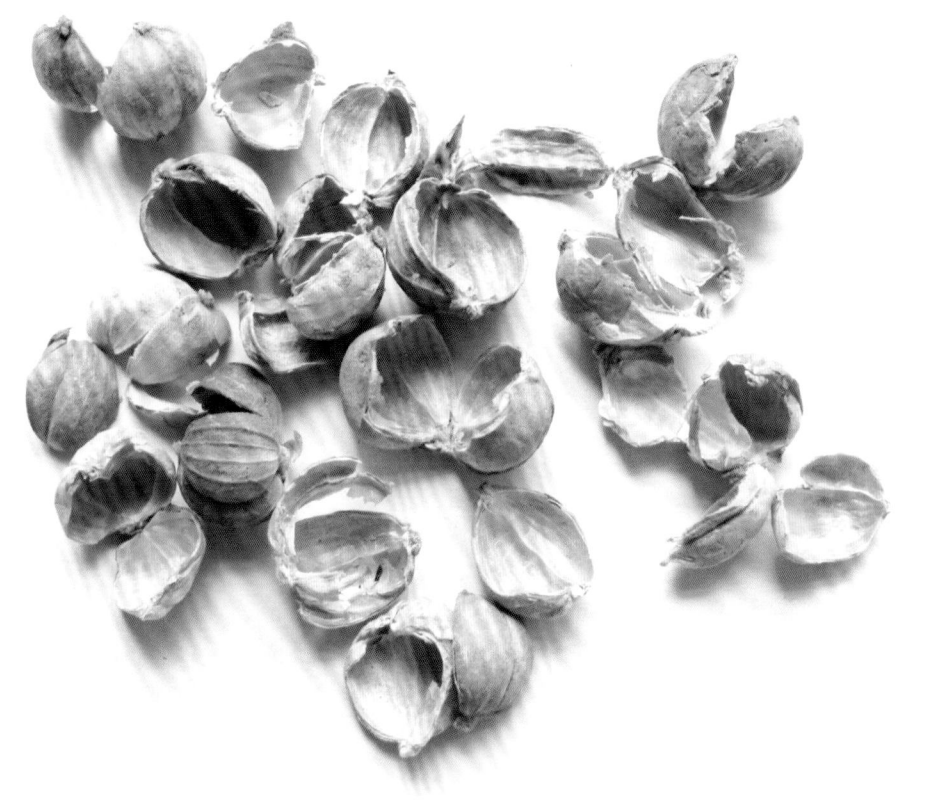

白豆蔻饮片

民族药方

1. 消化不良，口臭 白豆蔻 1 g。分数次含于口中，缓缓咀嚼，既助消化，又除口臭。

2. 胃腹胀满，呕吐 白豆蔻 3 g，藿香、生姜各 6 g，半夏、陈皮各 4.5 g。水煎服。

3. 食管癌 白豆蔻、砂仁各 2 g，荷叶半张。荷叶洗净，切碎，与洗净的白豆蔻、砂仁同放入砂锅中，加足量水，大火煮沸，改用小火煨煮 20 分钟，用洁净纱布过滤，取汁。代茶，每日分 2 次服。视需要可温服。

4. 胃寒作吐及作痛者 白豆蔻 9 g。研为细末，酒送下。

5. 产后呃逆 白豆蔻、丁香各 19 g。研细，桃仁汤服 3.7 g，少顷再服。

使用注意

本品以入散剂为宜。若入煎剂，宜后下。

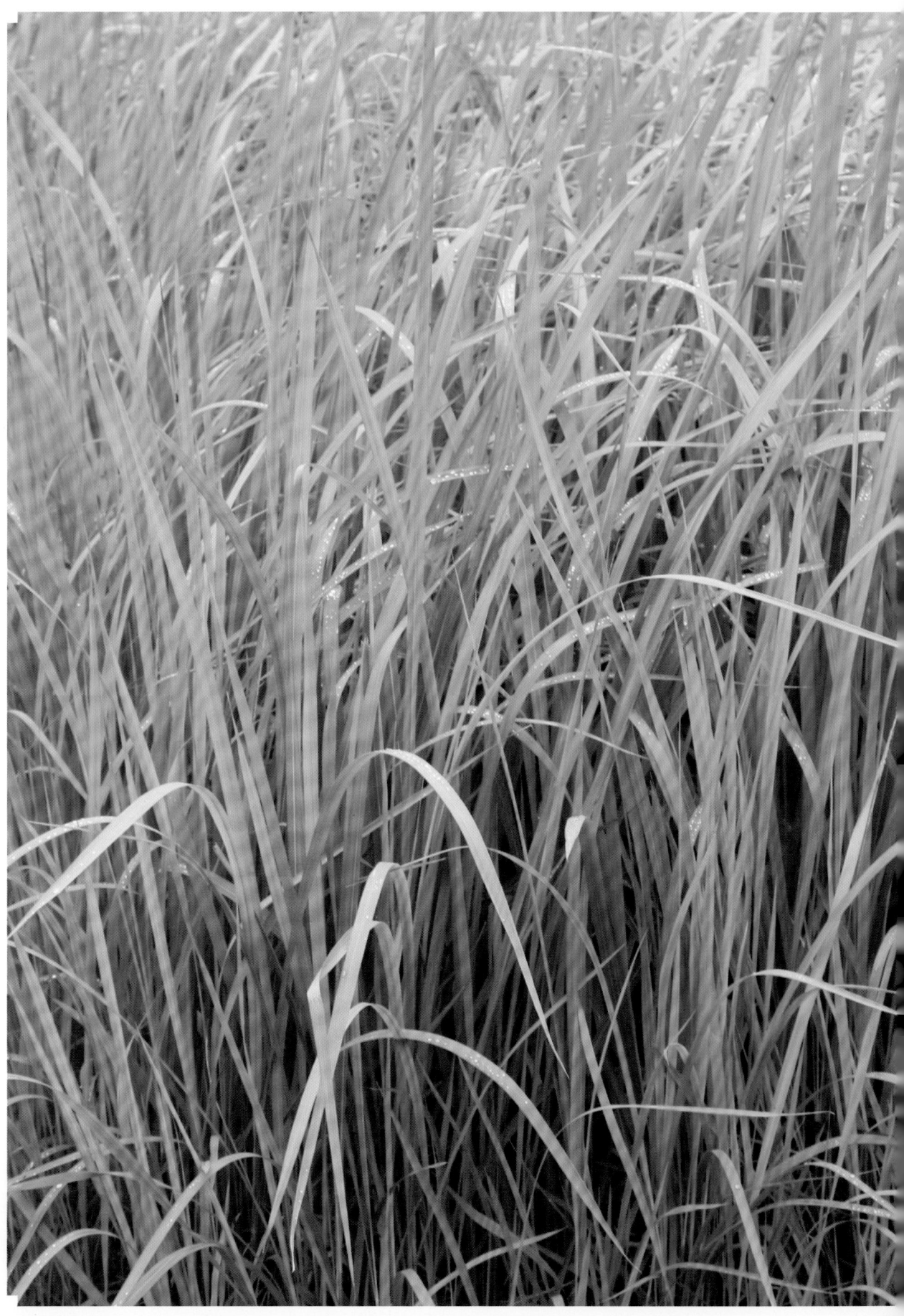

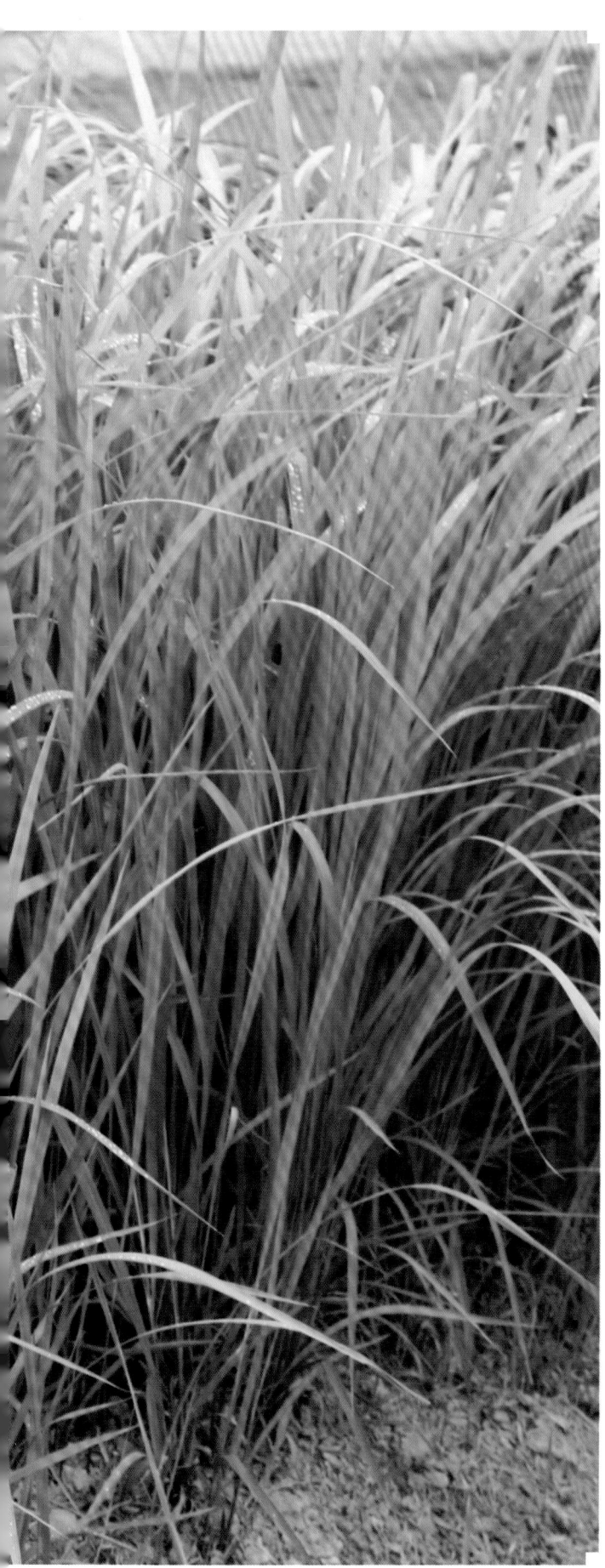

白茅根

【藏 药 名】然巴。

【别　　名】土娃、吉丹、茅根、鲜茅根、茅根炭、女巴东丹。

【来　　源】本品为禾本科植物白茅 Imperata cylindrica Beauv. var. major (Nees) C. E. Hubb. 的干燥根茎。

【性味归经】甘，寒。归肺、胃、膀胱经。

白茅

识别特征

多年生草本。根茎密生鳞片。秆丛生，直立，高30～90 cm，具2～3节，节上有长4～10 mm的柔毛。叶多丛集基部；叶鞘无毛，或上部及边缘和鞘口具纤毛，老时基部或破碎呈纤维状；叶舌干膜质，钝头，长约1 mm；叶片线形或线状披针形，先端渐尖，基部渐狭，根生叶较长，几与植株相等，茎生叶较短。圆锥花序柱状，长5～20 cm，宽1.5～3.0 cm，分枝短缩密集；小穗披针形或长圆形，长3～4 mm，基部密生长10～15 mm之丝状柔毛，具长短不等的小穗柄；两颖相等或第1颖稍短，除背面下部略呈草质外，余均膜质，边缘具纤毛，背面疏生丝状柔毛，第1颖较狭，具3～4脉，第2颖较宽，具4～6脉；第1外稃卵状长圆形，长约1.5 mm，先端钝，内稃缺如；第2外稃披针形，长约1.2 mm，先端尖，两侧略呈细齿状；内稃长约1.2 mm，宽约1.5 mm，先端截平。雄蕊2，花药黄色，长约3 mm；柱头2枚，深紫色。颖果。花期夏、秋二季。

生境分布

生长于低山带沙质草甸、平原河岸草地、荒漠与海滨。全国大部分地区均产。

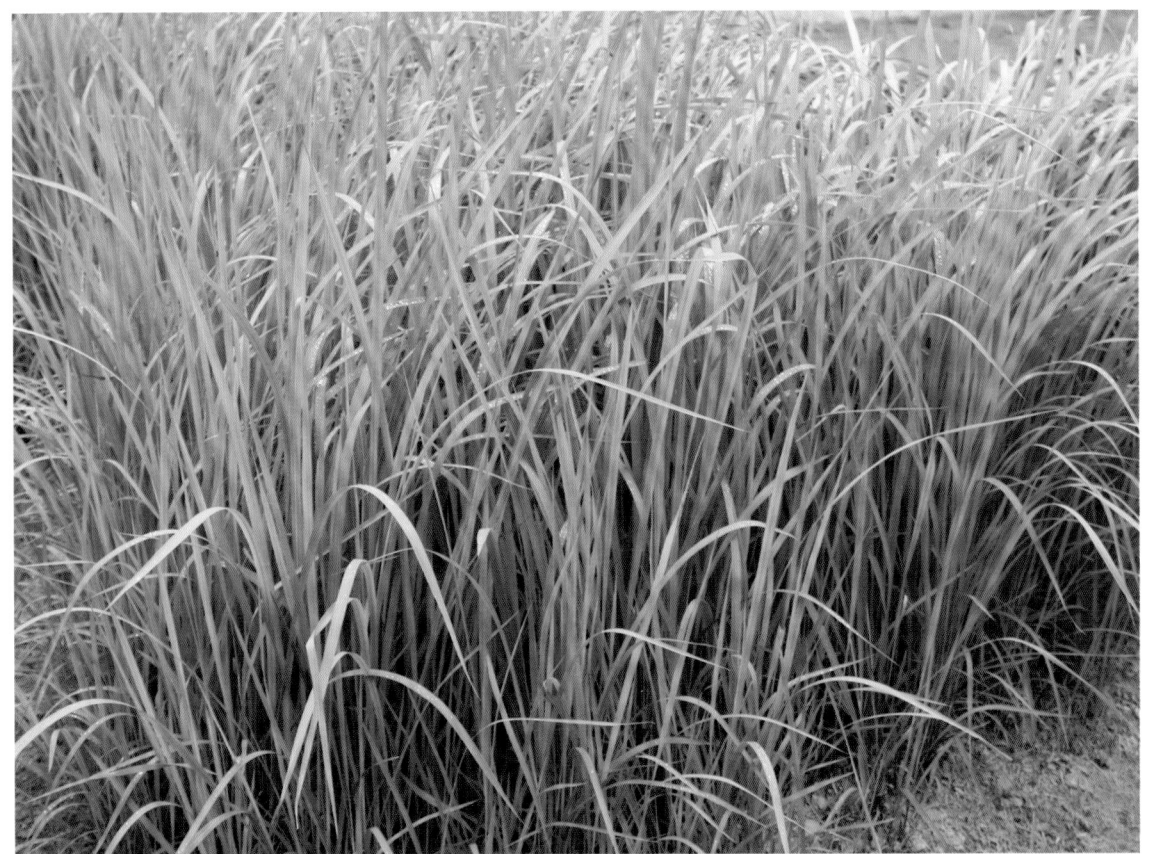

白茅

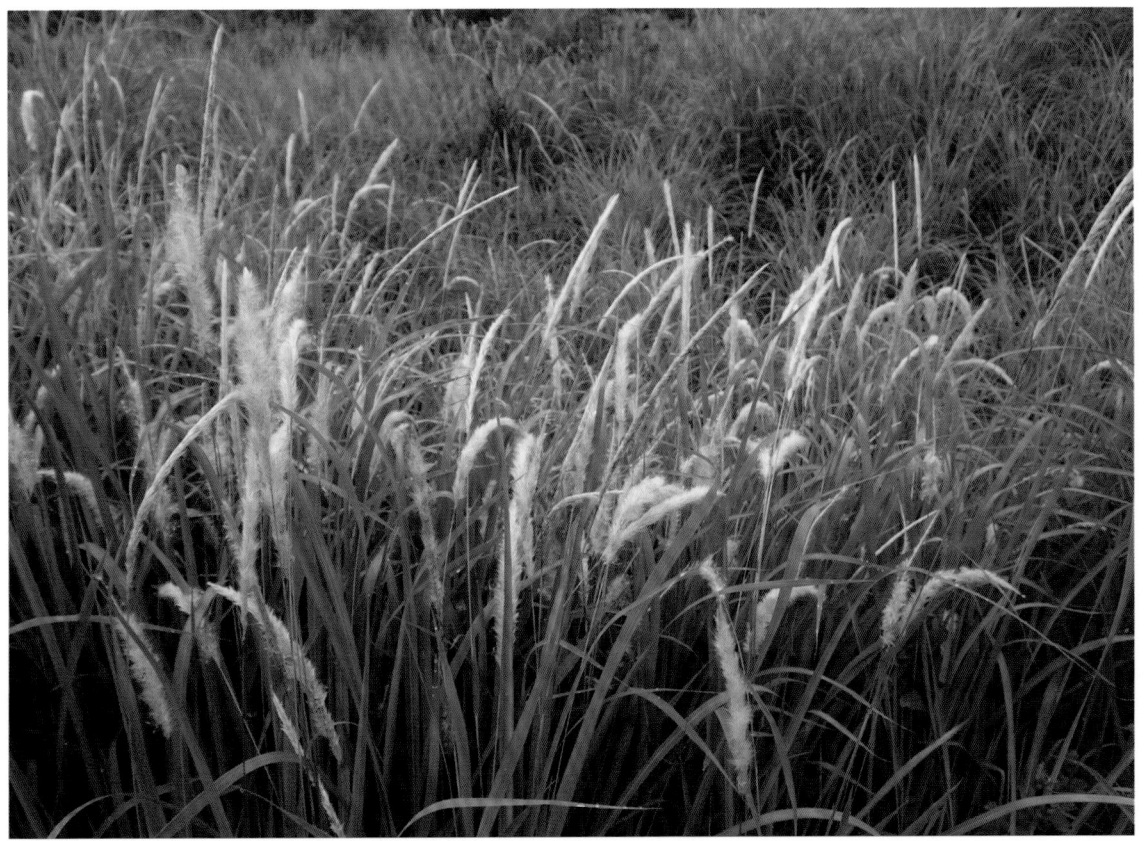

白茅

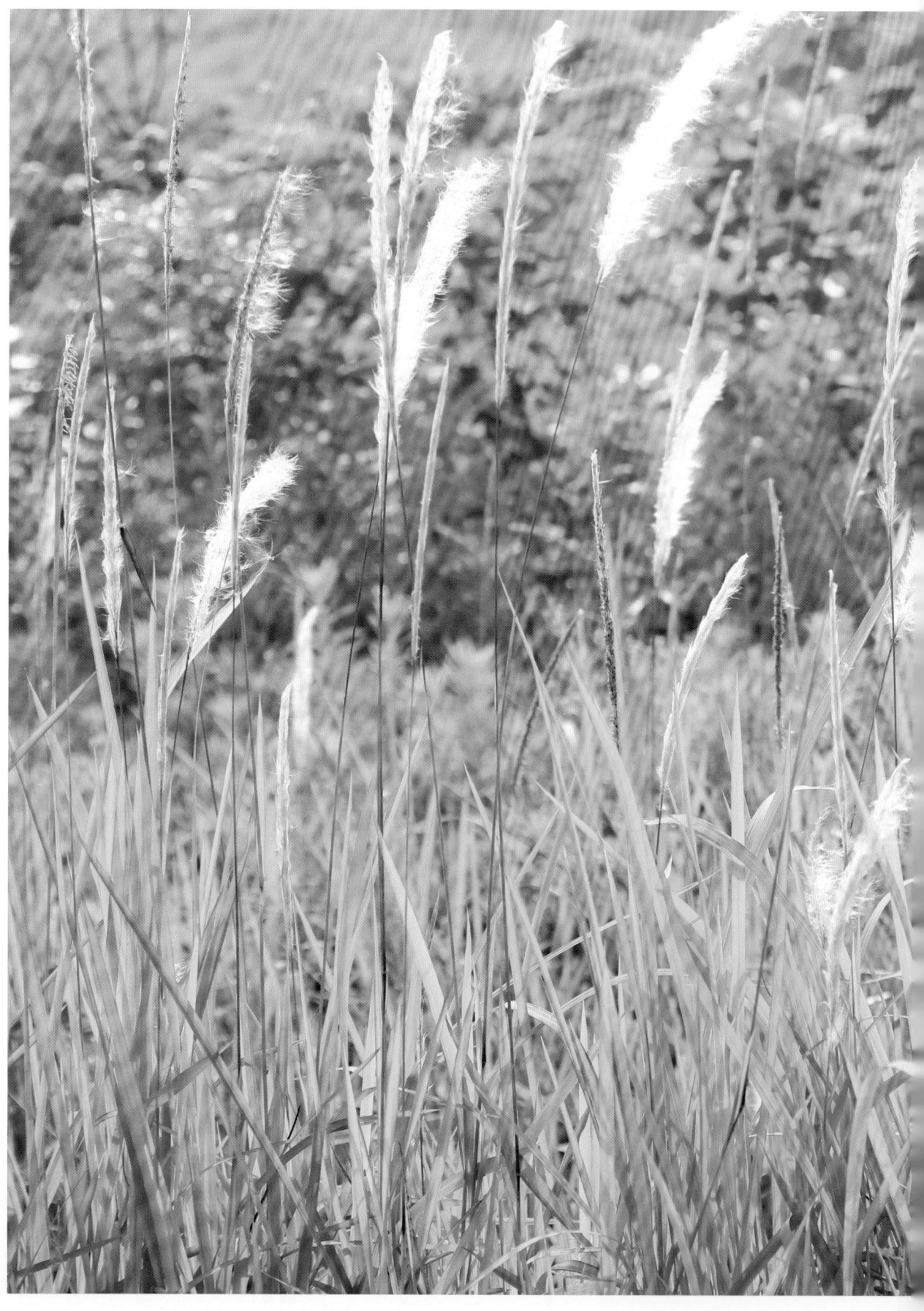

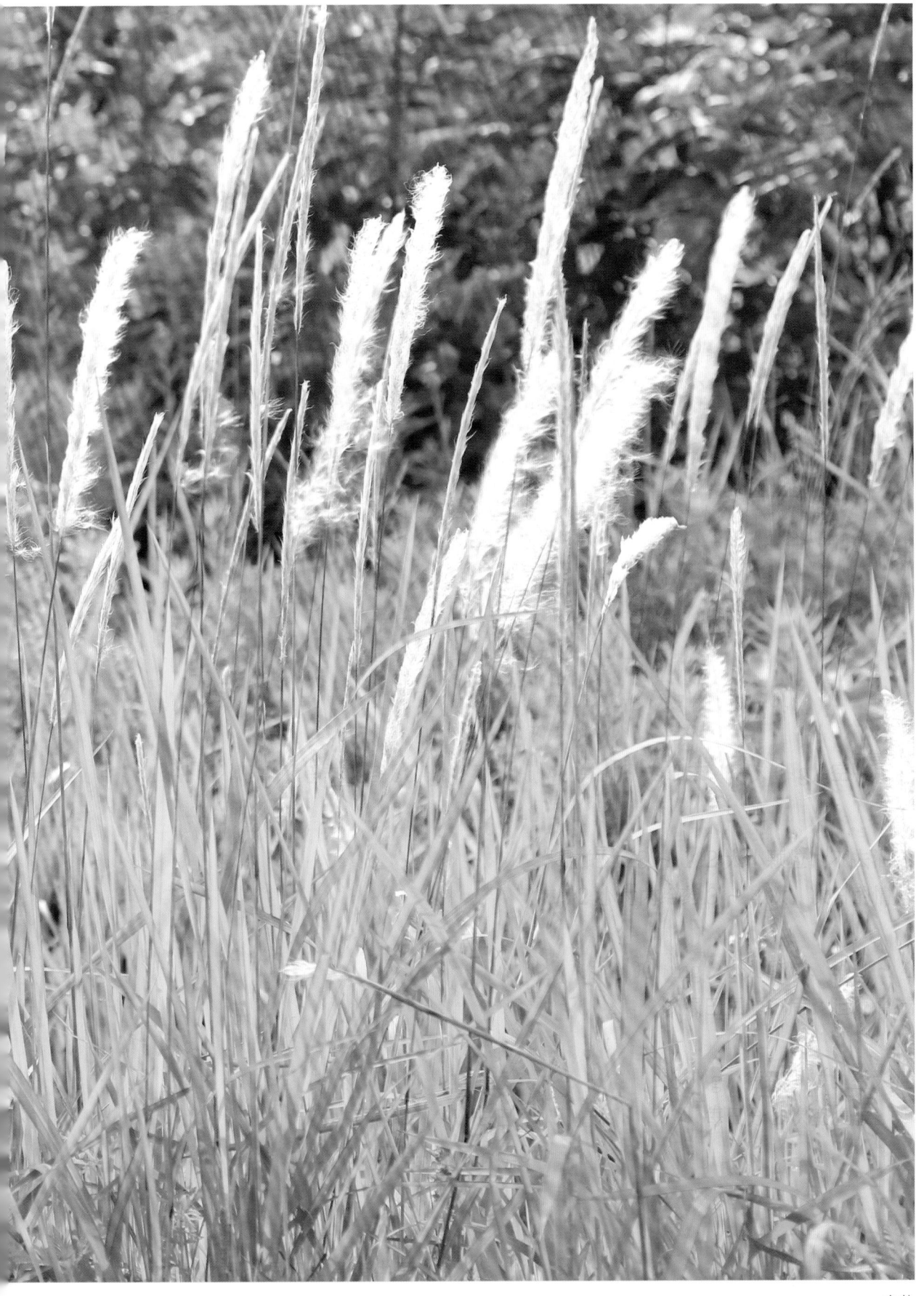

白茅

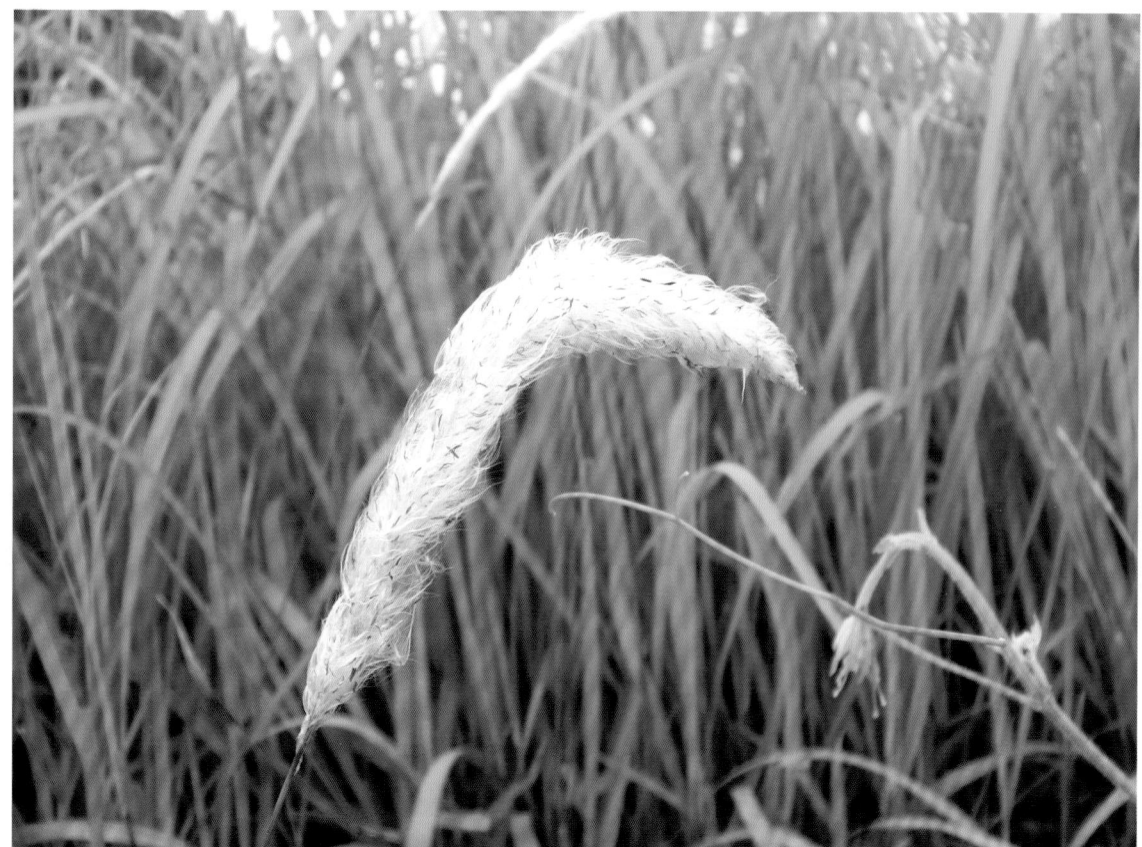

白茅

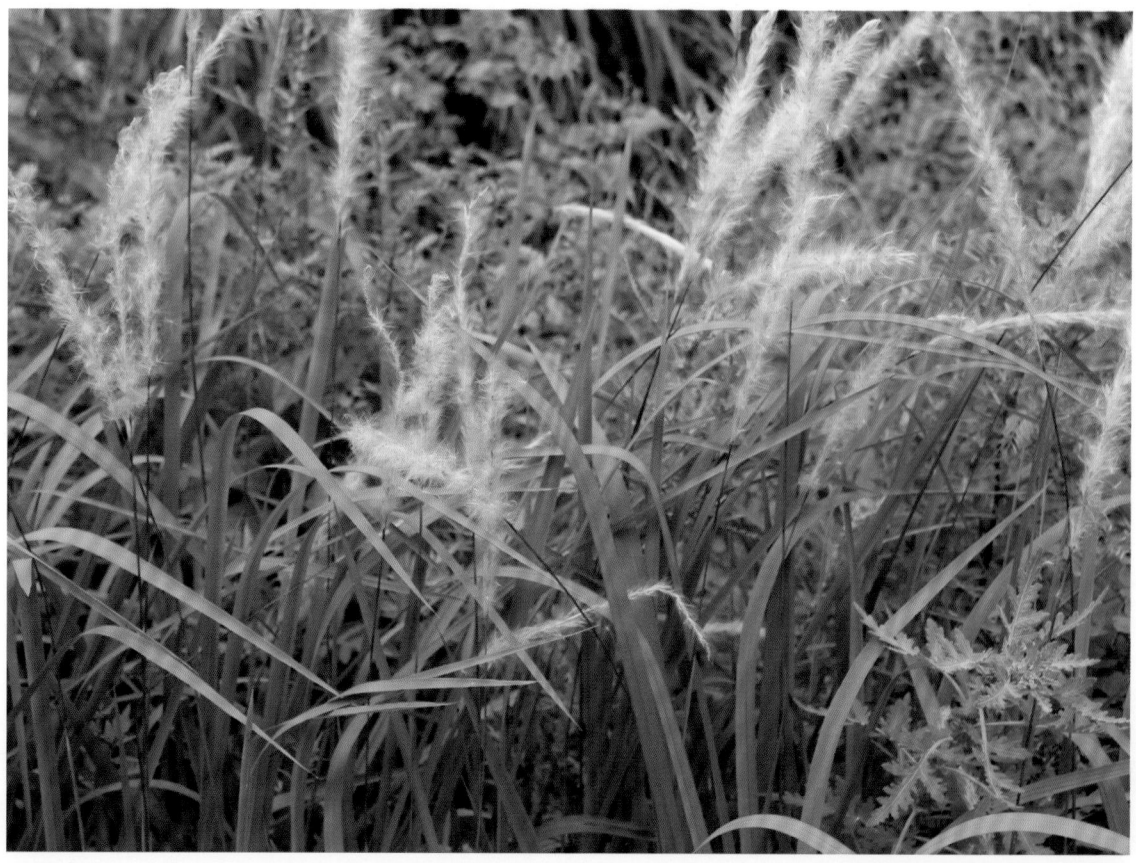

白茅

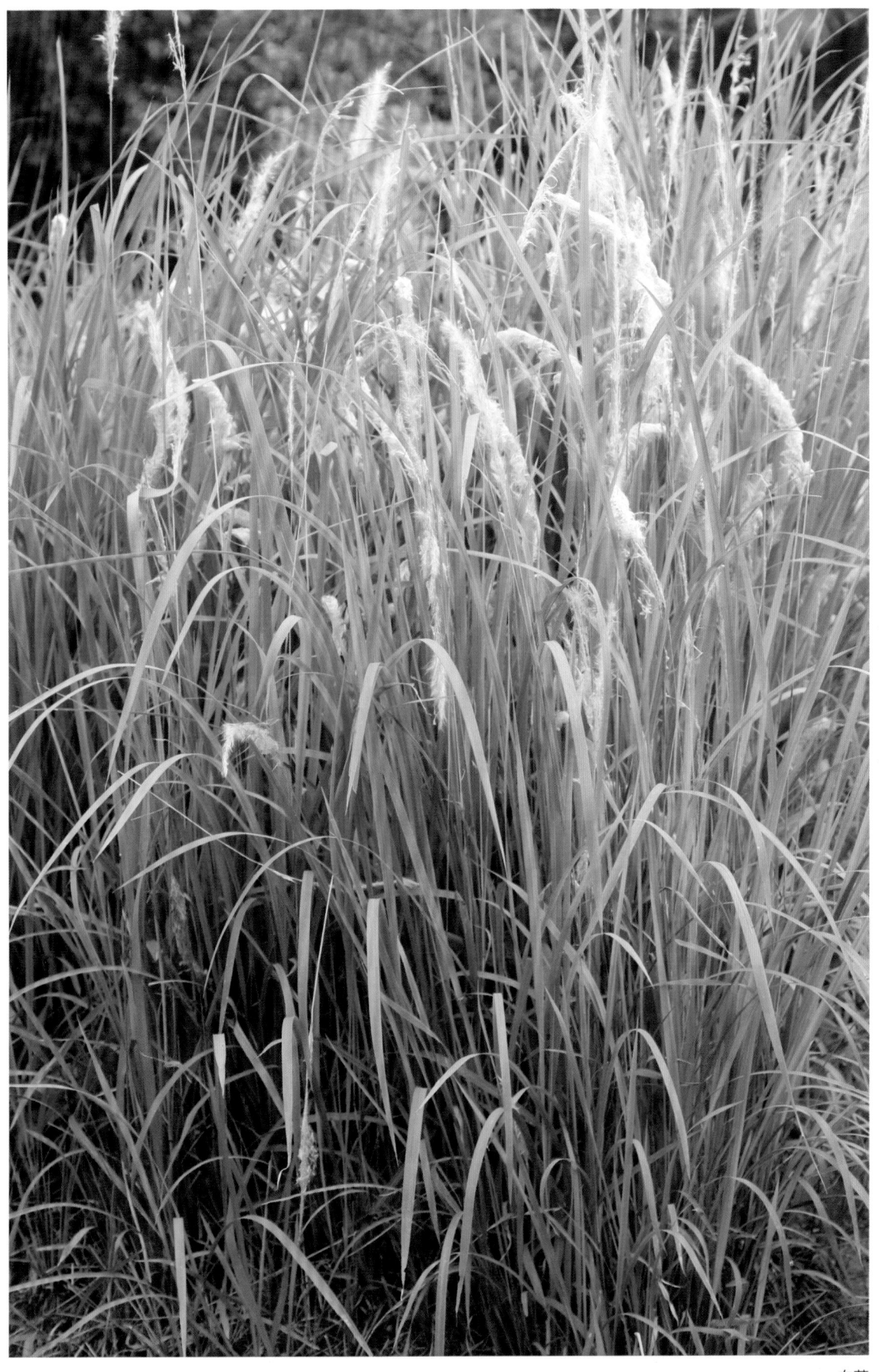

白茅

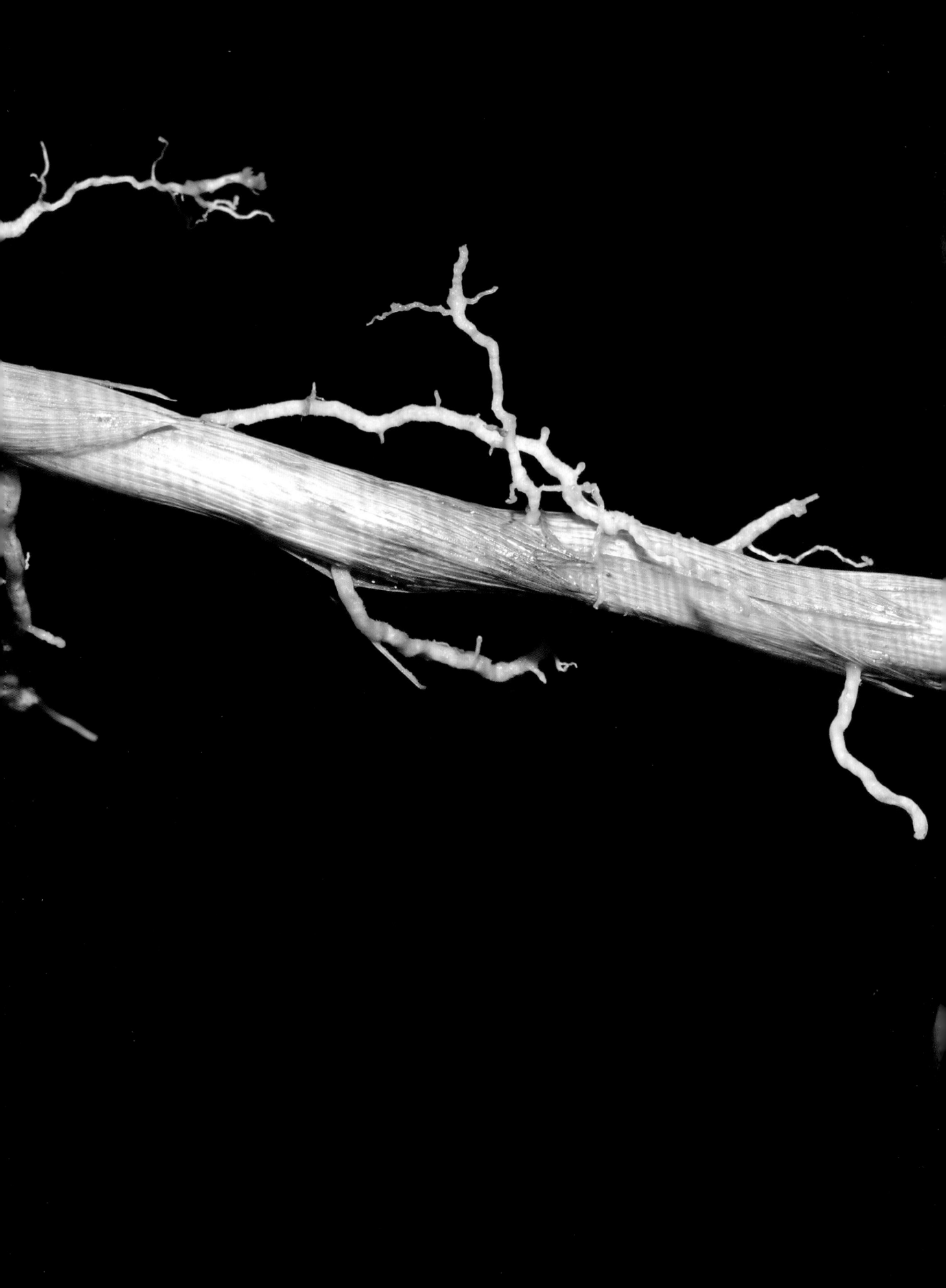

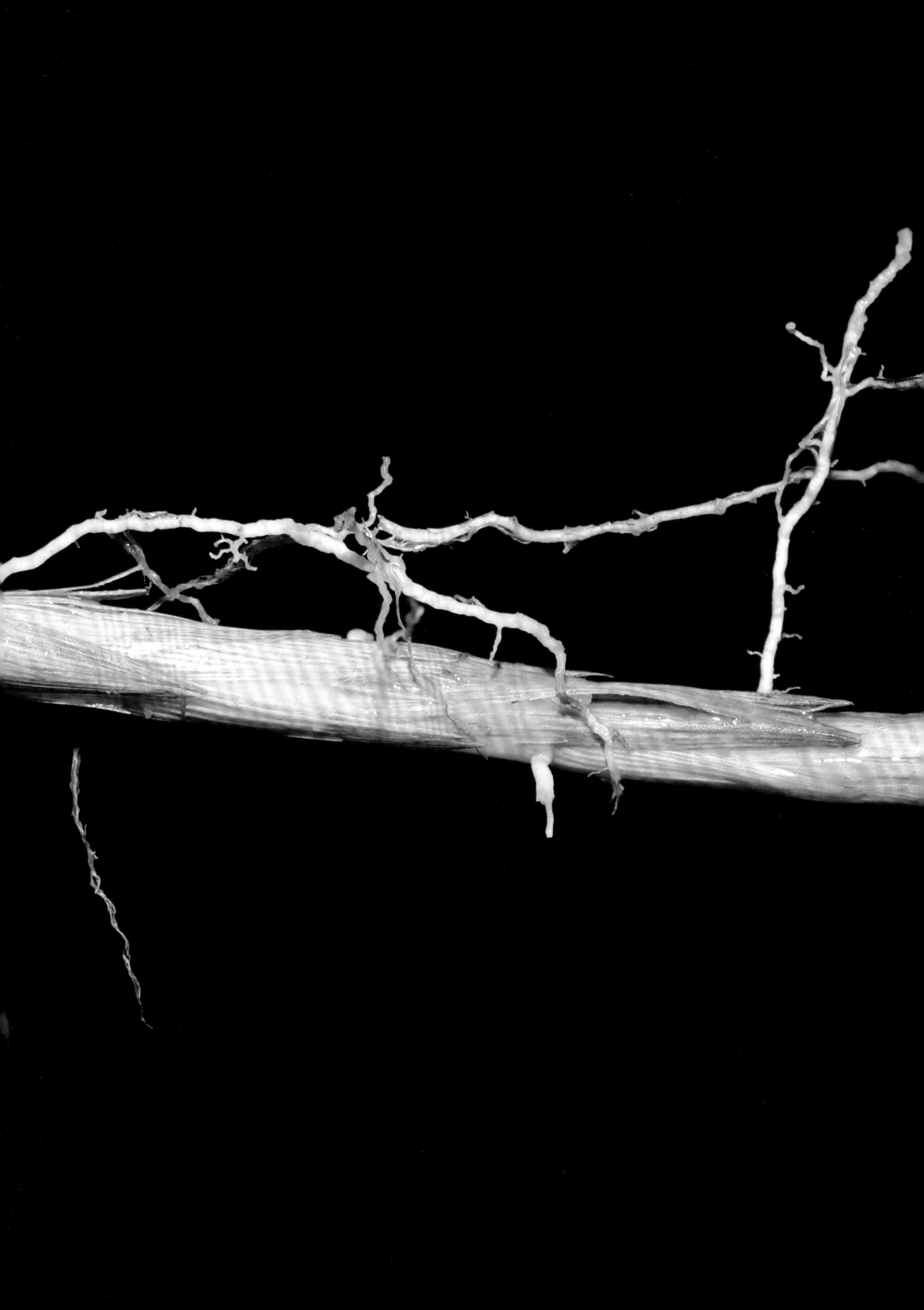

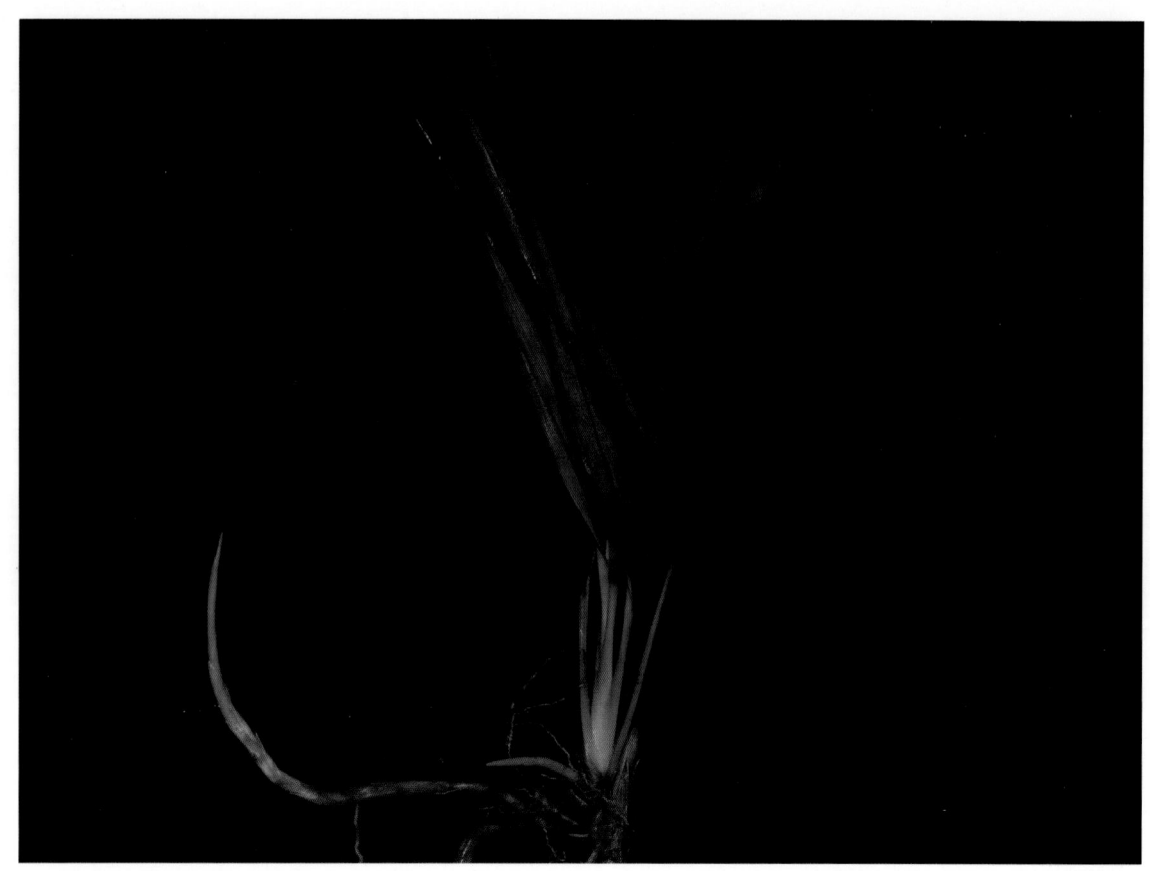

白茅根药材

采收加工

春、秋二季采挖，洗净，晒干，除去须根及膜质叶鞘，捆成小把。

药材鉴别

本品呈圆柱形短段。外表皮黄白色或淡黄色，微有光泽，具纵皱纹，节明显，稍隆起，节间长短不等。体轻，质略脆，切面皮部白色，多有裂隙，放射状排列，中柱淡黄色或中空，易与皮部脱落。气微，味微甜。

功效主治

凉血止血，清热利尿。本品性寒清热，能清肺胃膀胱之热，故有凉血止血、清热利尿之功。

用法用量

内服：15 ~ 30 g，煎服，鲜品加倍，以鲜品为佳，可捣汁服。多生用，止血也可炒炭用。

▌民族药方

1. 急性肾炎　干白茅根250～500 g。水煎服,分早、晚2次服。

2. 小儿急性肾炎　白茅根30 g,石韦12～20 g,生地黄12～24 g,通草、淡竹叶、甘草各6 g,车前子、泽泻各10～20 g,黄芩9 g。每日1剂,煎煮2次共取汁200 ml,早、晚各服100 ml,连用3～10日。

3. 无症状慢性肾炎、蛋白尿　白茅根、益母草各30 g,黄芪30～60 g,当归15～20 g,茯苓100～120 g,益智10 g。水煎服,每日1剂,1～2月为1个疗程。

4. 慢性肾炎　白茅根、黄芪各50 g,茯苓40 g,山茱萸30 g,阿胶20 g,三七10 g。水煎服,每日1剂。

5. 支气管扩张　新鲜白茅根2000 g,麦冬10 g,牡丹皮、桔梗各30 g。水煎2次,将头汁、二汁和蜂蜜2000 g倒入大瓷盆内,加盖,旺火隔水蒸2h。温开水冲服,每次1匙,每日3次,3个月为1个疗程。

6. 乳糜尿　鲜白茅根250 g。加水至2000 ml,煎成1200 ml,加糖适量,代茶饮,5～10日为1个疗程。

7. 鼻衄,咯血,尿血,月经过多,上消化道出血　白茅根20 g左右;或加藕节、荷叶、仙鹤草等各适量。水煎服。

▌使用注意

脾胃虚寒、溲多不渴者忌服。

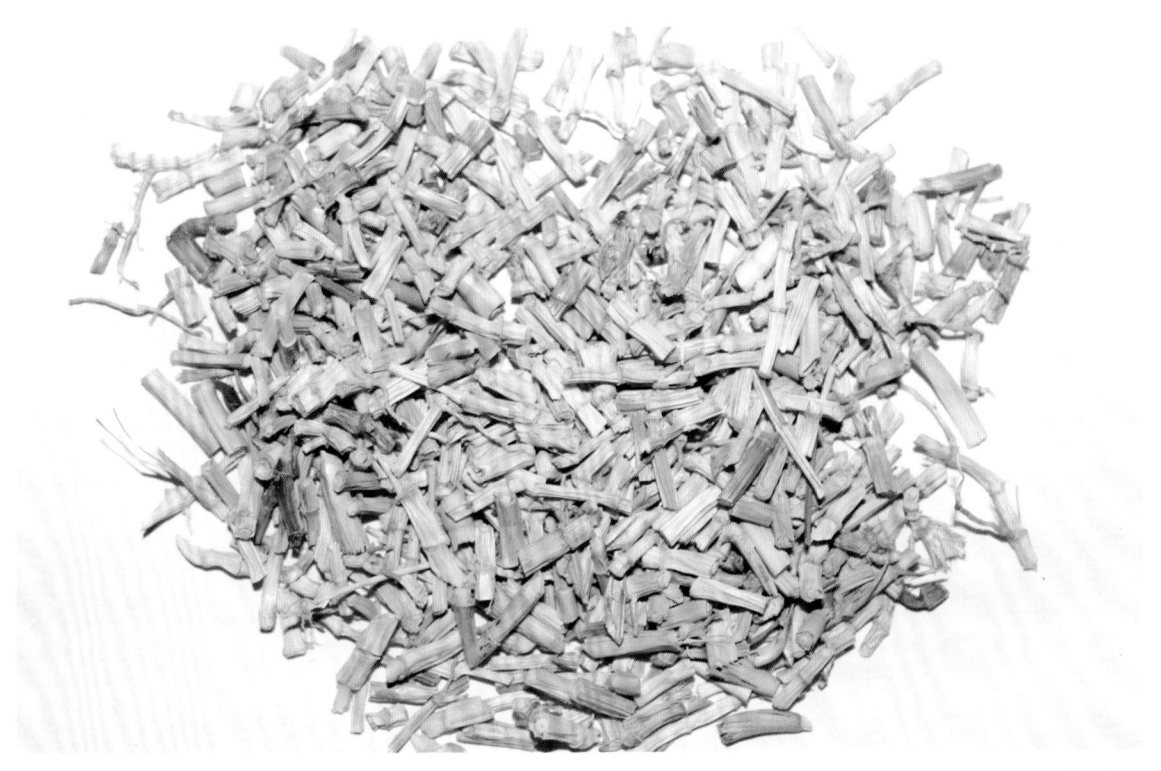

白茅根饮片

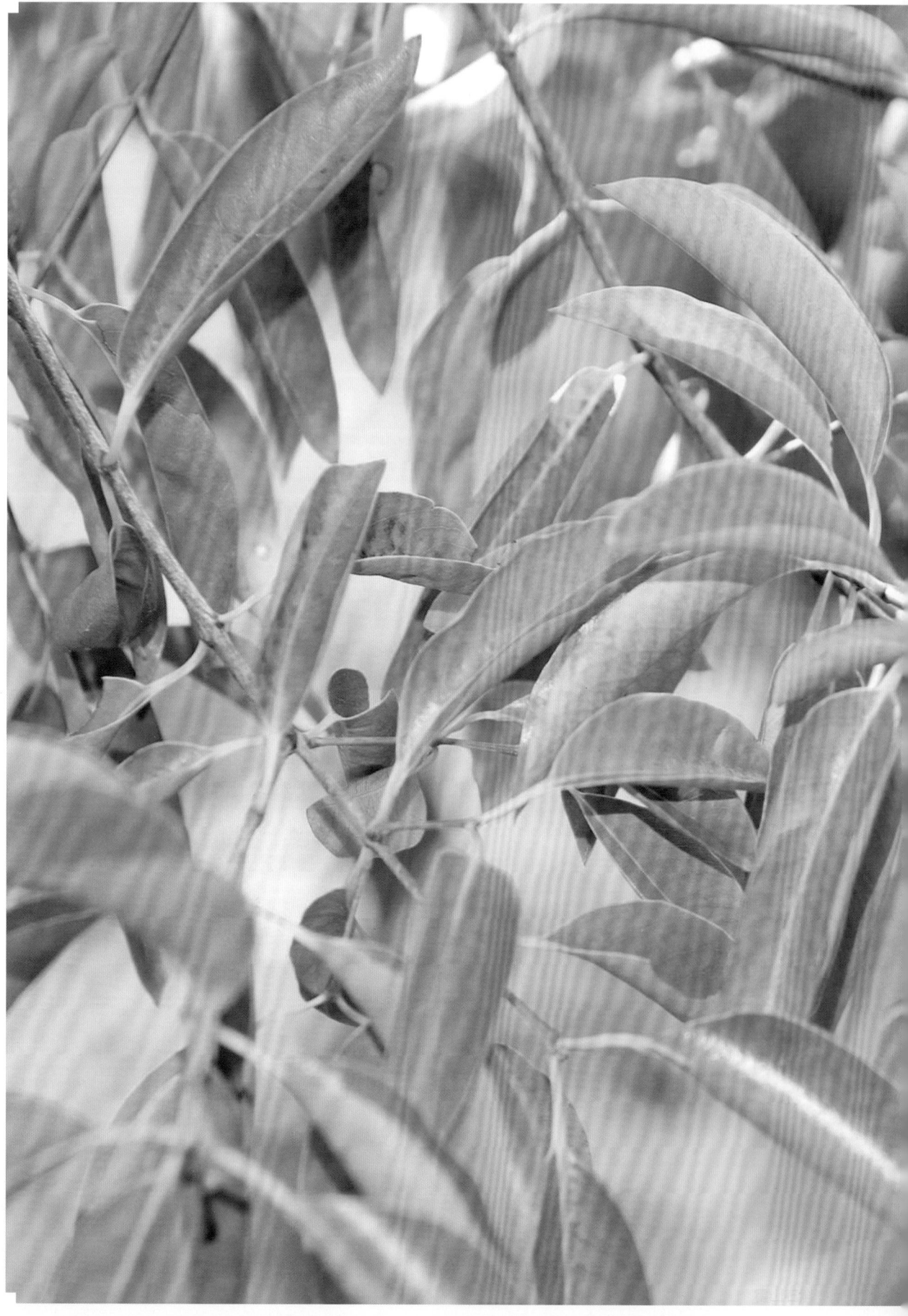

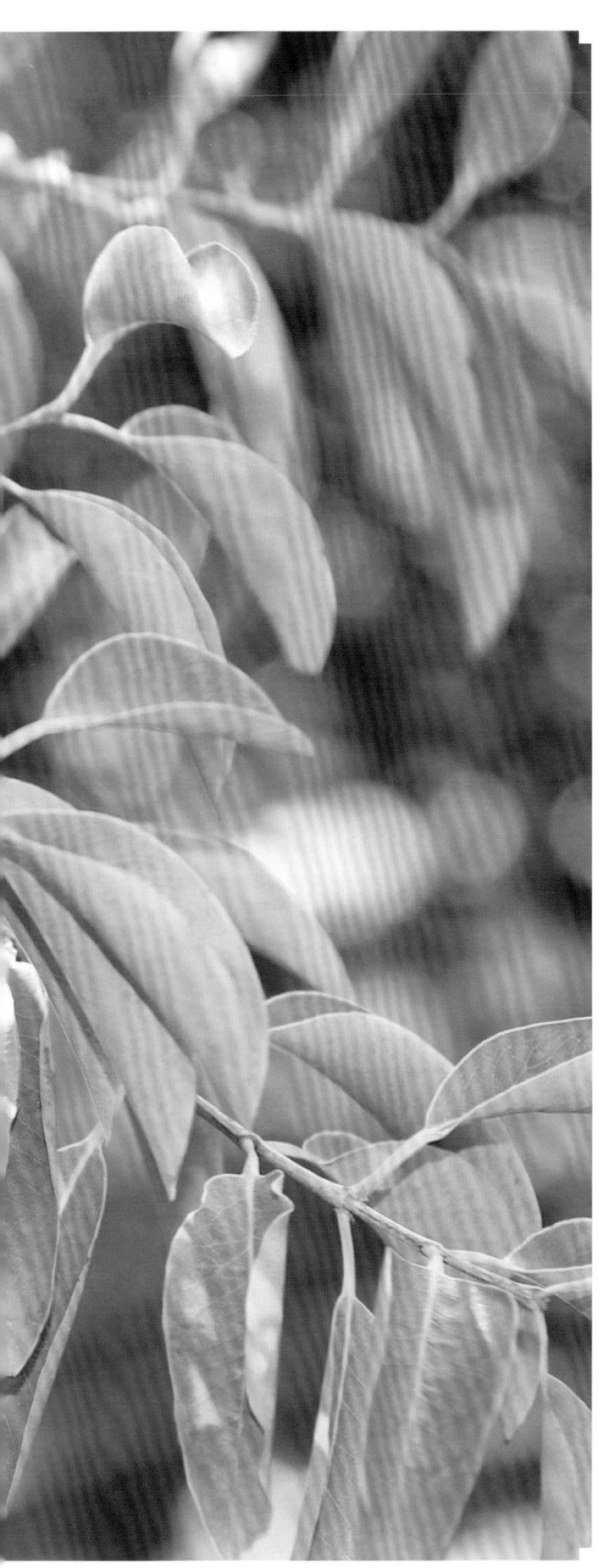

白檀香

【藏 药 名】赞檀嘎尔保。

【别　　名】莎觉、玛拉雅、檀香、白桑保。

【来　　源】本品为檀香科植物檀香 *Santalum album* L. 树干的干燥心材。

【性味归经】辛，温。归脾、胃、肺经。

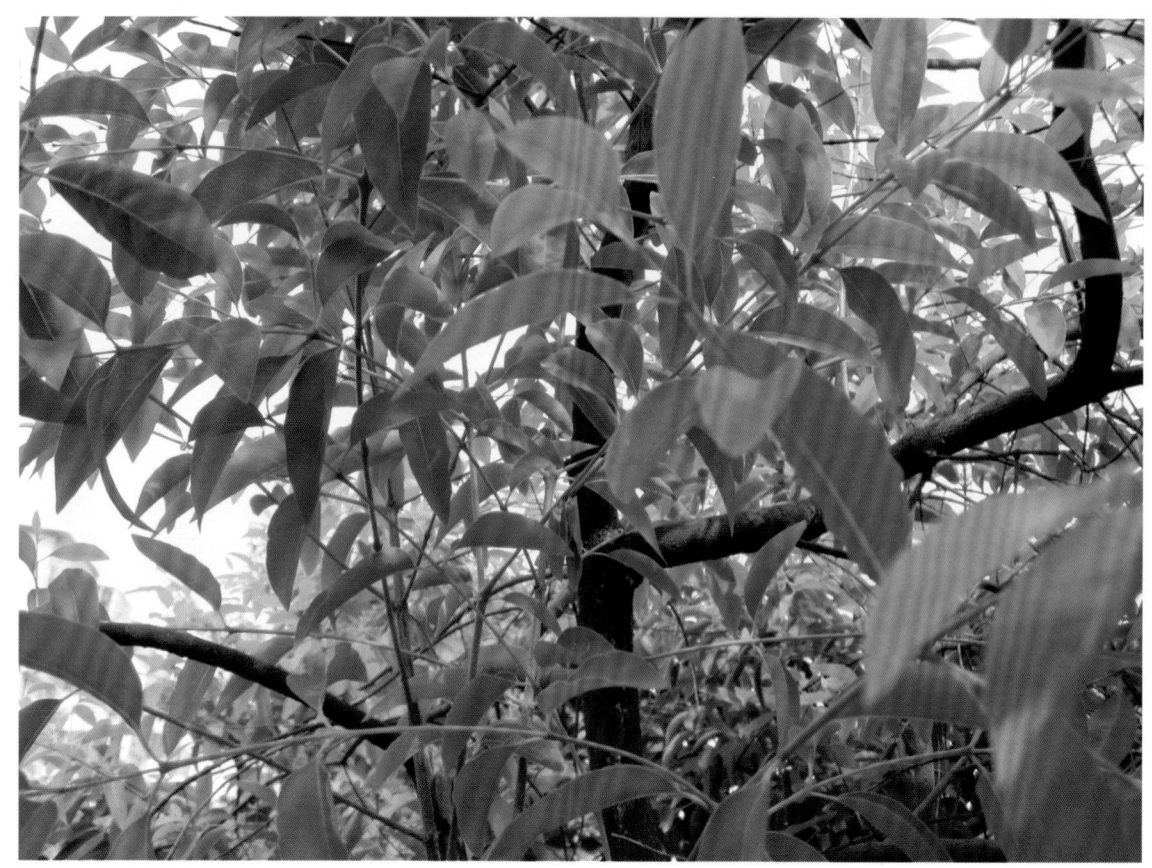

檀香

识别特征

常绿小乔木，高 6 ~ 9 m。具寄生根。树皮褐色，粗糙或有纵裂；多分枝，幼枝光滑无毛。叶对生，革质；叶片椭圆状卵形或卵状披针形，长 3.5 ~ 5.0 cm，宽 2.0 ~ 2.5 cm，先端急尖或近急尖，基部楔形，全缘，上面绿色，下面苍白色，无毛；叶柄长 0.7 ~ 1.0 cm，光滑无毛。花腋生或顶生，为 3 歧式的聚伞状圆锥花序；花梗对生，长约与花被管相等；花多数，小形，最初为淡黄色，后变为深锈紫色；花被钟形，先端 4 裂，裂片卵圆形，无毛；蜜腺 4 枚，略呈圆形，着生在花被管的中部，与花被片互生；雄蕊 4，与蜜腺互生，略与雌蕊等长，花药 2 室，纵裂，花丝线形；子房半下位，花柱柱状，柱头 3 裂。核果球形，大小似樱桃核，成熟时黑色，肉质多汁，内果皮坚硬，具 3 短棱。种子圆形，光滑无毛。花期 5—6 月，果期 7—9 月。

生境分布

野生或栽培。在我国分布于广东、云南、台湾，在国外分布于印度、印度尼西亚。

采收加工

四季可采，夏季采为好。取出心材，切成小段。

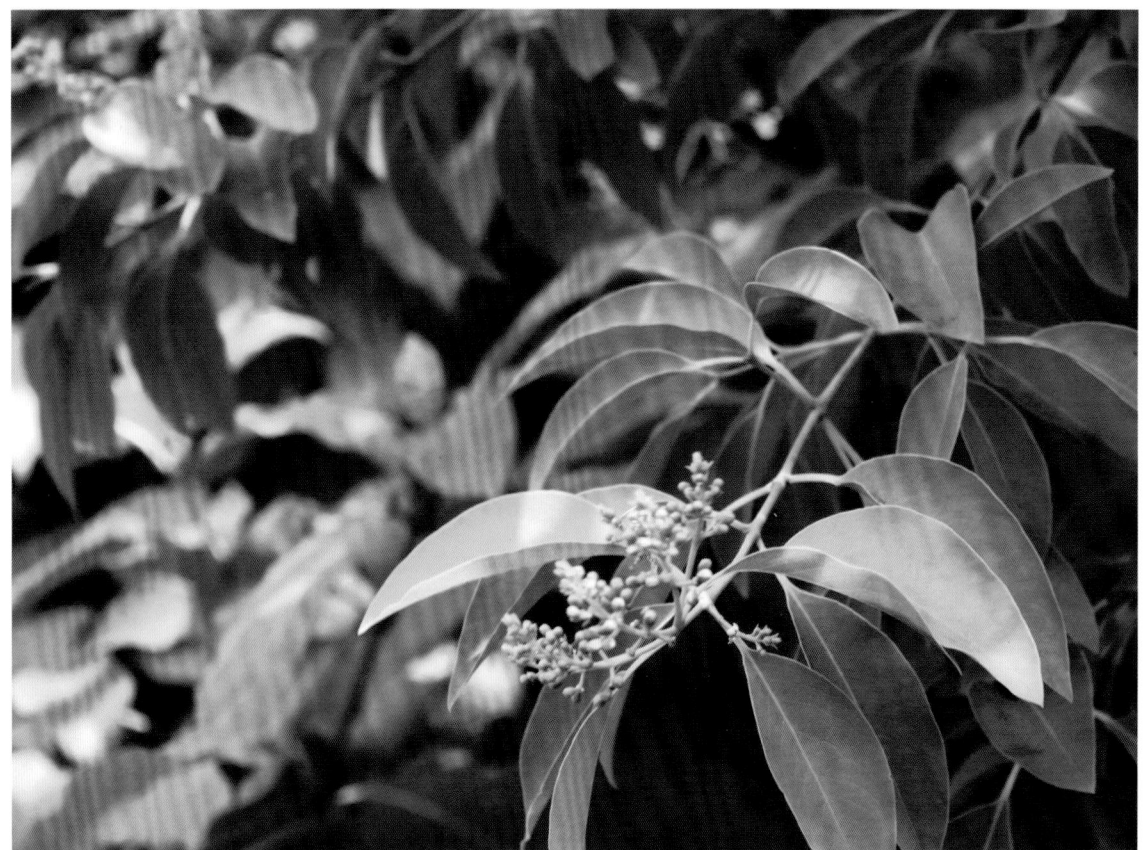

檀香

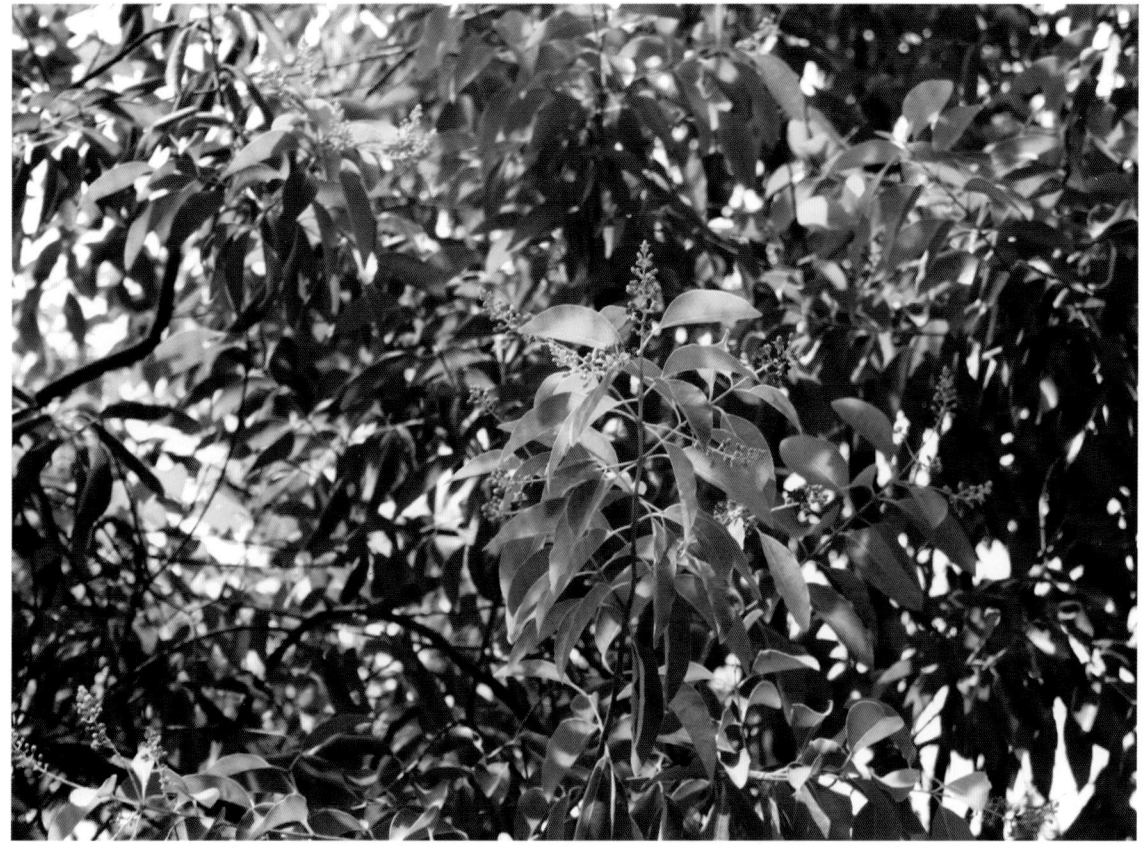

檀香

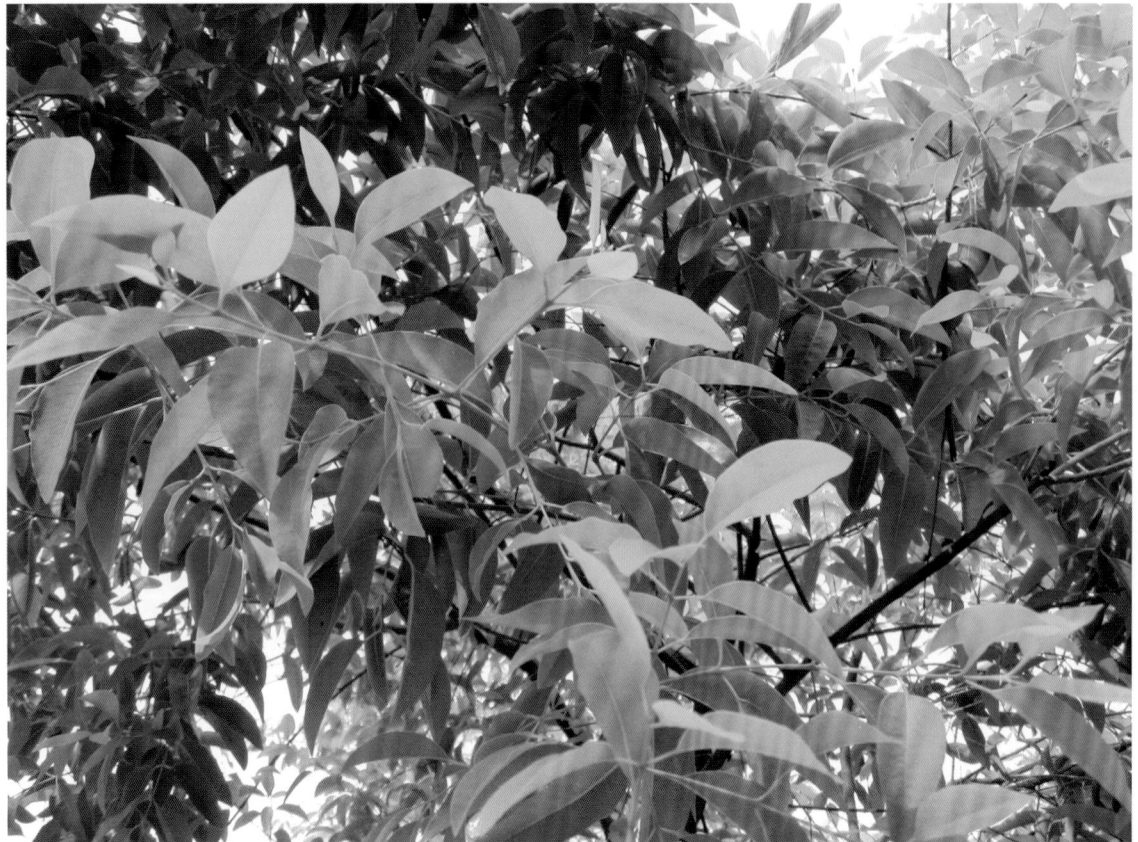

檀香

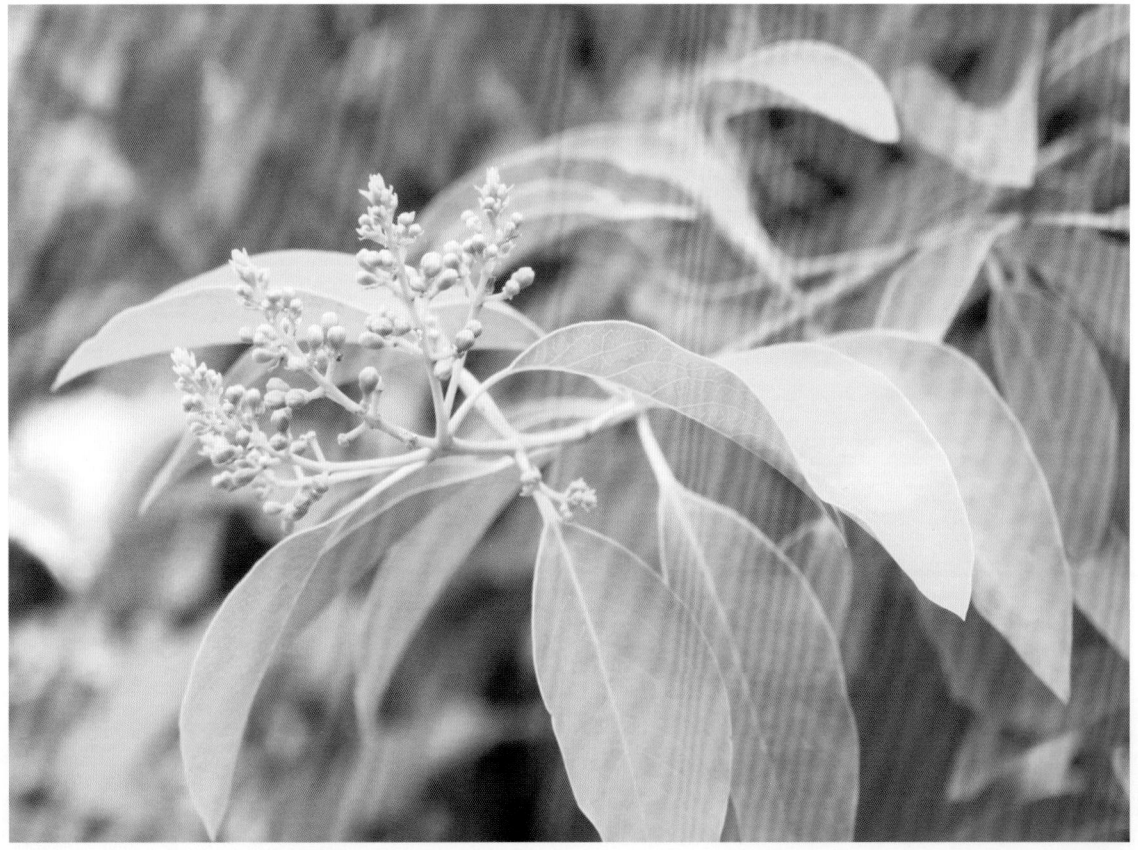

檀香

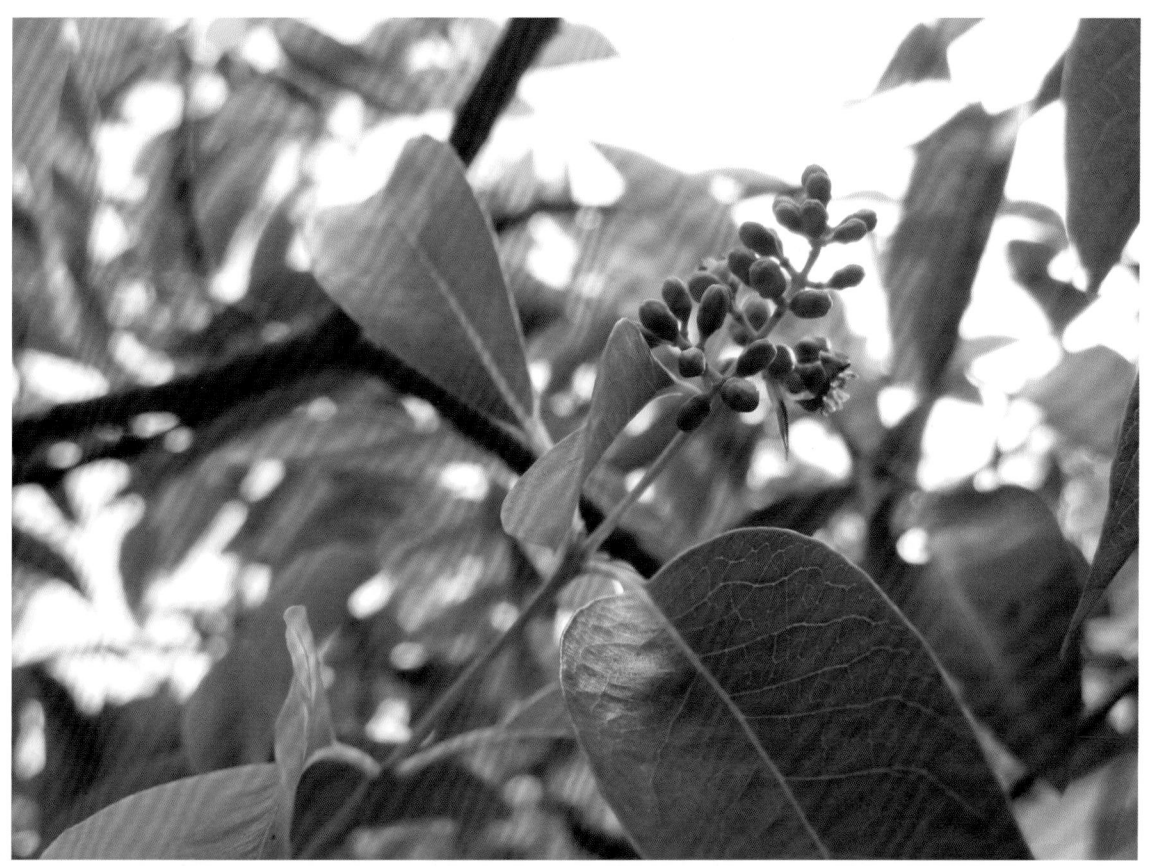

檀香

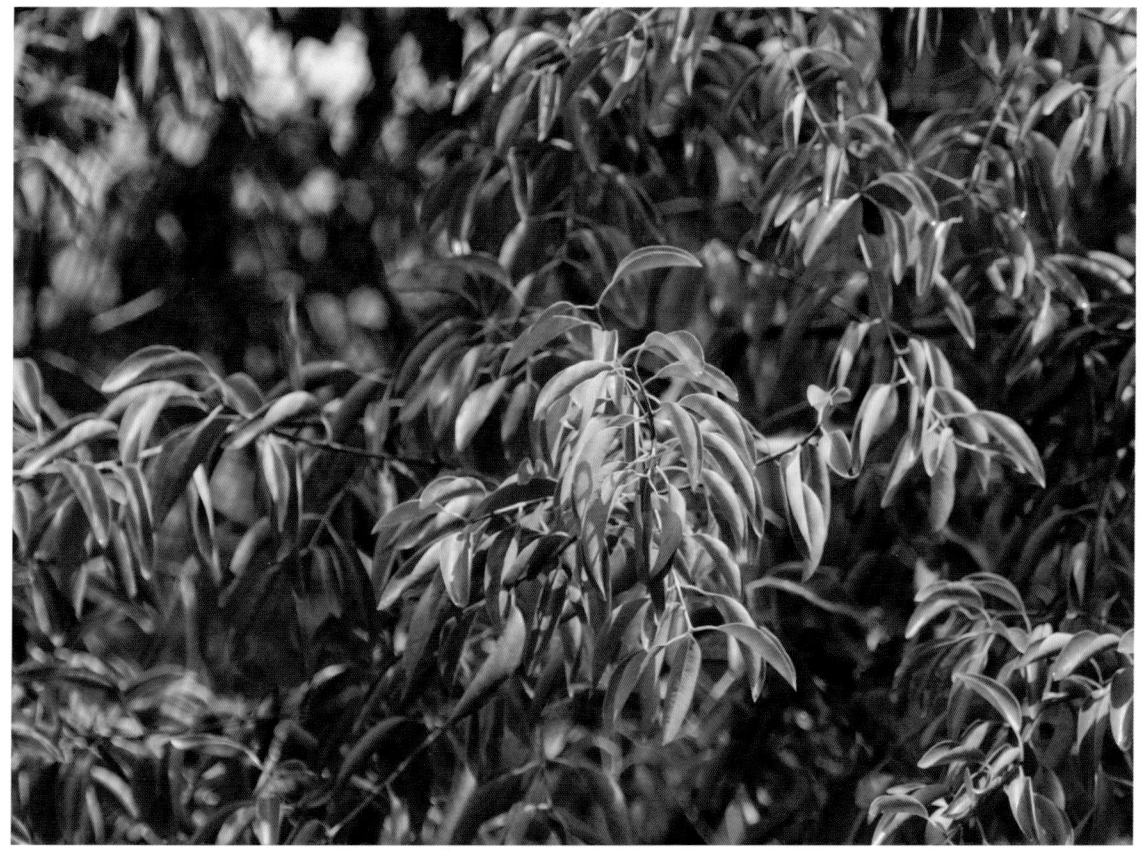

檀香

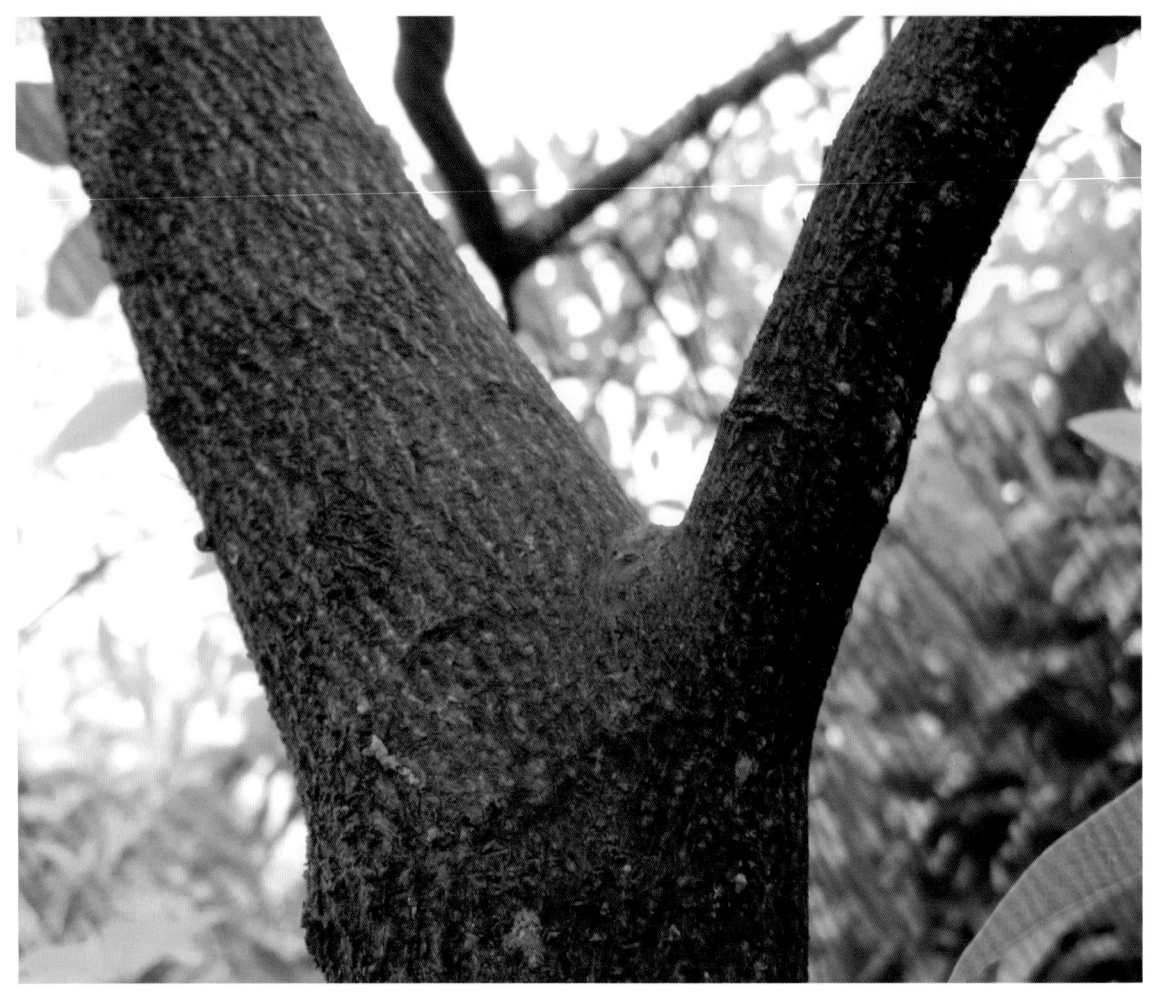

檀香

药材鉴别

本品为不规则的薄片。淡黄棕色，片面纹理纵直整齐，质致密而韧，光滑细致，具特异香气，燃烧时更为浓烈。味淡，嚼之微有辛辣感。

功效主治

行气止痛，散寒调中。本品辛散温通香窜，善理脾胃之气，兼调肺气，故有行气止痛、散寒调中之效。

用法用量

内服：生用。入汤剂宜后下。煎汤，2～5 g；研细末，1.5～3.0 g，或磨汁冲服，也入丸、散。

民族药方

1. 胃痛 檀香、丹参、砂仁、白芍、炙甘草、延胡索、佛手、玫瑰花、熟大黄等各

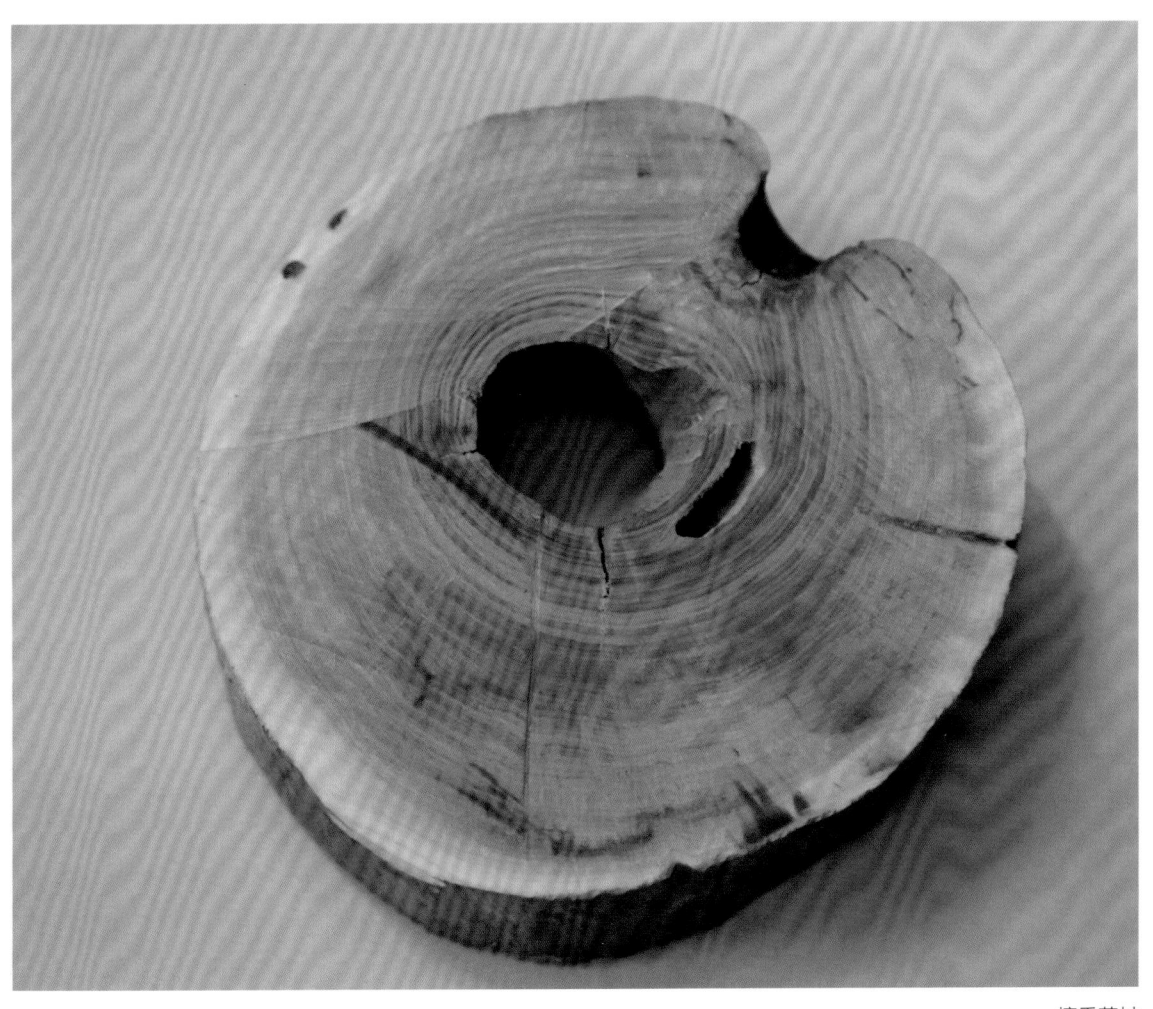

檀香药材

适量。水煎服，每日 1 剂。

　　2．心绞痛　檀香、高良姜各 1.6 g，细辛 0.55 g，荜茇 3.2 g（5 粒量）。提取挥发油，加冰片 0.85 g，制成滴丸。对照组为硝酸甘油滴丸。

　　3．痛经　白檀香 6 g，生蒲黄（包煎）、丹参各 10 g，砂仁（后下）3 g。随证加减，水煎服，每日 1 剂。每月行经前 3～5 日开始服药，服到经净为止，为 1 个疗程。

　　4．乳腺增生　檀香、玫瑰花、地龙等各适量。将药碾成细末，装入布袋内，制成小药包，放入特制的乳罩内，使其贴在双侧肝俞穴、乳根穴、阿是穴上。每包药可使用 1 个月左右。

　　5．心腹冷痛　檀香（为极细末）9 g，干姜 15 g。泡汤调服。

　　6．冠心病胸中闷痛　檀香 1.5～3.0 g。水煎服。多入丸、散服。

▎使用注意

　　虚火旺、气热吐衄者慎服。

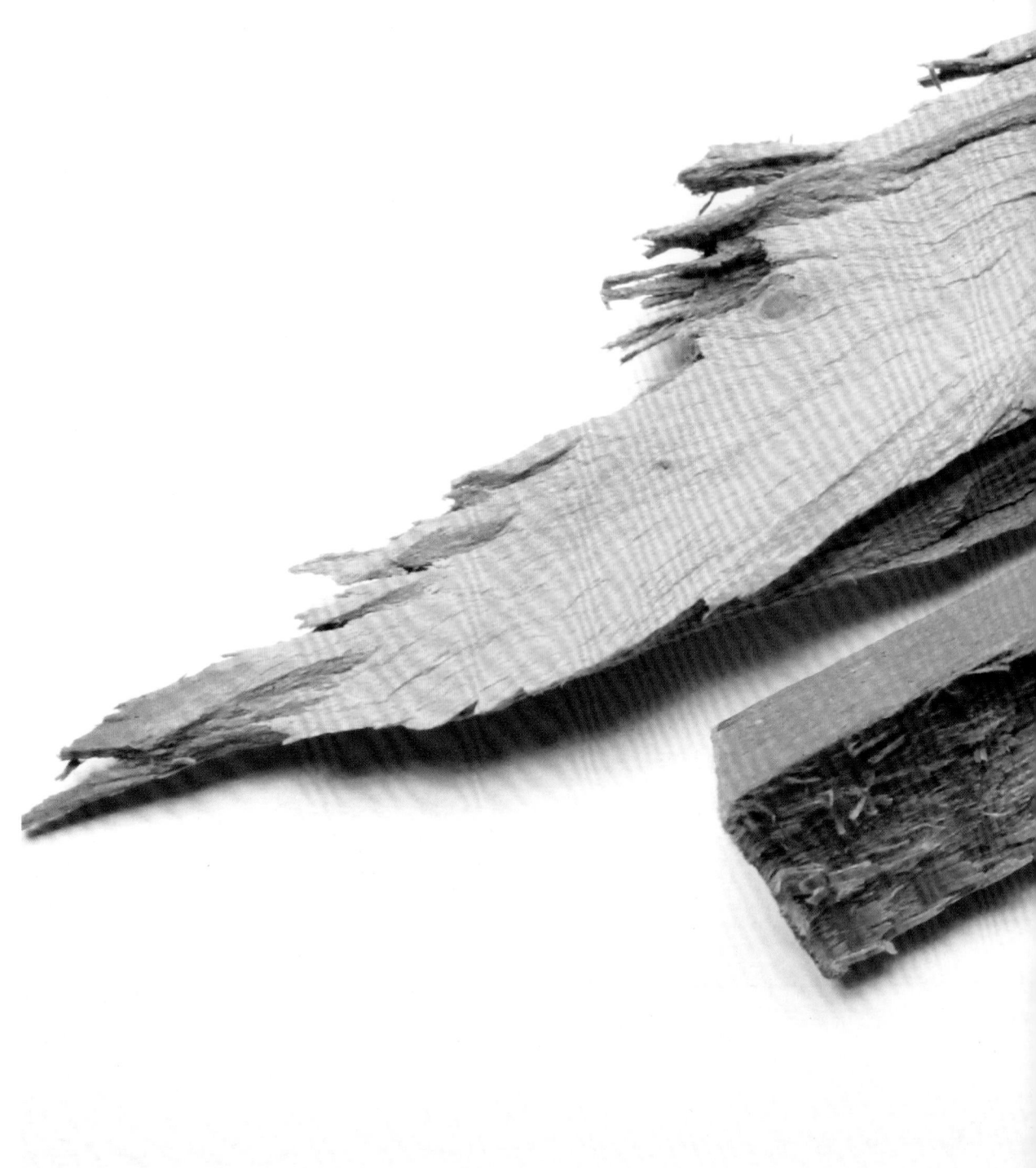

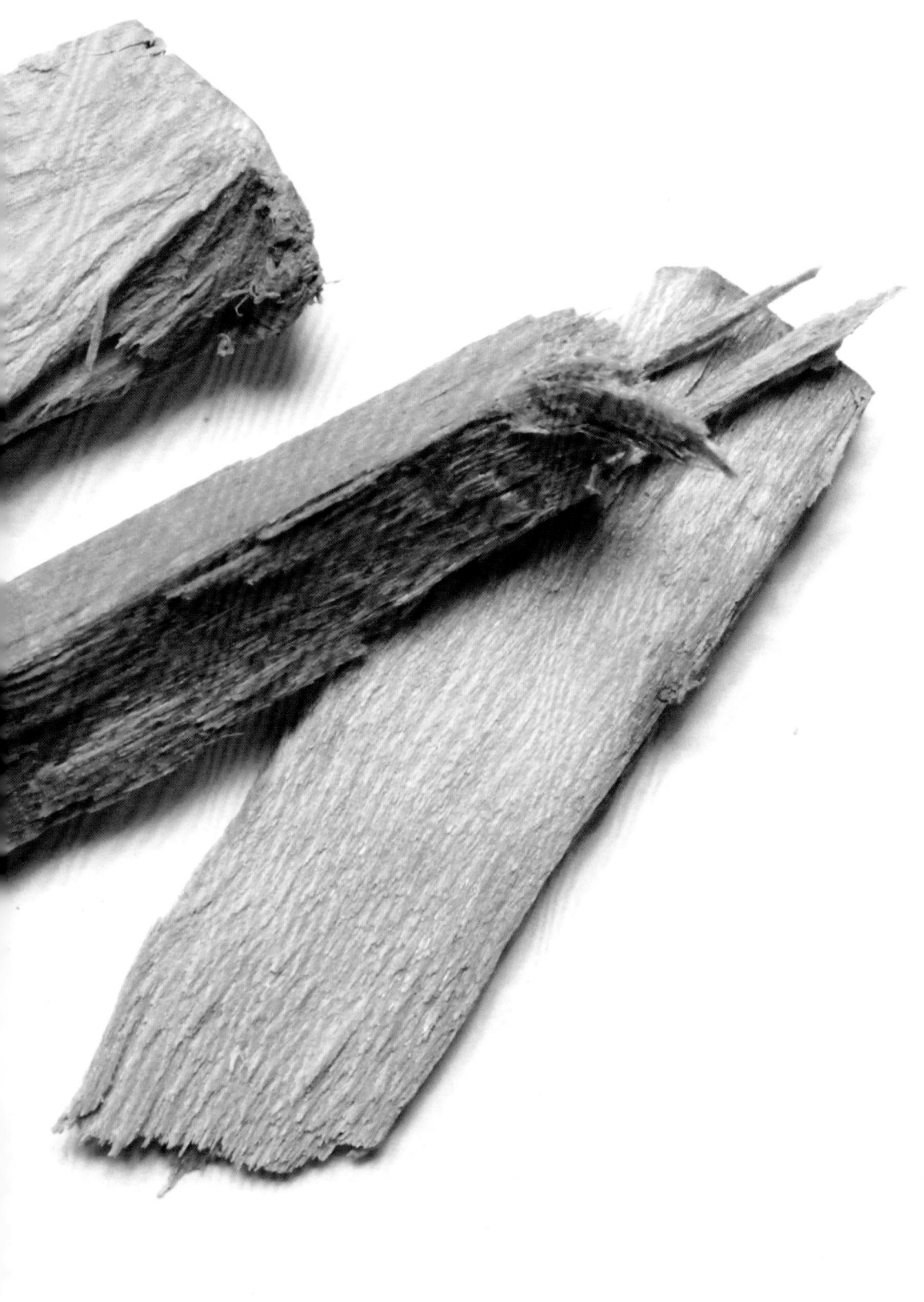

檀香饮片

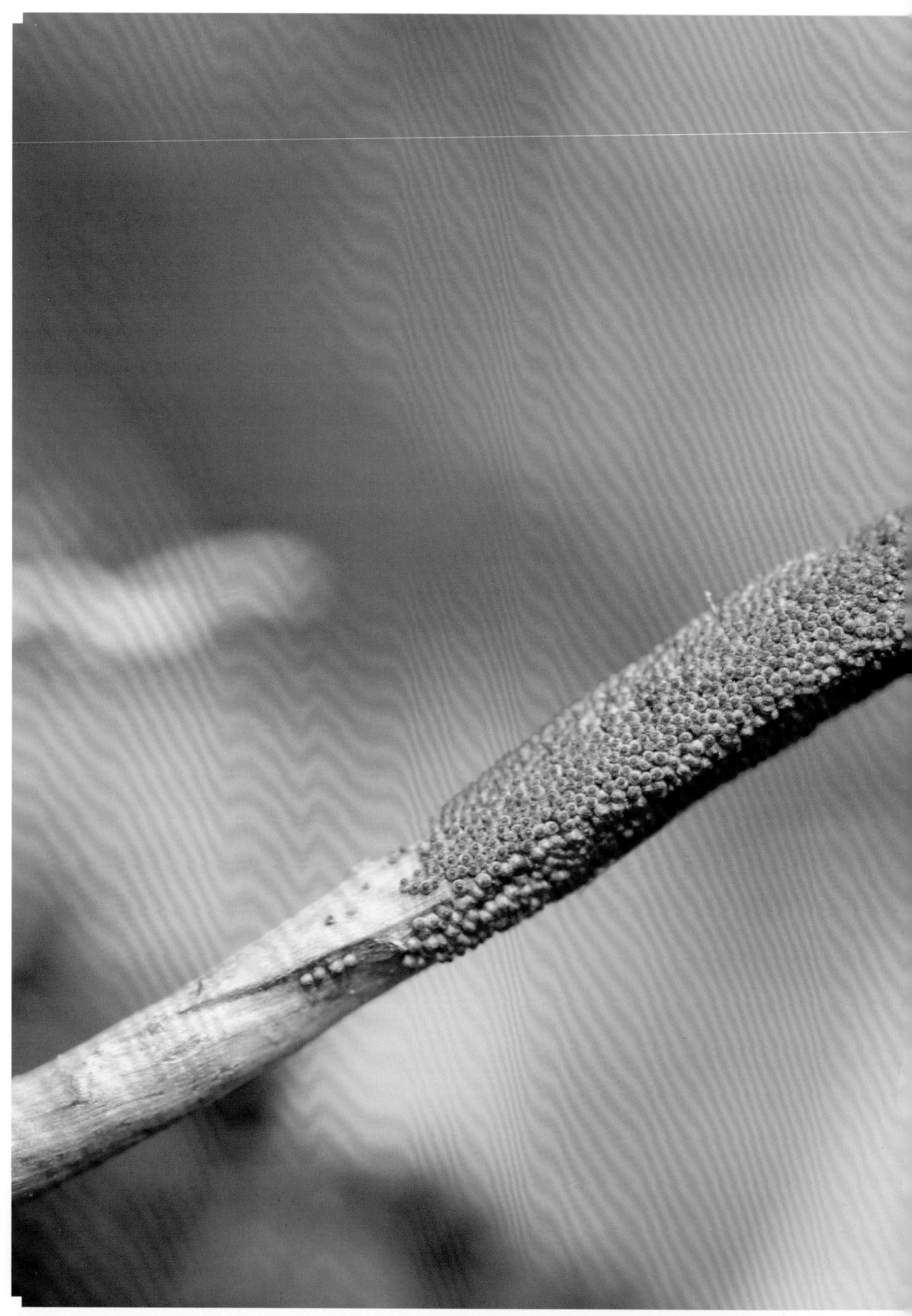

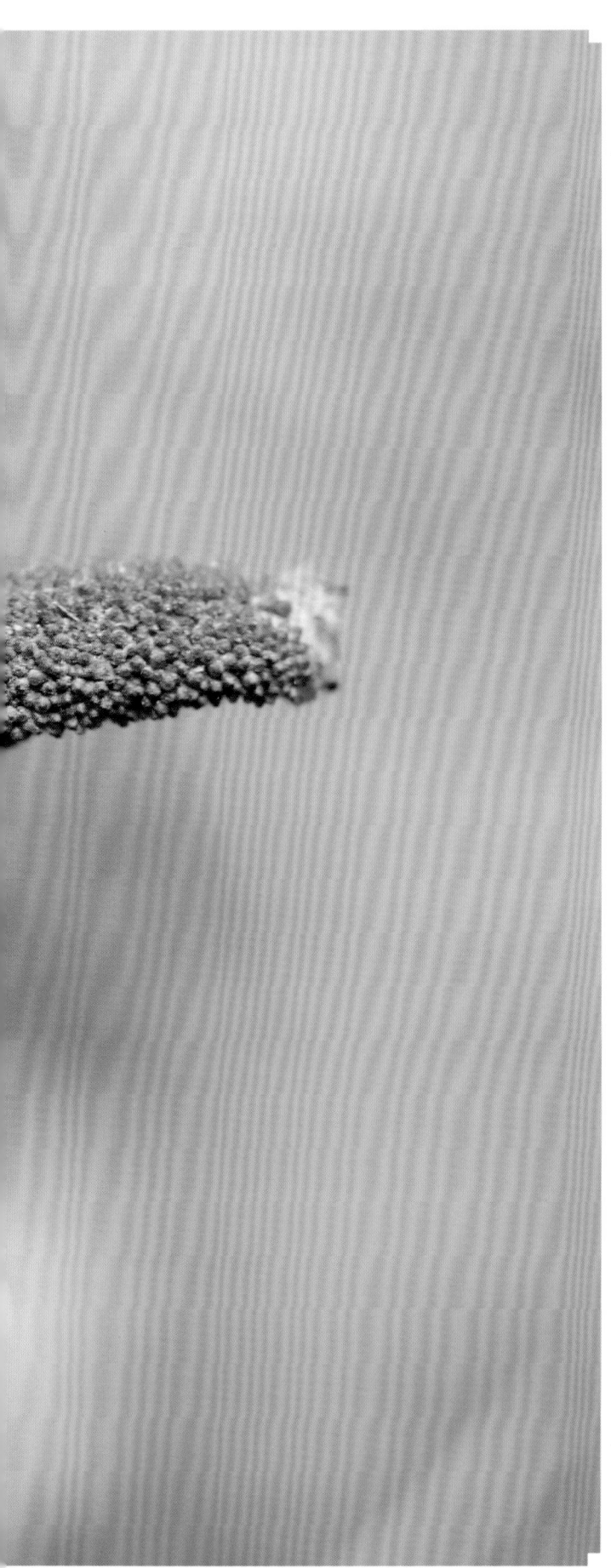

冬虫夏草

【藏 药 名】牙扎滚补。

【别　　名】补、扎补、虫草、冬虫草。

【来　　源】本品为麦角菌科真菌冬虫夏草菌 Cordyceps sinensis（Berk.）Sacc. 寄生在蝙蝠蛾科昆虫幼虫上的子座及幼虫尸体的复合体。

【性味归经】甘，平。归肺、肾经。

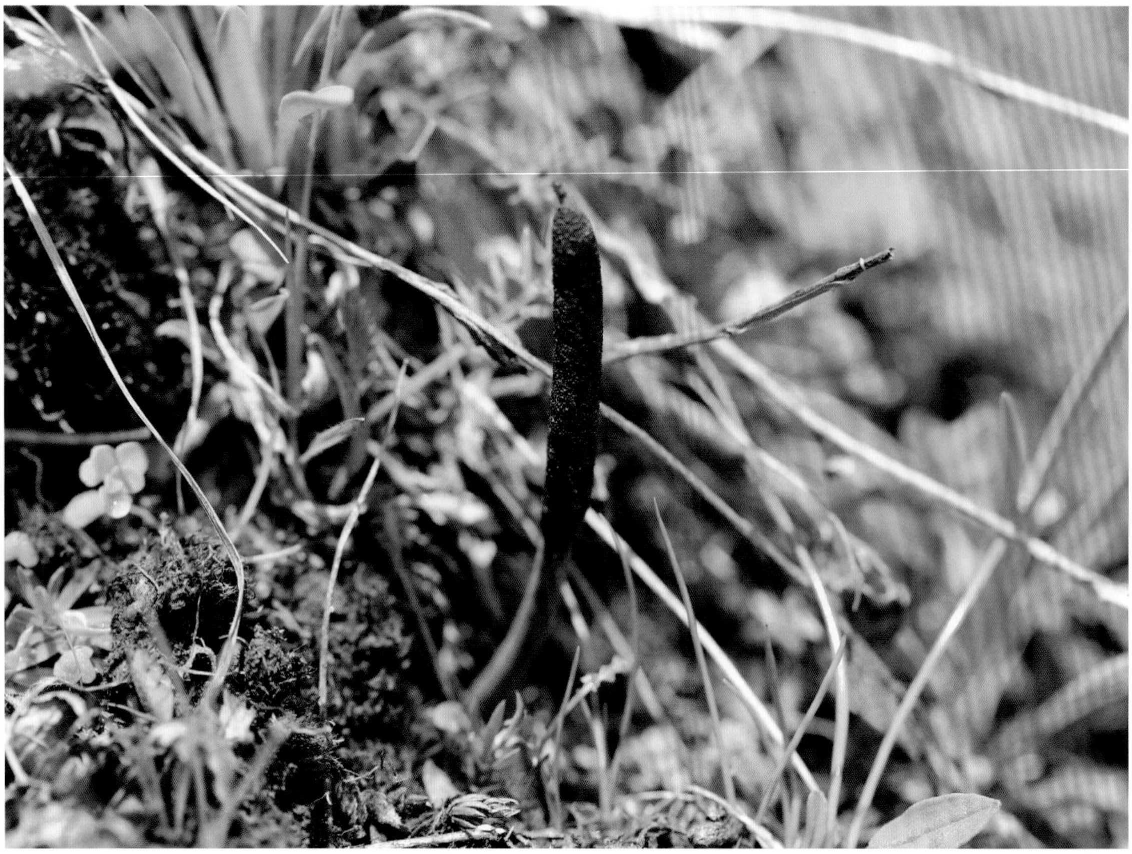

冬虫夏草

识别特征

冬虫夏草菌子囊菌之子座出自寄主幼虫的头部，单生，细长如棒球棍状，长 4 ~ 11 cm。上部为子座头部，稍膨大，呈圆柱形，褐色，密生多数子囊壳。子囊壳大部分陷入子座中，先端突出于子座之外，卵形或椭圆形；每一子囊壳内有多数细长的子囊，每一子囊内有 8 个具有隔膜的子囊孢子，一般只有 2 个成活，线形。寄主为鳞翅目、鞘翅目等昆虫的幼虫，冬季菌丝侵入蛰居于土中的幼虫体内，使虫体充满菌丝而死亡。夏季长出子座。

生境分布

生长于海拔 3000 ~ 4500 m 的高山草甸区。分布于四川、青海、西藏等省区，云南、甘肃、贵州也有。

采收加工

夏初子座出土，孢子未发散时挖取，晒至六七成干，除去似纤维状的附着物及杂质，晒干或低温干燥。

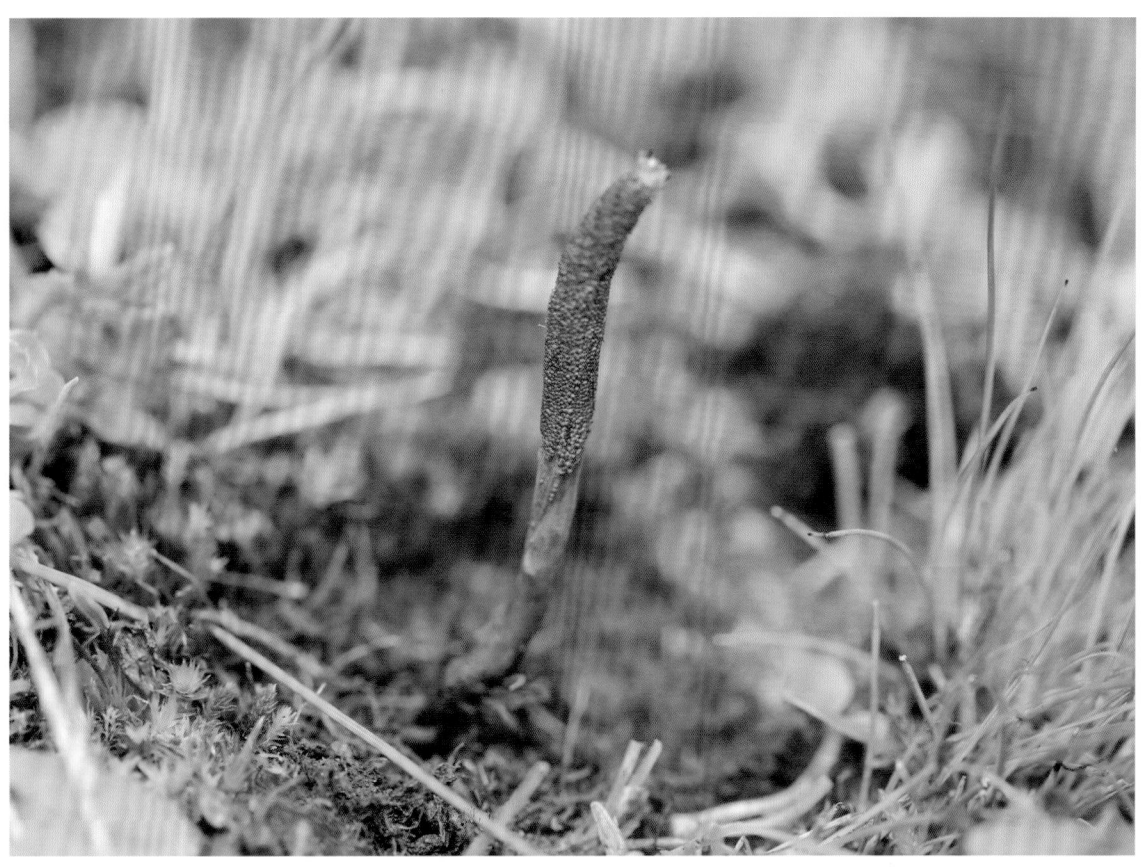

冬虫夏草

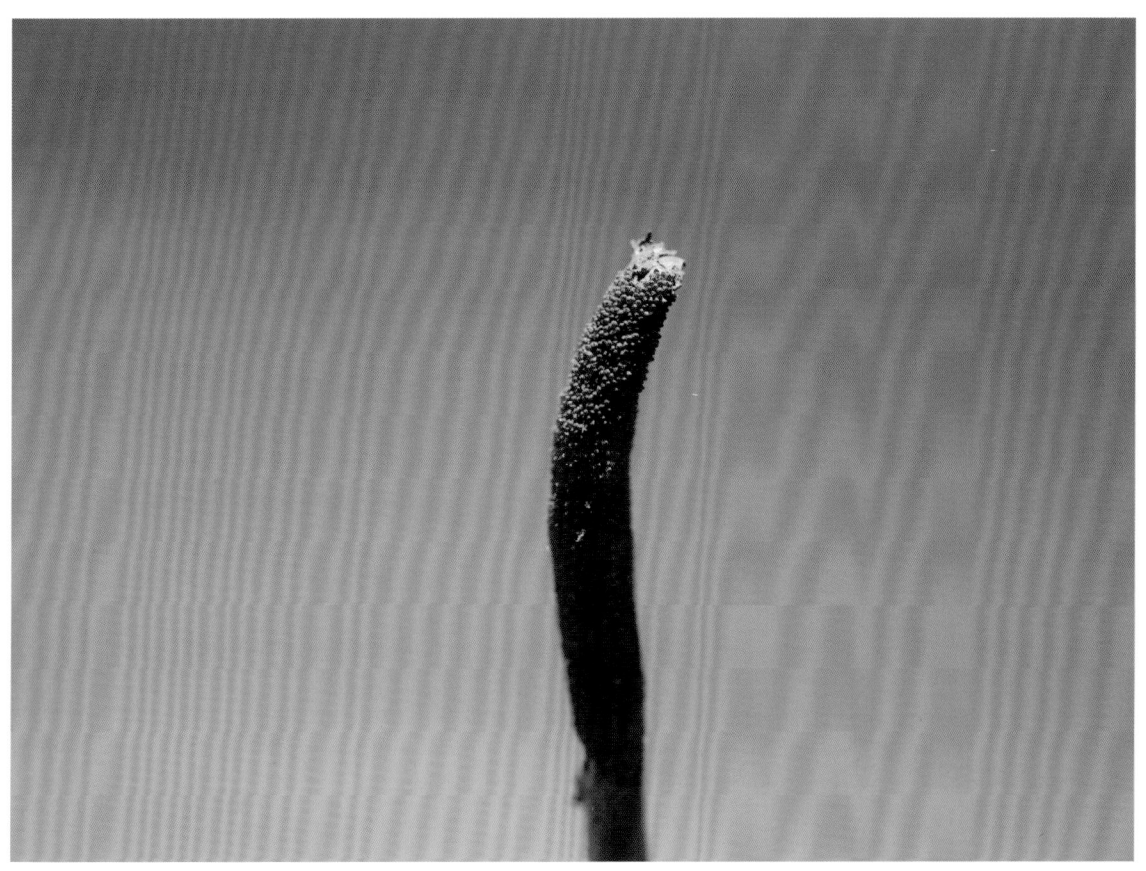

冬虫夏草

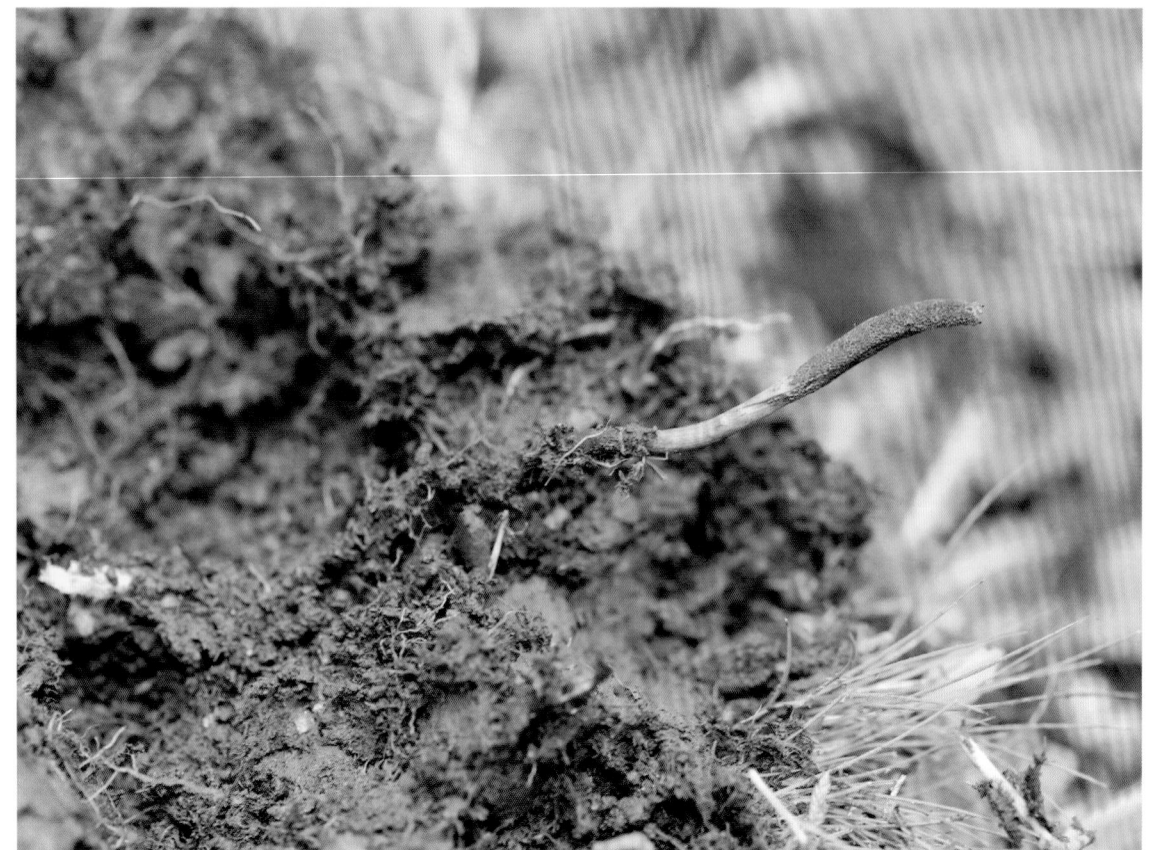

冬虫夏草

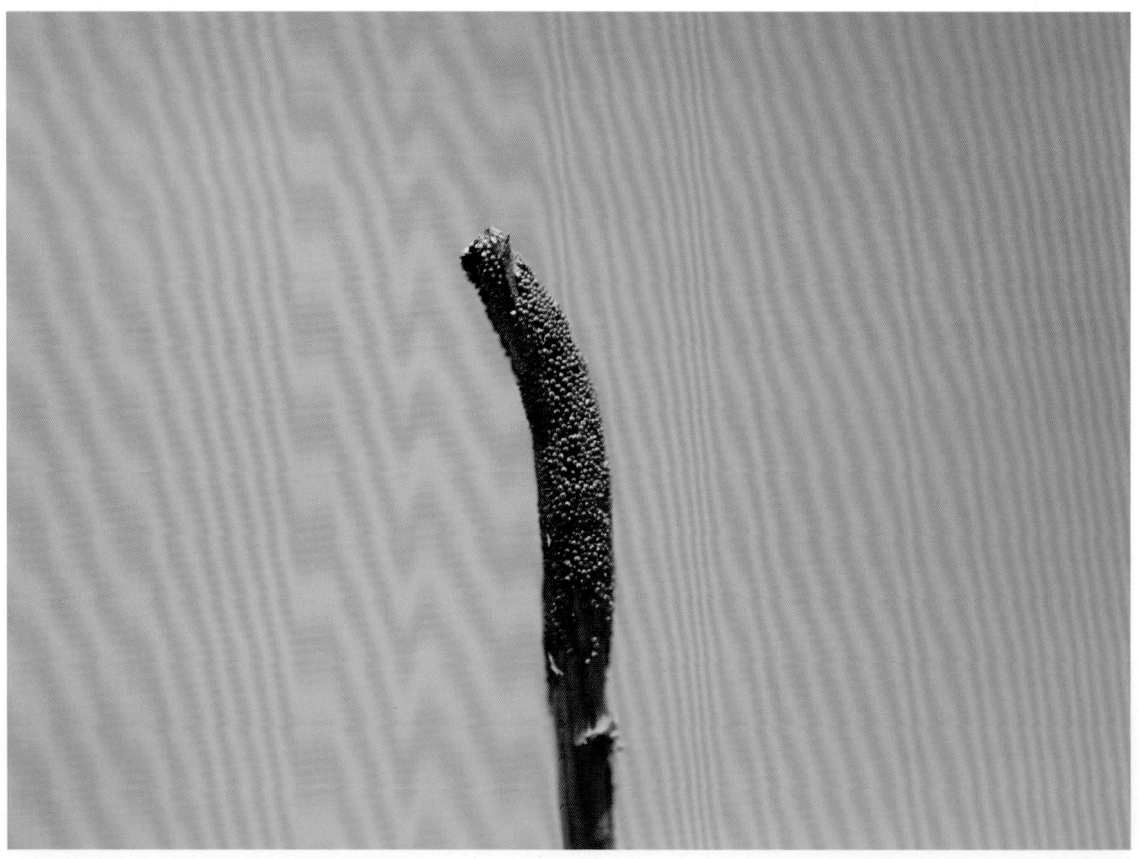

冬虫夏草

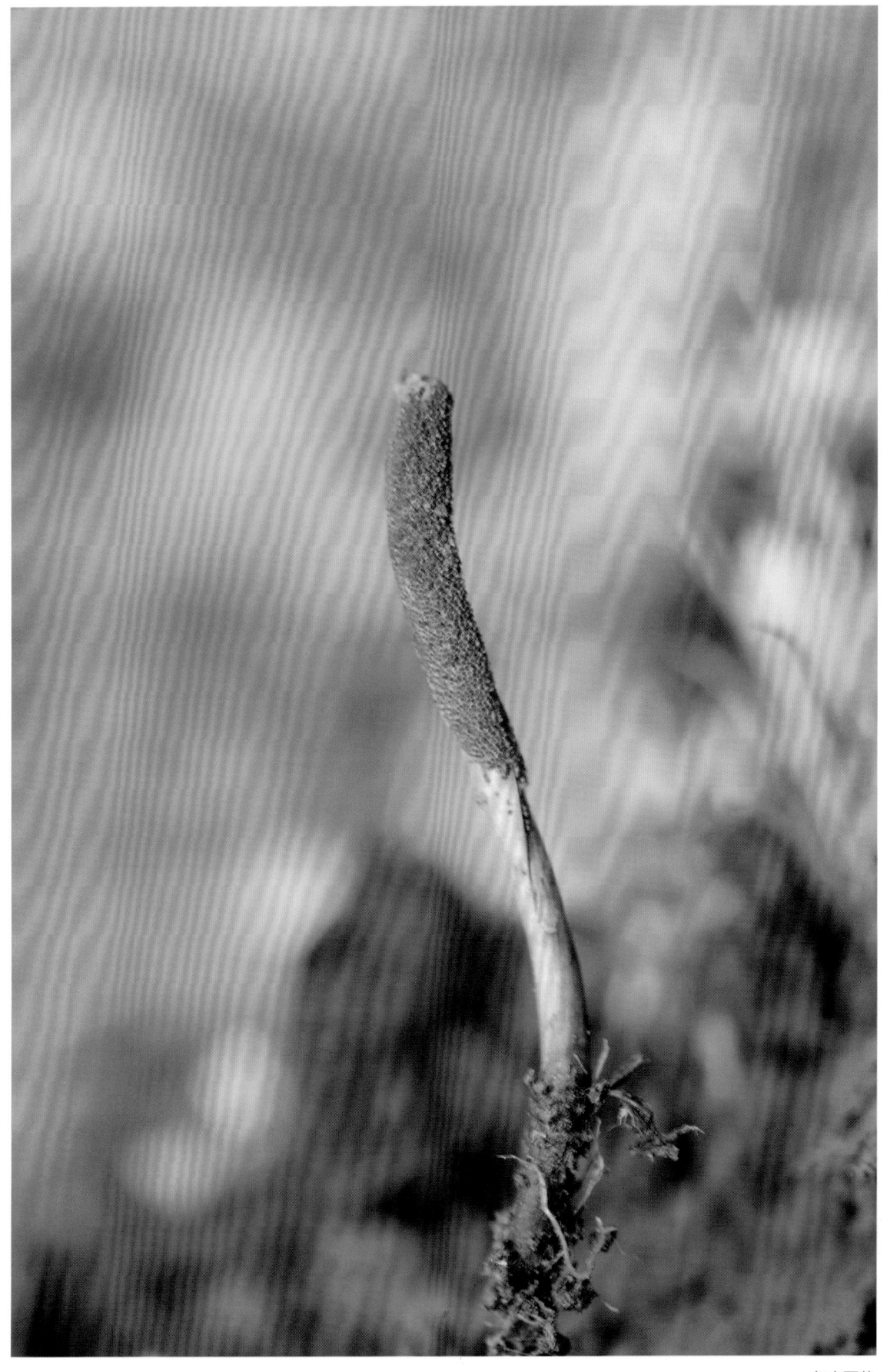

冬虫夏草

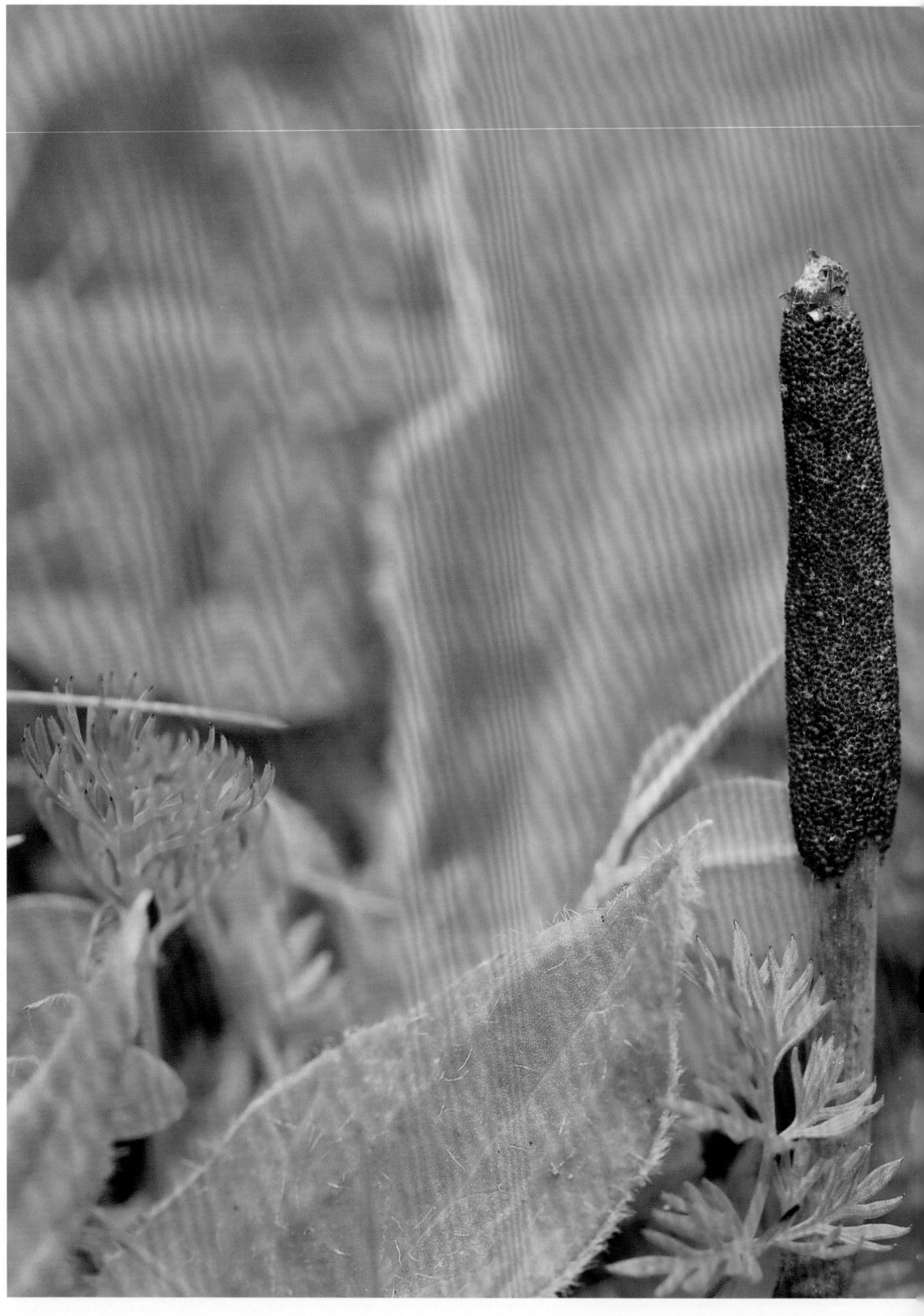

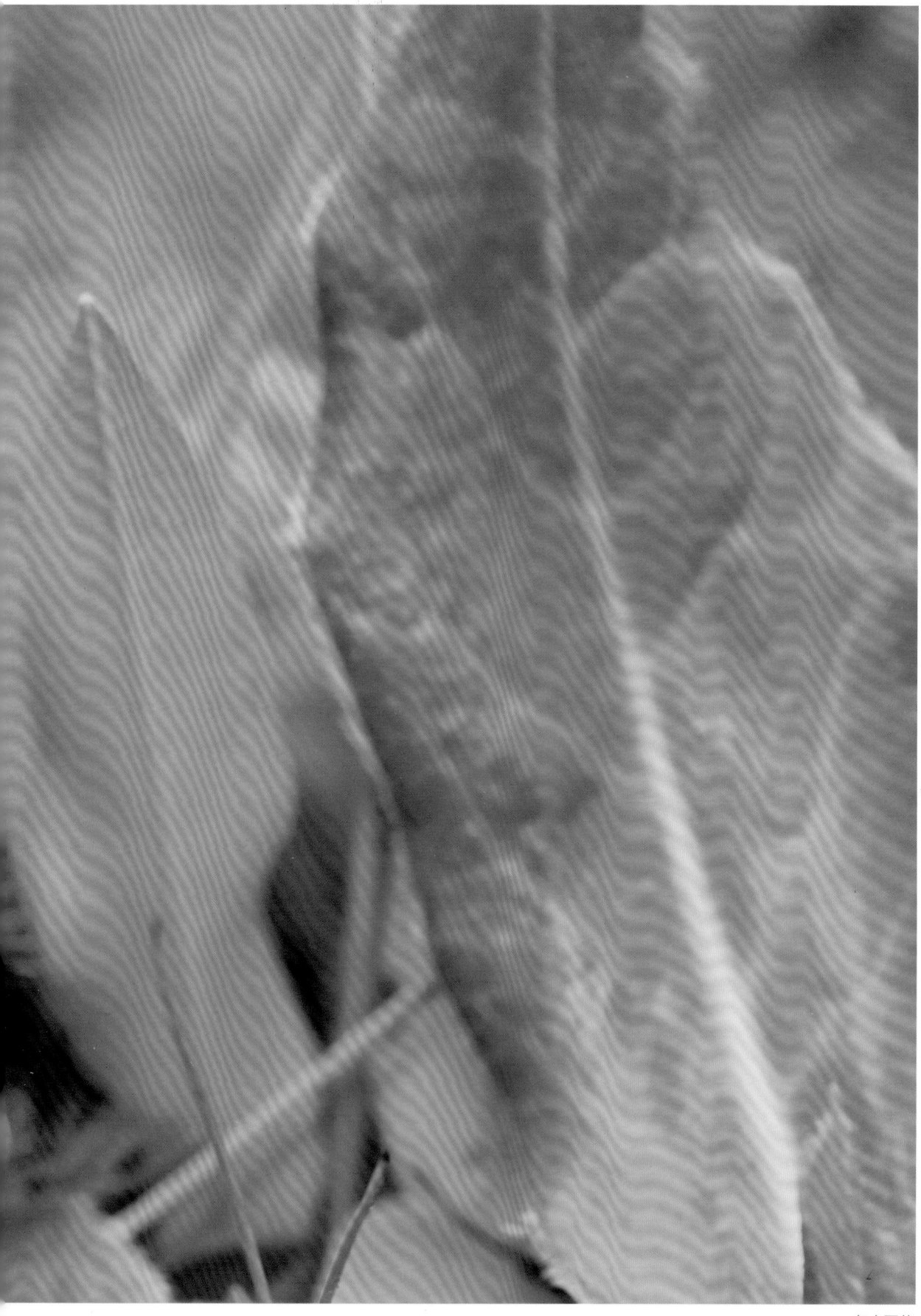

冬虫夏草

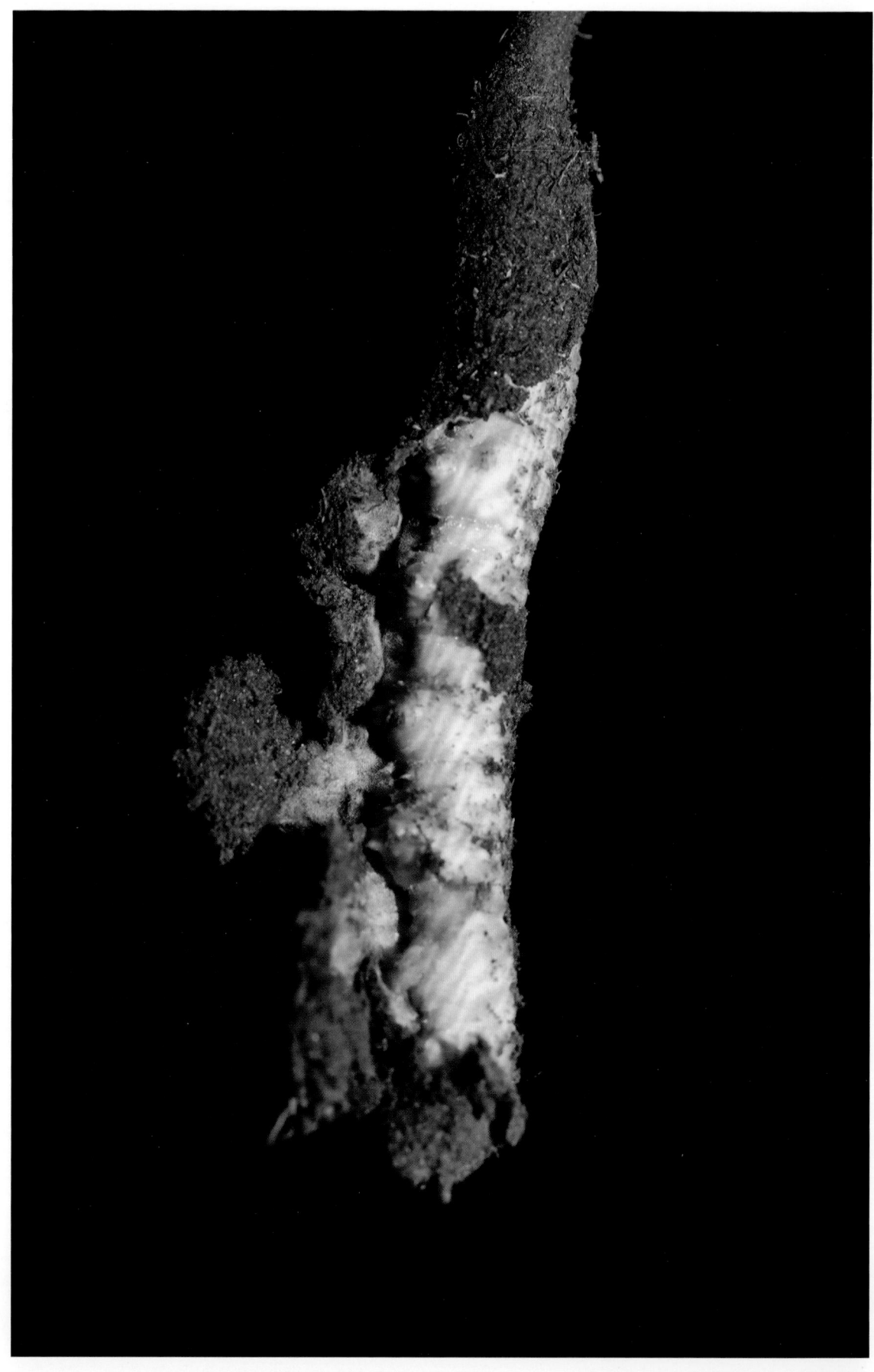

冬虫夏草

▌药材鉴别

本品由虫体从虫体头部长出的真菌子座相连而成。虫体似蚕，外表皮深黄色至黄棕色。质脆易断，断面略平坦，淡黄白色。气微腥，味微苦。

▌功效主治

补肾助阳，补肺益阴，止血化痰。本品甘、平，归肾经补肾助阳，归肺经又可养肺阴，还可止血、化痰。为平补阴阳之品。药力和缓，也为病后体虚调补佳品。近代食疗、药膳、保健饮品也多采用。

▌用法用量

内服：5～10 g，煎汤；或入丸、散，研末1.5～3.0 g。

▌民族药方

1. 肺结核咳嗽、咯血，老年虚喘　冬虫夏草30 g，贝母15 g，百合12 g。水煎服。

2. 肾虚腰痛　冬虫夏草、枸杞子各30 g，黄酒1000 ml。浸泡1周，每次1小盅，每日2次。

3. 阳痿，遗精　冬虫夏草3～9 g，枸杞子、山药、山茱萸各10 g。水煎服，每日1剂。

4. 阳痿，遗精，自汗盗汗，胃寒怕冷　冬虫夏草10 g，公鸡1只。炖熟分次食之。

5. 女性尖锐湿疣　冬虫夏草9 g，黄芪、土茯苓各30 g，紫草根、蒲公英、蜂房、赤芍、板蓝根各20 g，败酱草15 g，蜈蚣2条，甘草6 g。水煎取药汁，每日1剂，分2次服。

▌使用注意

有表邪者慎用。

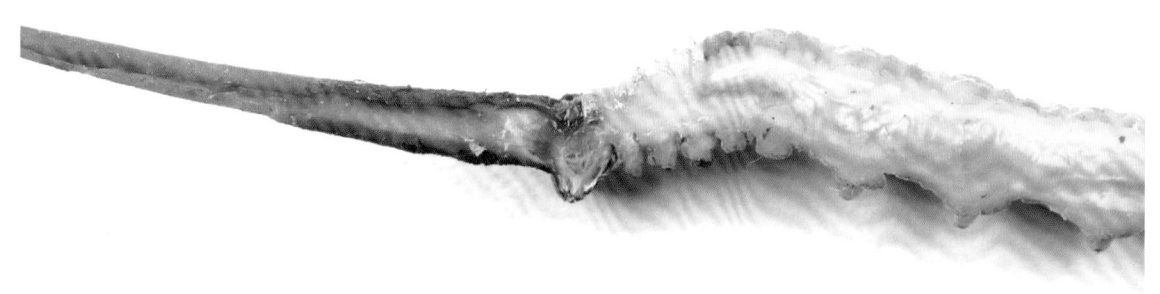

冬虫夏草

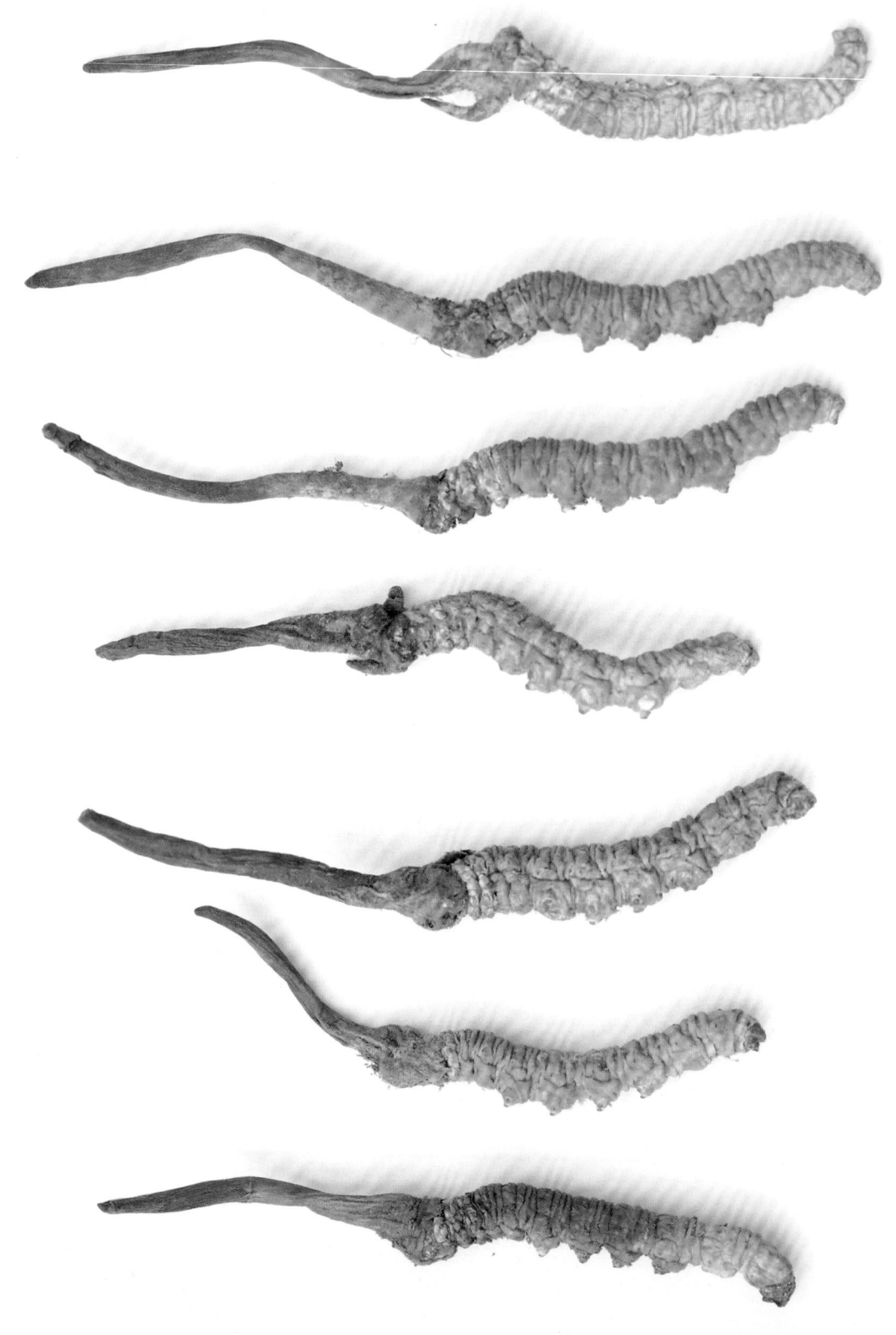

冬虫夏草药材

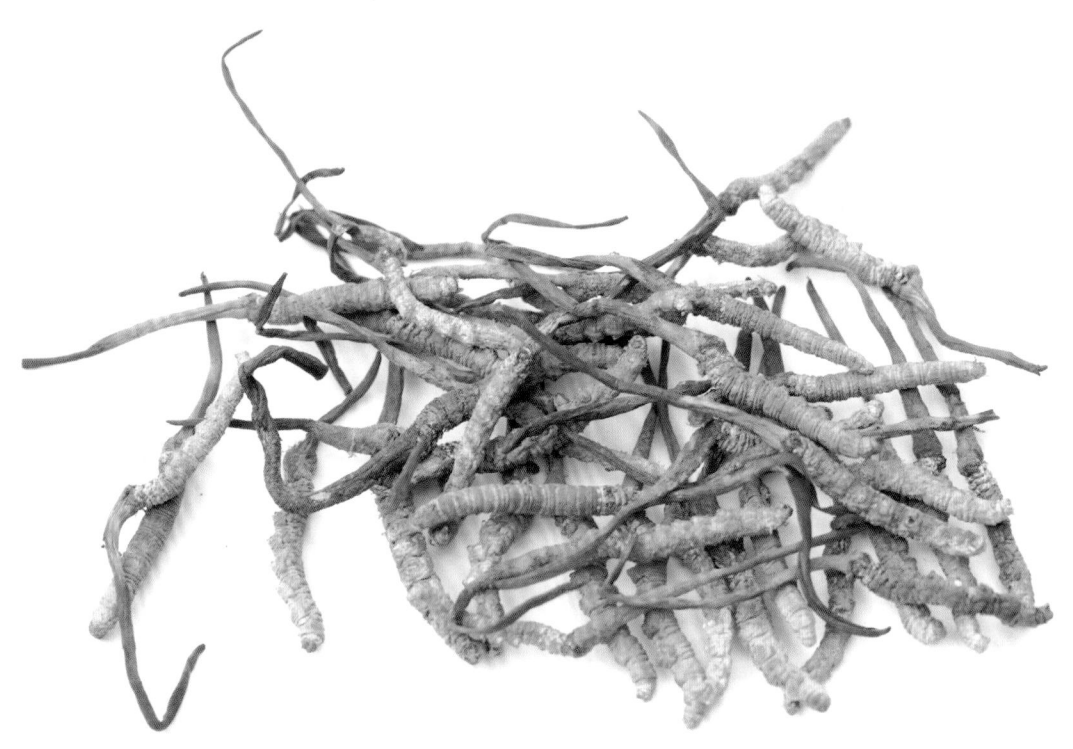

冬虫夏草药材

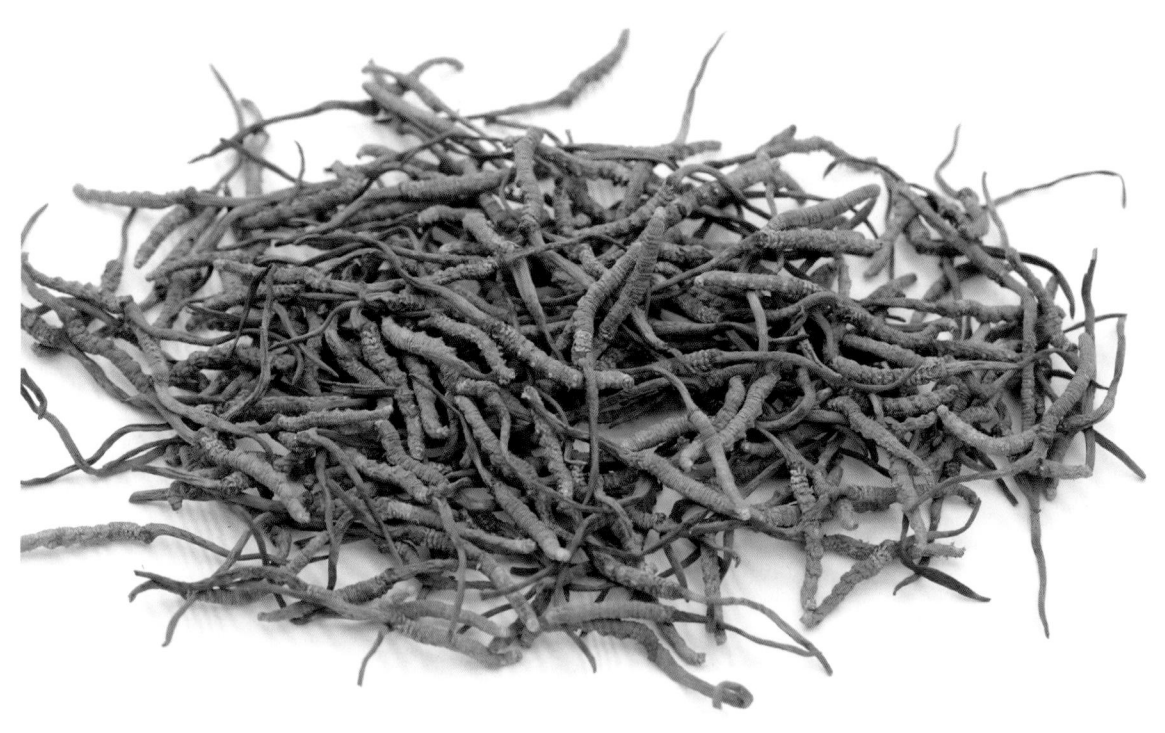

冬虫夏草药材

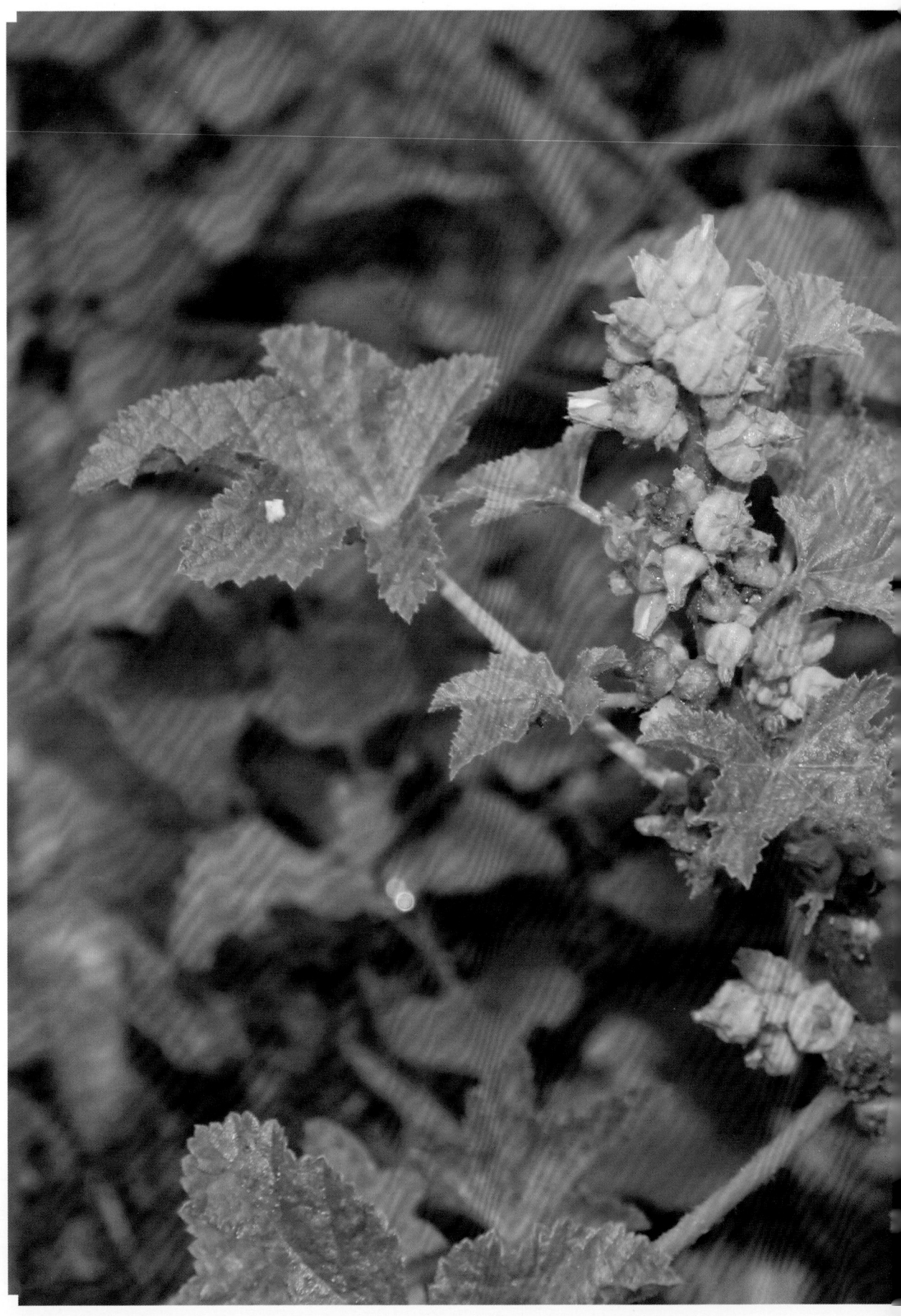

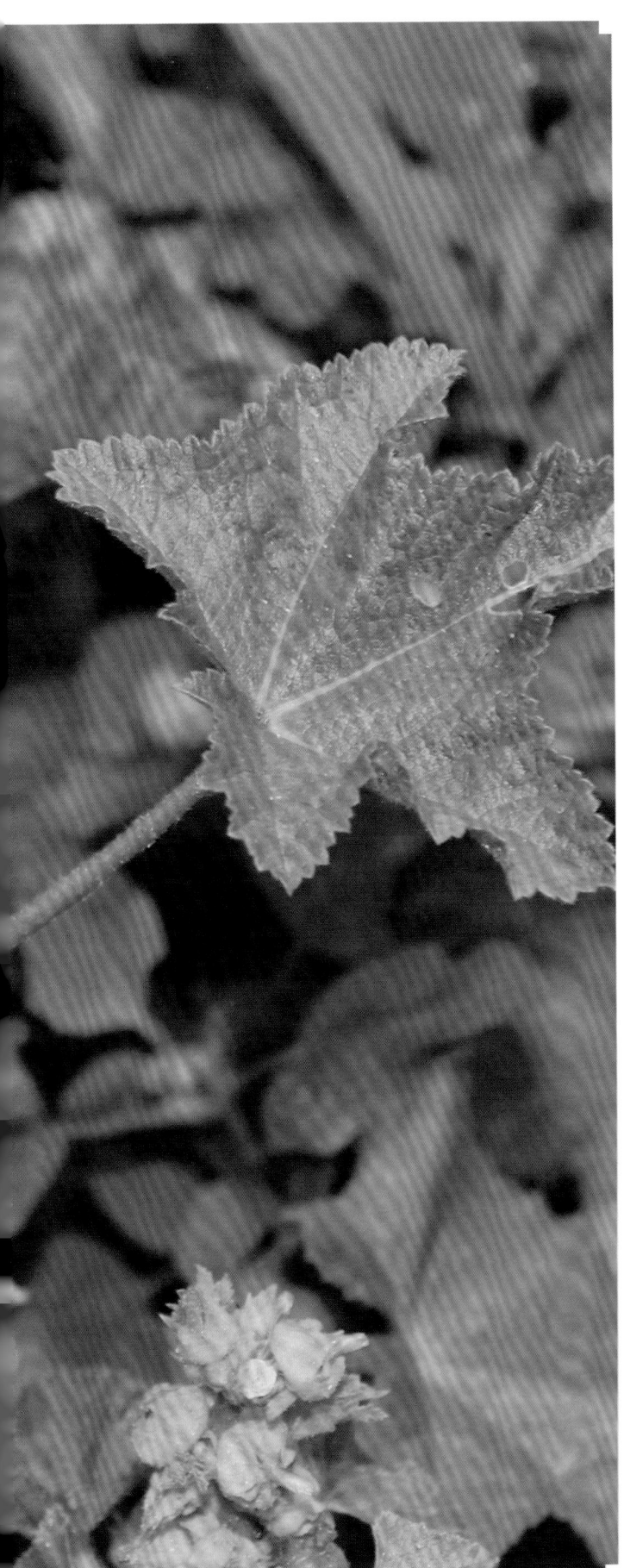

冬葵子

【藏药名】玛宁江巴。

【别　名】尼嘎、葵子、尼朵、葵菜子、冬葵果、温保曲东、哈卜玛斋布。

【来　源】本品为锦葵科一年生草本植物冬葵 *Malva verticillata* L. 的干燥成熟种子。

【性味归经】甘，寒。归大肠、小肠、膀胱经。

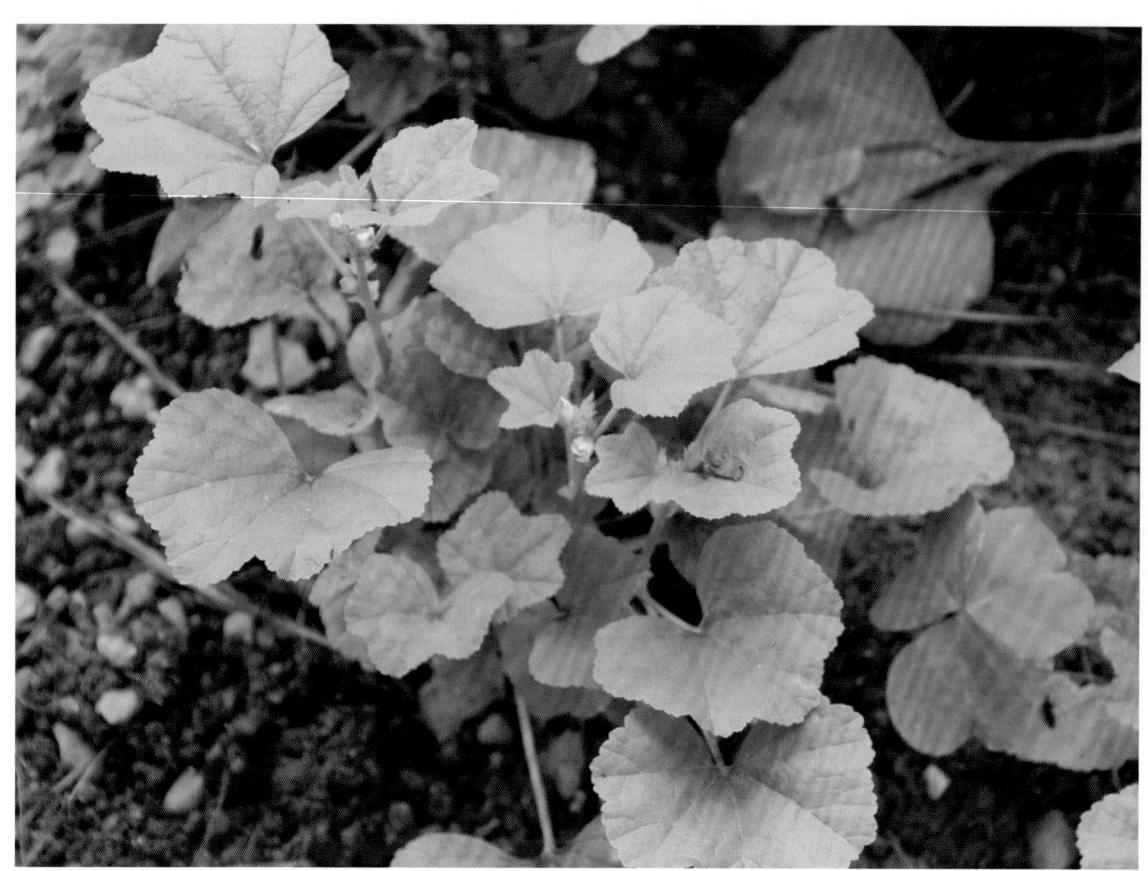

冬葵

识别特征

一年生草本，高30～90 cm。茎直立，被疏毛或几乎无毛。叶互生；掌状5～7浅裂，圆肾形或近圆形，基部心形，边缘具钝锯齿，掌状5～7脉，有长柄。花小，丛生于叶腋，淡红色，小苞片3，广线形；萼5裂，裂片广三角形；花冠5瓣，倒卵形，先端凹入；雄蕊多数，花丝合生；子房10～12室，每室有1个胚珠。果实扁圆形，由10～12心皮组成，果熟时各心皮彼此分离，且与中轴脱离，心皮无毛，淡棕色。花期6—9月。

生境分布

生长于平原、山野等处，多为栽培。全国各地均有产。

采收加工

夏、秋二季种子成熟时采收。除去杂质，阴干。

药材鉴别

本品呈肾形，中央凹陷，两端凸起。表面灰褐色。质坚。破开外壳，内有黄白色种仁，富有油性。气微，味涩。

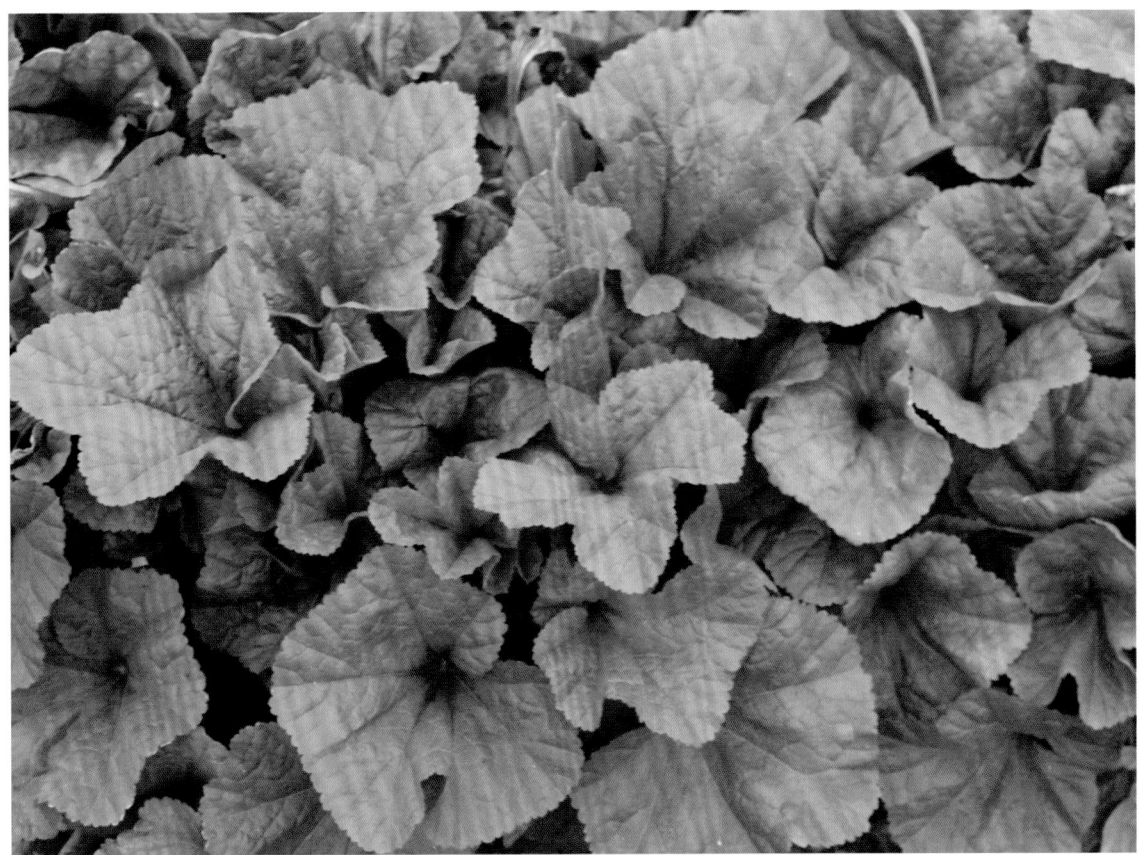

冬葵

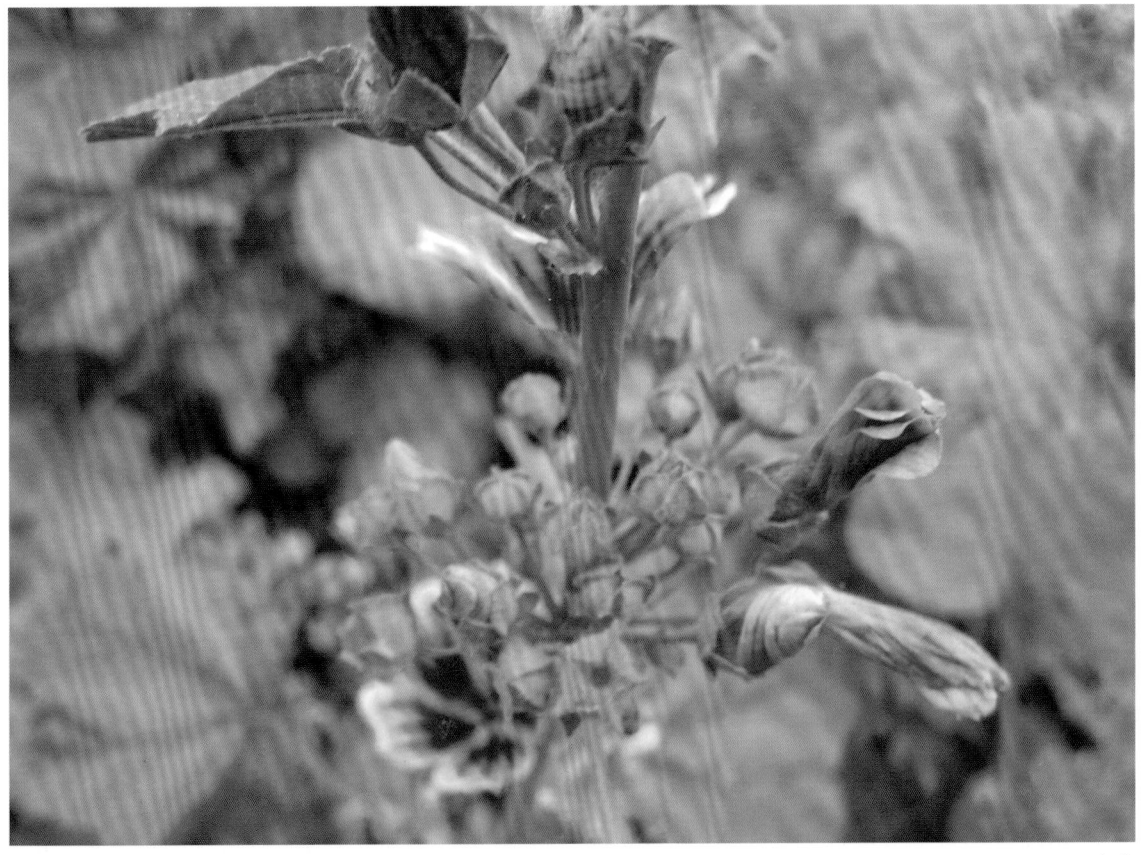

冬葵

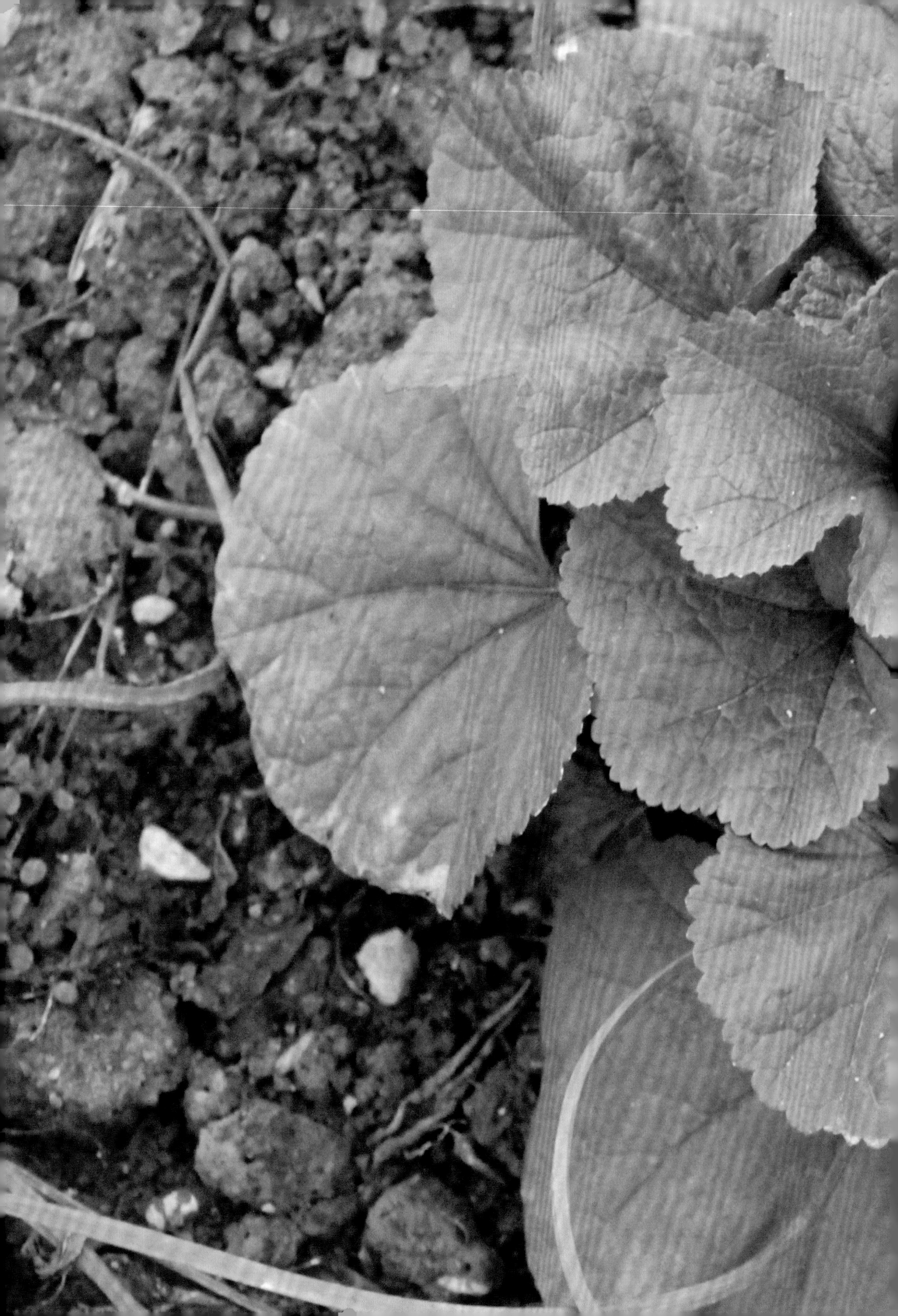

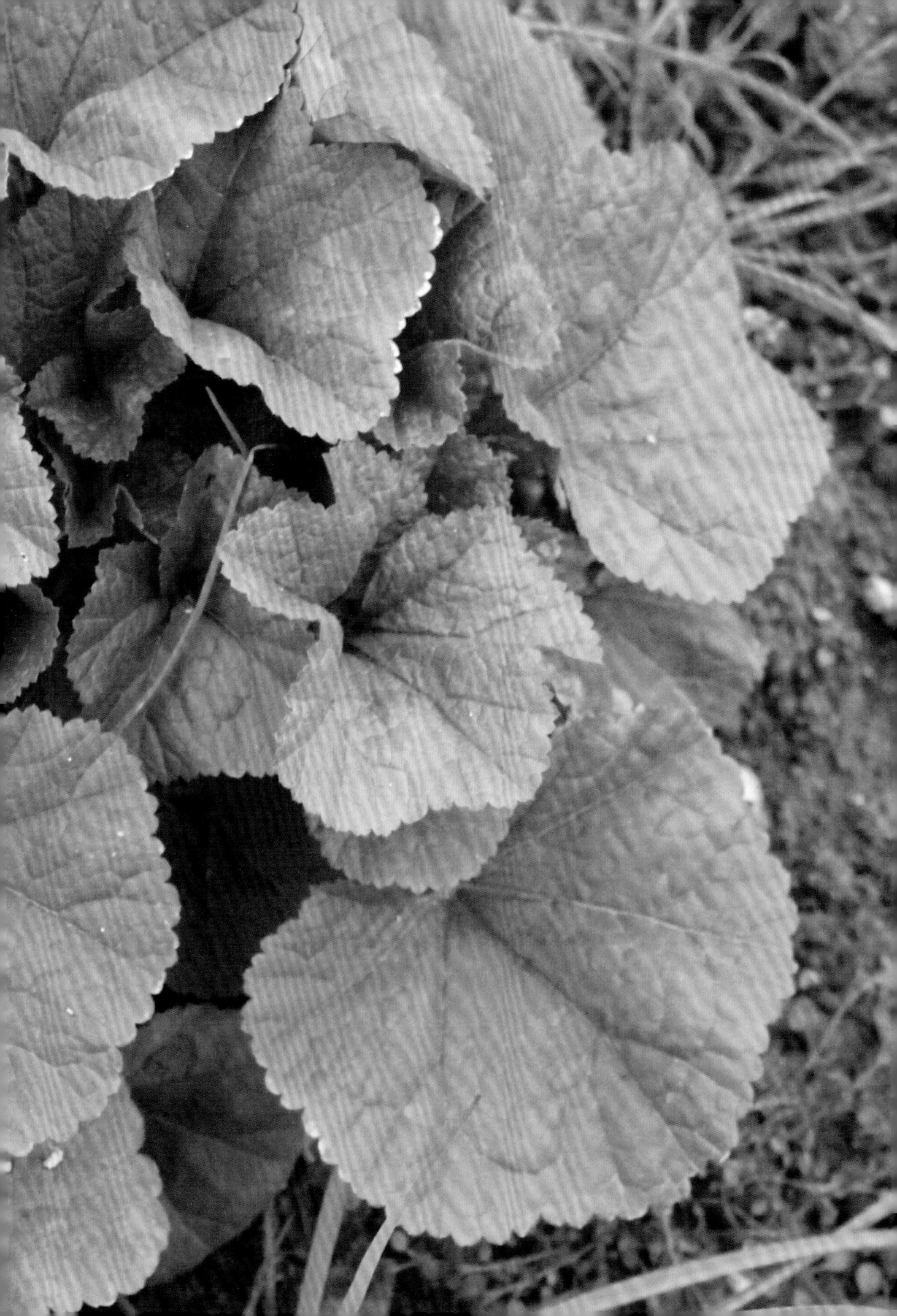

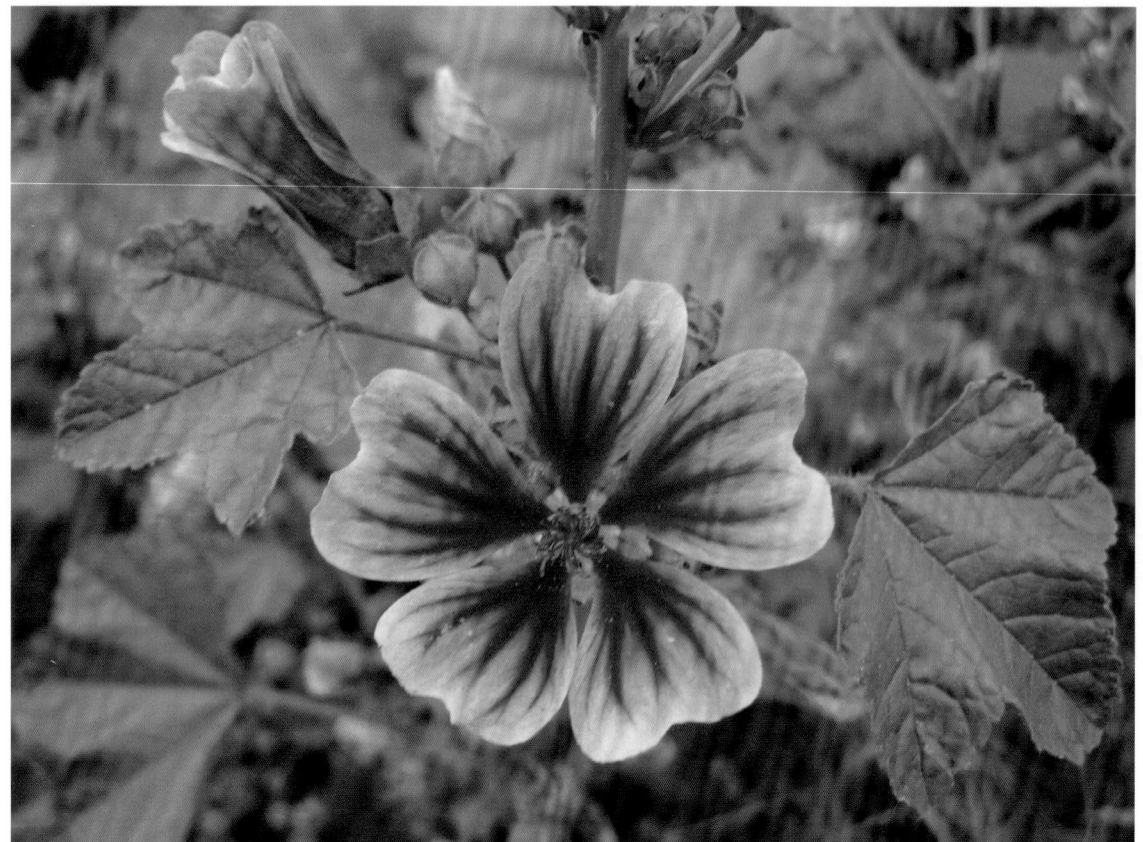

冬葵

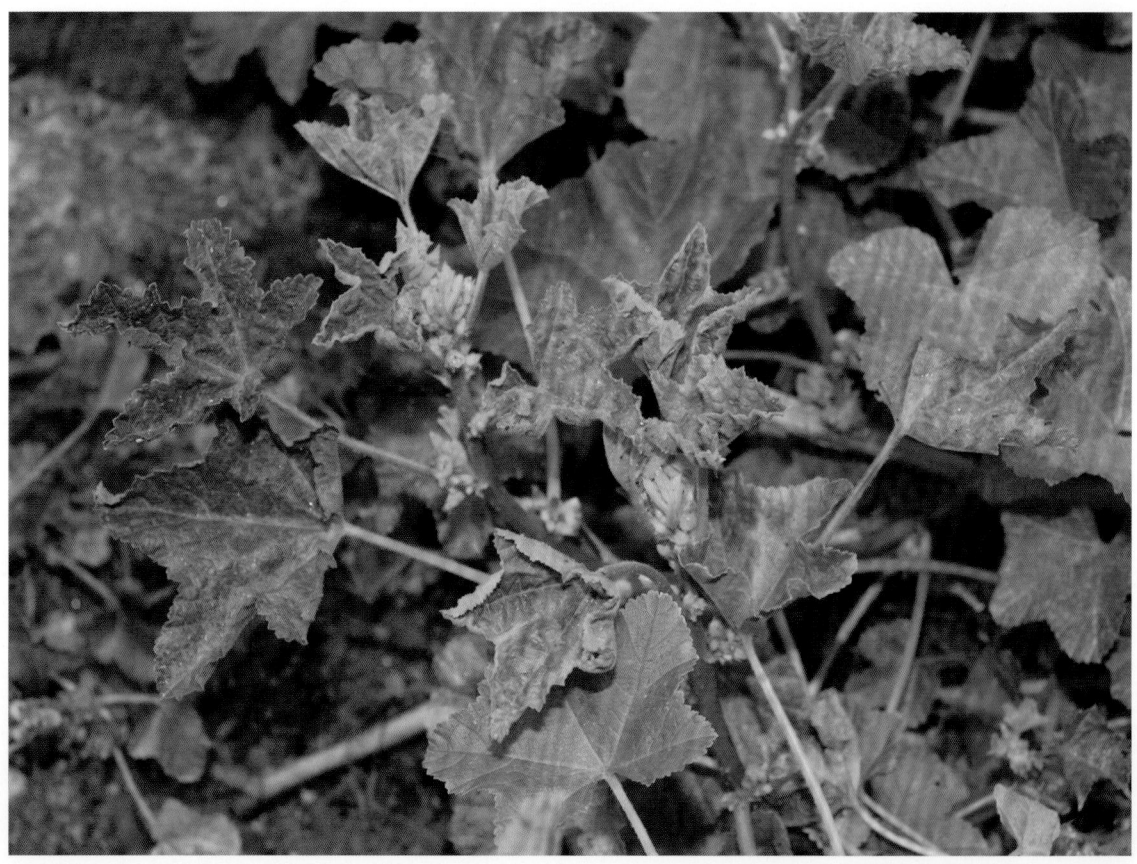

冬葵

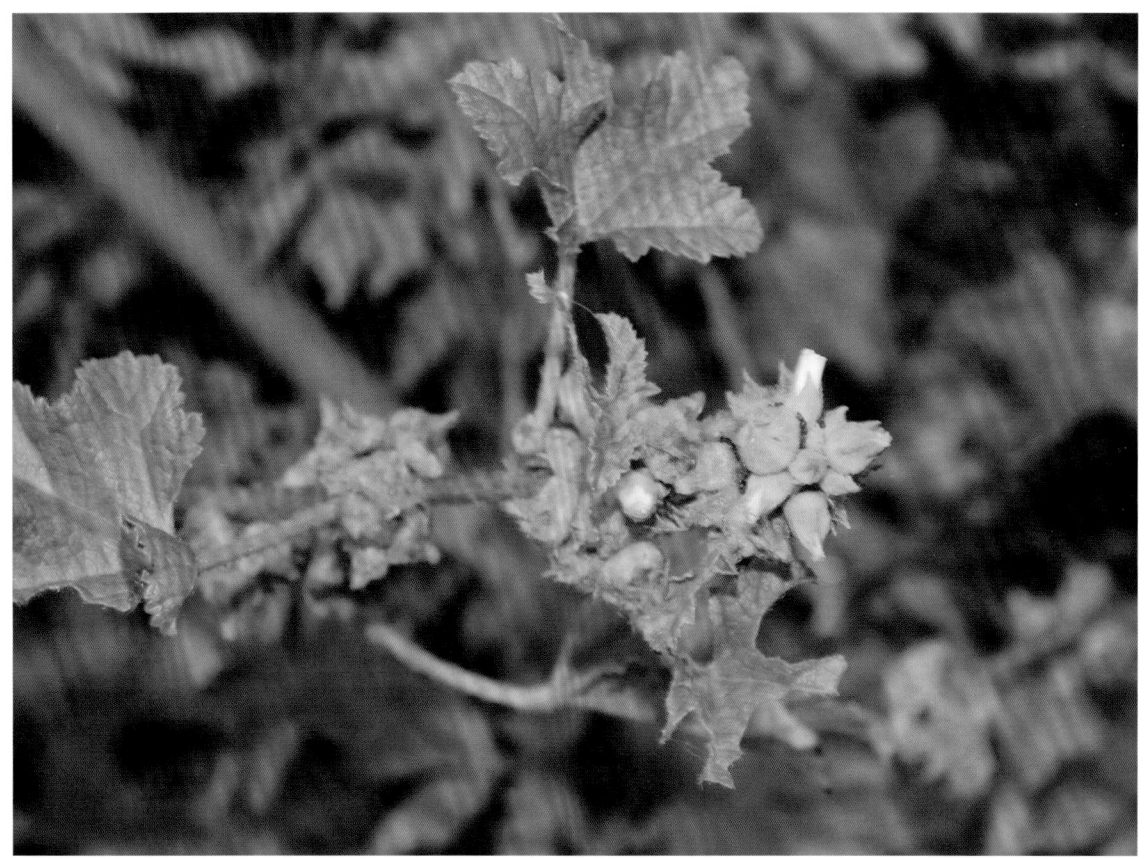

冬葵

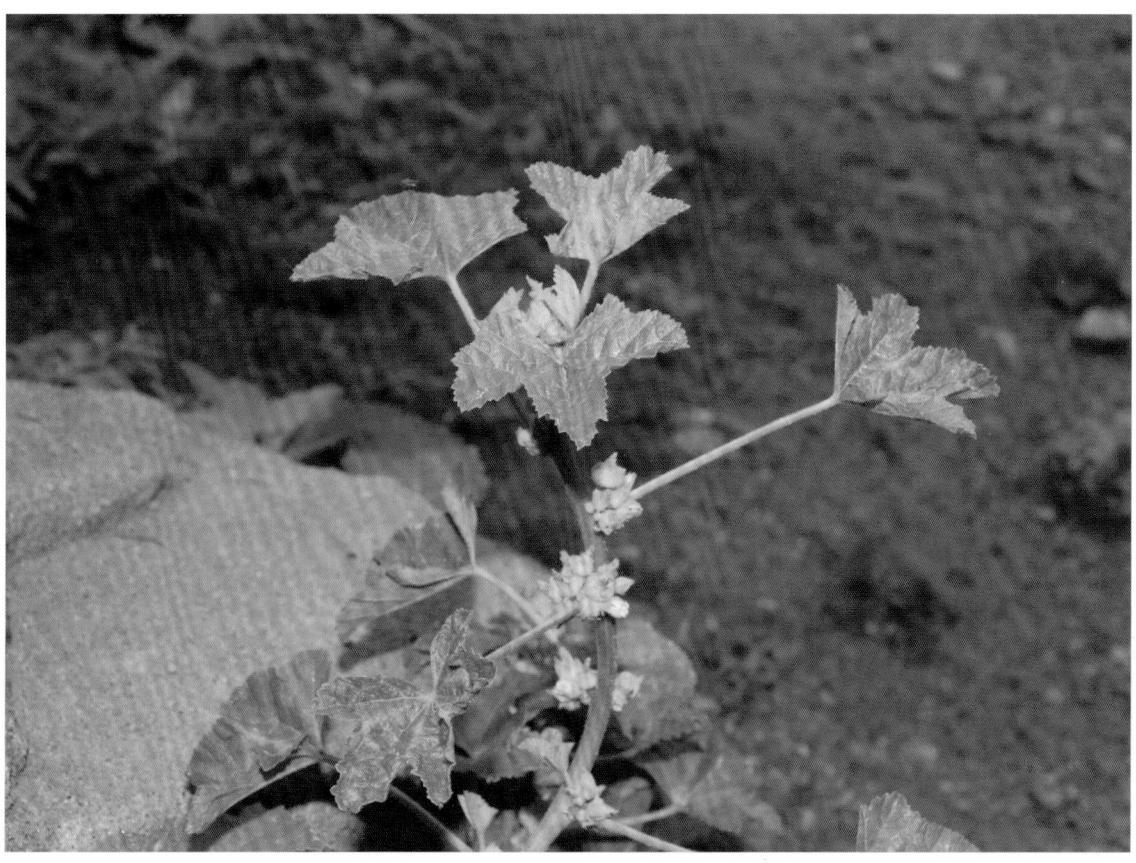

冬葵

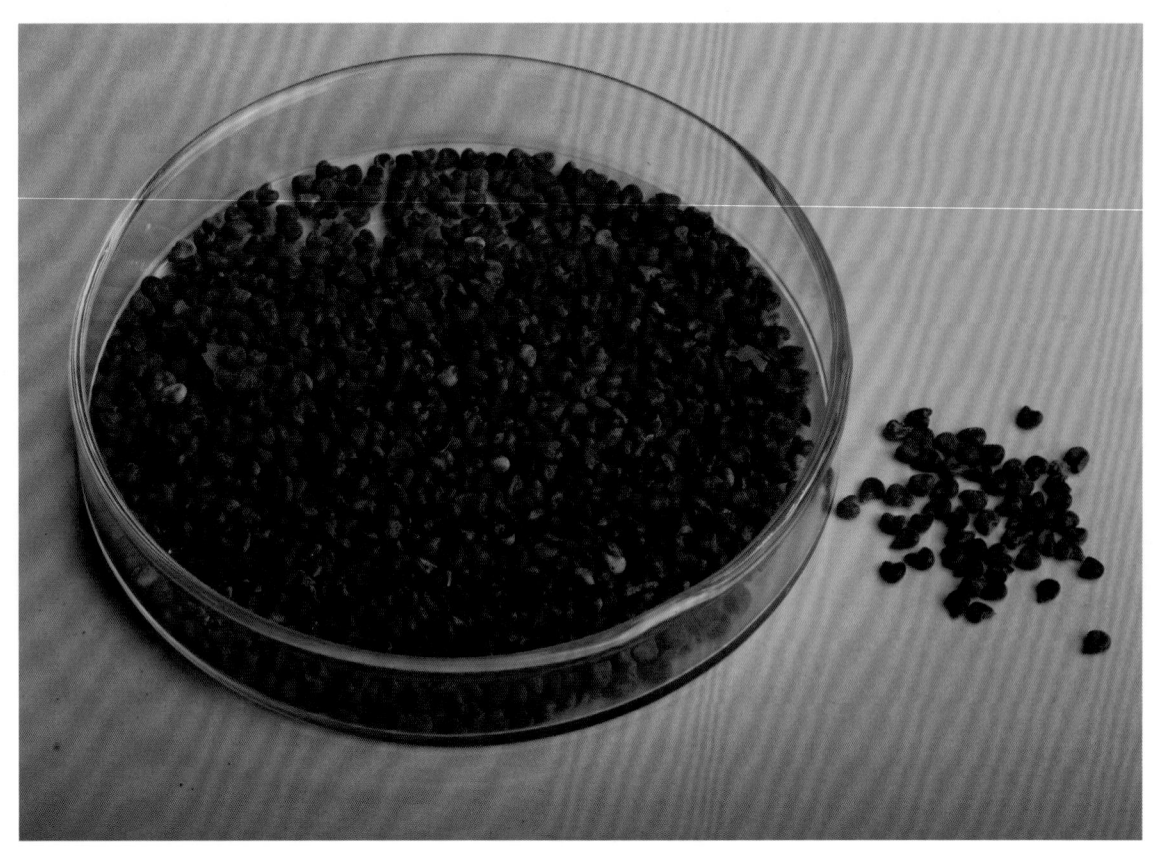

冬葵子

功效主治

利水通淋，下乳润肠。本品甘寒滑利，能通利膀胱、润滑肠道、疏通乳络，故有利水通淋、下乳润肠之功。

用法用量

内服：10 ~ 15 g，煎服。

民族药方

1. **泌尿系结石**　冬葵子、当归、王不留行、陈皮、石韦、滑石各 15 g。水煎服。
2. **乳腺炎初期、乳汁稀少或排乳困难、乳房肿痛**　冬葵子 30 g。水、酒各半煎服；或以本品配砂仁各等份。研为细末，热酒冲服。
3. **便秘**　冬葵子 15 g，薏苡仁 100 g。冬葵子洗净切碎，煮沸 10 ~ 15 分钟后，再放入薏苡仁共煮，熬成粥，空腹服。
4. **尿路感染，小便不利**　冬葵子、泽泻各 15 g，茯苓皮 25 g，车前子 20 g。水煎服。

使用注意

脾虚肠滑者忌用。孕妇慎用。

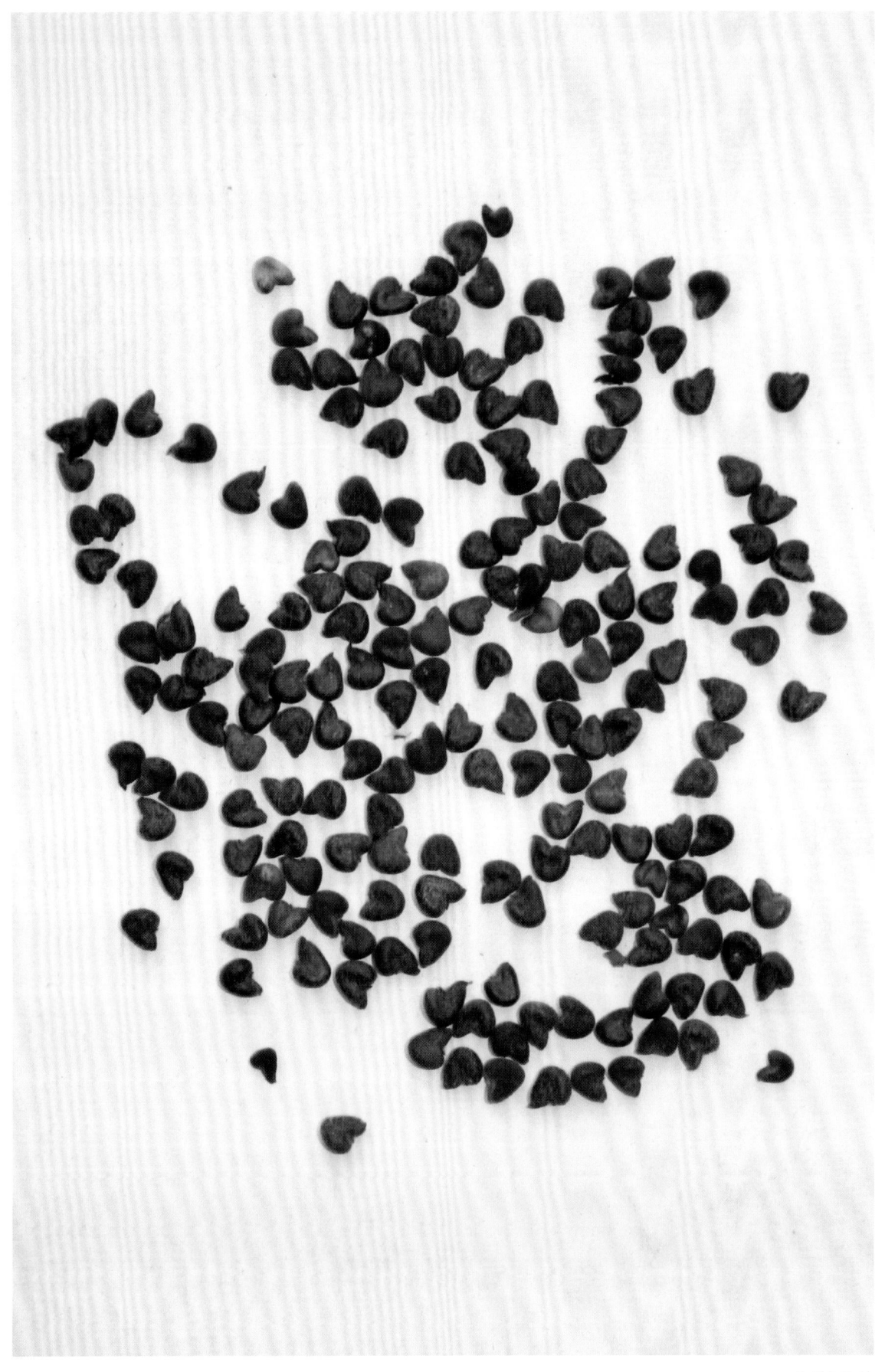

冬葵子饮片

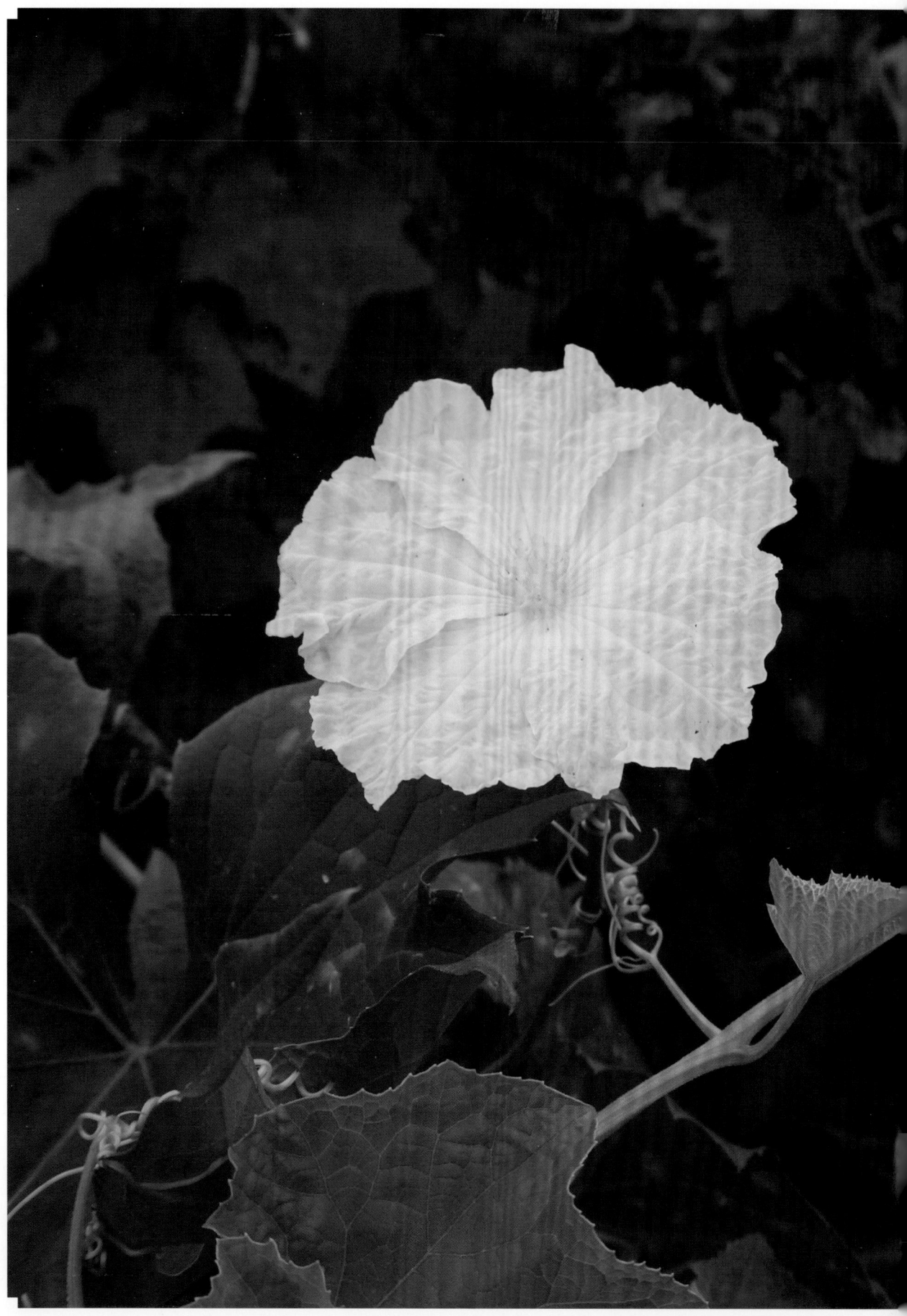

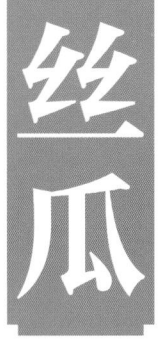

丝瓜

【藏 药 名】塞吉普布。

【别 名】塞尔普、塞尔朵、赛尔饶合。

【来 源】本品为葫芦科植物丝瓜 *Luffa cylindrica* (L.) M. J. Roem. 的鲜嫩果实或霜后干枯的老熟果实（天骷髅）。

【性味归经】味甜，性冷。归热经。

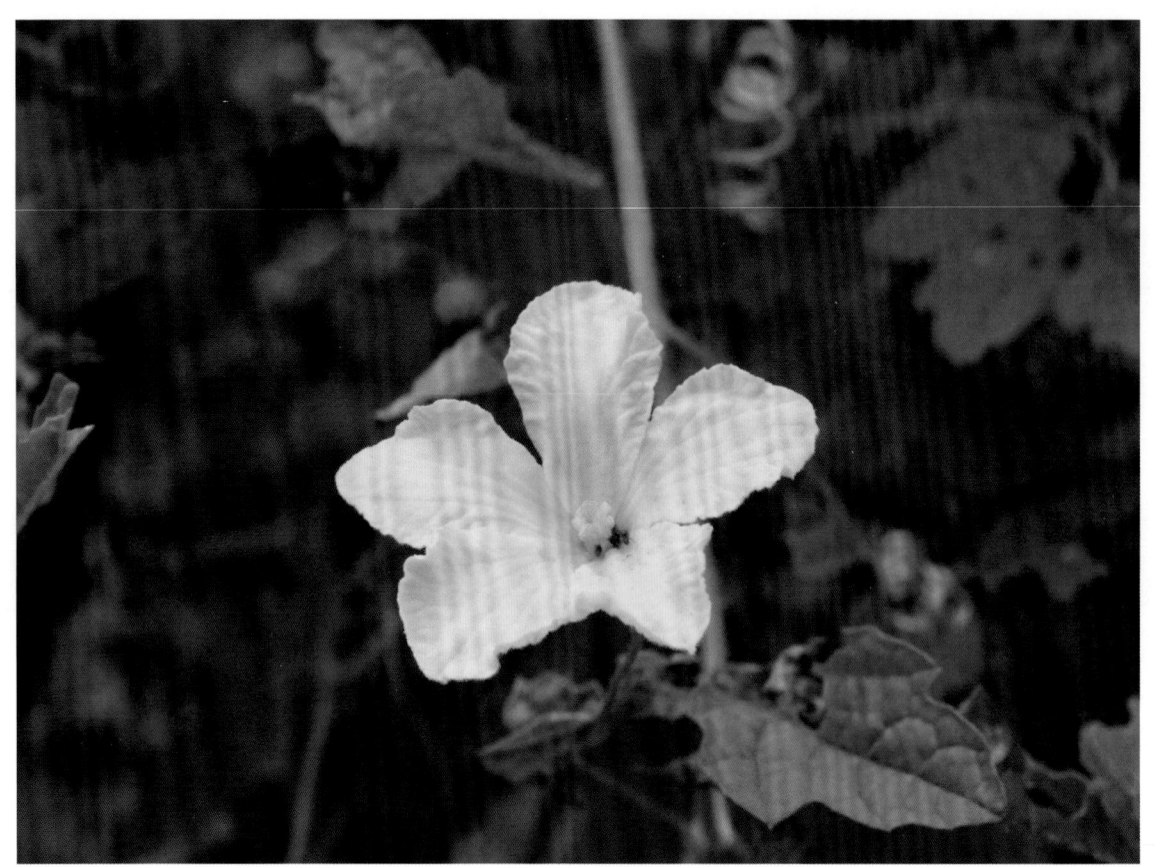

丝瓜

识别特征

　　一年生攀缘草本植物。茎枝粗糙，有棱沟，被微柔毛。茎枝通常长 10 ~ 12 cm，近无毛。叶互生，三角形或近圆形，长、宽均 10 ~ 20 cm，通常掌状 5 ~ 7 裂，裂片三角形，中间较长，长 8 ~ 12 cm，先端尖，边缘有锯齿，基部深心形，上面深绿色，有疣点，下面浅绿色，有短柔毛，脉掌状，具白色长柔毛；叶柄粗壮，略短于叶片。花单性，雌雄同株；雄花通常 10 ~ 20 朵生于总状花序的顶端，花序梗粗壮，长 12 ~ 14 cm，花梗长 2 cm；花萼筒锥形，被短柔毛；花冠黄色，开后直径 5 ~ 9 cm，裂片 5，长圆形，长 0.8 ~ 1.3 cm，宽 0.4 ~ 0.7 cm，里面被黄白色长柔毛，外面具 3 ~ 5 条突起的脉，雄蕊 5，稀 3，雌花单生，花梗长 2 ~ 10 cm；花被与雄花同，退化雄蕊 3，子房长圆柱状，有柔毛，柱头 3，膨大。果实圆柱状，直或稍弯，长 15 ~ 30 cm，直径 5 ~ 8 cm，通常有深色纵条纹，未成熟时肉质，成熟后干燥，里面有网状纤维，由先端盖裂。种子多数，黑色，卵形，扁，平滑，边缘狭翼状。花、果期在夏秋季。

生境分布

　　我国各地普遍栽培。

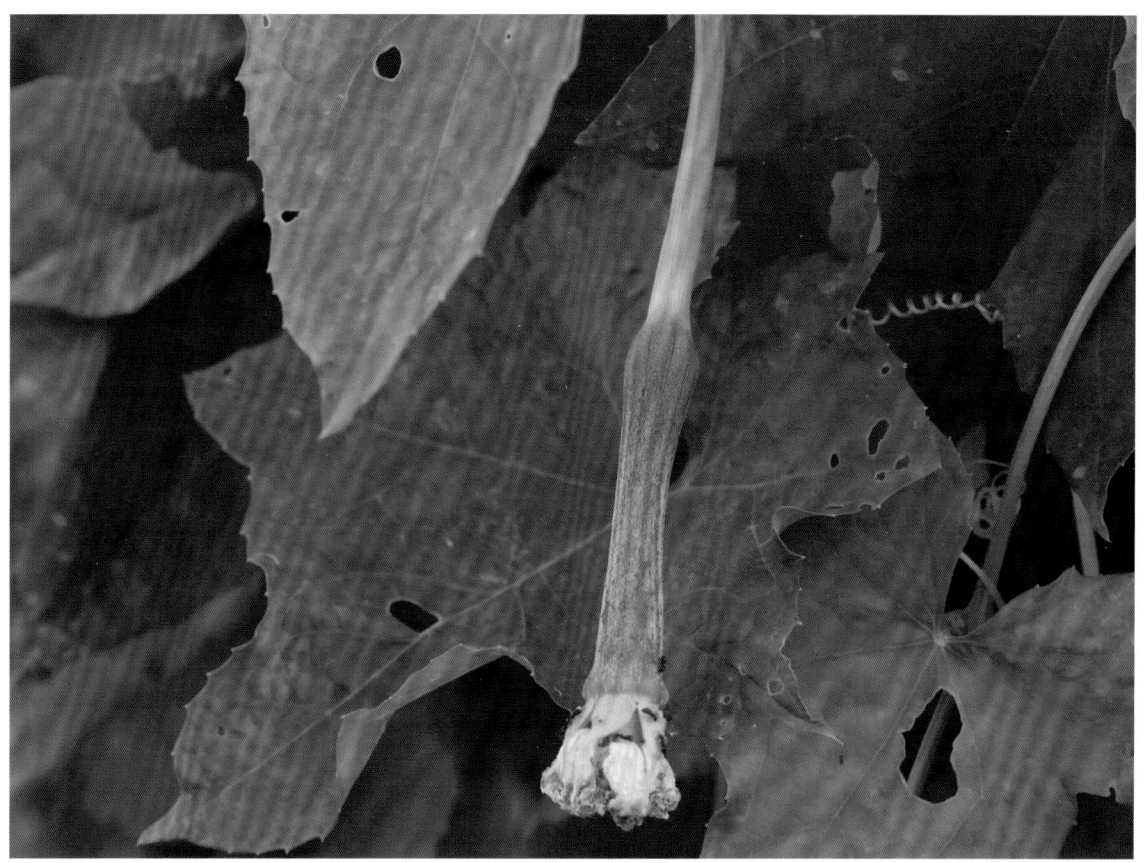

丝瓜

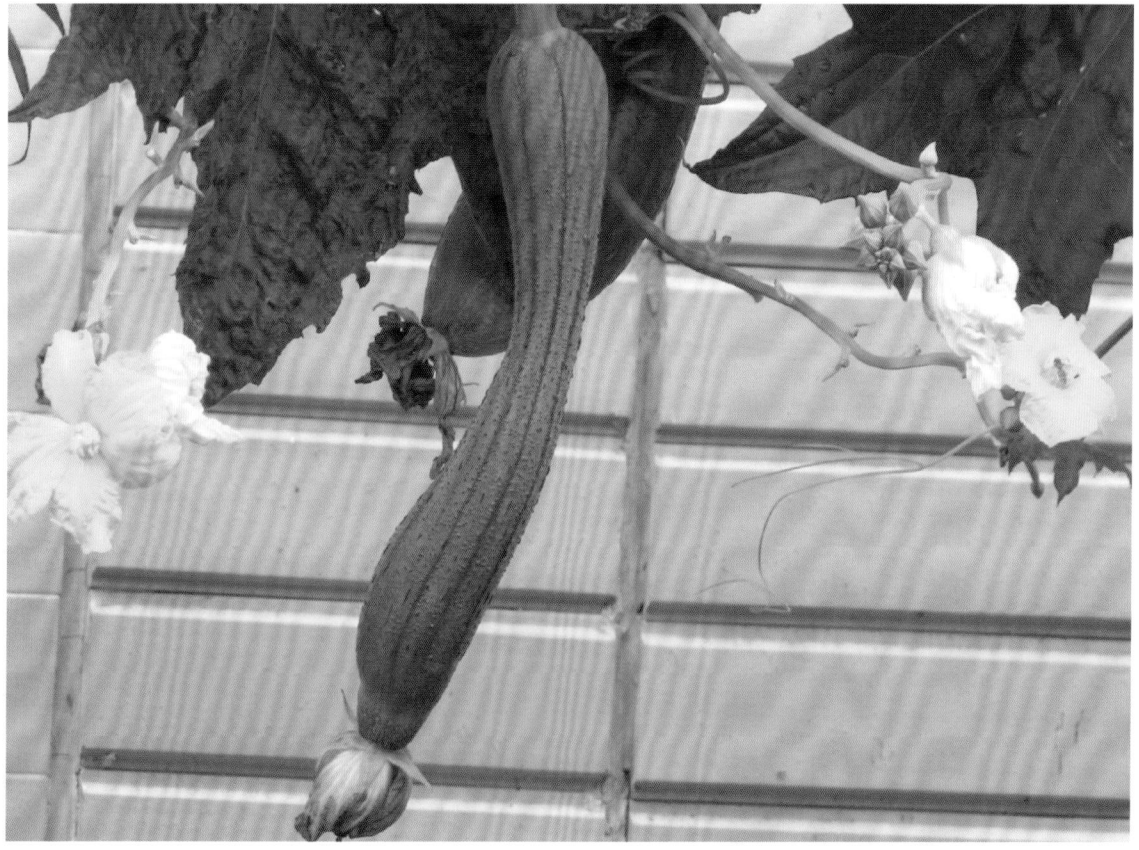

丝瓜

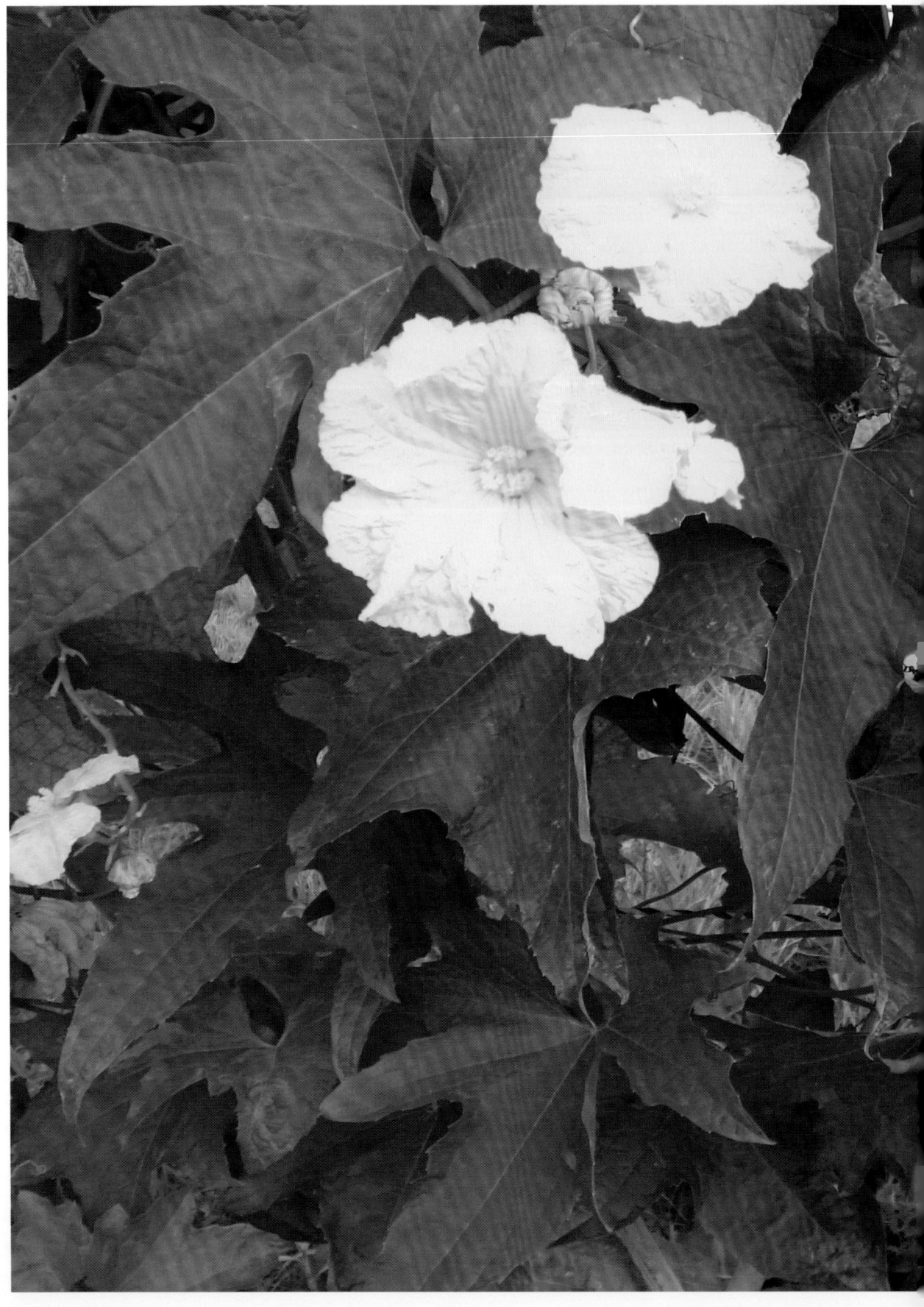

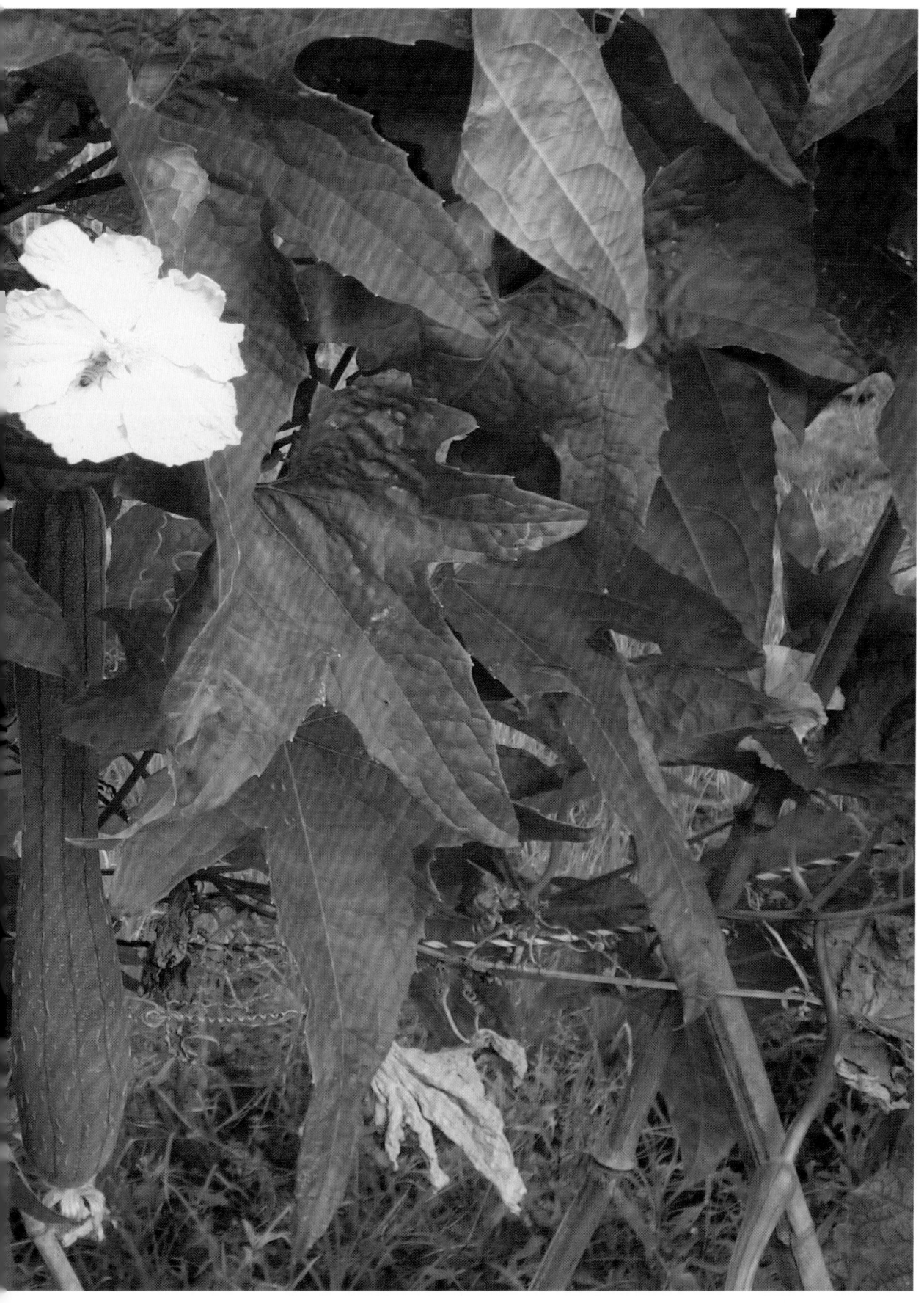

丝瓜

丝瓜

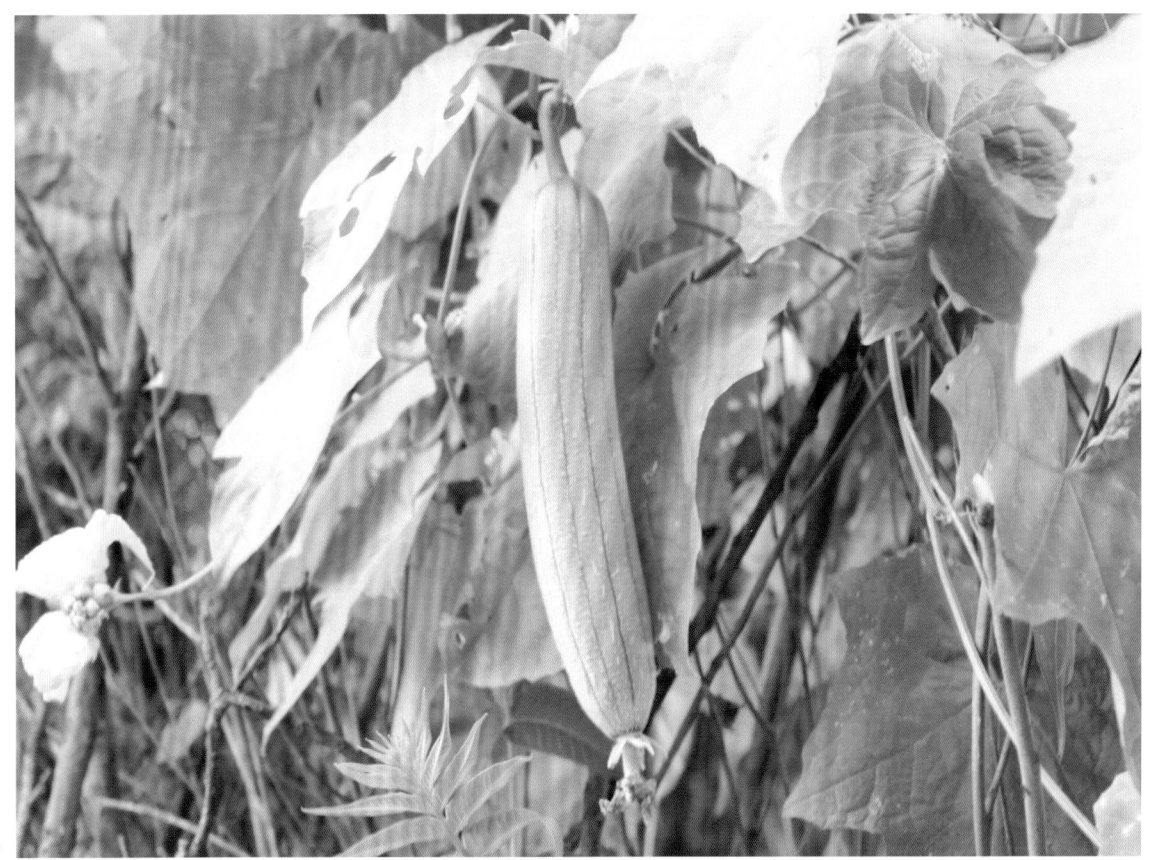

丝瓜

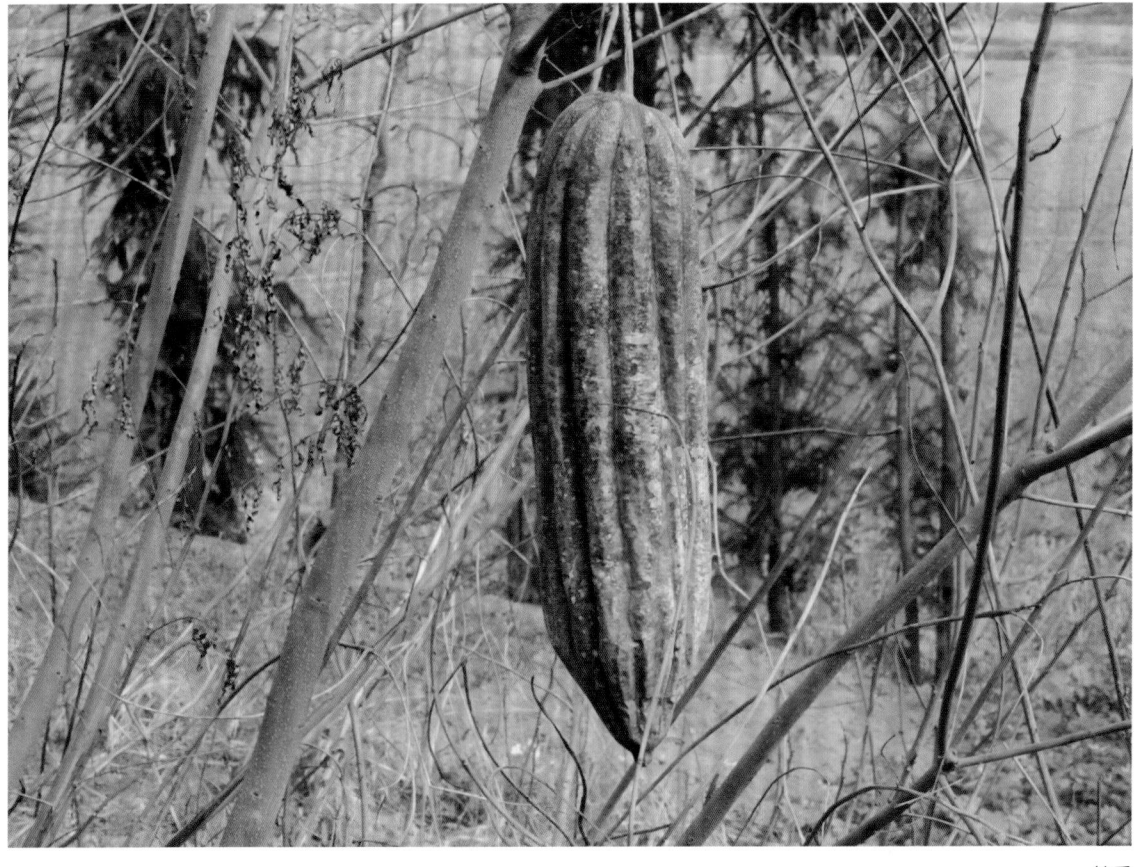

丝瓜

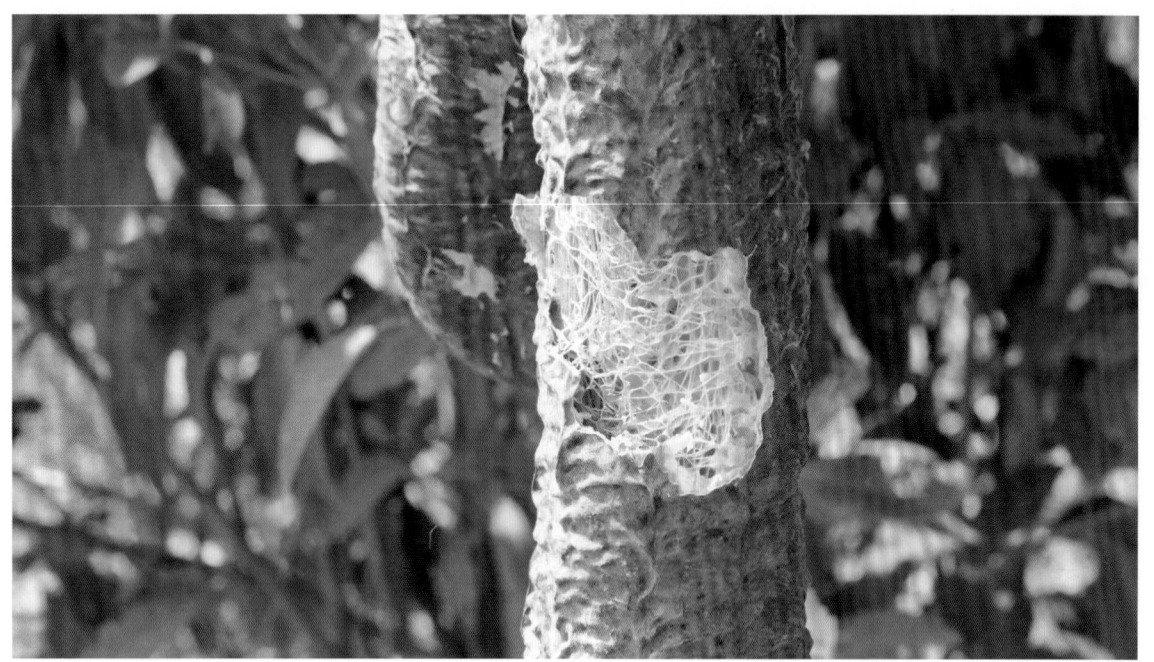

丝瓜

采收加工

嫩丝瓜于夏、秋间采摘，鲜用。老丝瓜于秋后采收，晒干。

药材鉴别

果实长圆柱形，长 20 ~ 60 cm，肉质，绿而带粉白色或黄绿色，有不明显的纵向浅沟或条纹，成熟后内有坚韧的网状瓜络。

功效主治

清热化痰，凉血解毒。主治热病身热烦渴，咳嗽痰喘，肠风下血，痔疮出血，血淋，崩漏，痈疽疮疡，乳汁不通，无名肿毒，水肿。

用法用量

内服：煎汤，9 ~ 15 g，鲜品 60 ~ 120 g，烧存性为散，每次 3 ~ 9 g。外用：捣汁涂，或捣烂外敷，或研末调敷。

民族药方

1. **疮毒脓疱**　嫩丝瓜适量。捣烂敷患处。
2. **筋骨疼痛**　生丝瓜适量。切片晒干，研末，每次 3 g，用酒吞服。
3. **水肿**　丝瓜 1 条，冬瓜皮 9 g，艾叶、车前草各 6 g，通草 3 g。水煎服。
4. **烧烫伤，火伤**　丝瓜瓤适量。炕干，烧成灰，调茶油涂患处。
5. **绞肠痧**　鲜丝瓜叶适量。捣烂绞汁，冲淘米水服。

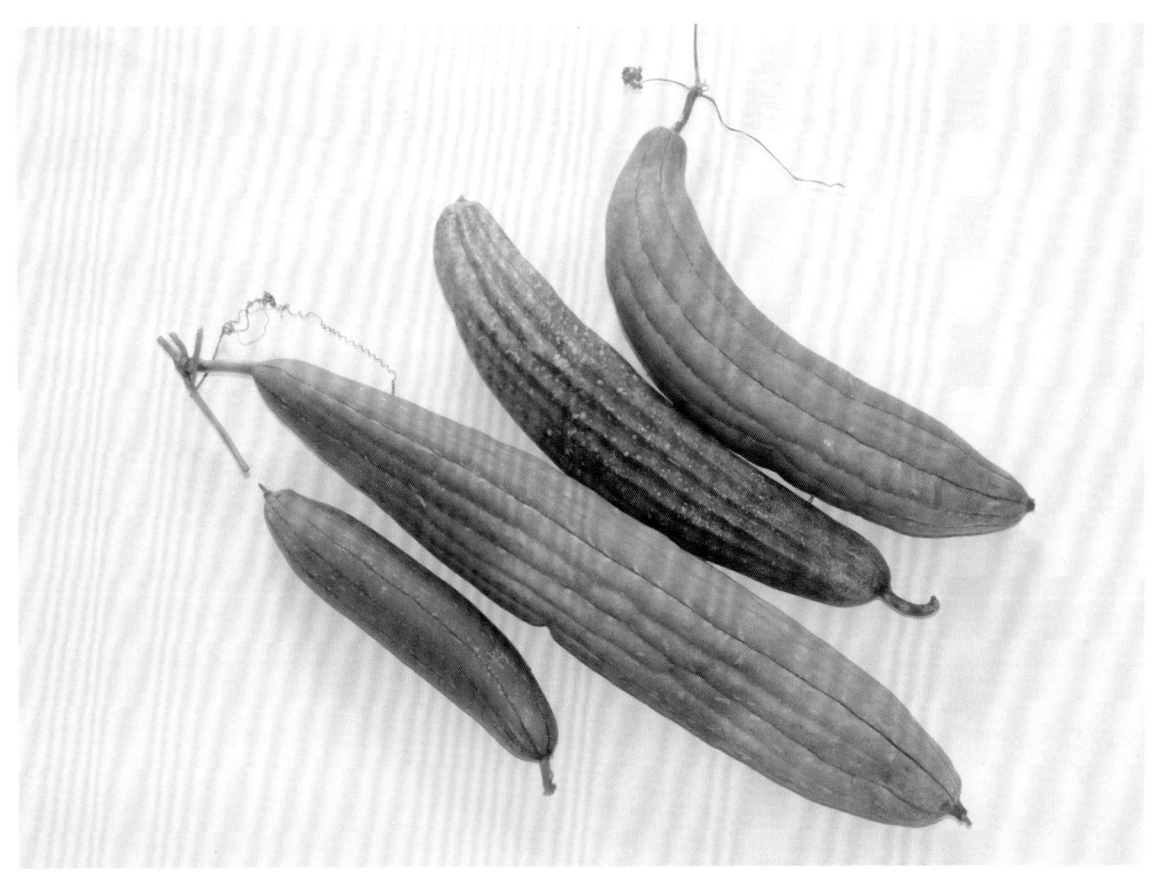

丝瓜络药材

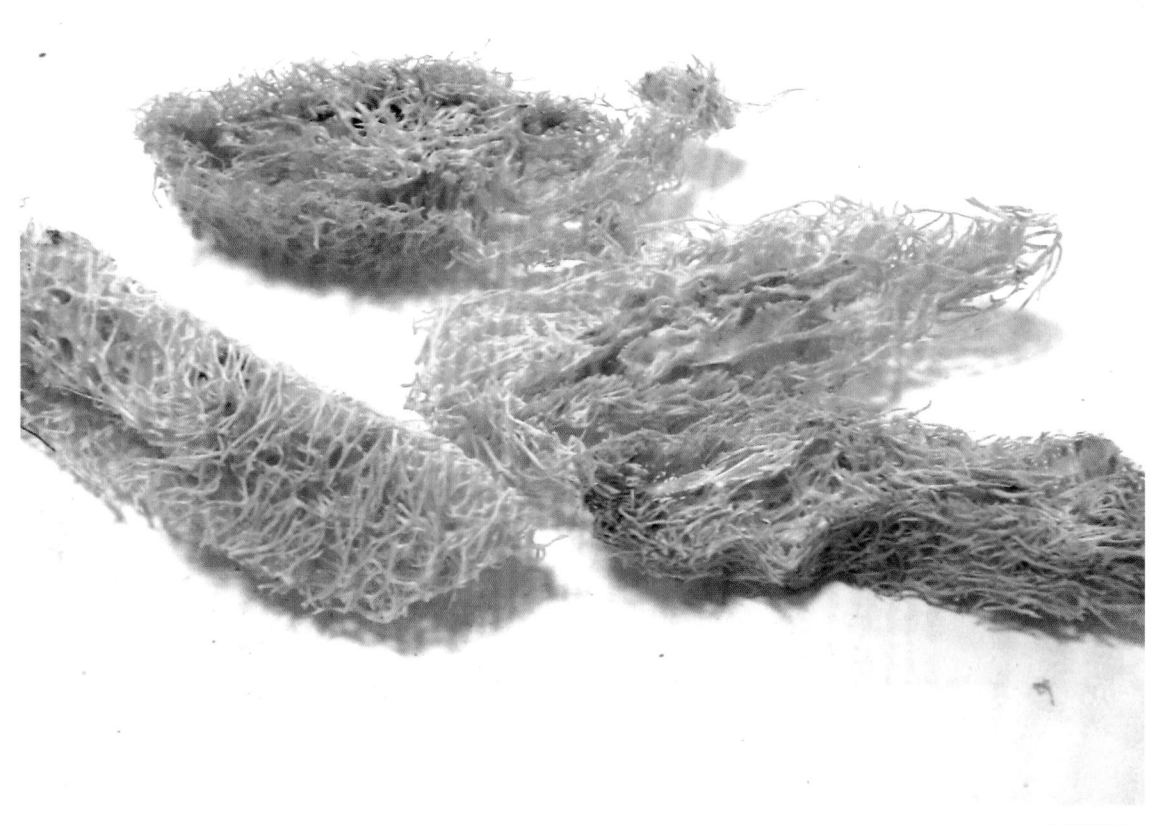

丝瓜络饮片

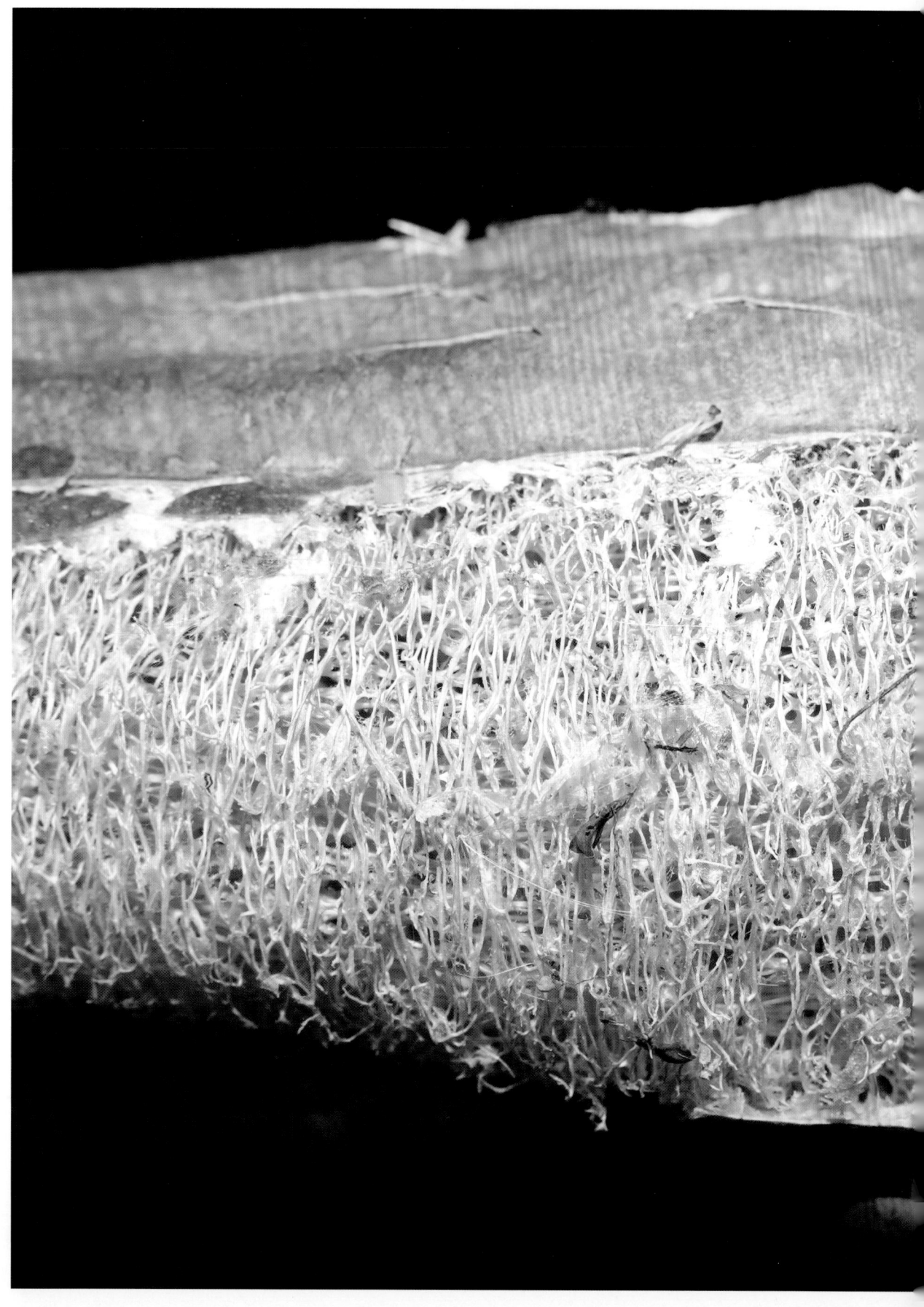

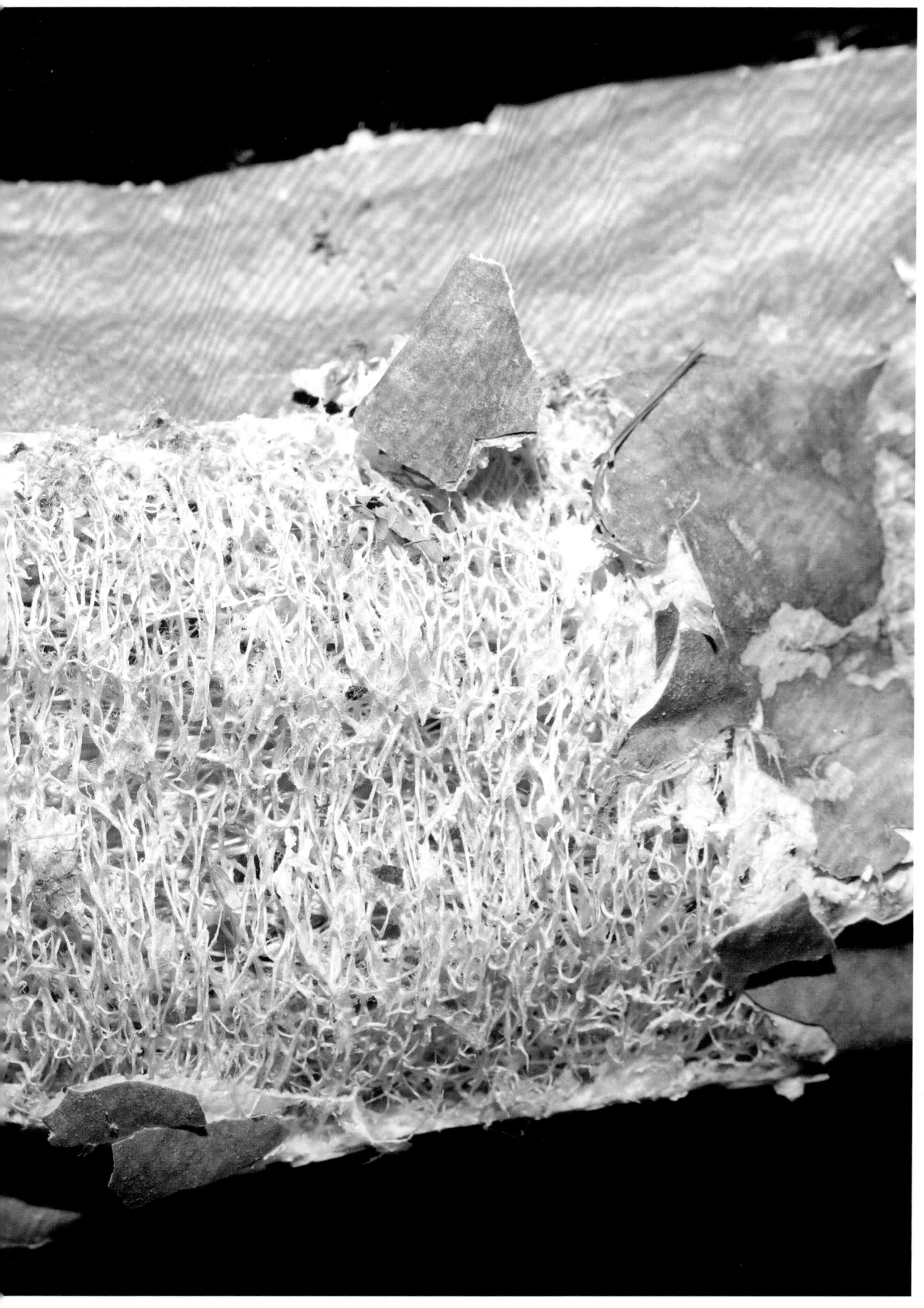

丝瓜络药材

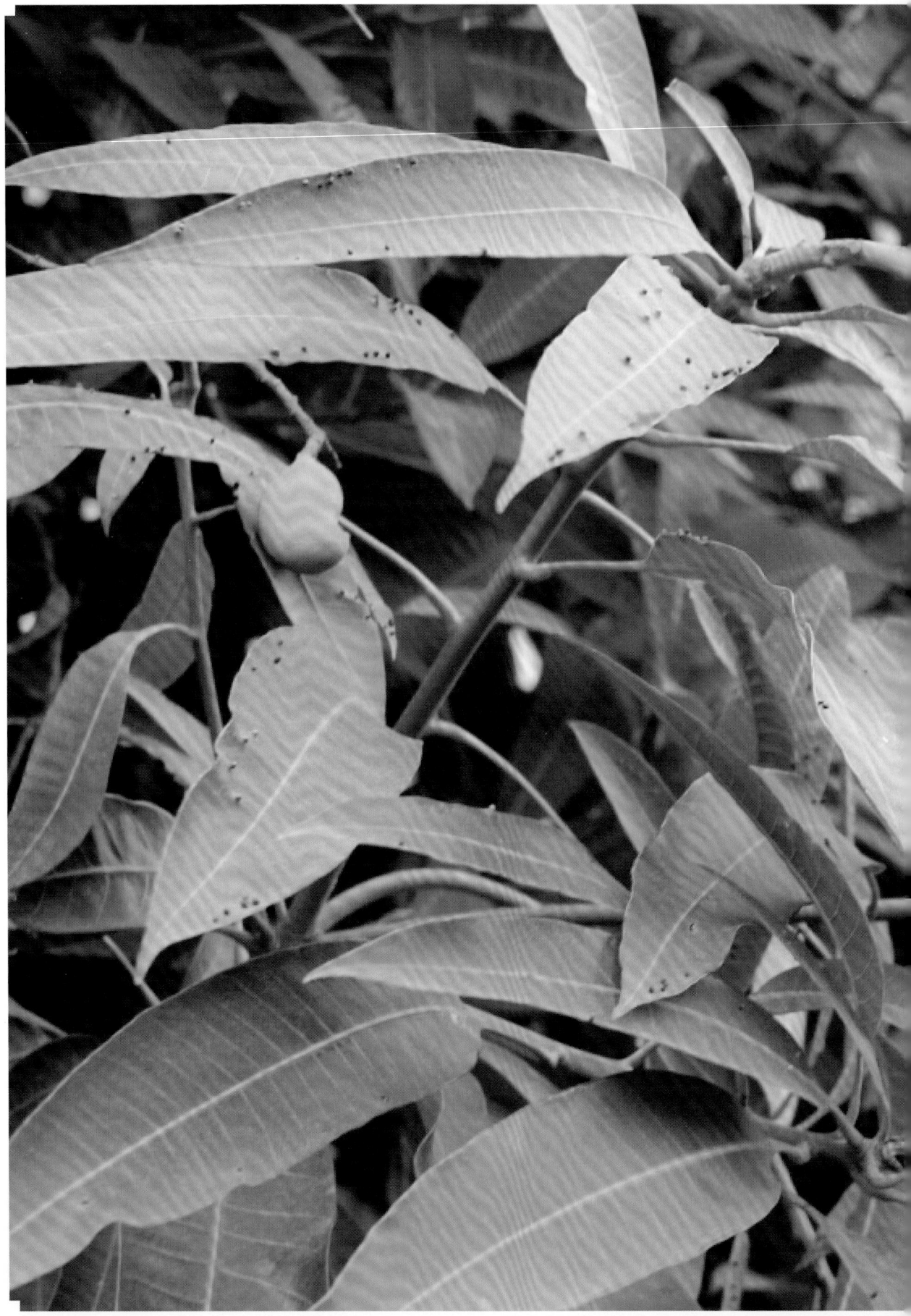

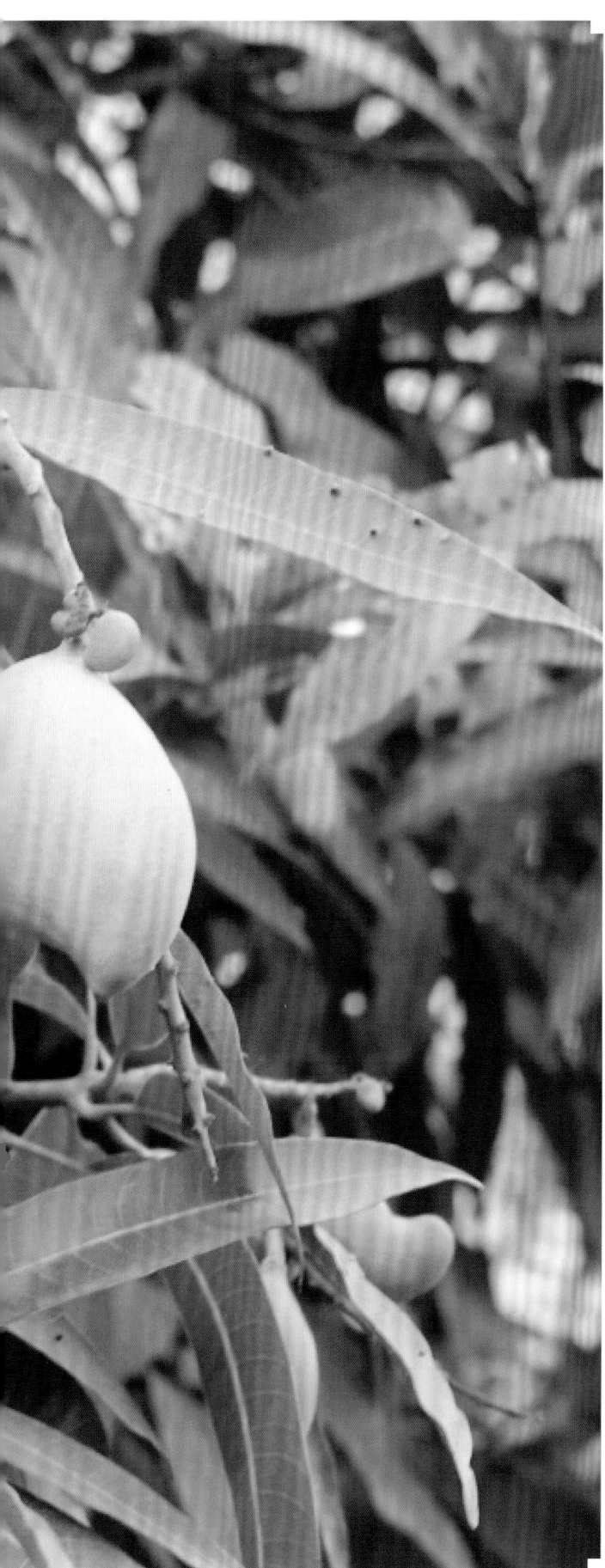

杠果

【藏药名】阿斋。

【别　名】阿马巴、夏斋、阿玛、帕拉。

【来　源】本品为漆树科植物杠果 *Mangifera indica* L. 的种子。

【性味归经】味甘、酸，性温。归胃、脾、肾、膀胱经。

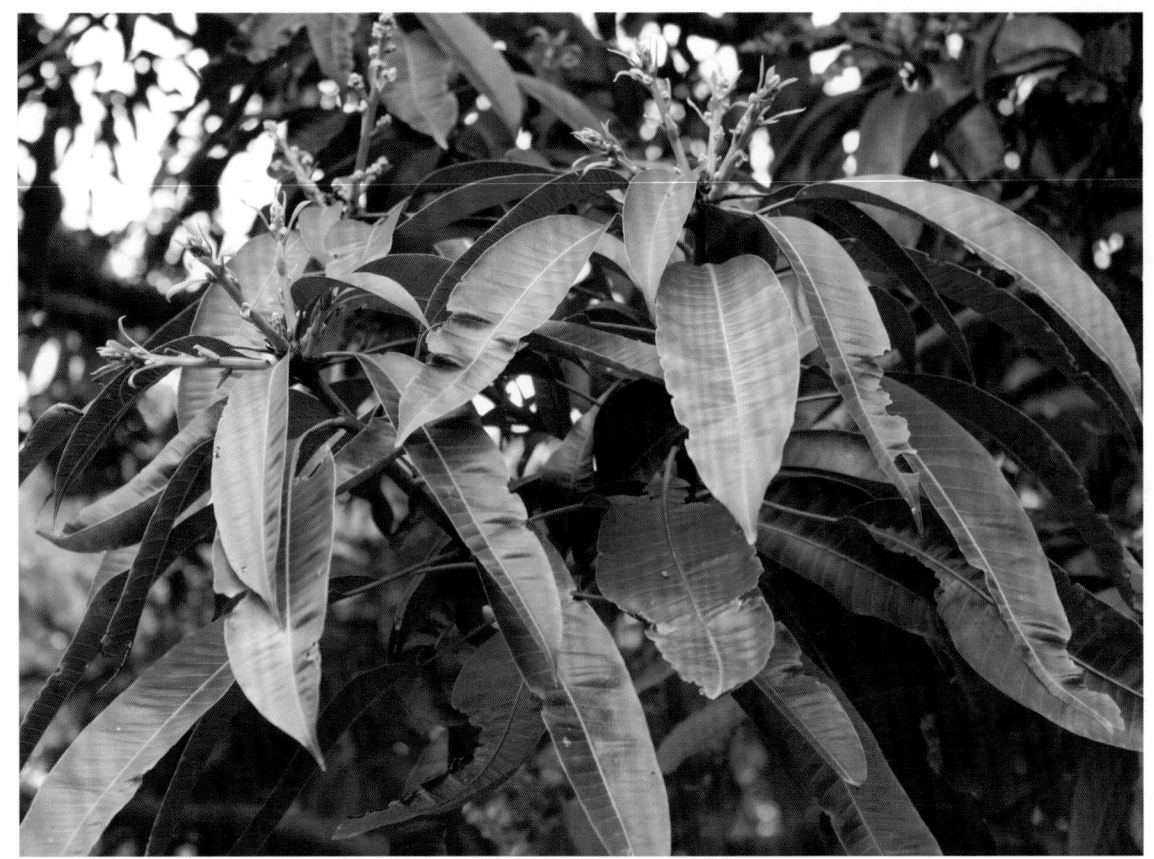

杧果

识别特征

常绿乔木，高 12 ~ 27 m。树皮厚，呈灰褐色鳞片状脱落。单叶丛生于枝顶，叶片革质，长椭圆状针形，长 10 ~ 40 cm，宽 3 ~ 9 cm，先端短尾尖，基部广楔形，边缘常呈波浪形；叶柄长 4 ~ 6 cm。圆锥花序顶生，有柔毛；花小，杂性，芳香，黄色或带红色；萼片 5，有柔毛；花瓣 5，长约为萼的 2 倍；花盘肉质，5 裂；雄蕊 5，仅 1 枚发育，果核椭圆形或肾形，微扁，长 5 ~ 10 cm，熟时黄色，内果皮坚硬，具纵沟，被黄褐色毛。

生境分布

多为栽培。分布于云南、福建、台湾、广东、海南、广西。

采收加工

7—8 月果熟时采收，收集果核，干燥而成。

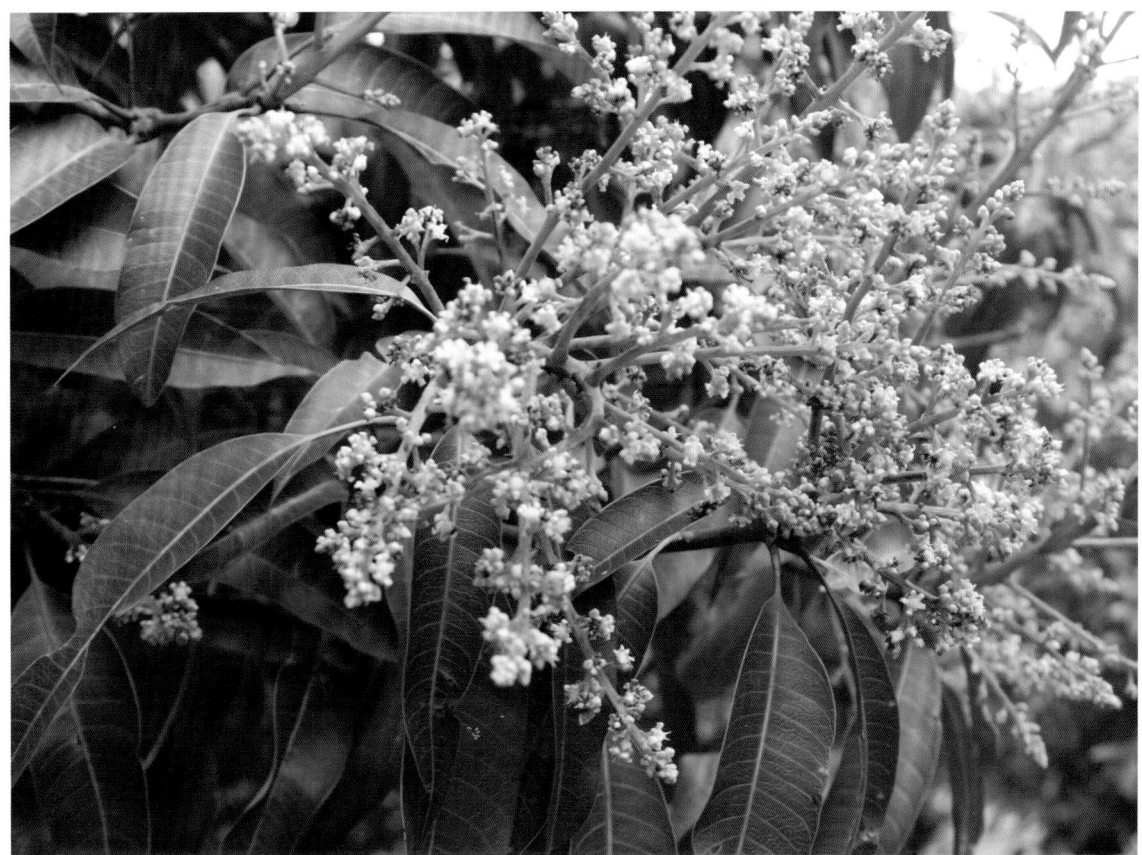

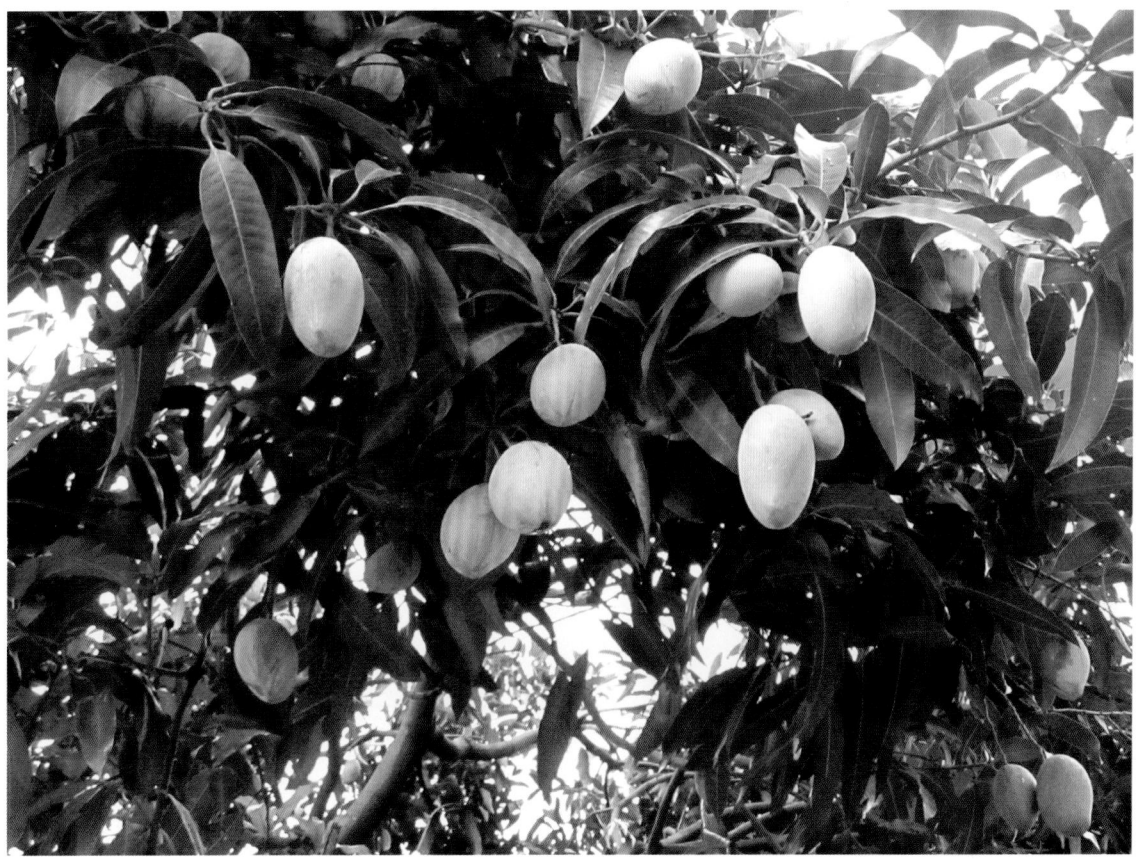

杧果

杧果

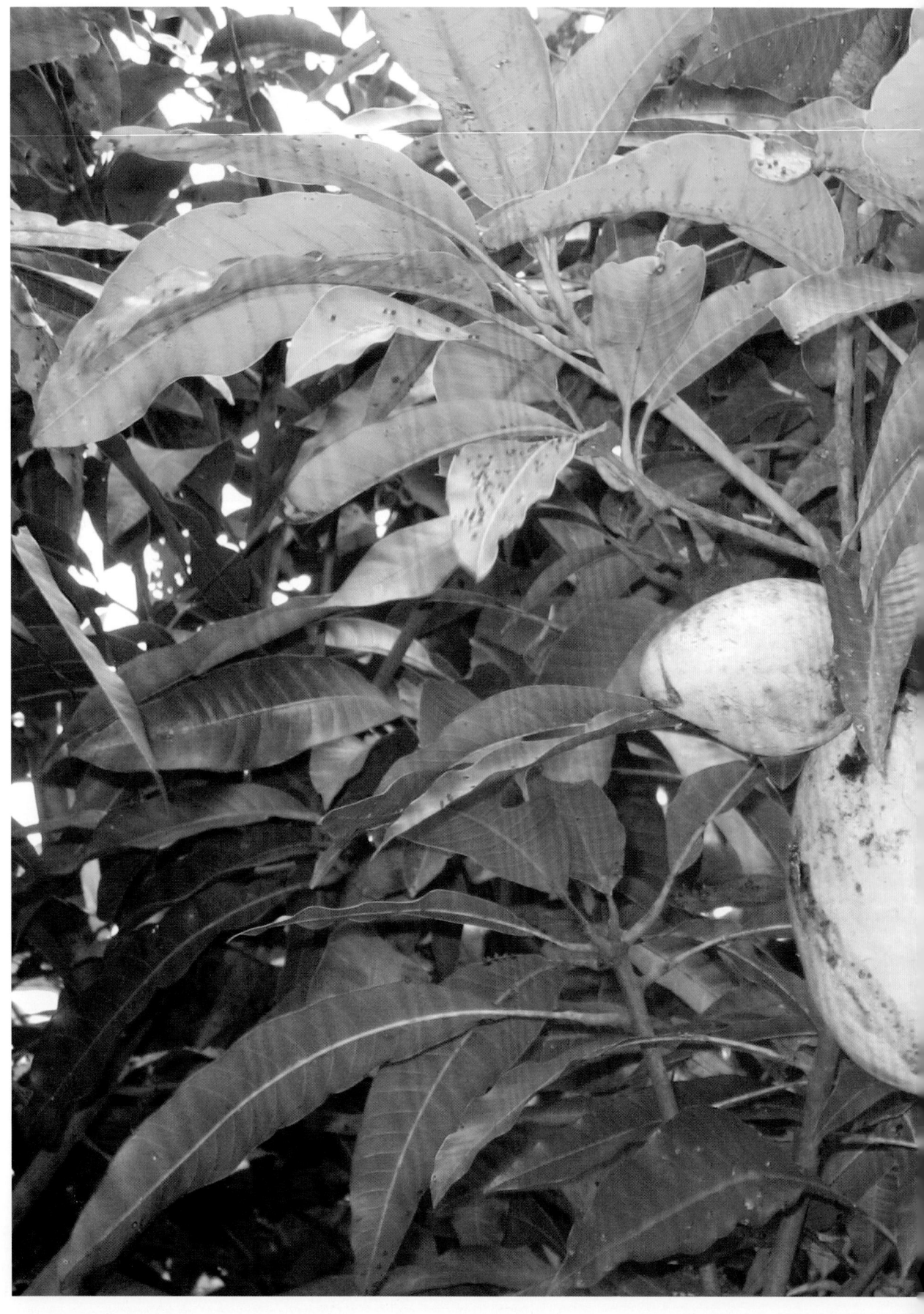

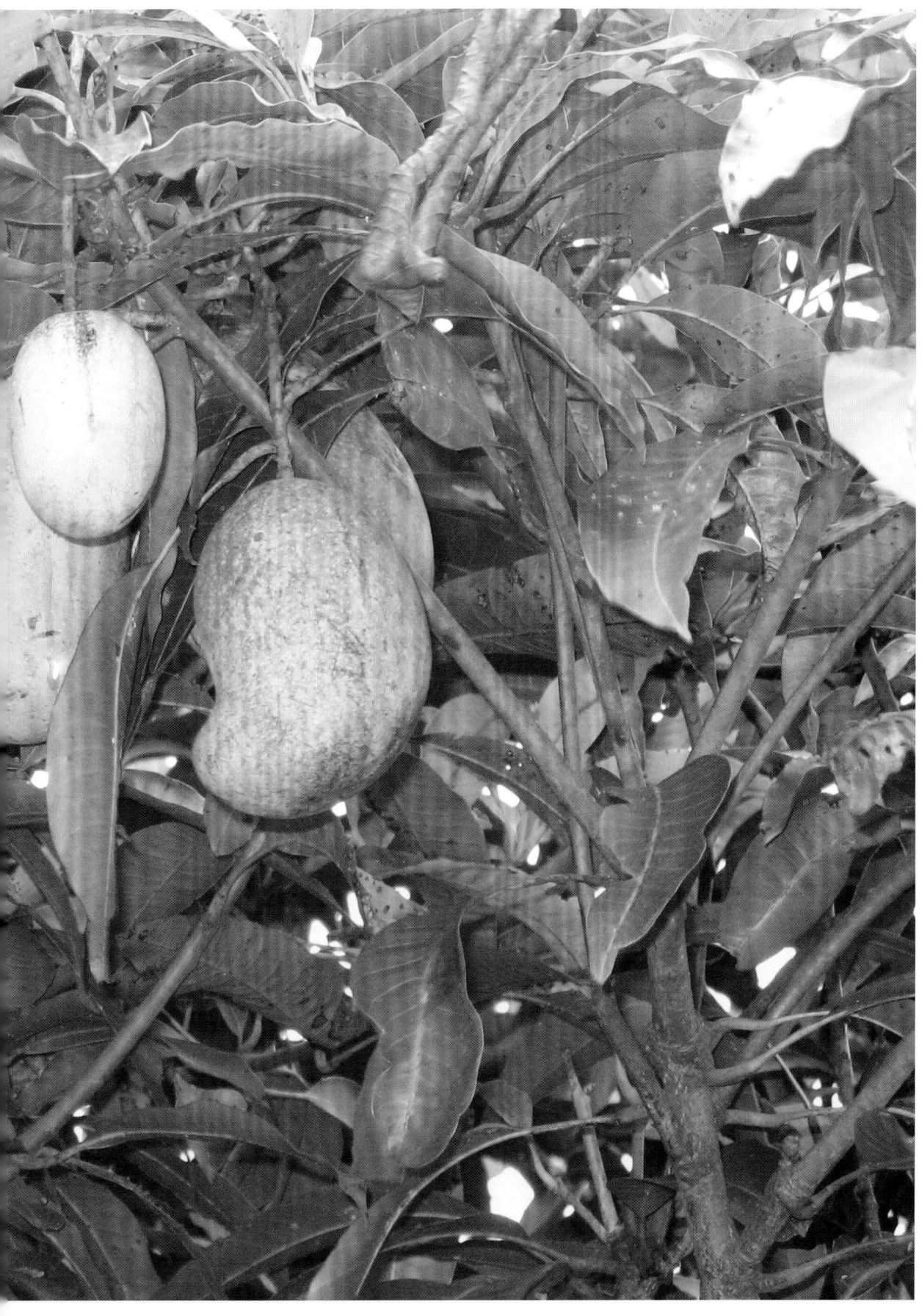

杧果

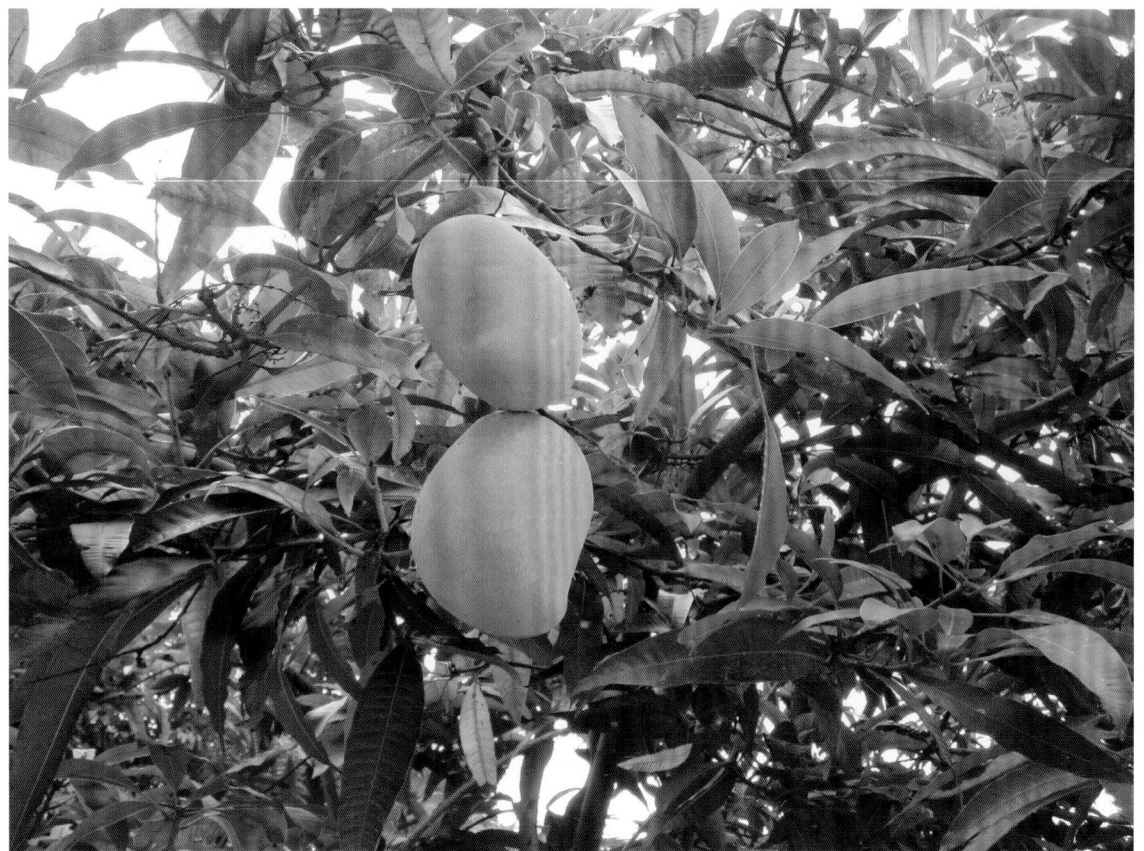

杧果

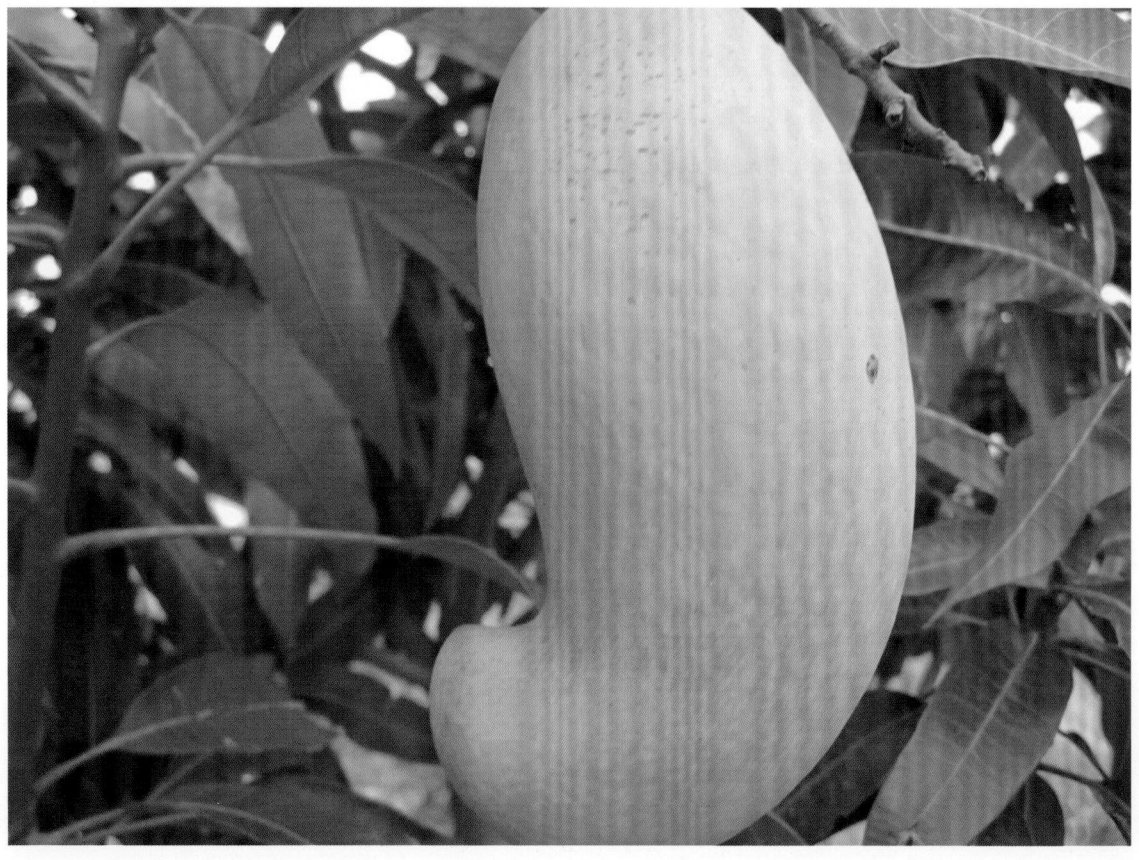

杧果

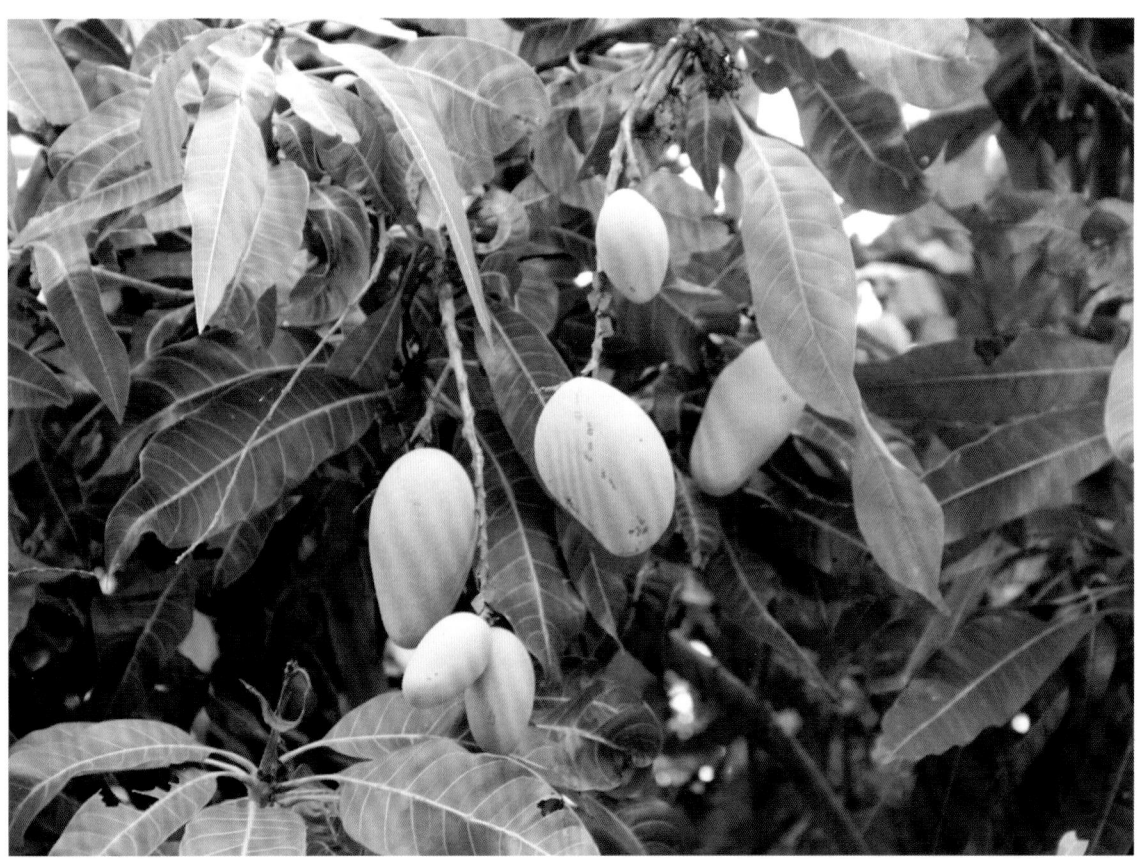

杧果

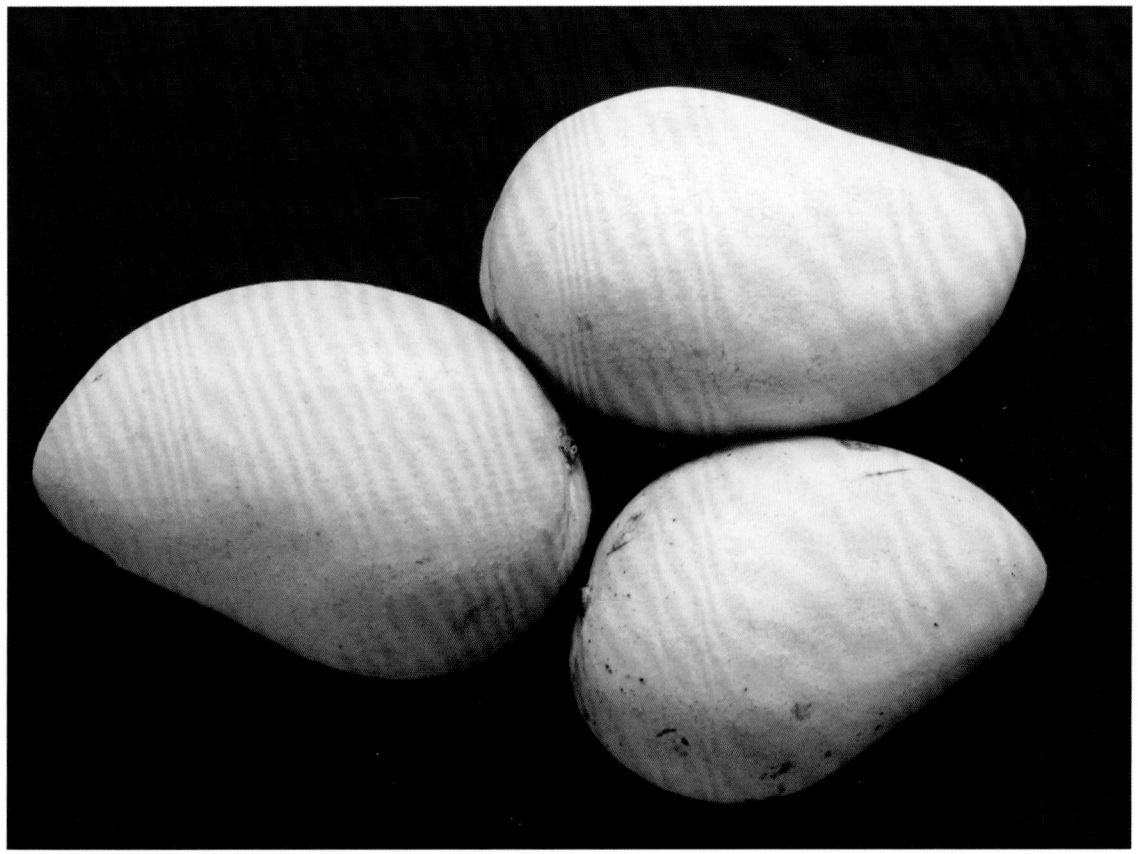

杧果

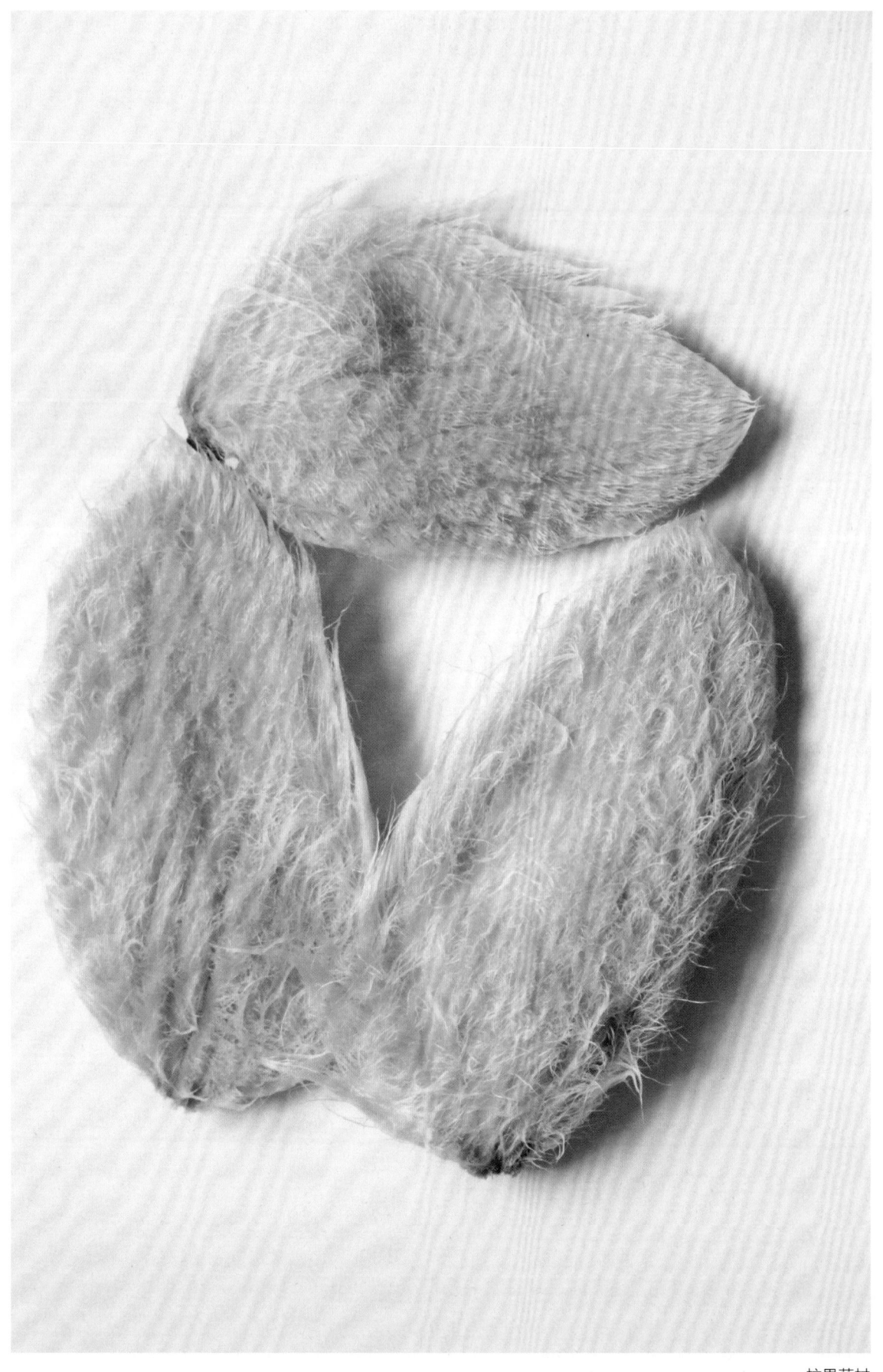

杭果药材

▋药材鉴别

杧果核呈扁长椭圆形,一端略细而微弯,长 4 ~ 7 cm,宽 3.0 ~ 4.5 cm,厚 1.0 ~ 1.5 cm;表面黄白色,有数条略弯的浅沟纹,疏被长 2 ~ 5 mm 的柔性毛状纤维,外面为厚 2 ~ 4 mm 的硬核,内含种仁 1 枚,摇之发响,种皮浅灰绿色,内为大型子叶 2 片,乳白色。气微,味淡,油样。以饱满者为佳。

▋功效主治

滋阴补肾。主治肾虚。

▋用法用量

内服:研末,3 ~ 6 g;或入丸、散。

▋民族药方

1. 腰部疼痛,肾病 杧果核、荜茇、蒲桃、大托叶云实、肉桂、螃蟹各 5 g,石榴 40 g,肉豆蔻 30 g。共研为细末,每次 5 g,每日 2 ~ 3 次。

2. 肾寒证,石淋尿闭,肾腰疼痛,白带过多 杧果核、蒲桃、大托叶云实各 9 g,小豆蔻 30 g,干姜 24 g,光明盐、荜茇各 15 g,麝香 0.3 g,螃蟹壳 3 g,冬葵子 12 g。共研为细末,以白糖为引送服,每次 3 g,每日 3 次。

3. 小便癃闭 杧果核、蒲桃、大托叶云实、螃蟹壳、火硝、田螺壳、小豆蔻各 10 g,白硇砂、荜茇、各种盐类各 3 g,金礞石、白芸香各 7.5 g,冬葵子 15 g,麝香 2.5 g,干姜、胡椒各 5 g。共研为细末,以酒及白糖为引送服,每次 3 g,每日 3 次。

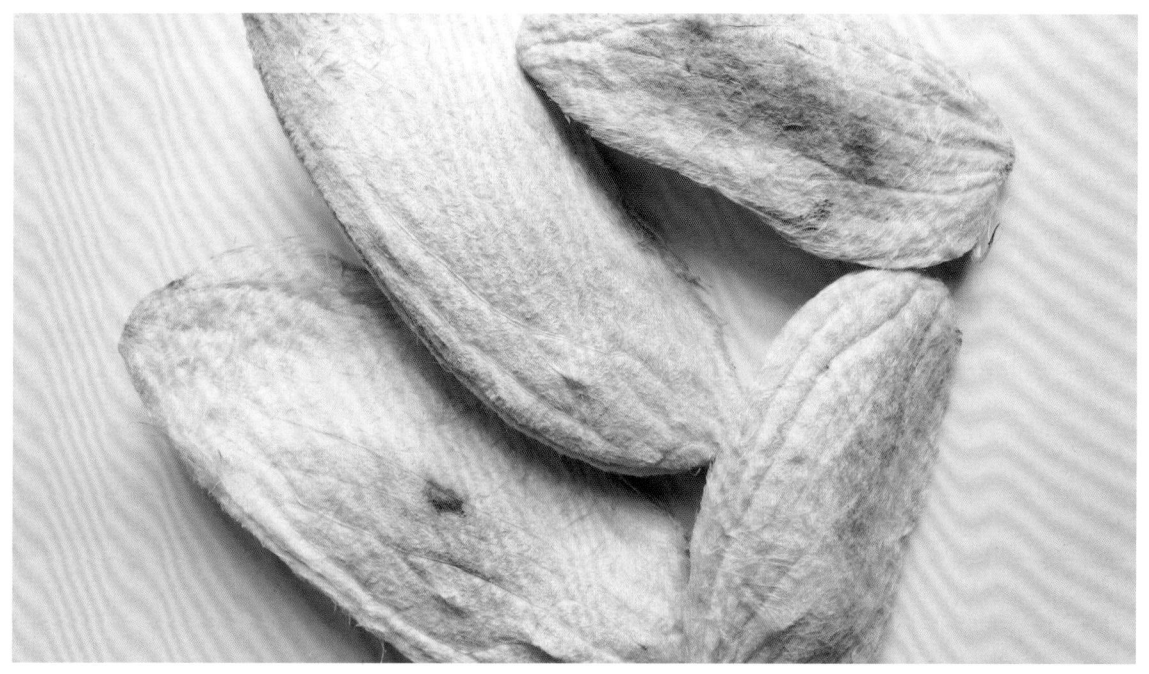

杧果饮片

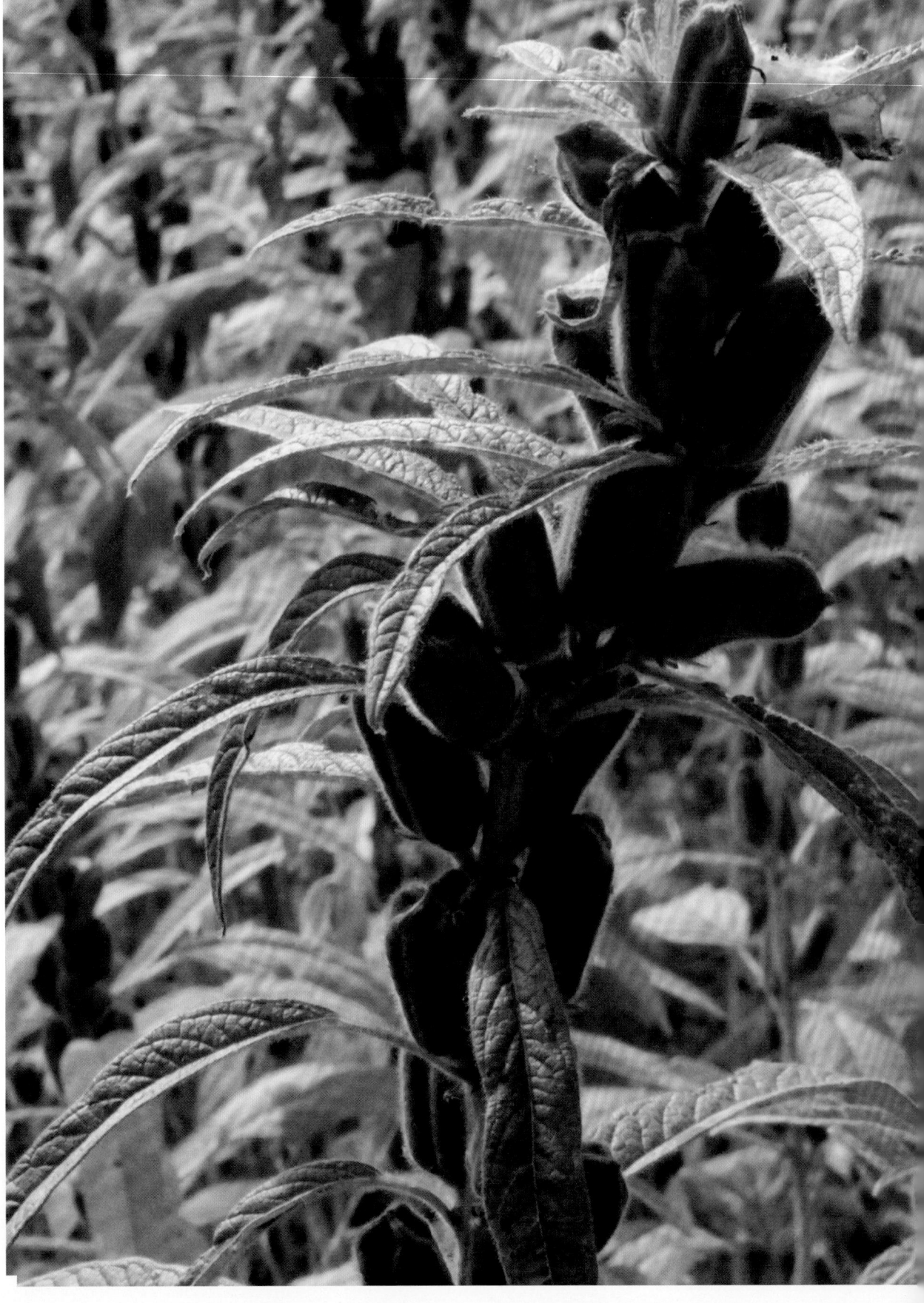

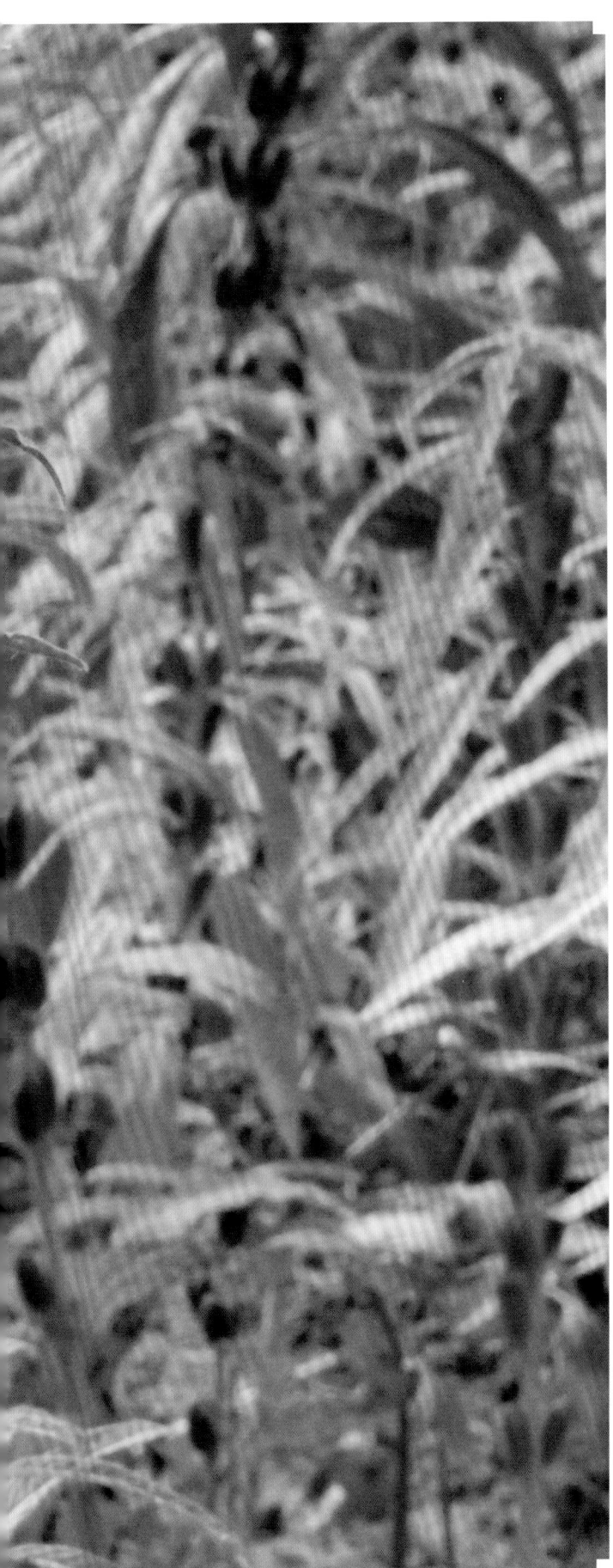

芝麻

【藏药名】滴。

【别　名】白芝麻、黑芝麻、芝麻籽。

【来　源】本品为胡麻科植物芝麻 Sesamum indicum L. 的成熟种子。

【性味归经】味甘，性温。归肝、肺、脾、肾经。

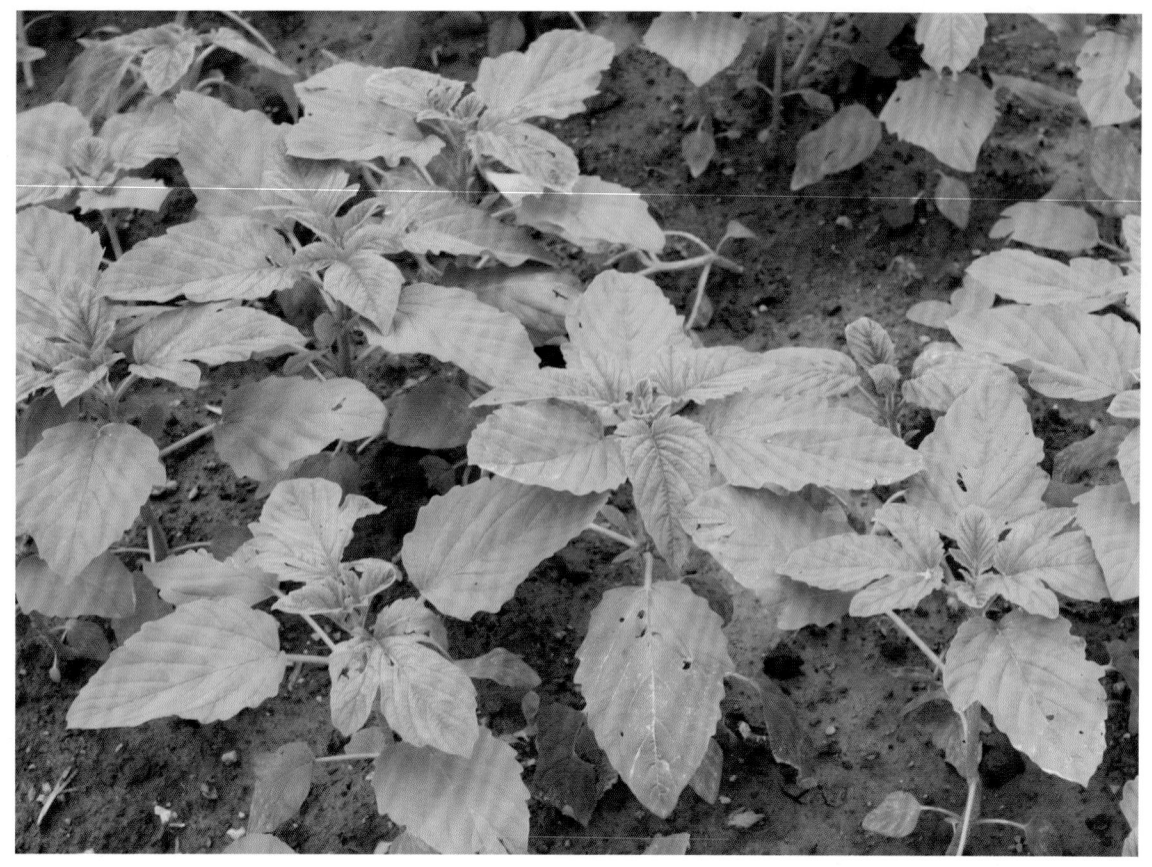

芝麻

识别特征

一年生草本，高达 1 m。茎直立，四棱形，不分枝，有短柔毛。叶对生，或上部者互生，卵形，长圆形或披针形，长 5 ~ 15 cm，宽 1 ~ 8 cm，顶端急尖或渐尖，基部楔形，全缘，有锯齿或下部叶 3 浅裂，两面无毛或稍有柔毛；叶柄长 1 ~ 6 cm。花单生或 2 ~ 3 朵生叶腋，直径 1.0 ~ 1.5 cm；花萼稍合生，裂片披针形，长 5 ~ 10 mm，有柔毛；花冠筒状，长 1.5 ~ 2.5 cm，白色有紫色或黄色彩晕，裂片圆形。蒴果椭圆形，长 2.0 ~ 2.5 cm，多 4 棱或 6、8 棱，纵裂，有短柔毛；种子多数，黑色、白色或淡黄色，富油质。花期 7—8 月，果期 8—9 月。

生境分布

原产地为热带亚洲，现广植于各热带和温带地区。我国各地均有栽培。

采收加工

8—9 月采集成熟果实，晒干，除去果皮和杂质即成。

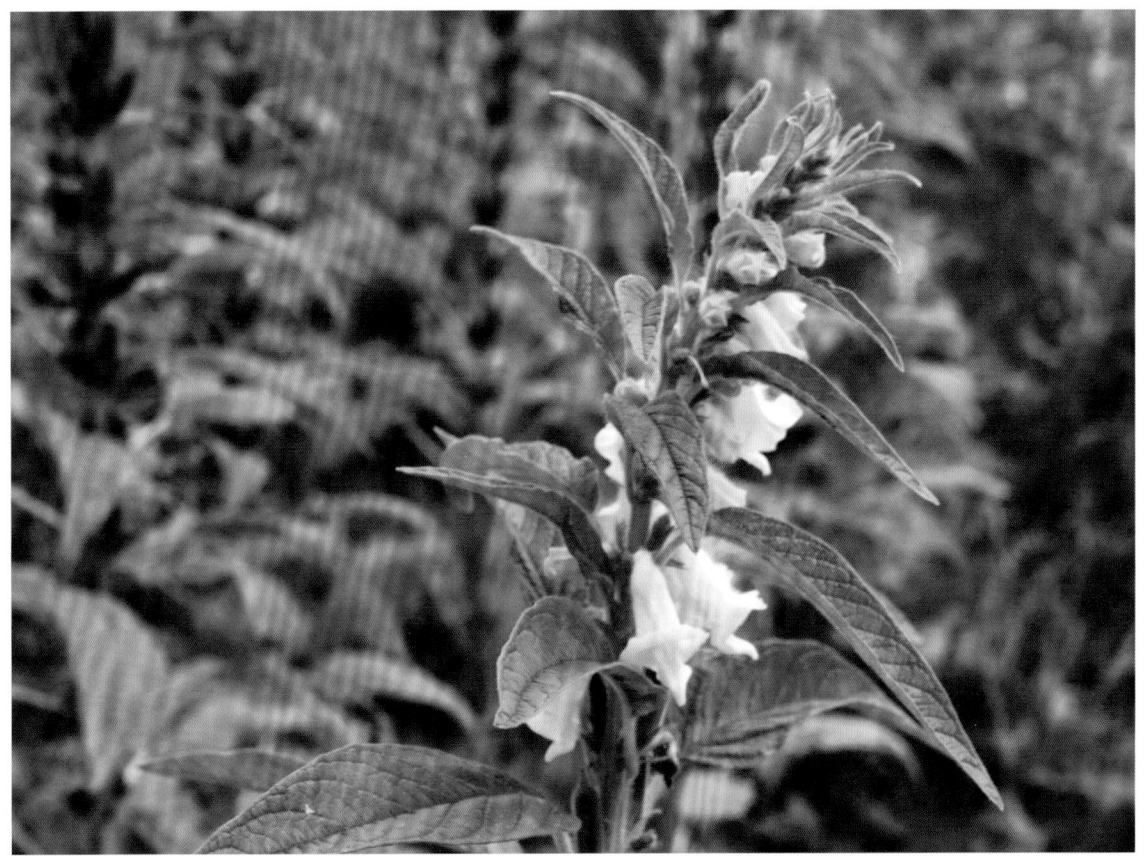

芝麻

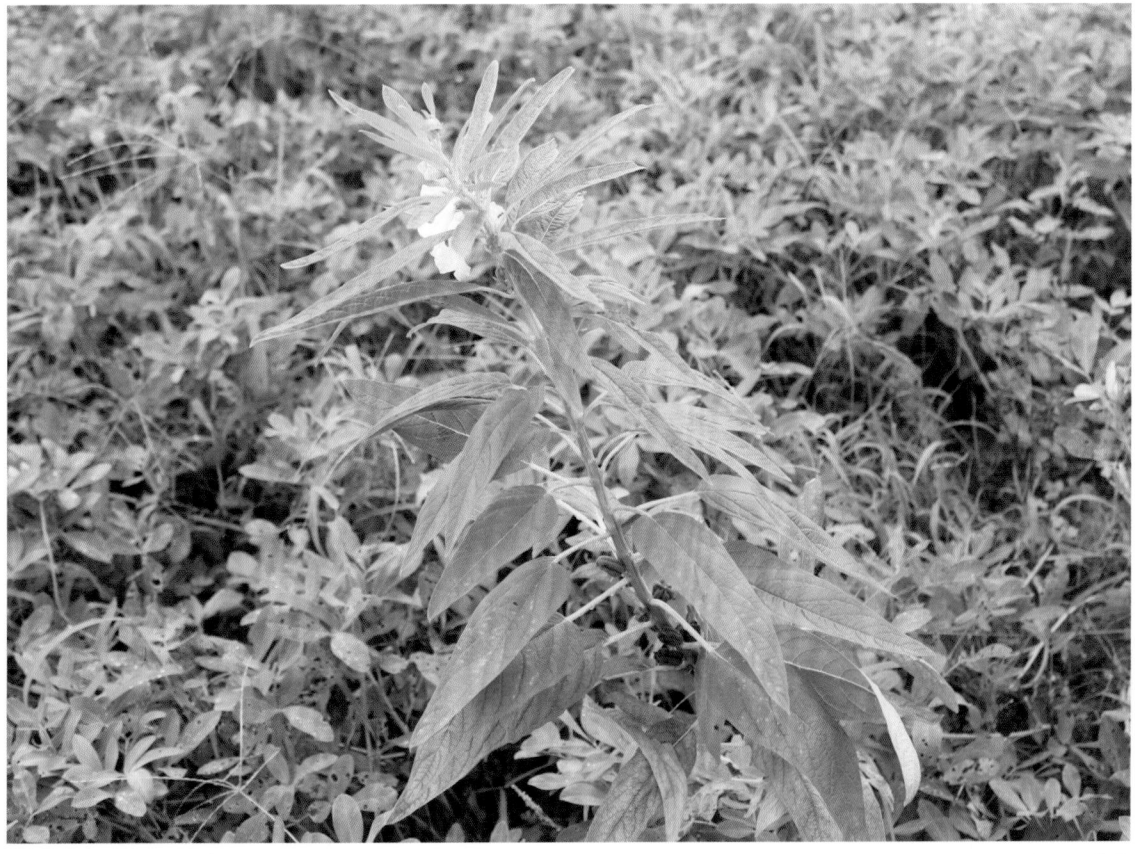

芝麻

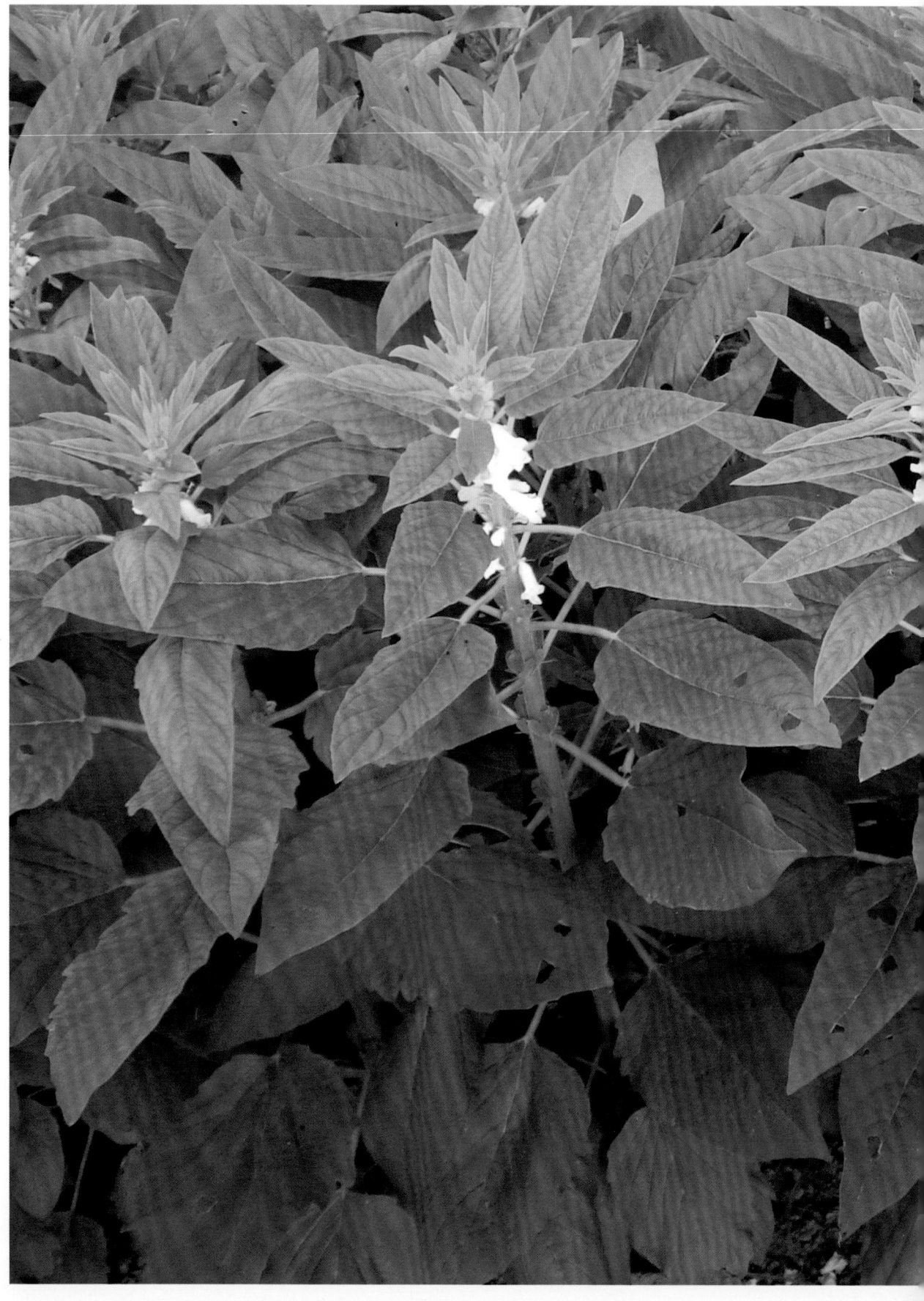

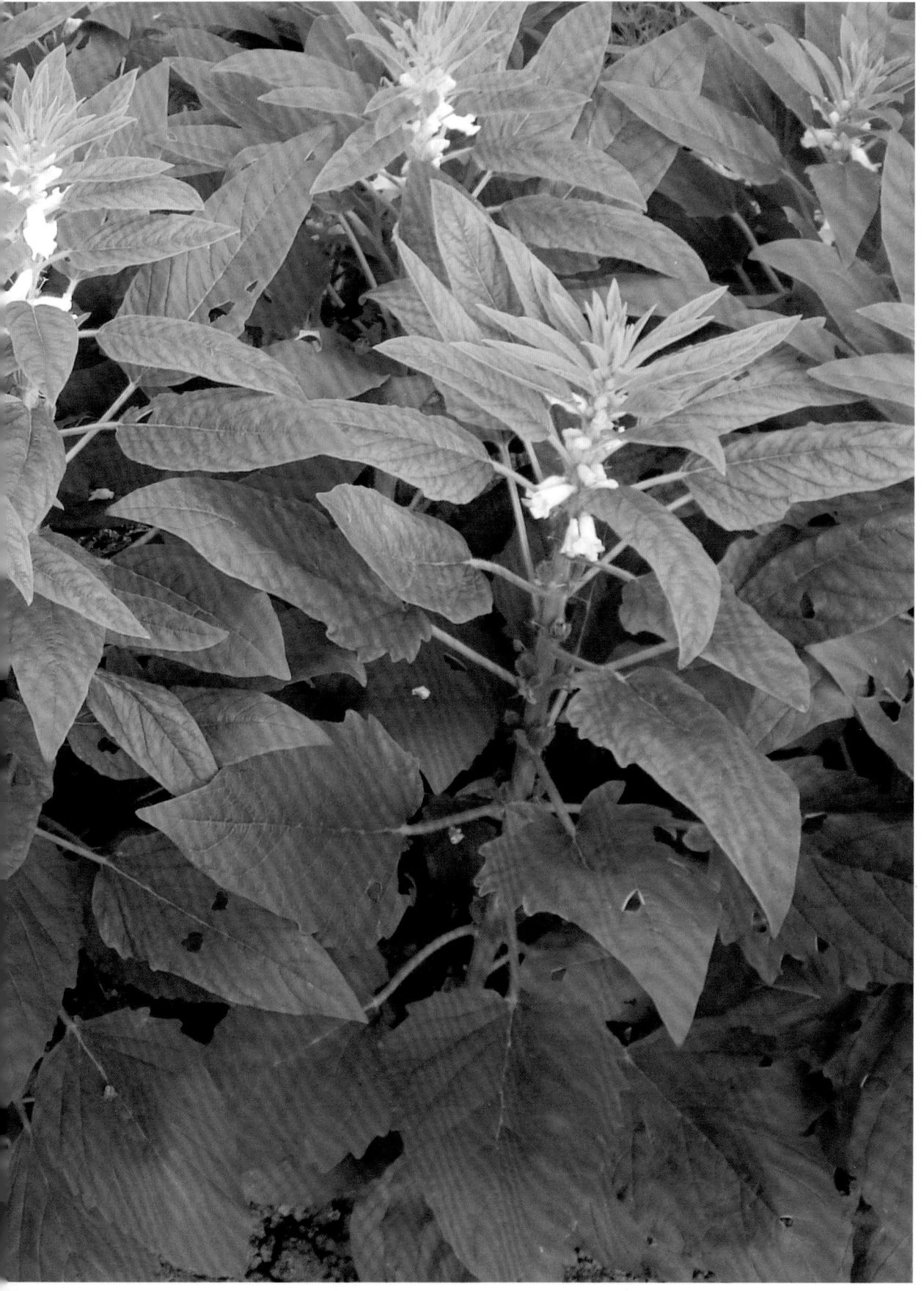

芝麻

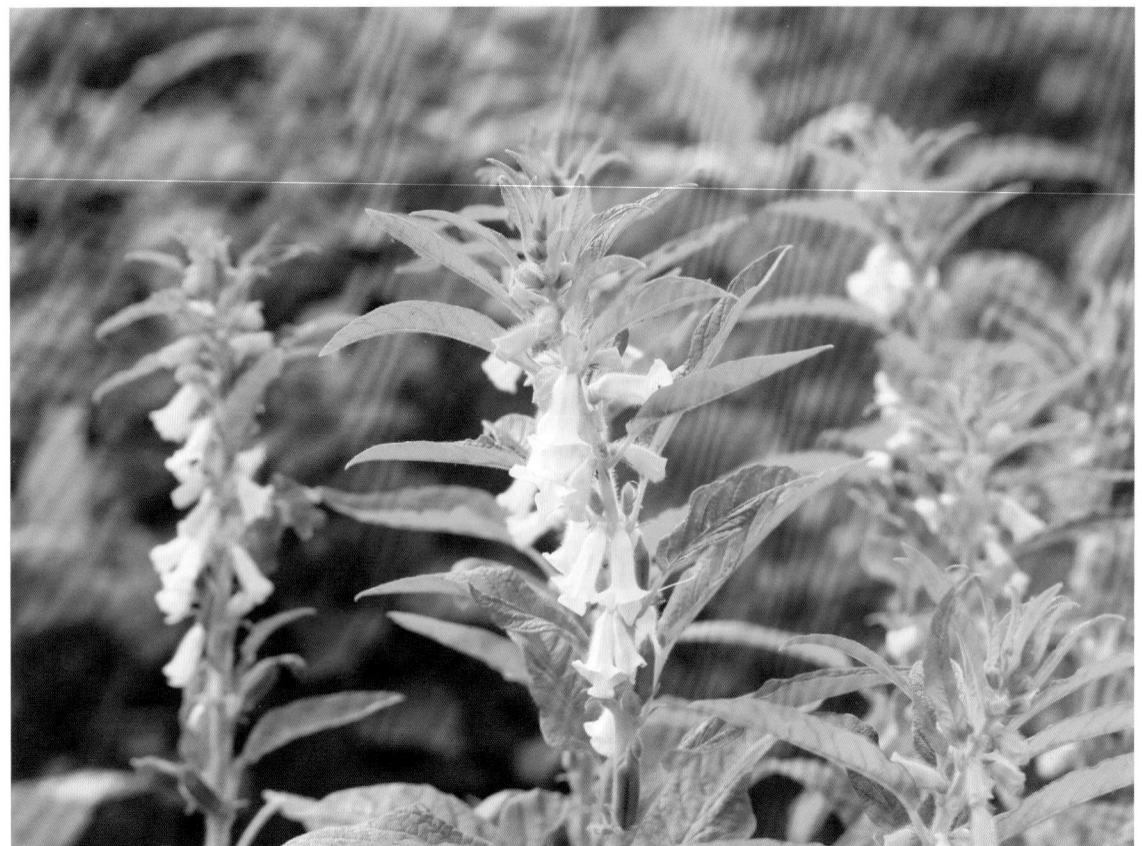

芝麻

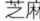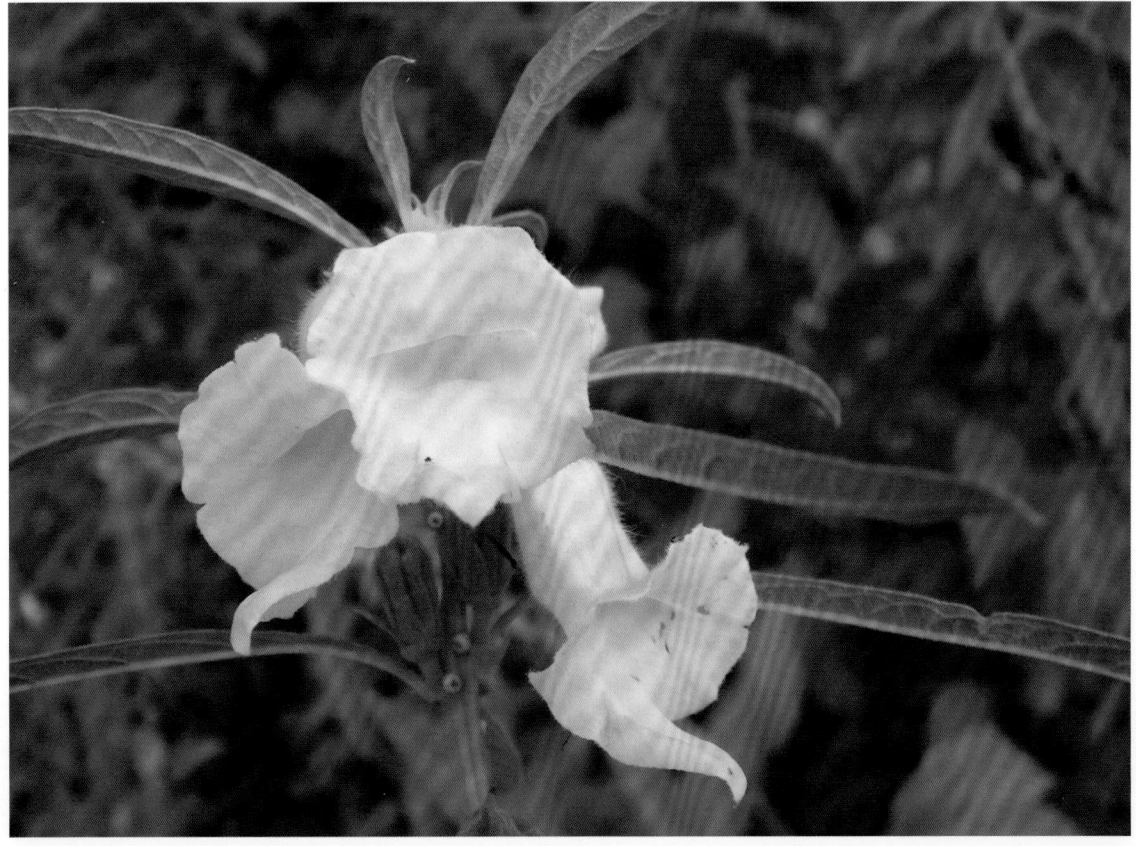

芝麻

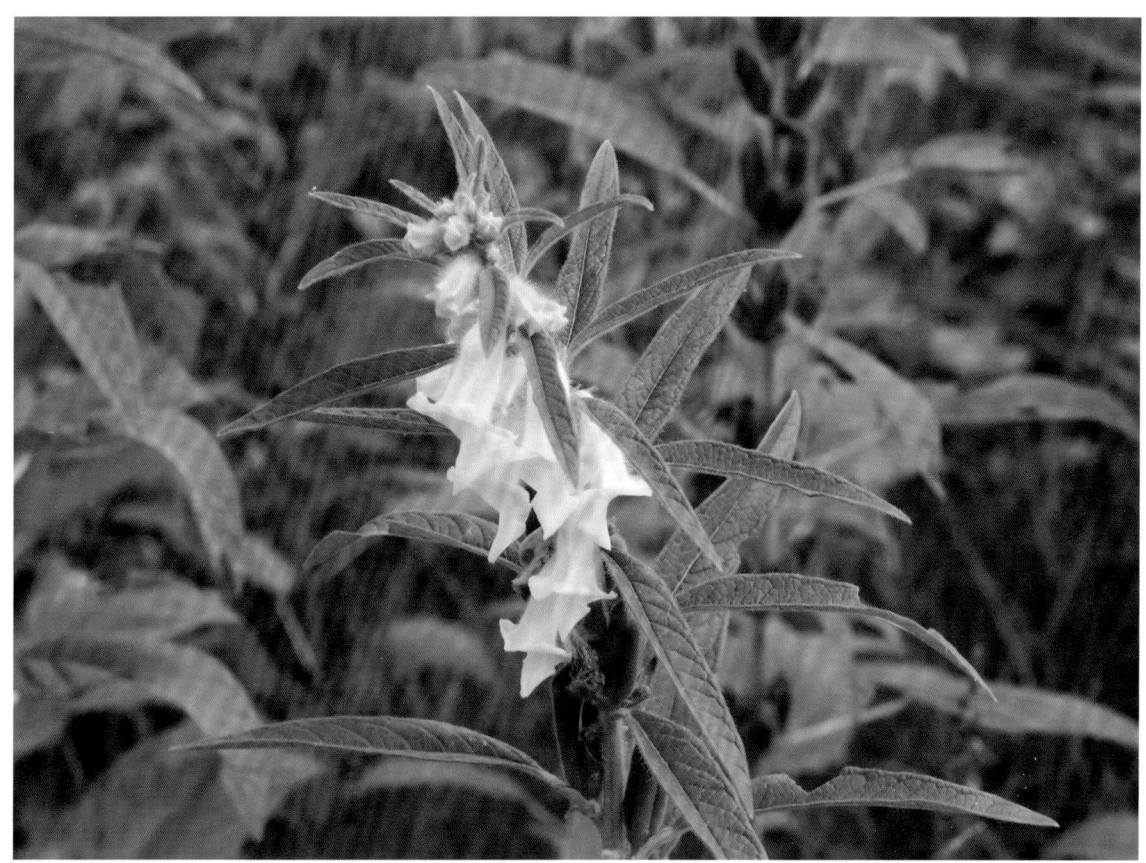

芝麻

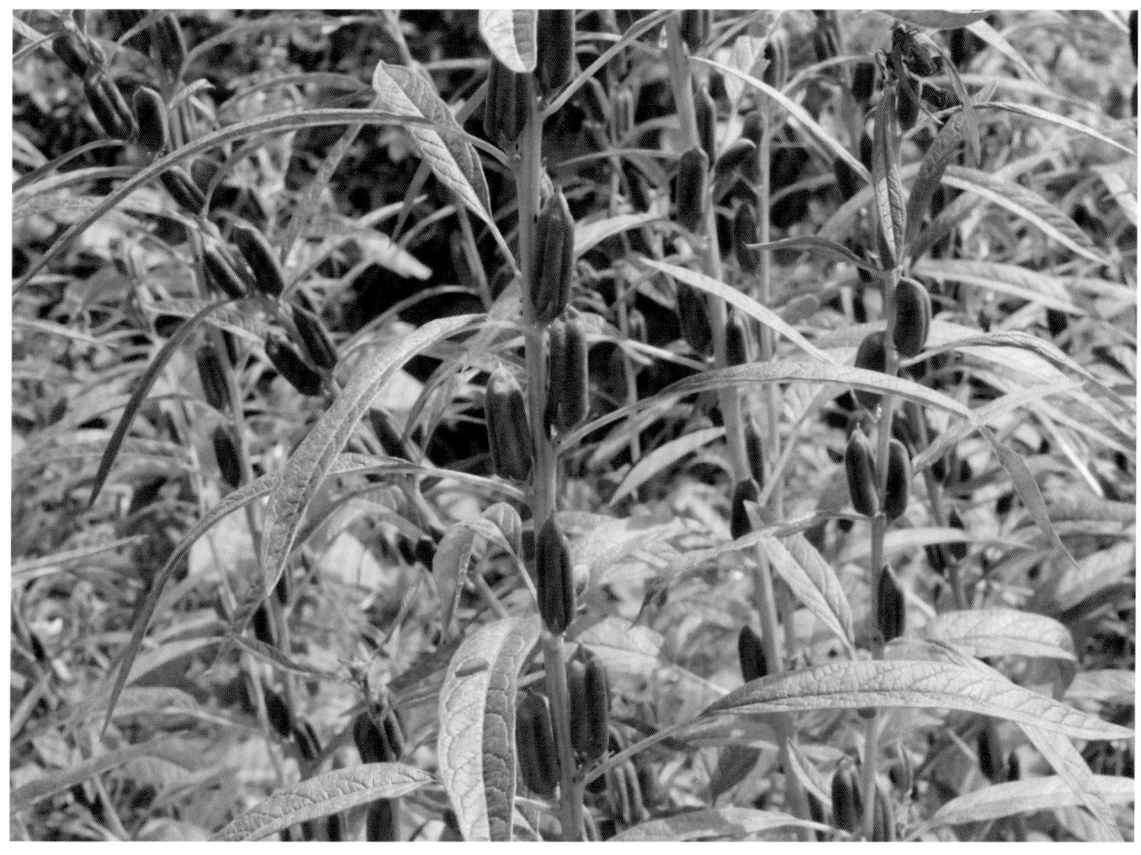

芝麻

药材鉴别

种子呈扁卵圆形，一端钝圆，一端尖，长约 3 mm，宽约 2 mm。表面黑色或白色，平滑或有网状皱纹，放大镜下可见细小疣状突起，尖端有棕色圆点状种脐。种皮薄，纸质，内有薄膜状胚乳。子叶 2 枚，白色，富油性。气微，味甘，有油香气。

功效主治

补肝肾，益精血，润肠燥。主治"龙"病，胃寒，阳痿，失眠，脱发，须发早白，肠燥便秘。

用法用量

内服：煎汤，9 ~ 15 g；或入丸、散。

民族药方

1."龙"与"培根"二合症 芝麻 25 g，棱子芹、喜马拉雅紫茉莉、货梢各 15 g，天冬 10 g，蒺藜 12.5 g。以上 6 味粉碎，混匀，加适量的牛奶煎煮，过滤，取滤液，浓缩成膏，内服，每次 2.5 ~ 3.0 g，每日 1 次。

2. 失眠 安眠流浸膏：芝麻 15 g，大青盐 5 g，鲜酥油 10 g，牛奶 25 g。混匀，煎煮几分钟，过滤，取滤液。浓缩成流浸膏，内服，睡前服 1 次，每次 5 ~ 6 g。

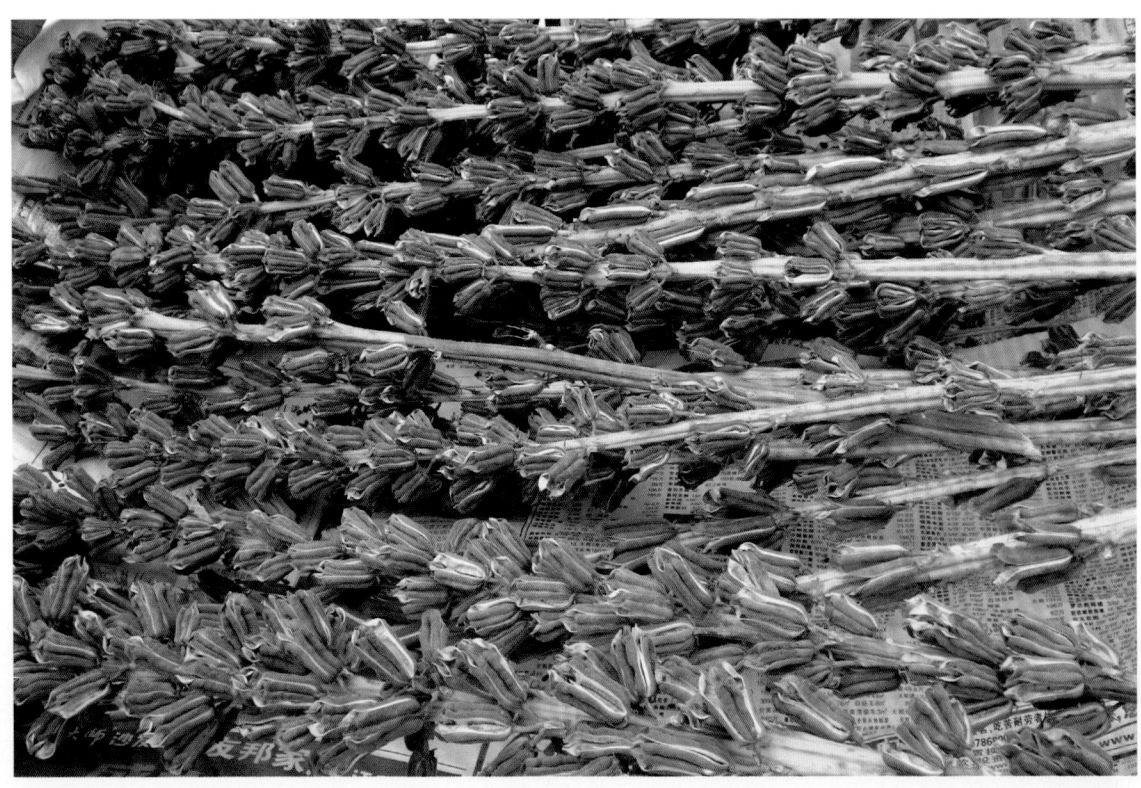

芝麻药材

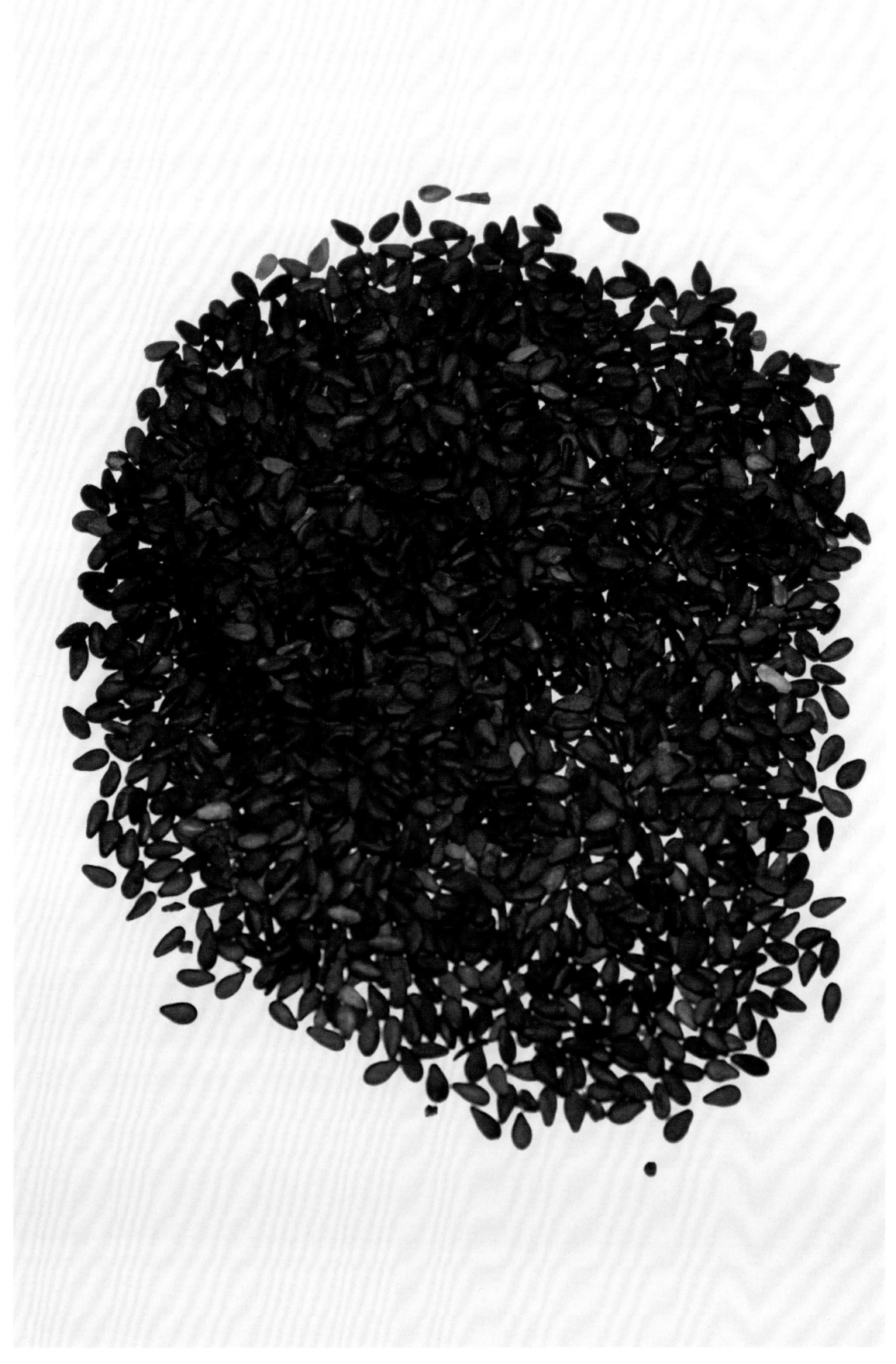

芝麻饮片

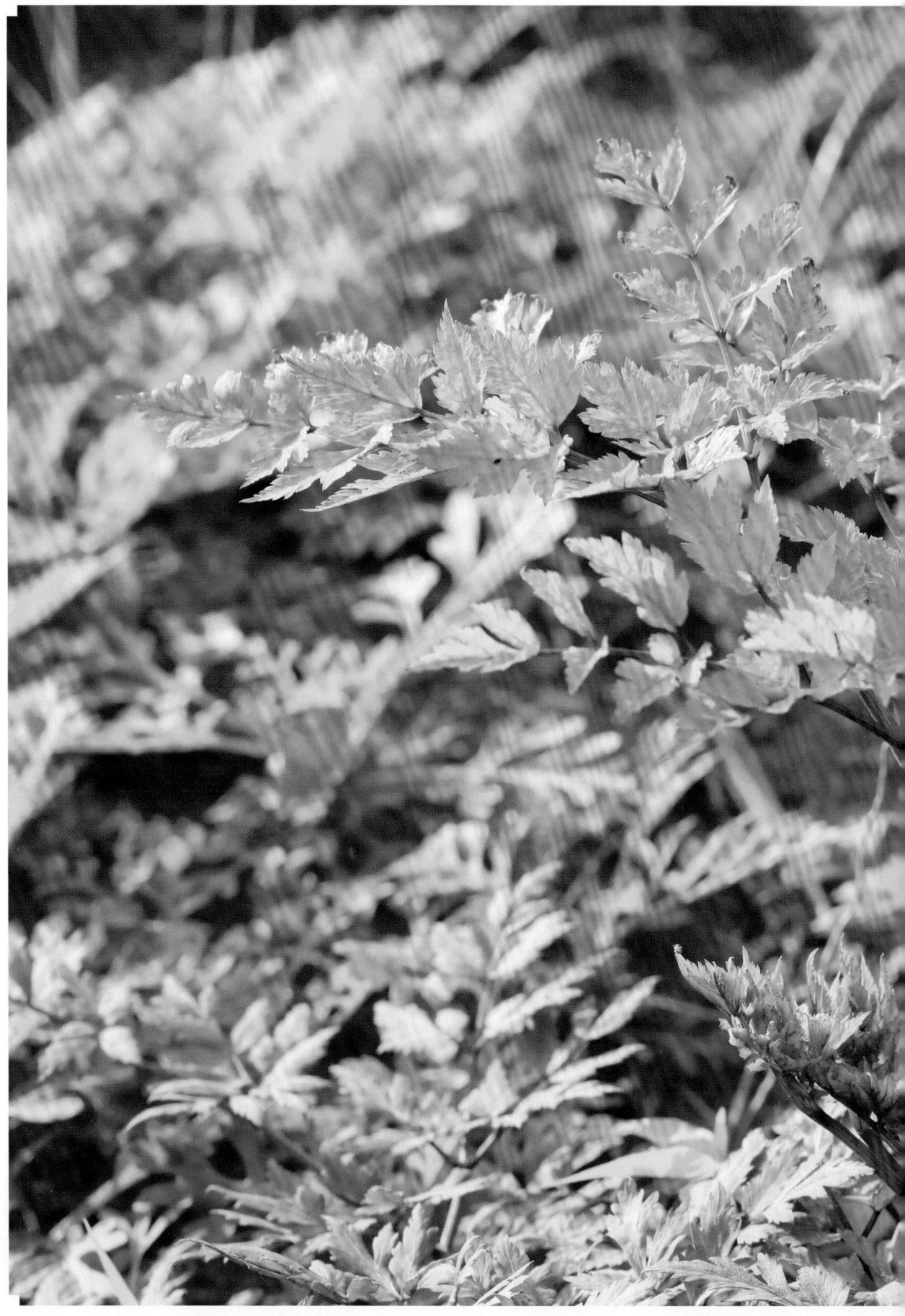

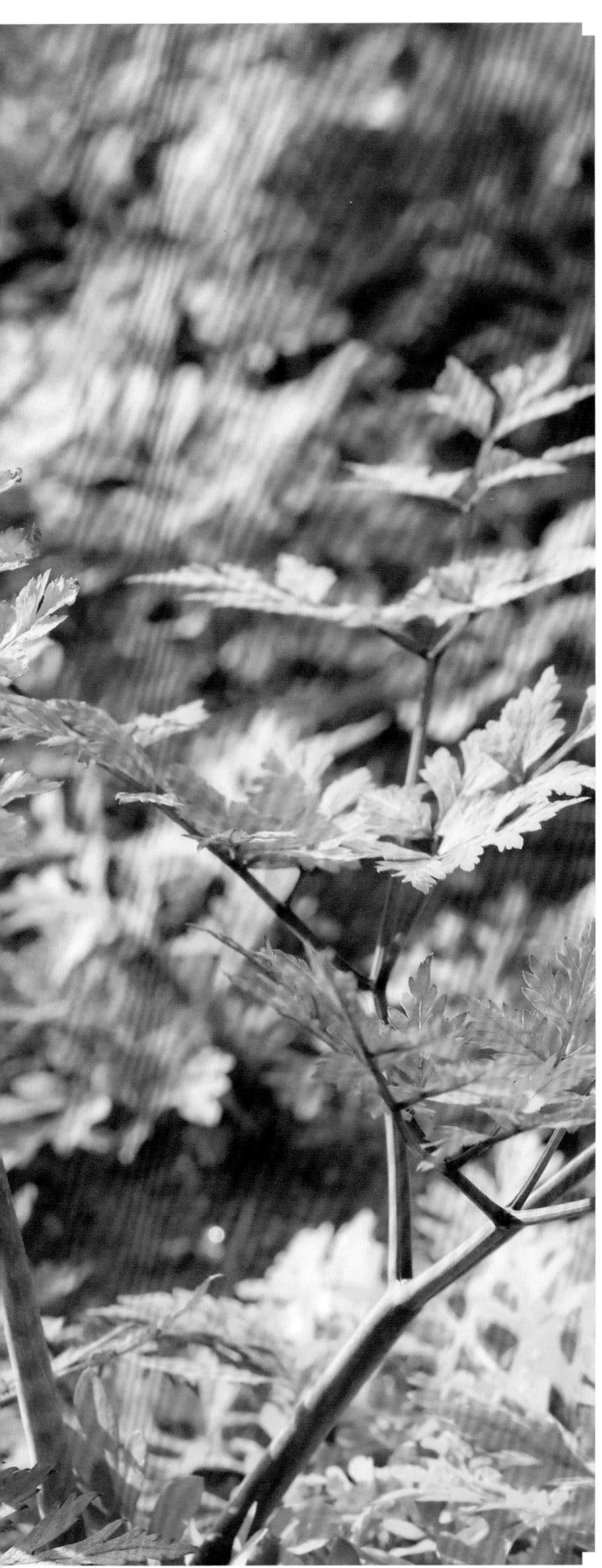

当归

【藏 药 名】当庚那保。

【别　　名】加归、归头、归尾、归身、全当归、当归头、当归尾、当归身、尺悄加布。

【来　　源】本品为伞形科植物当归 *Angelica sinensis* (Oliv.) Diels 的干燥根。

【性味归经】甘、辛，温。归心、肝、脾经。

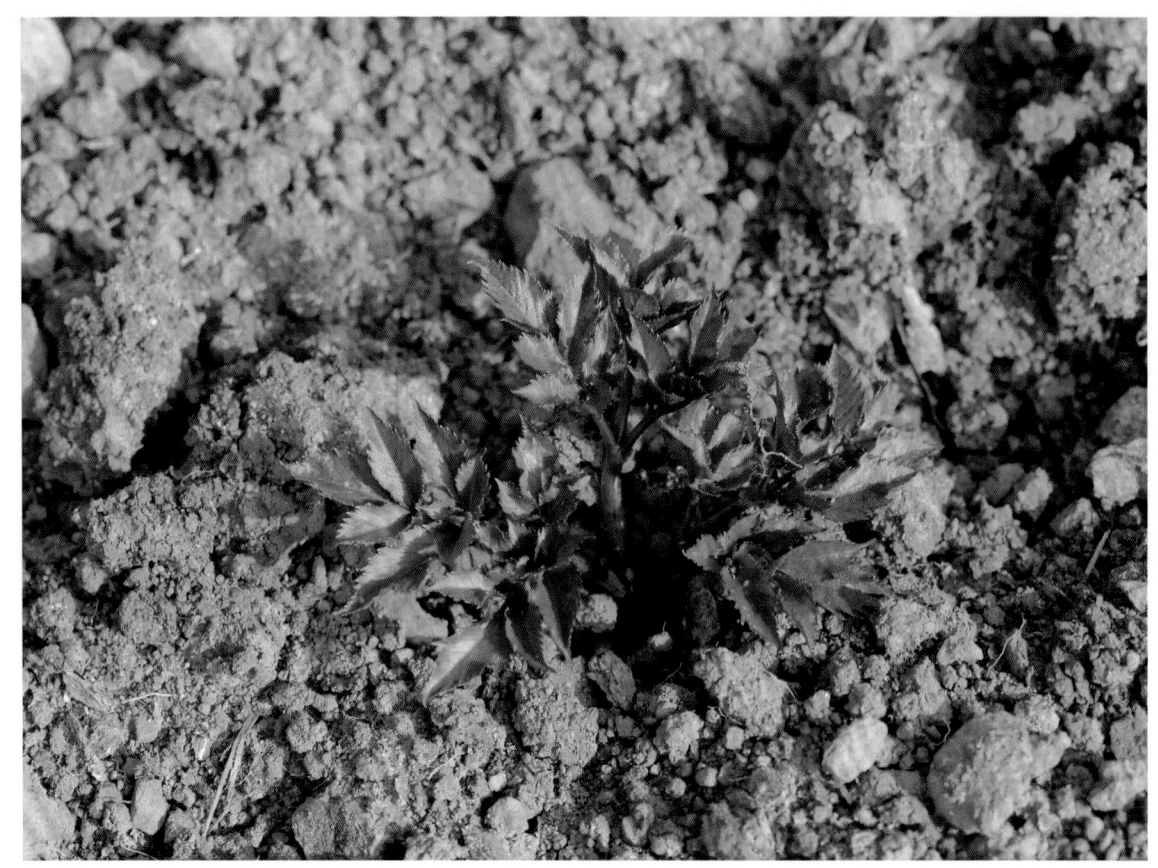

当归

识别特征

多年生草本，茎带紫色，有纵直槽纹。叶为 2 ~ 3 回奇数羽状复叶，叶柄基部膨大呈鞘，叶片卵形，小叶片呈卵形或卵状披针形，近顶端一对无柄，1 ~ 2 回分裂，裂片边缘有缺刻。复伞形花序顶生，无总苞或有 2 片。双悬果椭圆形，分果有 5 棱，侧棱有翅，每个棱槽有 1 个油管，接合面有 2 个油管。花期 6—7 月，果期 7—9 月。

生境分布

生长于高寒多雨的山区，多系栽培。分布于甘肃省岷县，产量大、质优。四川、云南、湖北、陕西、贵州等省区也有栽培。

采收加工

甘肃当归秋末采挖，去净泥土，放置，待水分稍蒸发后，当根变软时，捆成小把，架在棚顶上，先以湿木柴火猛烘上色，再以小火熏干，经过翻棚，使色均匀，全部干度达 70% ~ 80%，停火下棚。云南当归一般在立冬前后采挖，去净泥土，勿沾水受潮以免变黑腐烂，摊晒时注意翻动，每晚收进屋内晾于通风处，以免霜冻，至干即可。

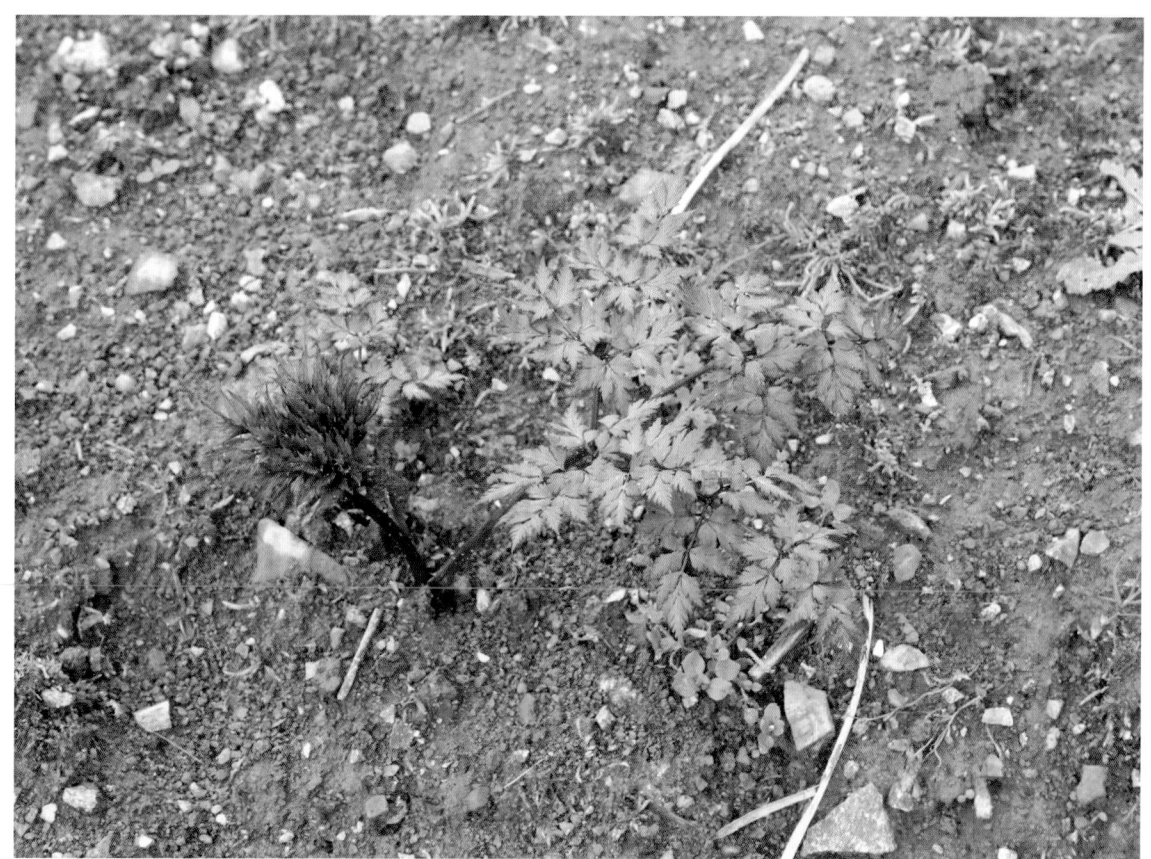

当归

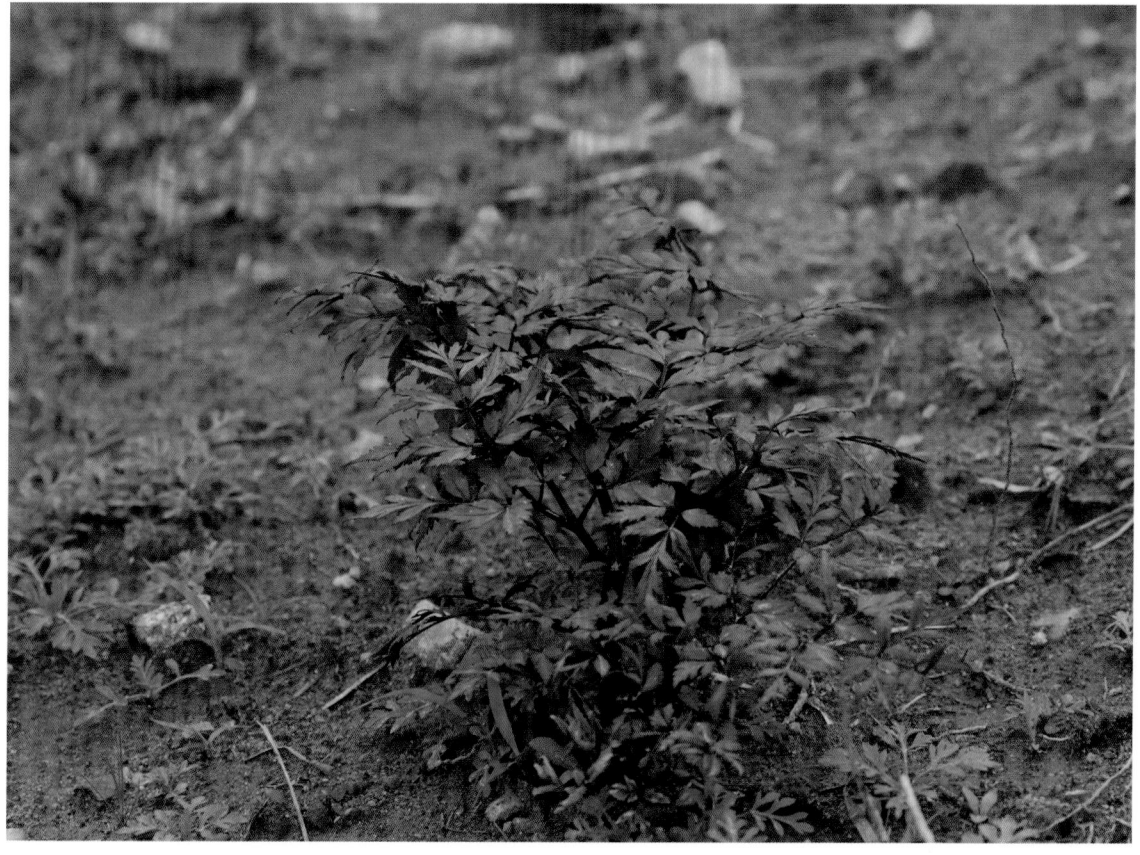

当归

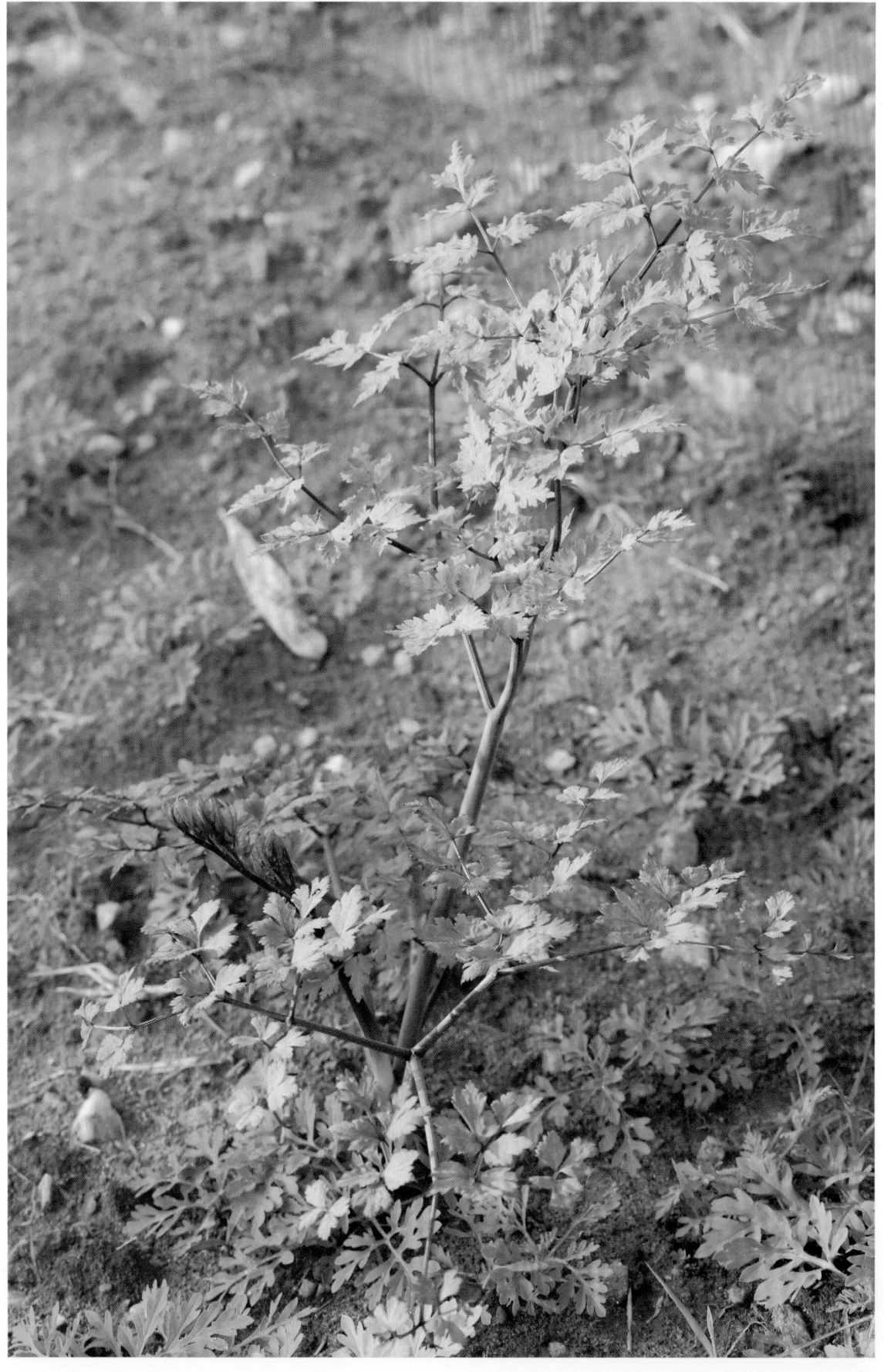

当归

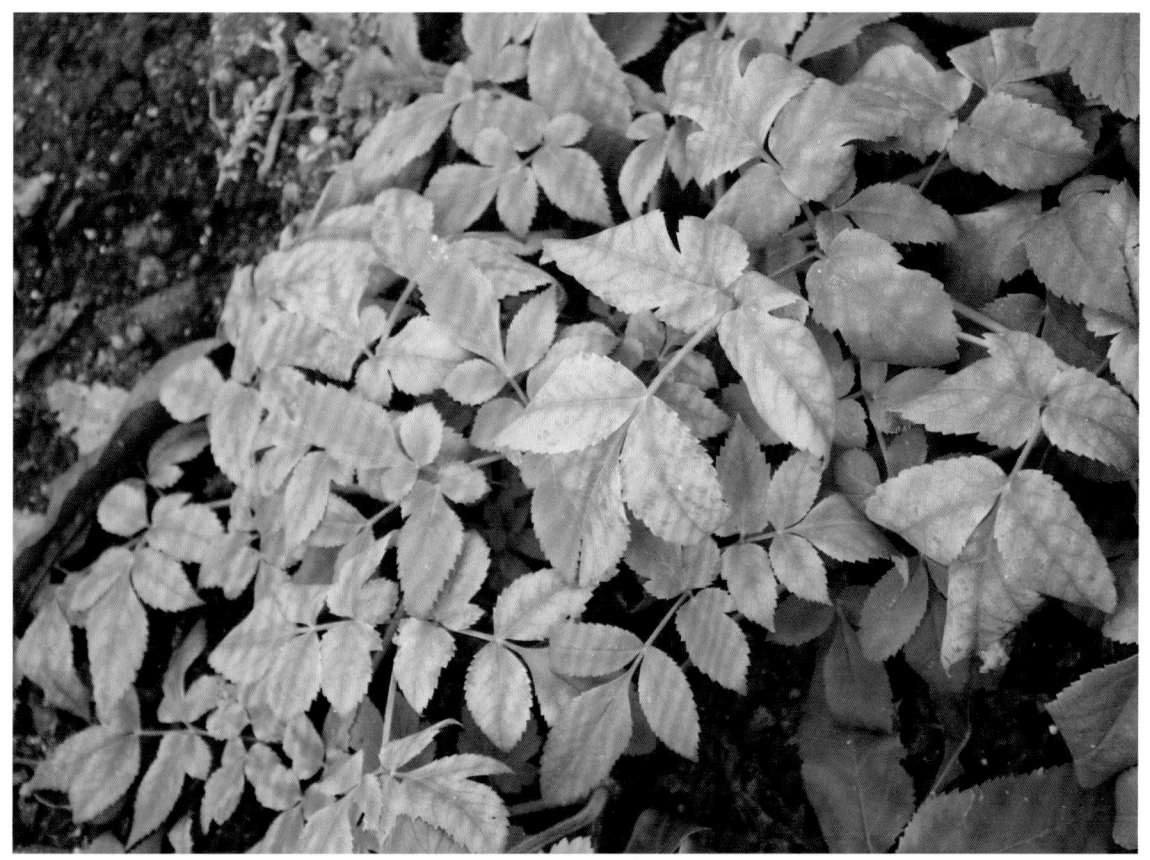

当归

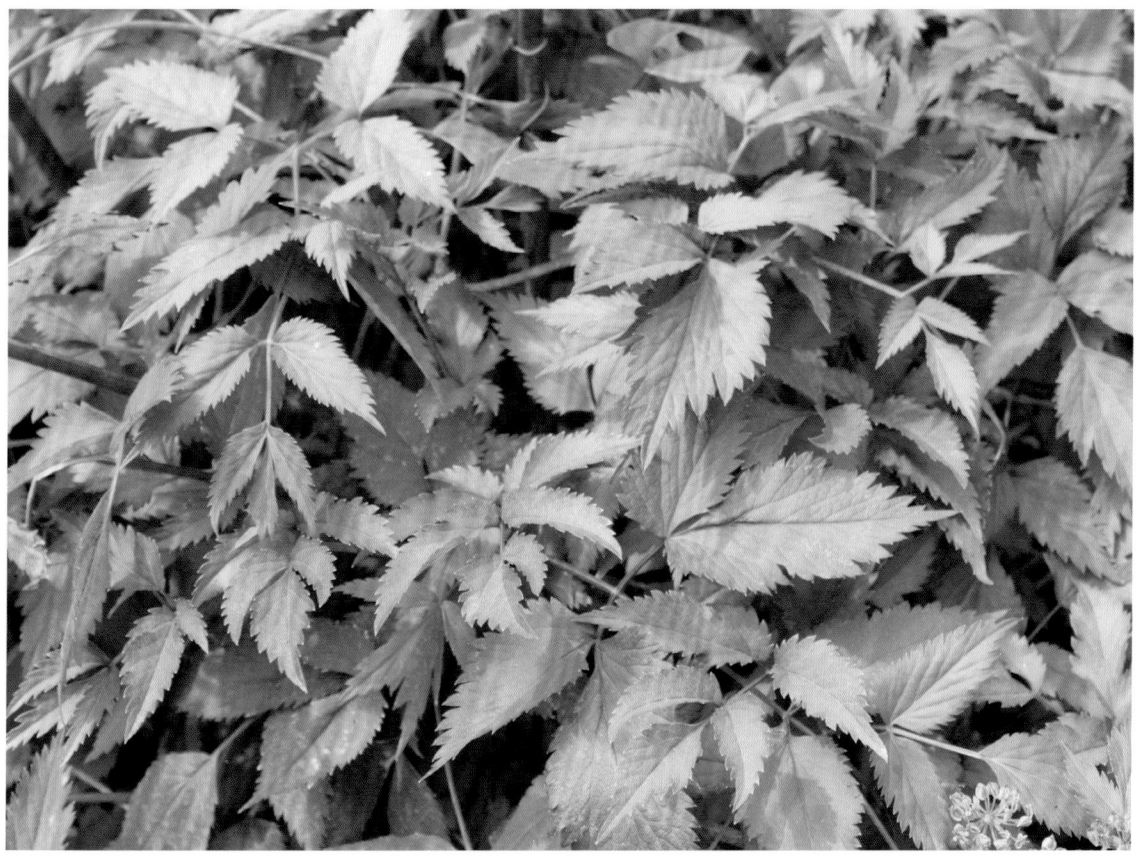

当归

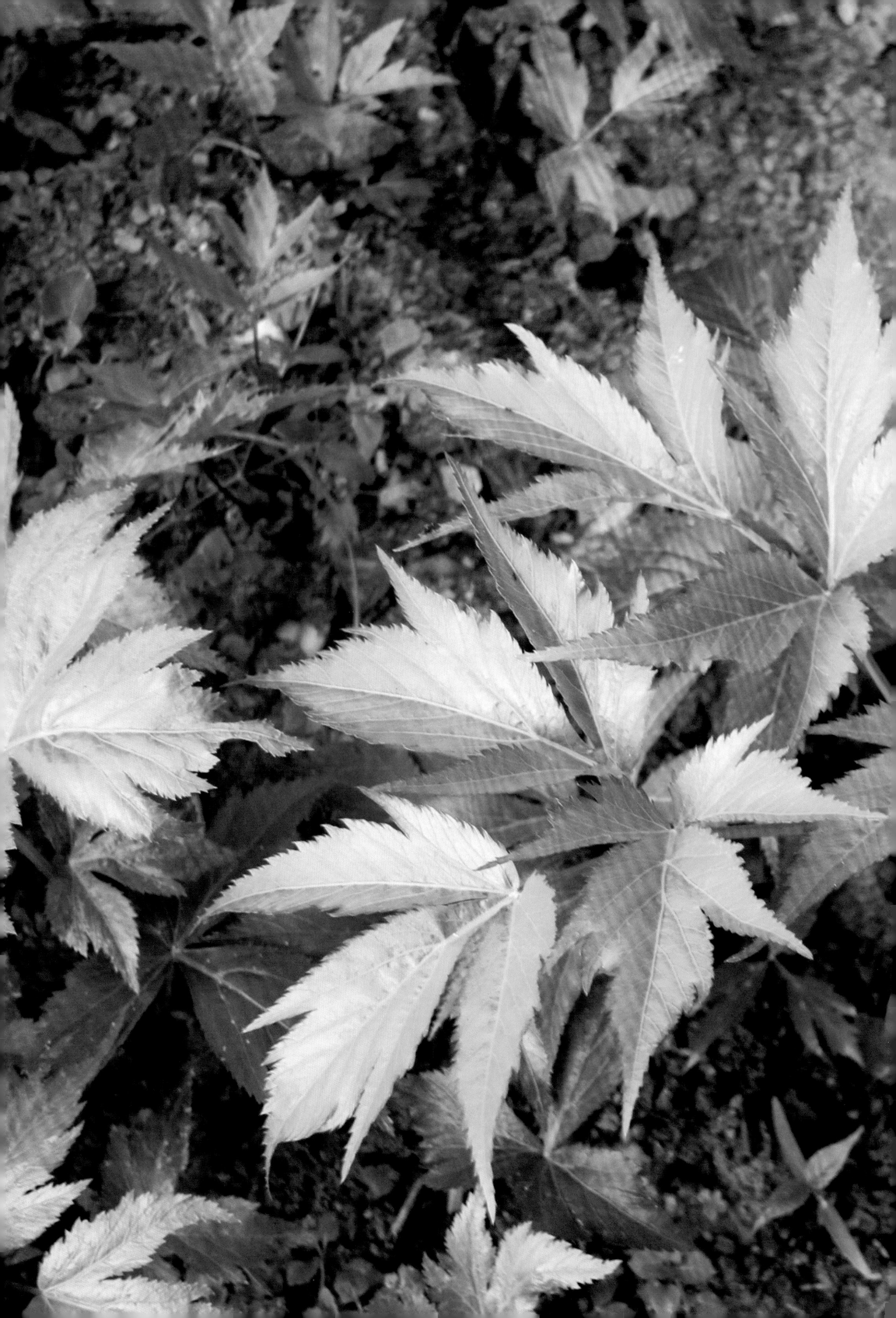

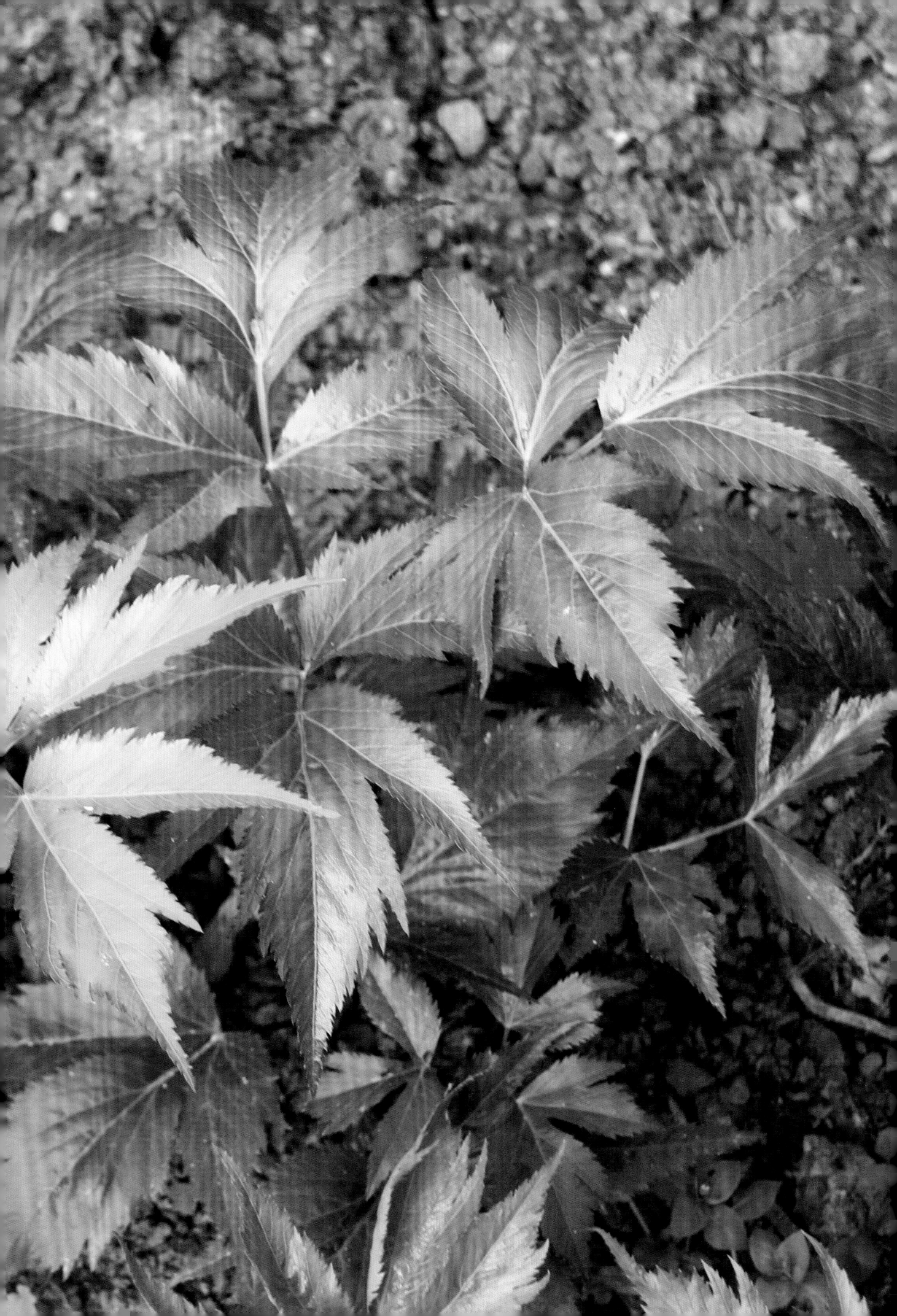

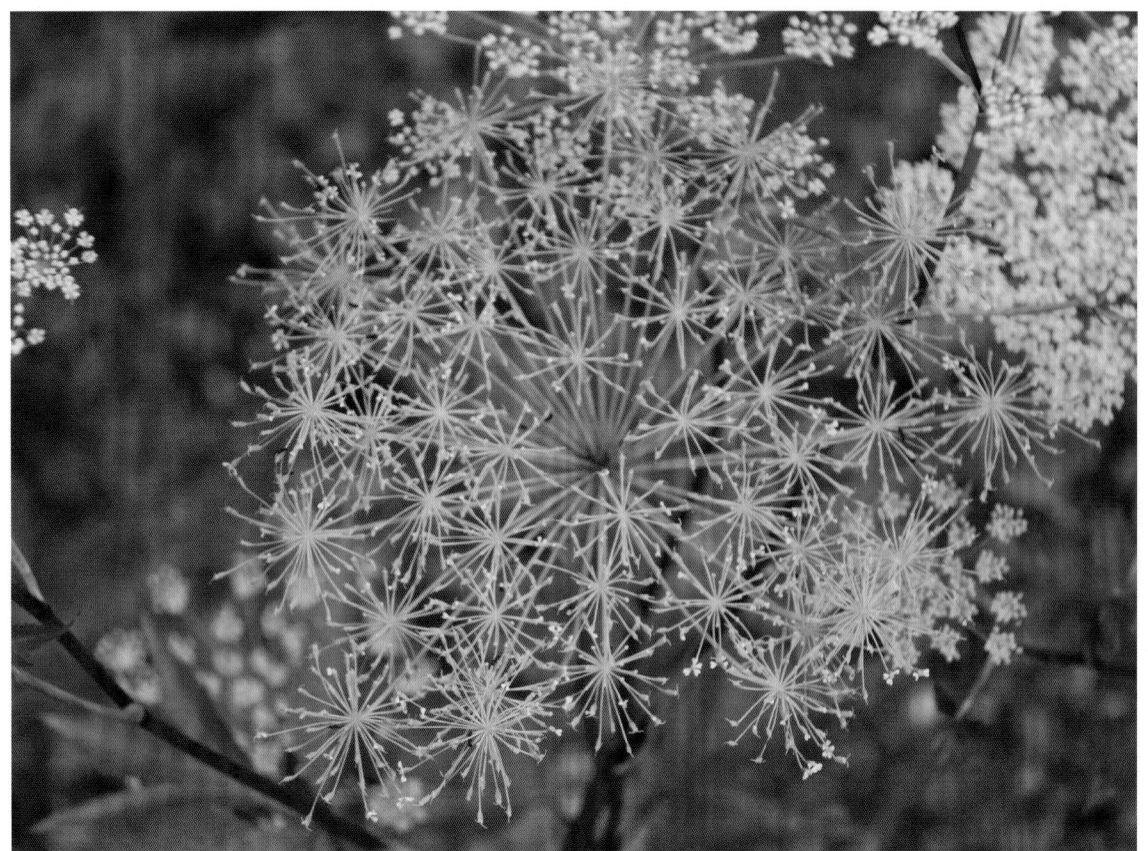

当归

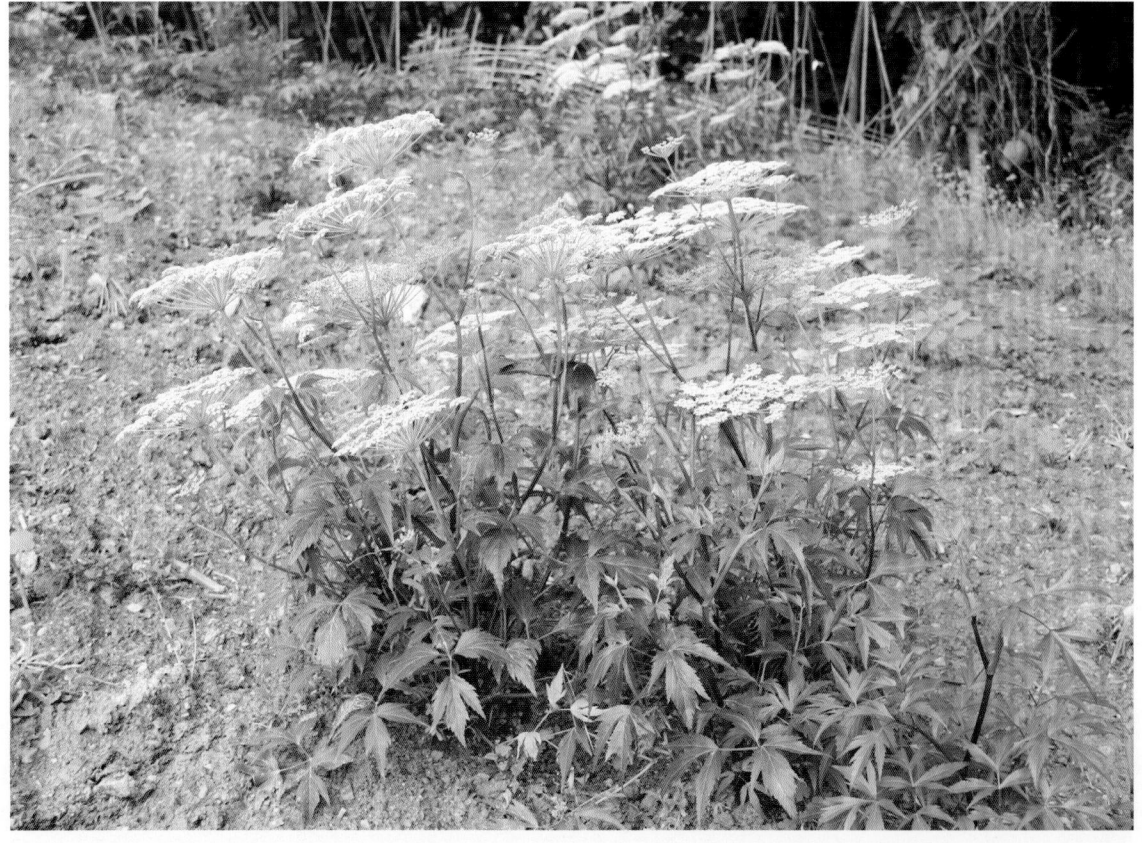

当归

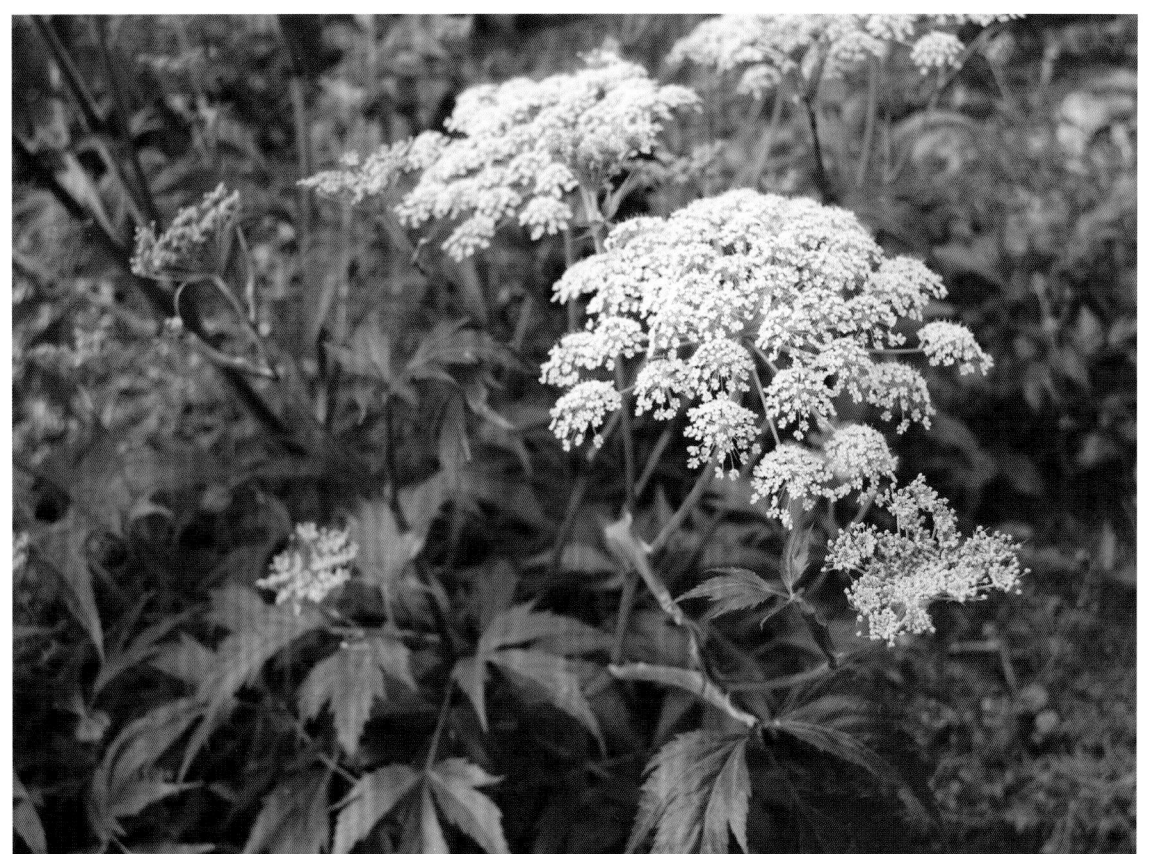

当归

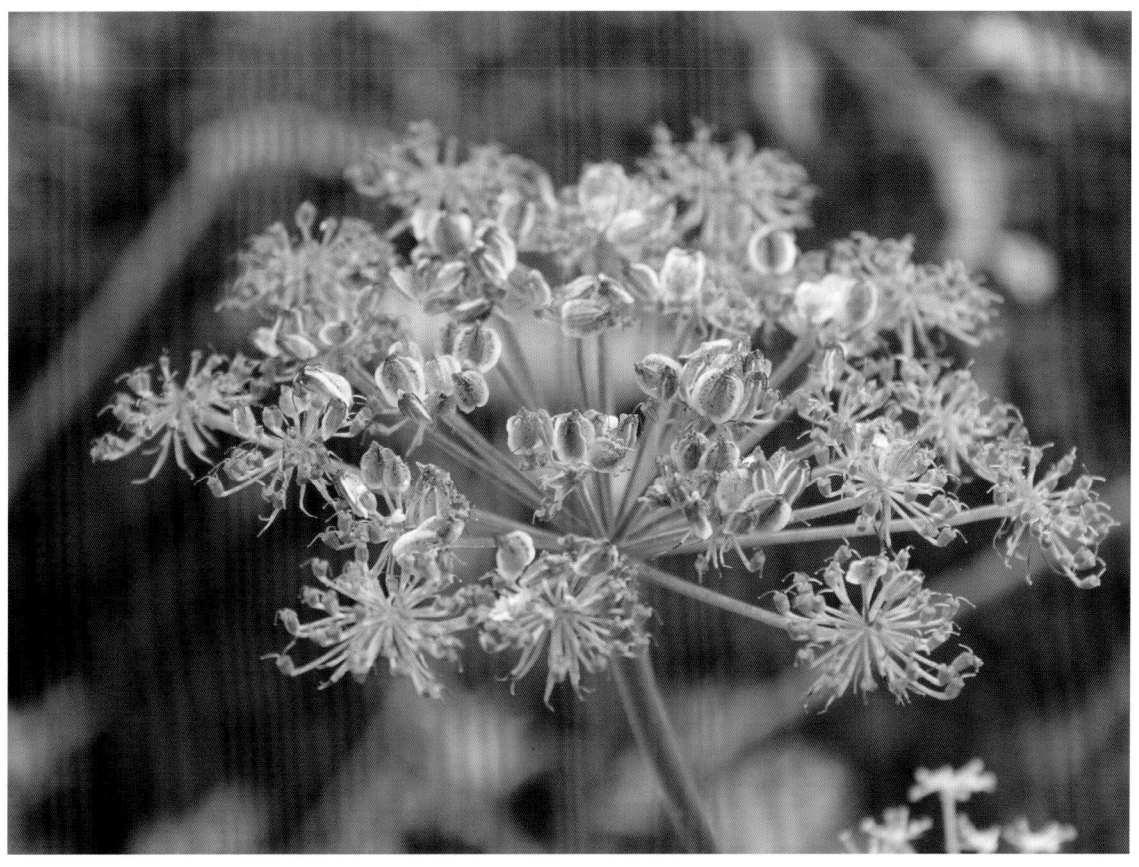

当归

药材鉴别

本品为类圆形或不规则形的薄片，直径 0.3 ～ 2.0 cm。外表皮黄褐色至黄棕色，具纵皱纹。切面环纹明显，散有众多棕色油点，皮部外侧黄白色，近环纹处淡黄棕色或浅褐色，木部淡黄白色，有放射状纹理，皮木比约 1 ∶ 1。质柔韧。有浓郁的香气，味甘、辛、微苦。

功效主治

补血调经，活血止痛，润肠通便。

用法用量

内服：5 ～ 10 g，煎汤；浸酒，熬膏或入丸、散。外用：适量，多入膏药中。

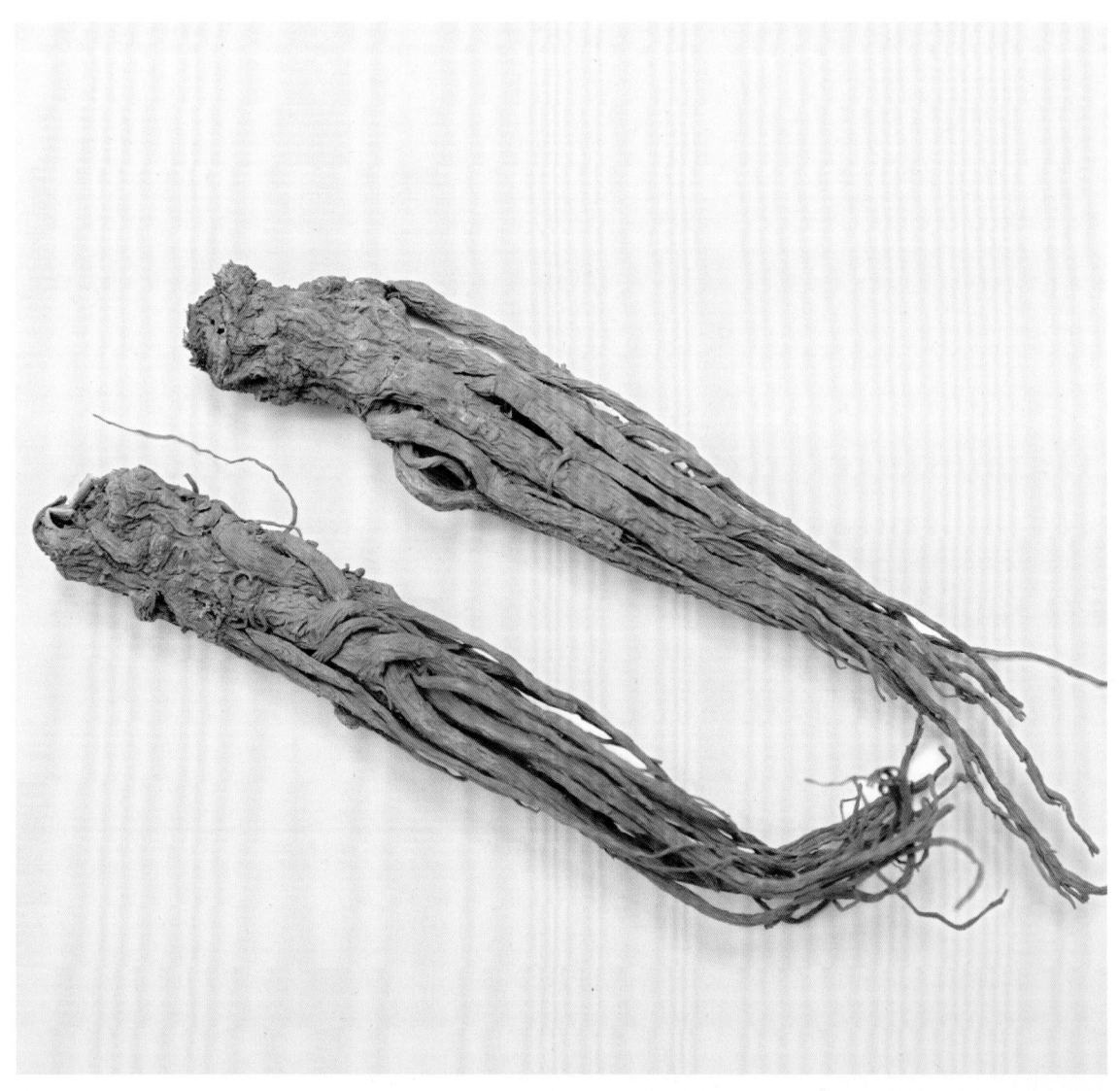

当归药材

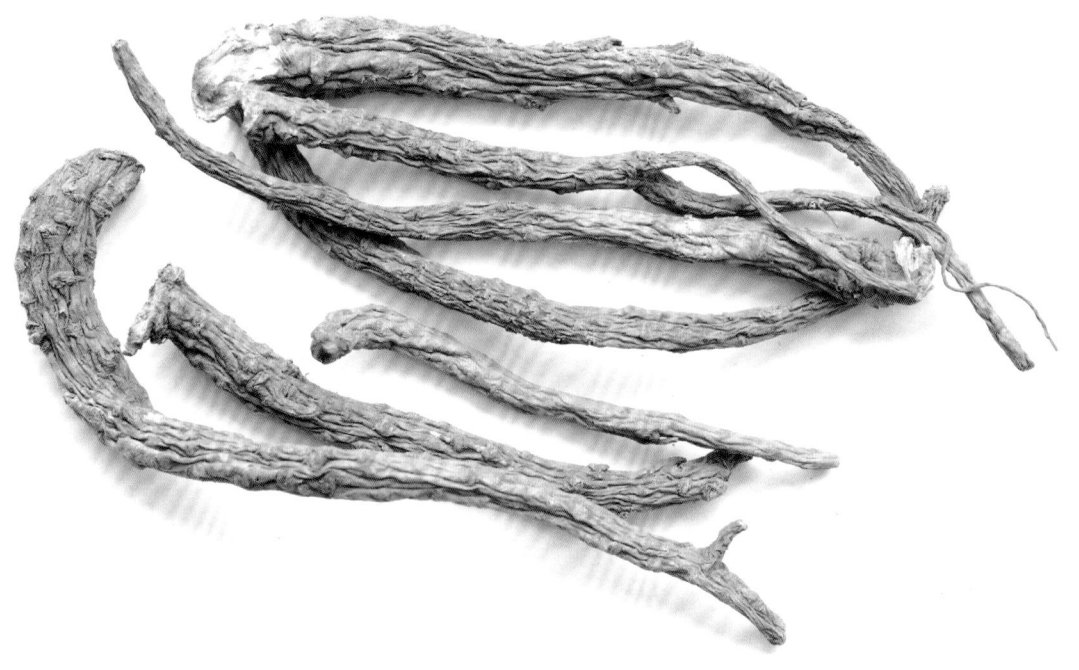

当归尾药材

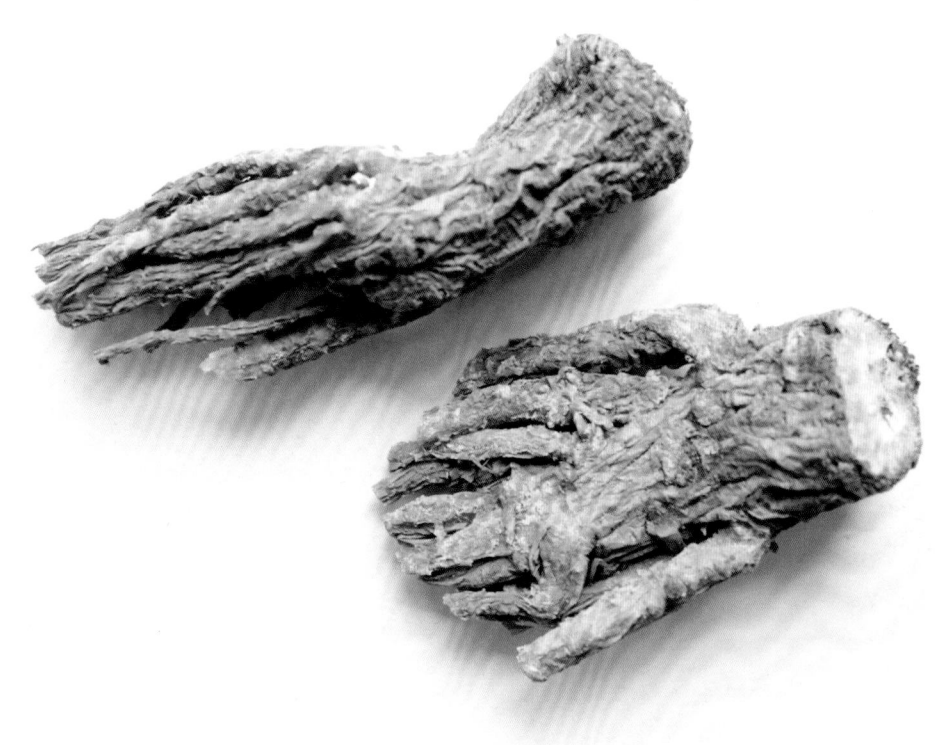

当归头药材

民族药方

1. 痛经 当归（米醋微炒）、延胡索、红花、没药各等份。研为末，每次10 g，温酒调服。

2. 经闭 当归、茜草各30 g，泽兰15 g。水煎，分3次服，每日1剂，经来则止后服。

3. 大便不通 当归、白芷各等份。研为细末，每次10 g，米汤送服。

4. 月经前后眩晕头痛 当归头12 g，丹参15 g，土茯苓20 g。水煎服。

5. 经前小腹胀，月经量少 当归尾、丹参各15 g，益母草20 g。水煎服。

6. 孕妇虚燥、心烦、腰酸 当归身、白莲须各10 g，川杜仲12 g。水煎服。

7. 变应性鼻炎 当归、赤芍各15 g，生地黄24 g，川芎6 g，苍耳、辛夷各9 g，徐长卿30 g。水煎取药汁，每日1剂，分3次服，15日为1个疗程。

8. 慢性支气管炎（阴虚肺燥型） 当归、贝母各15 g，苦参10 g。水煎取药汁，每日1剂，分2次服。

9. 肺气肿 当归、黑苏子、半夏、陈皮、厚朴、前胡、杏仁（后下）各9 g，沉香末（冲）、肉桂（后下）各2.5 g。水煎取药汁，每日1剂，分2次服。

使用注意

本品味甘，滑肠、湿盛中满、大便溏泻者不宜。

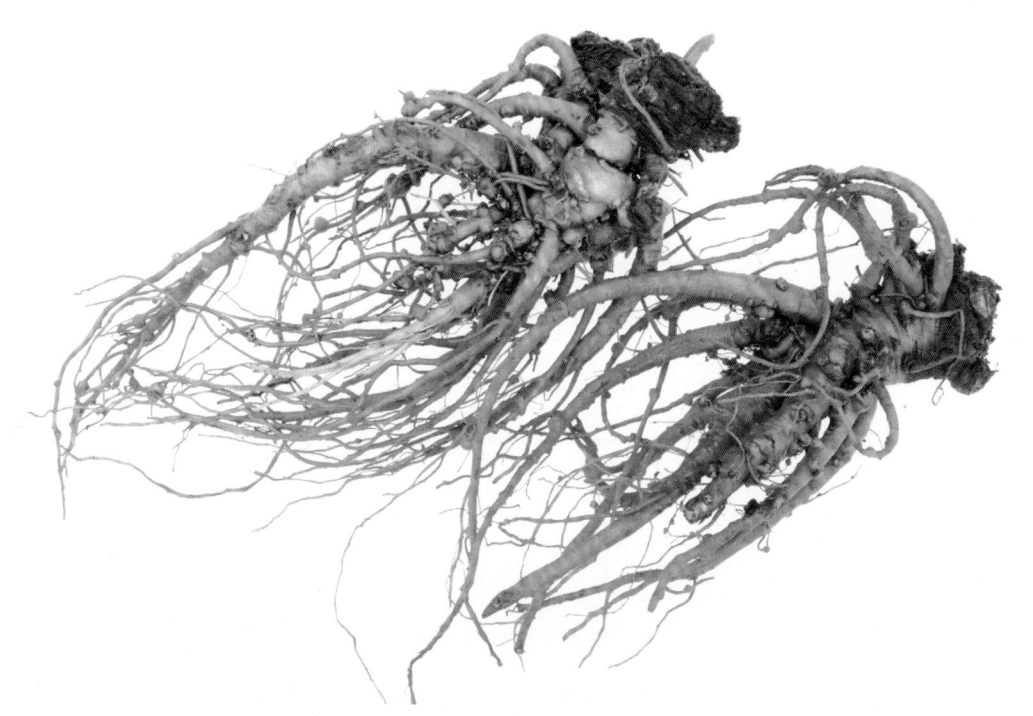

当归药材

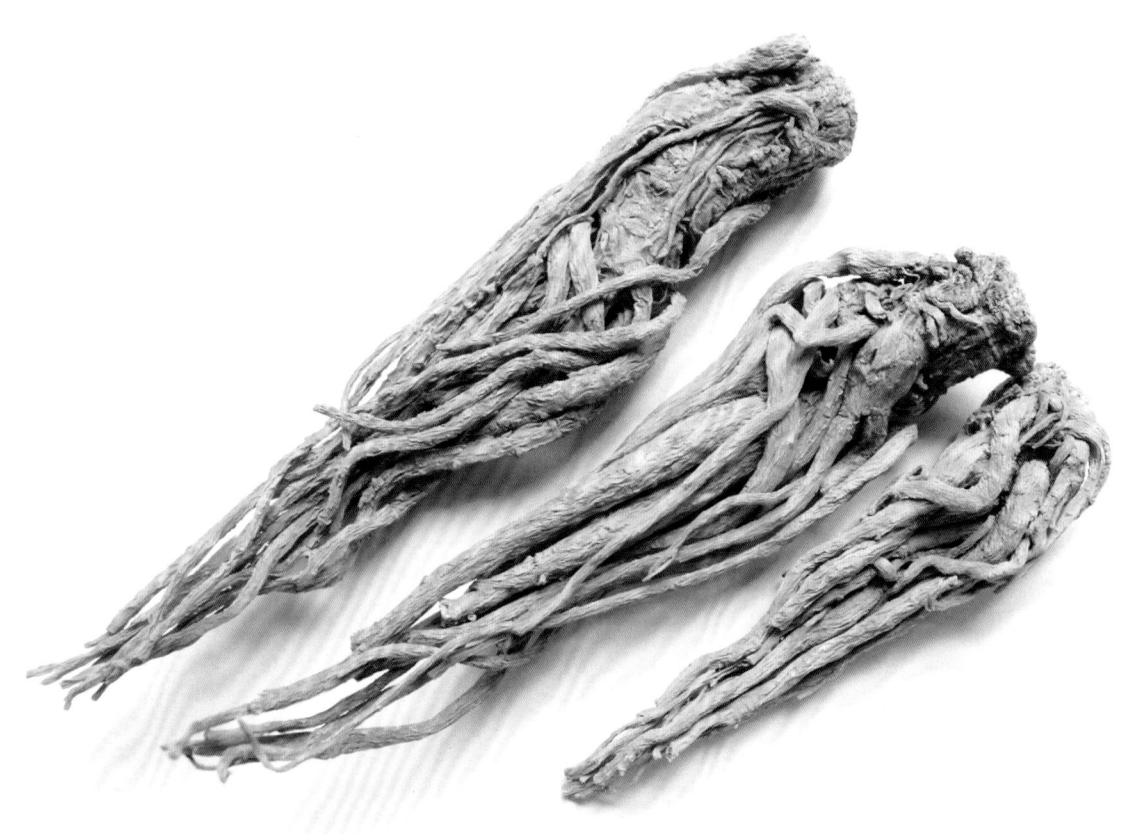

当归药材

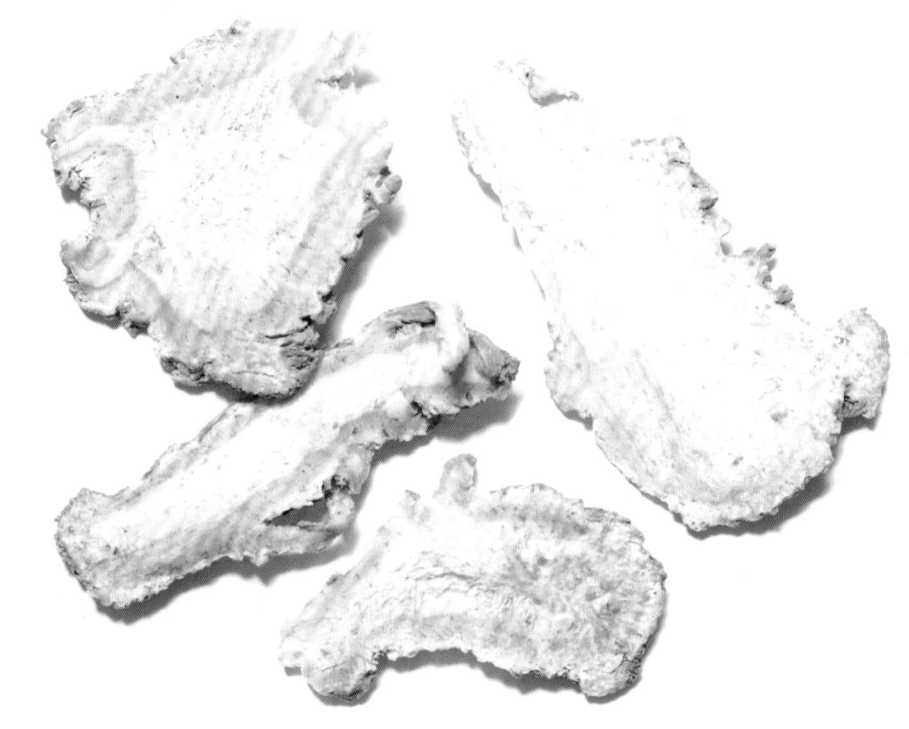

当归饮片

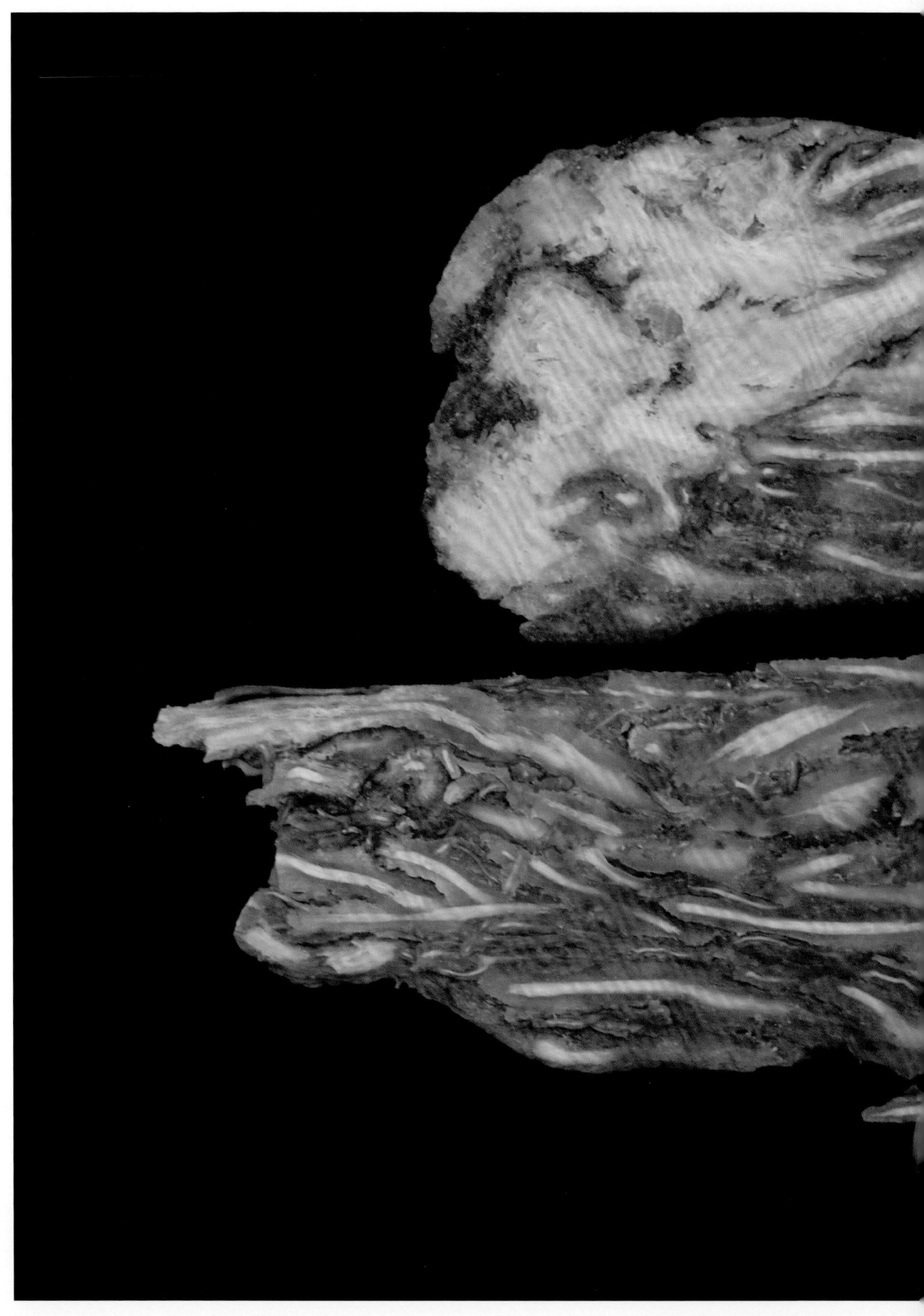

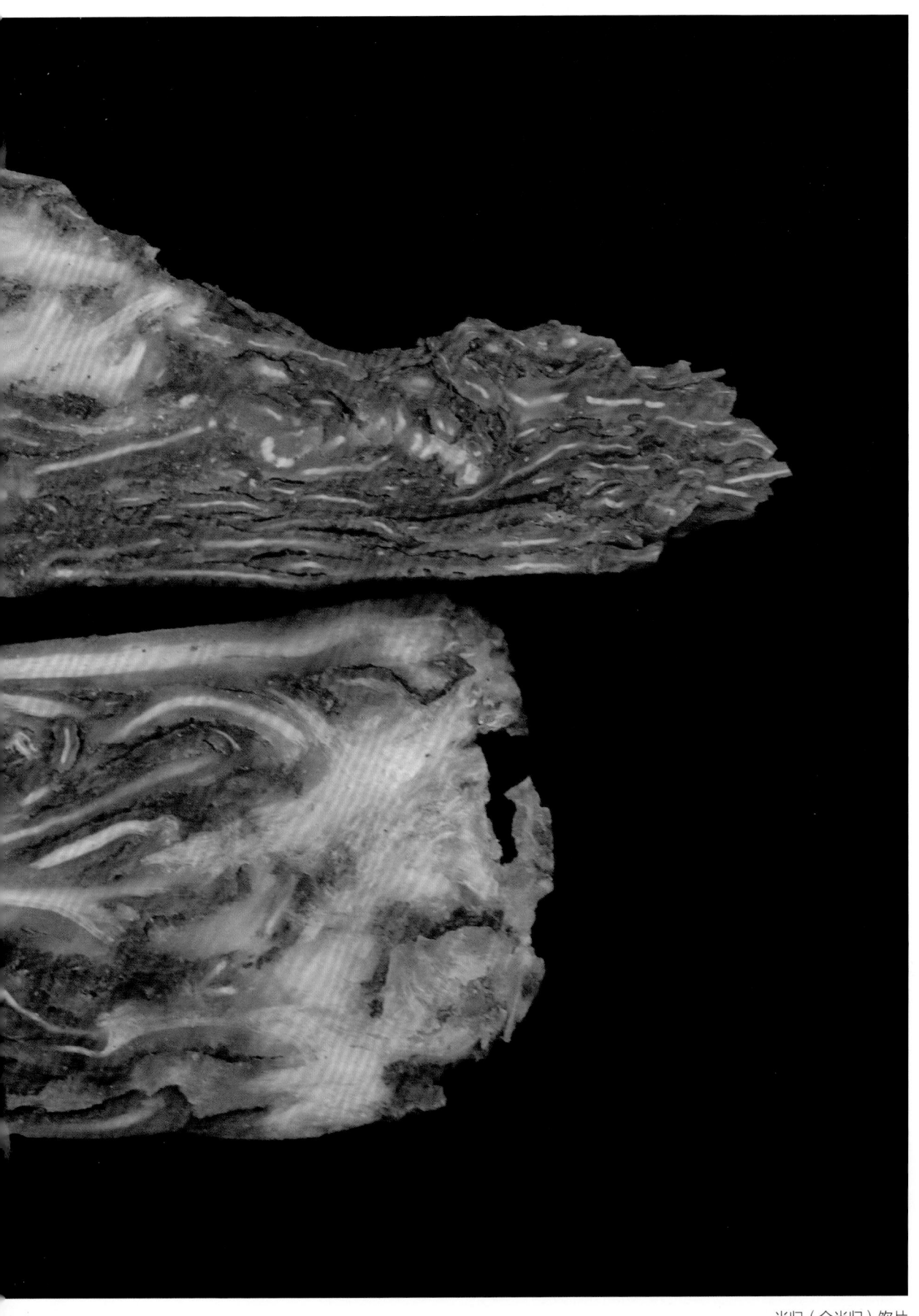

当归（全当归）饮片

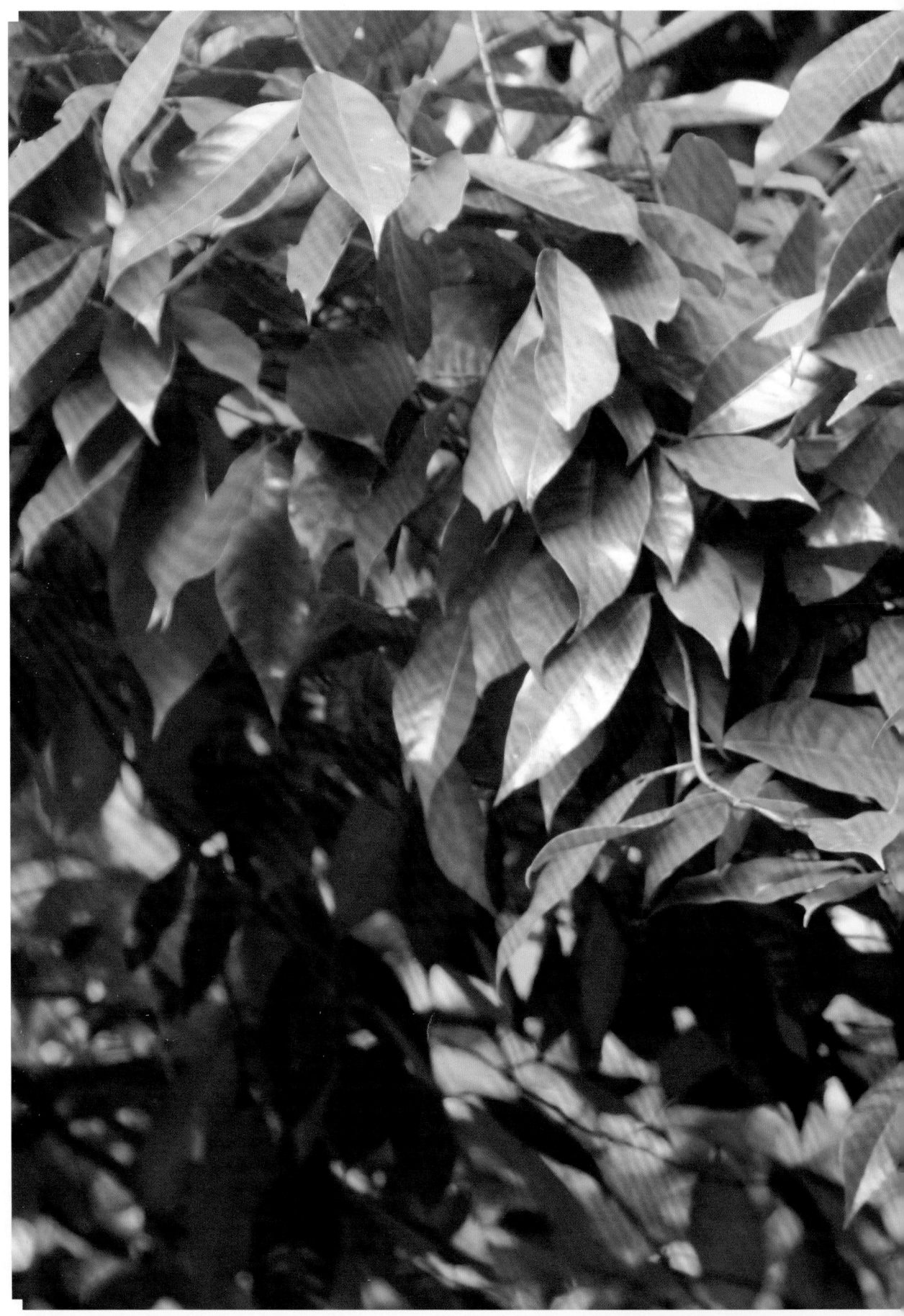

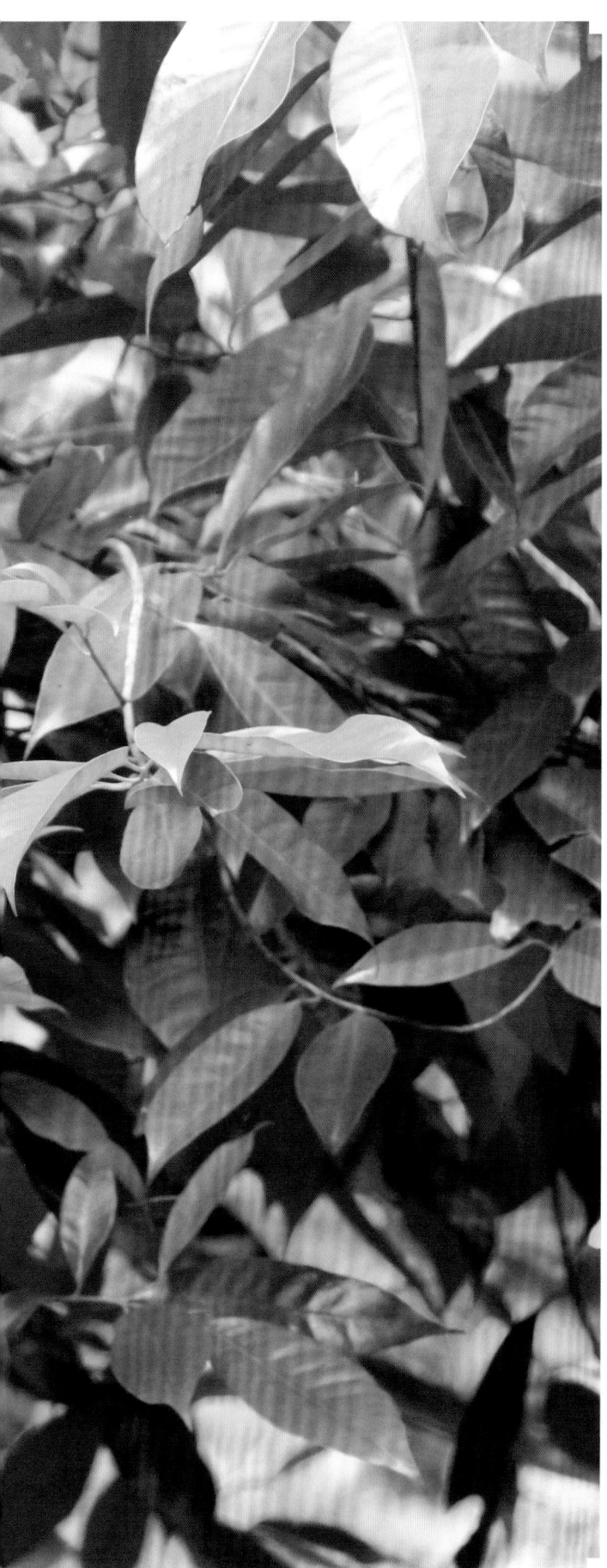

肉豆蔻

【藏药名】杂地。

【别　名】肉果、玉果、煨肉果、丝兴纳玛、益桑纳玛美朵。

【来　源】本品为肉豆蔻科植物肉豆蔻树 *Myristica fragrans* Houtt. 的干燥成熟种仁。

【性味归经】辛，温。归脾、胃、大肠经。

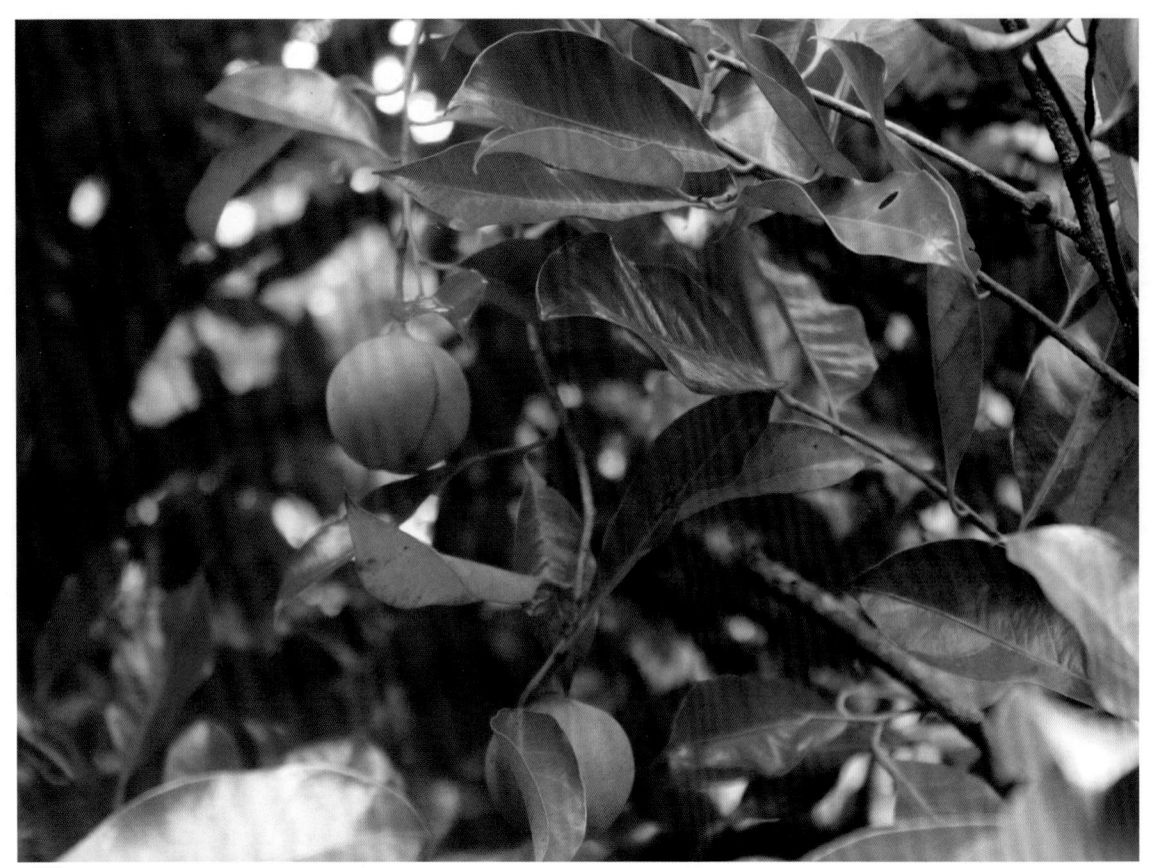

肉豆蔻

识别特征

高大乔木，全株无毛。叶互生，革质，叶柄长 4 ~ 10 mm，叶片椭圆状披针形或椭圆形，长 5 ~ 15 cm，先端尾状，基部急尖，全缘，上面暗绿色，下面常粉绿色并有红棕色的叶脉。花单性，雌雄异株，总状花序腋生，具苞片。浆果肉质，梨形或近于圆球形，黄棕色，成熟时纵裂成 2 瓣，露出绯红色肉质的假种皮，内含种子 1 枚，种皮壳状，木质坚硬。花期 4—5 月，果期 6—8 月。

生境分布

在热带地区广为栽培。分布于马来西亚、印度尼西亚，我国广东、广西、云南等省区也有栽培。

采收加工

每年 4—6 月及 11—12 月各采 1 次。早晨摘取成熟果实，剖开果皮，剥去假种皮，再敲脱壳状的种皮，取出种仁用石灰乳浸 1 日后，小火焙干。

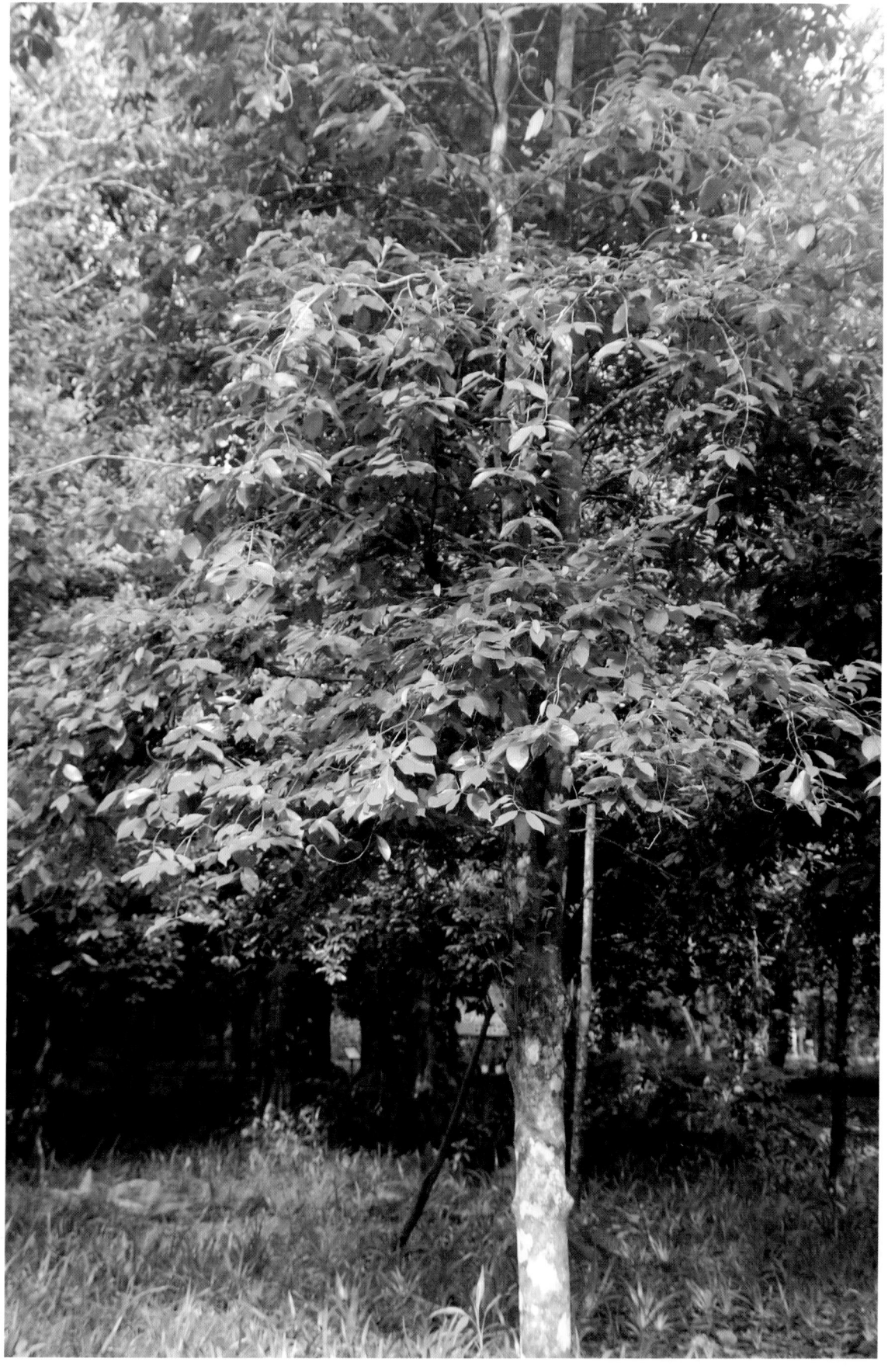

肉豆蔻

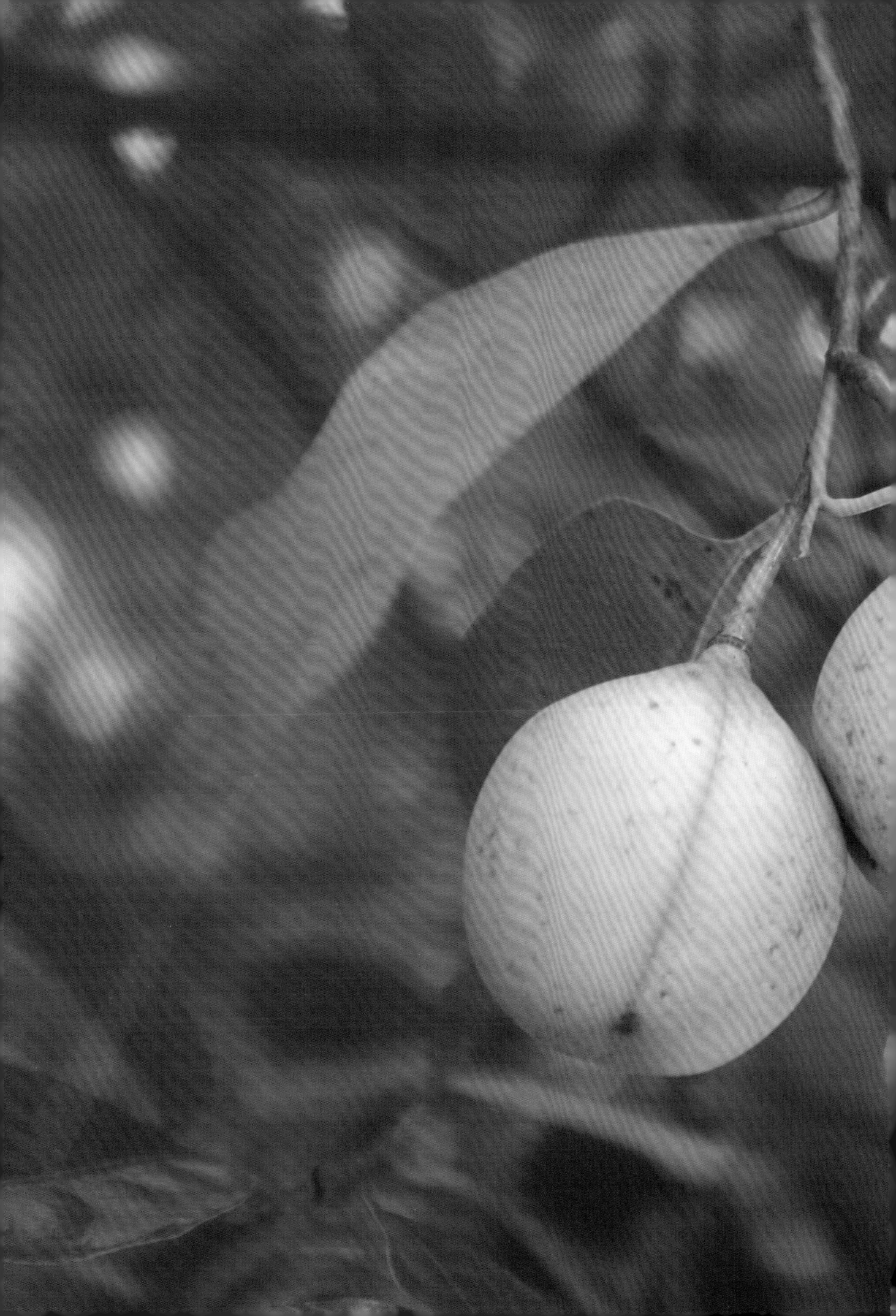

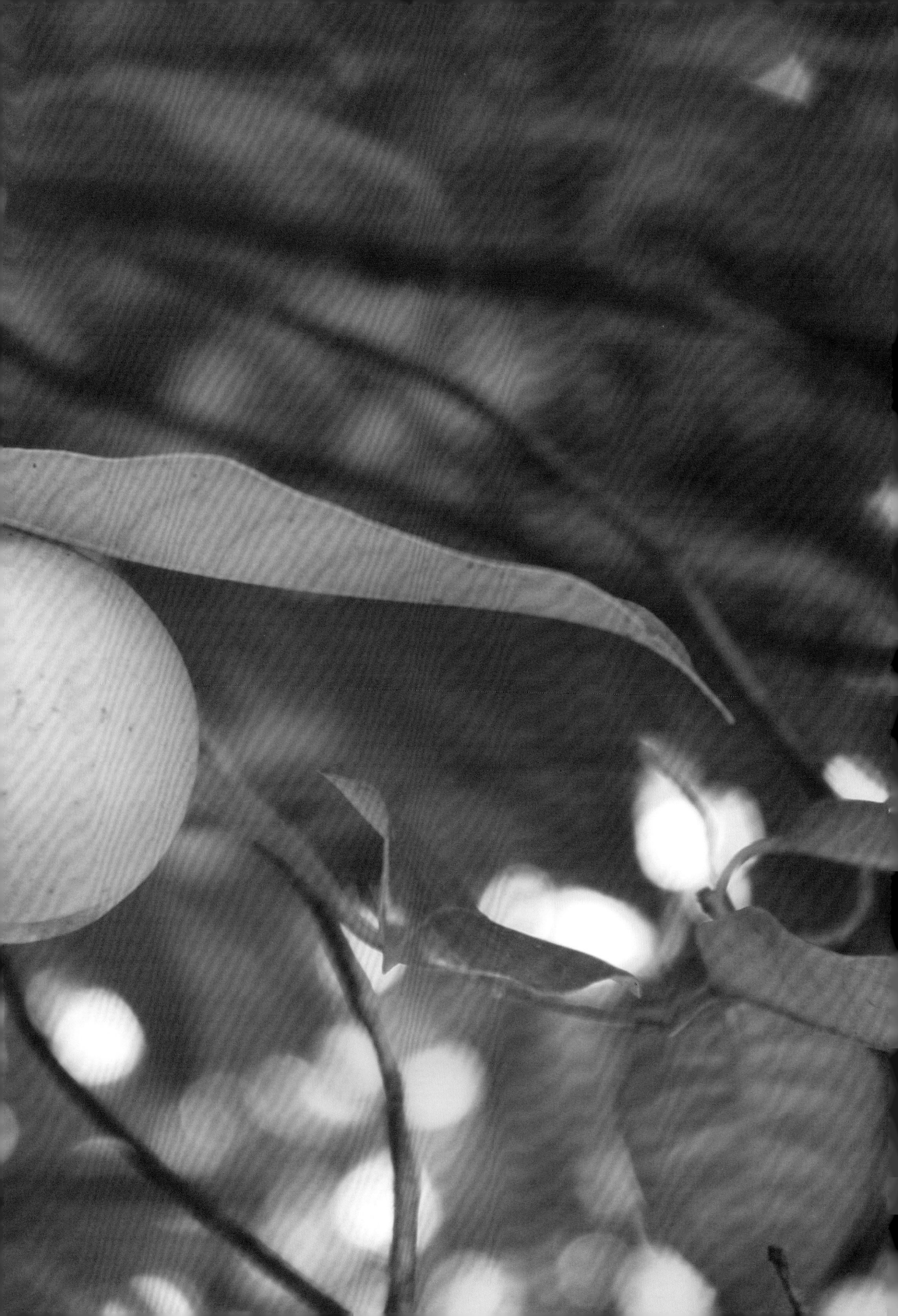

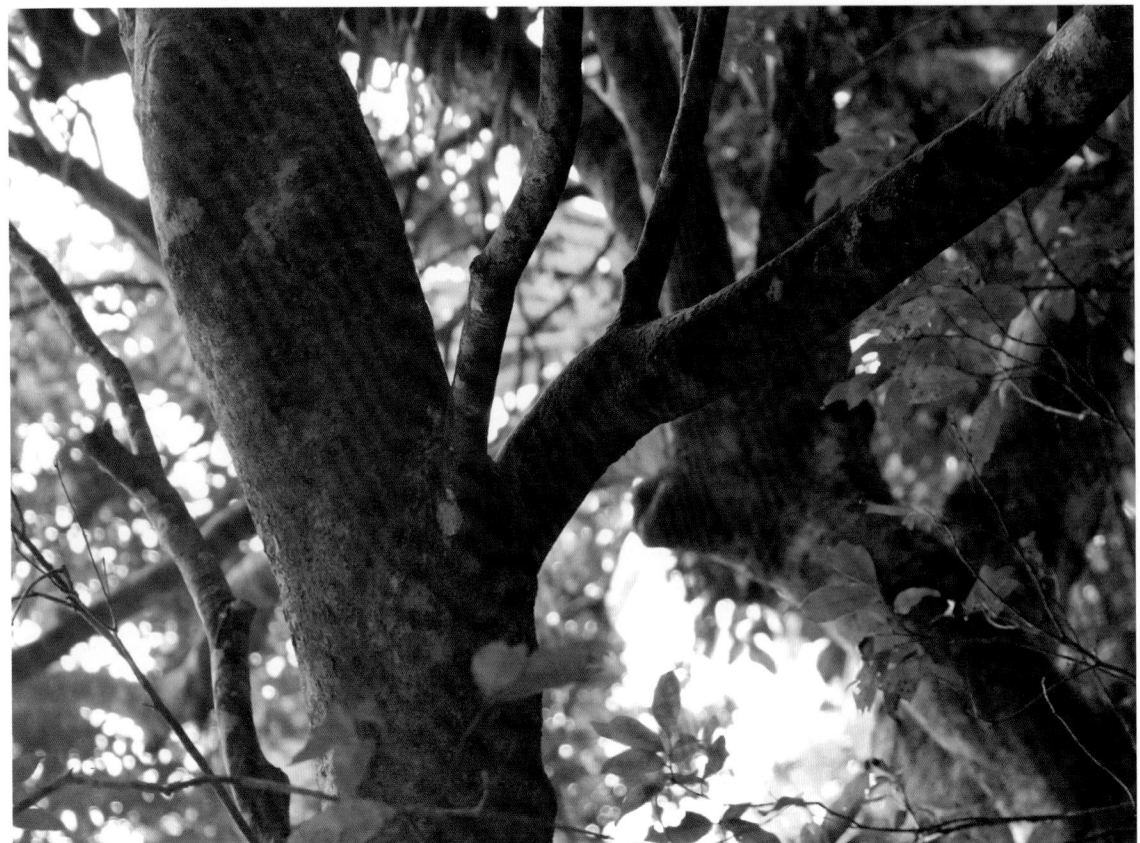

肉豆蔻

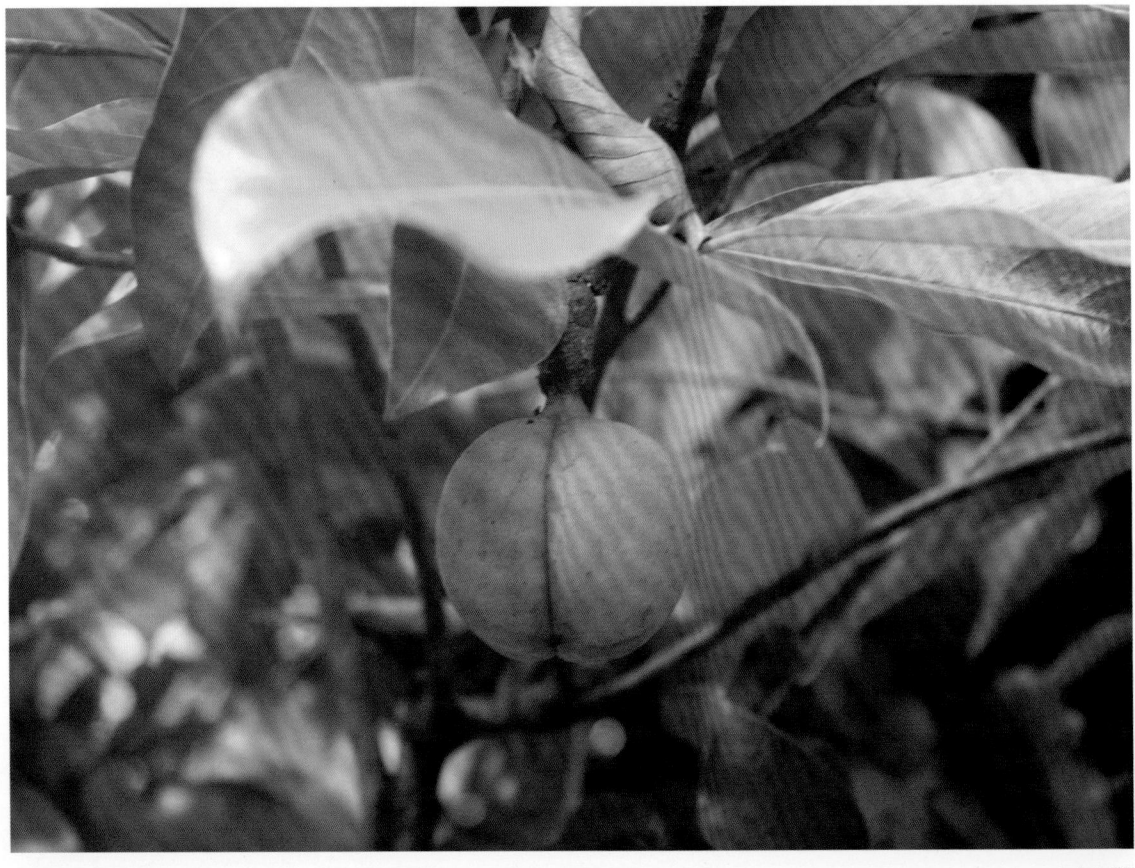

肉豆蔻

▌药材鉴别

本品呈椭圆形或卵圆形。表面灰棕色或棕色，有网状沟纹，附有白色粉霜。种脐位于宽端，呈浅色圆形突起，合点呈暗凹陷。切面有淡棕色与黄白色相间的大理石状花纹，显油脂。质地坚硬，难破碎。气芳香浓烈，味辛辣而微苦。

▌功效主治

温脾止泻，行气止痛。本品辛香温燥而涩，有涩而不滞、行而不散之特点，既能温脾涩肠止泻，又能行气止痛。

▌用法用量

内服：3～9 g，煎服；散剂 1.5～3.0 g；煨用可增强温中止泻作用。

▌民族药方

1. 脾虚泄泻，肠鸣不食 肉豆蔻 1 枚。挖小孔，入乳香 3 小块，以面裹煨，面熟为度，去面，碾为细末，每次 5 g，米饮送下，小儿 0.25 g。

2. 五更泄泻 肉豆蔻 10 g，吴茱萸、五味子各 6 g，补骨脂 8 g。水煎服。

▌使用注意

凡湿热泻痢者忌用。

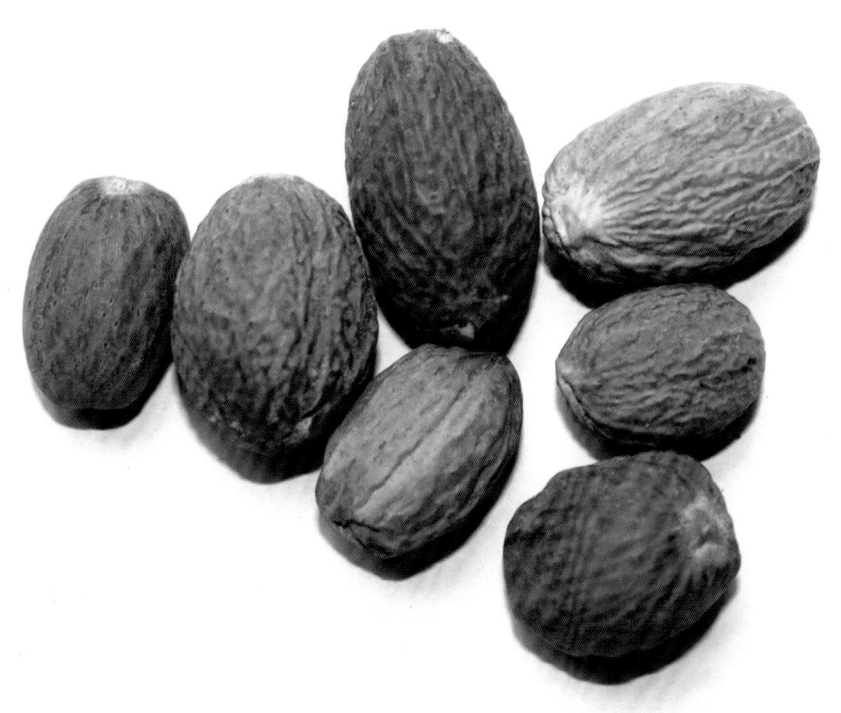

肉豆蔻药材

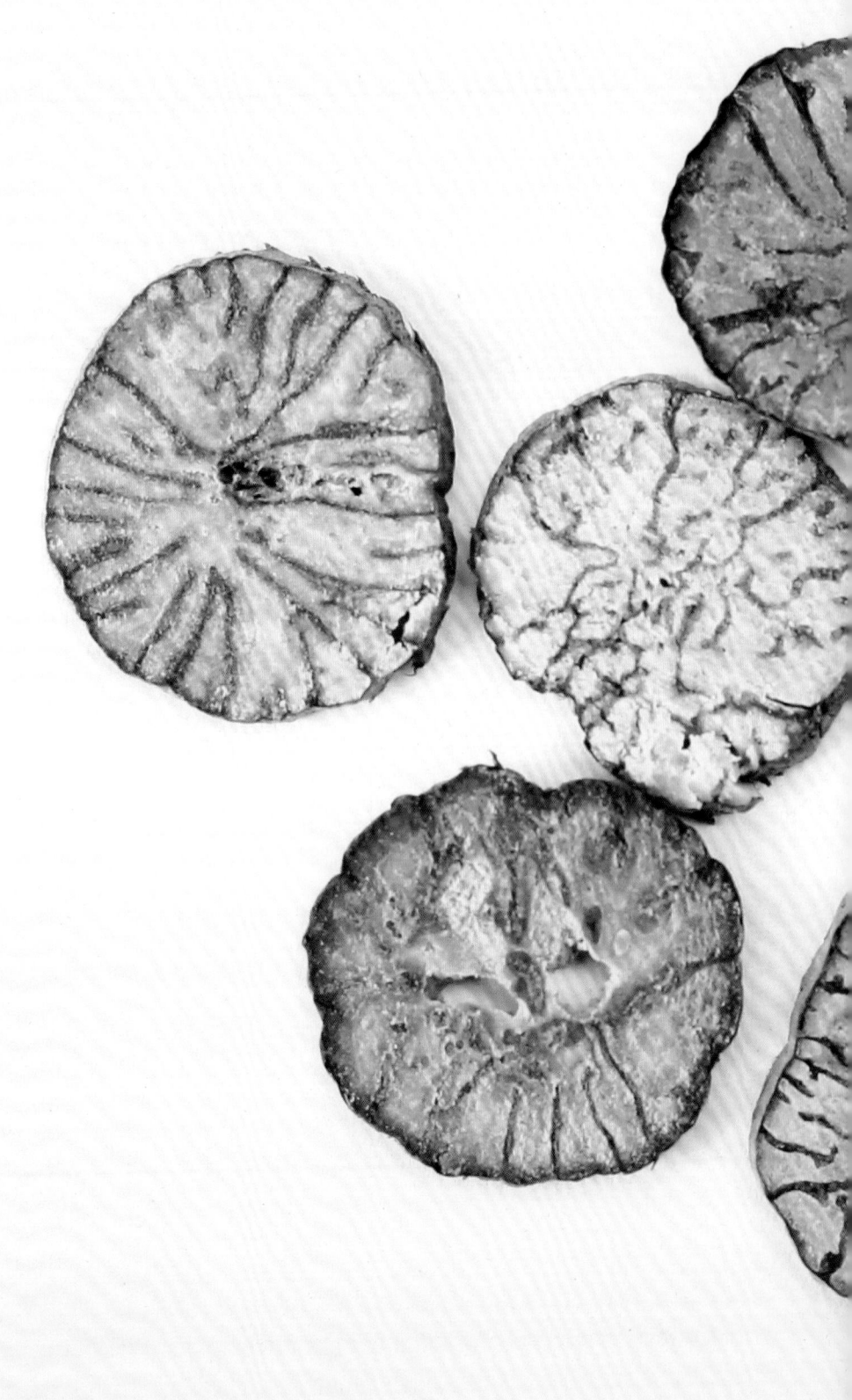

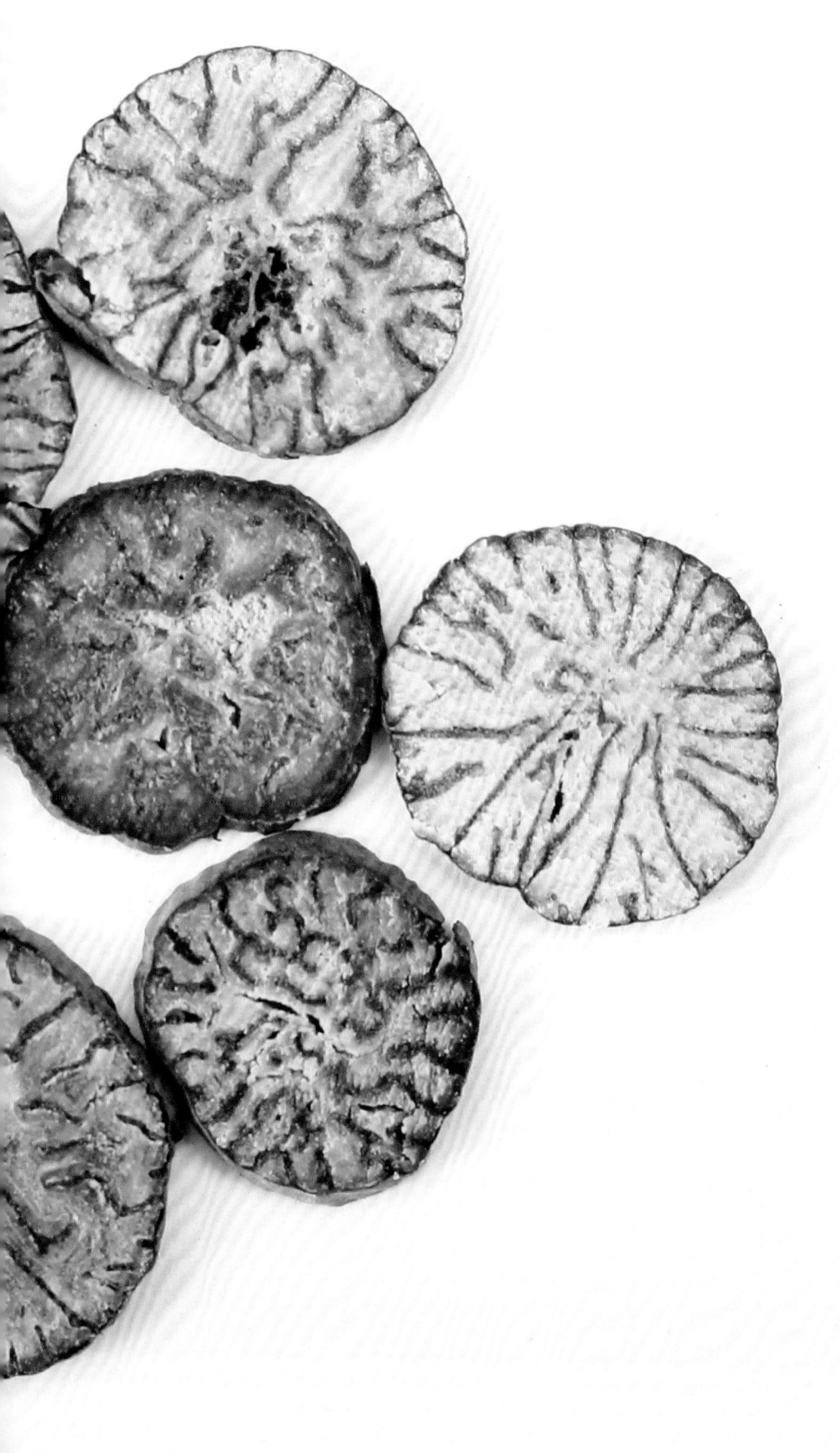

肉豆蔻饮片

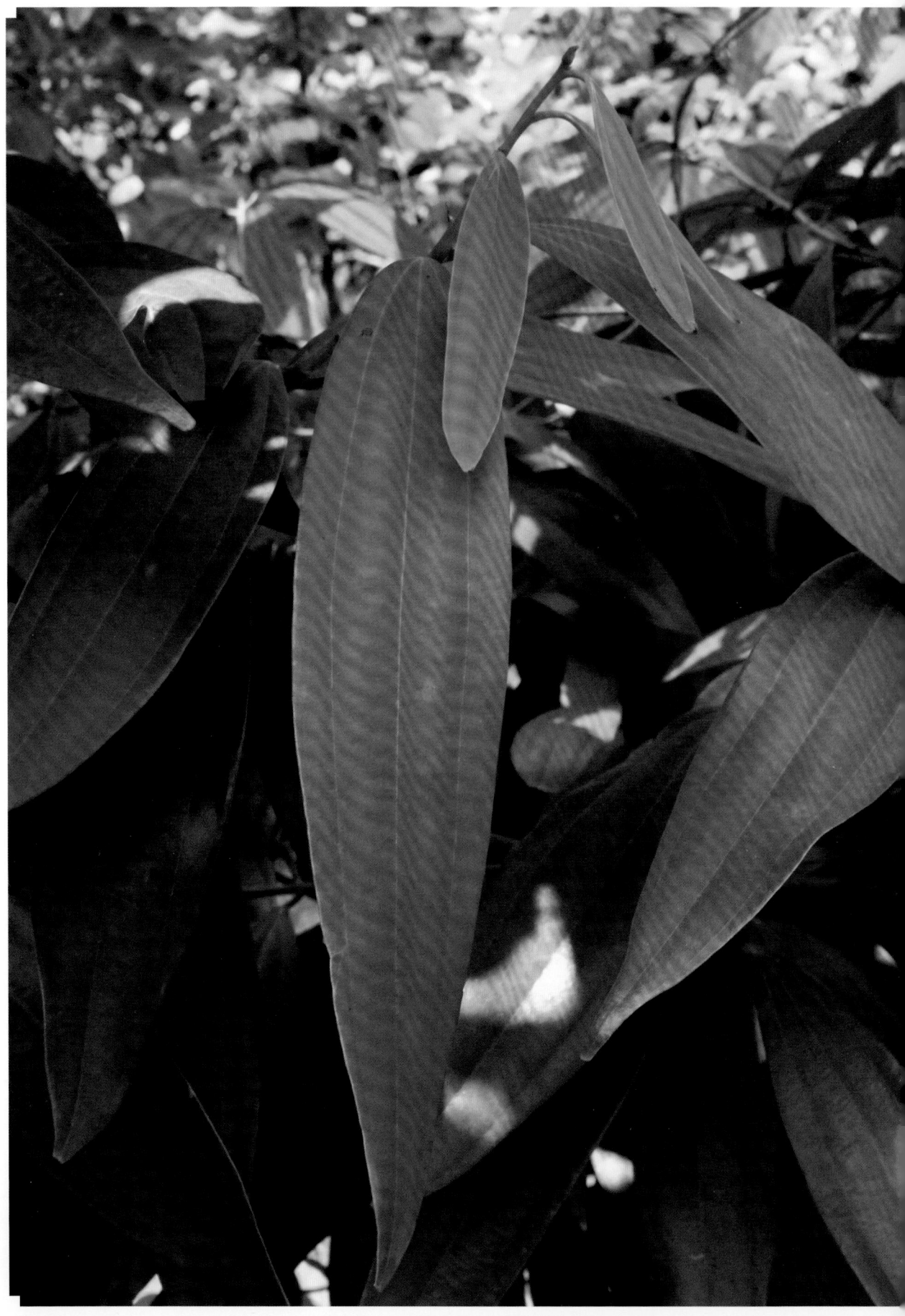

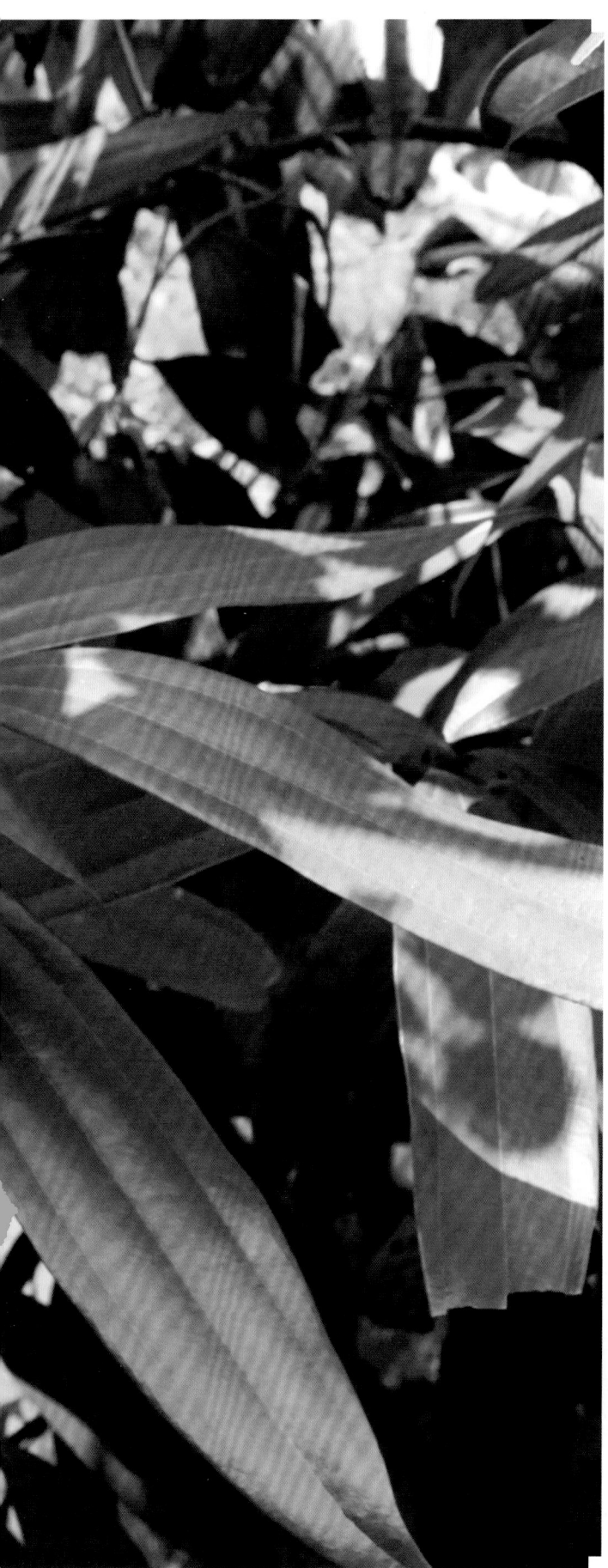

肉桂

【藏药名】新擦。

【别　名】扎扎、桂心、桂皮、官桂、新根咱、扒的驯巴。

【来　源】本品为樟科植物肉桂 *Cinnamomum cassia Presl* 的干燥树皮。

【性味归经】辛、甘，热。归脾、肝、肾、心经。

肉桂

识别特征

常绿乔木，树皮灰褐色，幼枝多有 4 棱。叶互生，叶片革质，长椭圆形或近披针形，先端尖，基部钝，全缘，3 出脉于背面明显隆起。圆锥花序腋生或近顶生，花小白色，花被 6 片，能育雄蕊 9，子房上位，胚珠 1 枚。浆果椭圆形，长 1 cm，黑紫色，基部有浅杯状宿存花被。花期 6—8 月，果期 10—12 月。

生境分布

多为栽培。分布于广东、海南、云南等省区。

采收加工

多于秋季剥取，刮去栓皮，阴干。

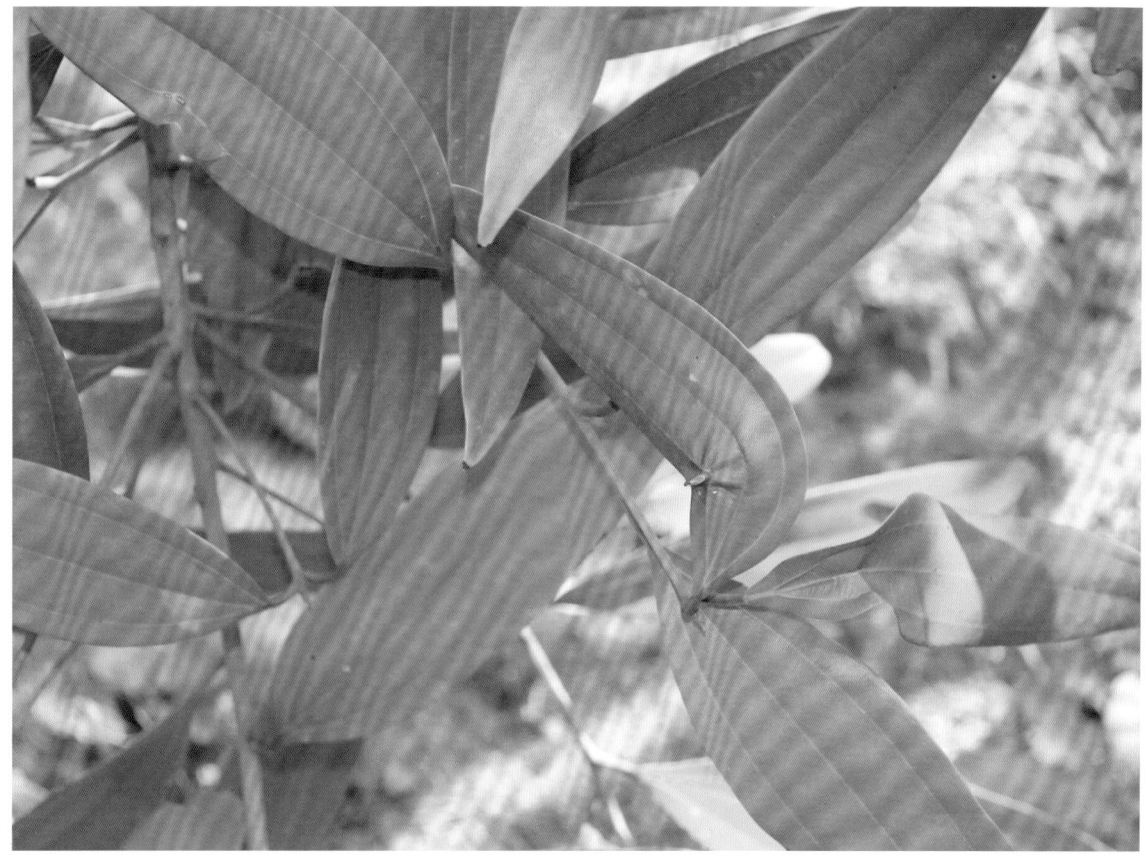

肉桂

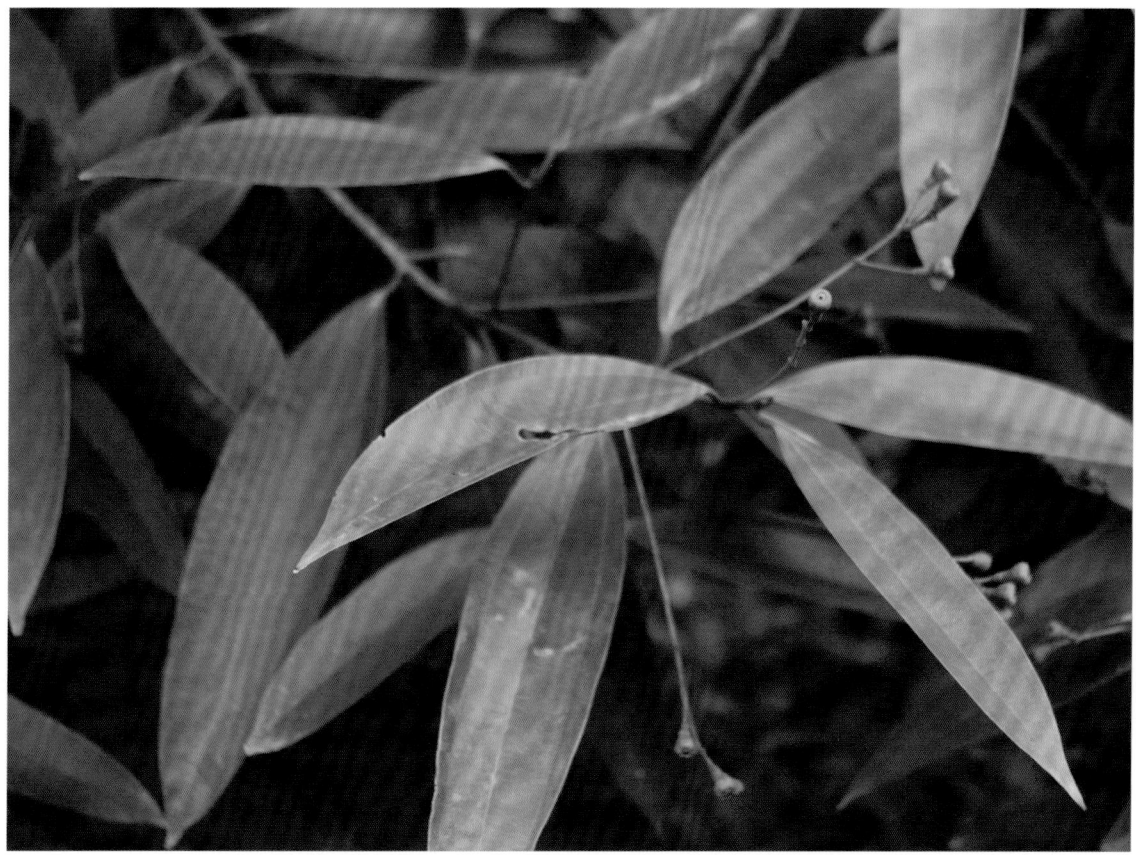

肉桂

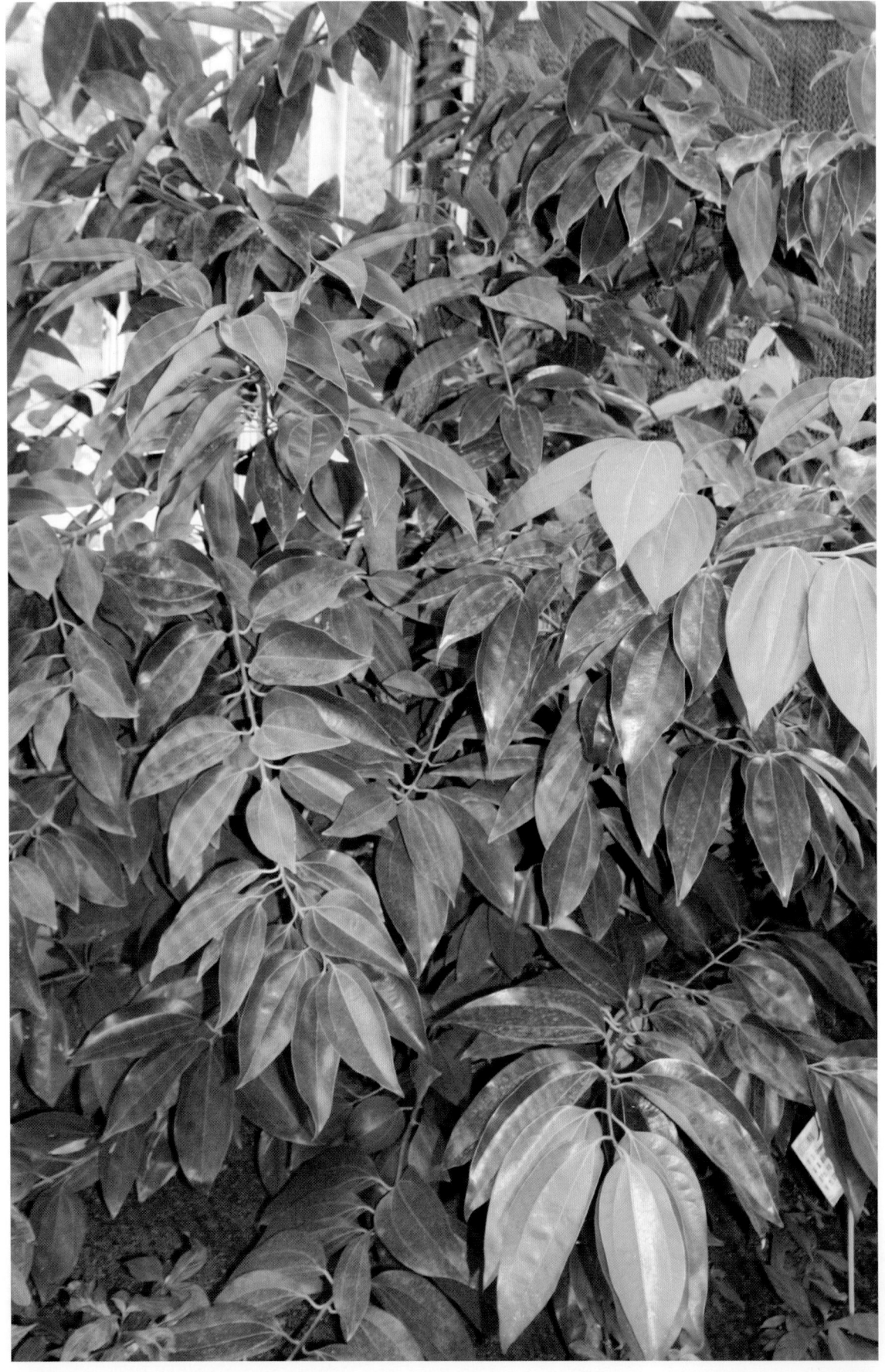

肉桂

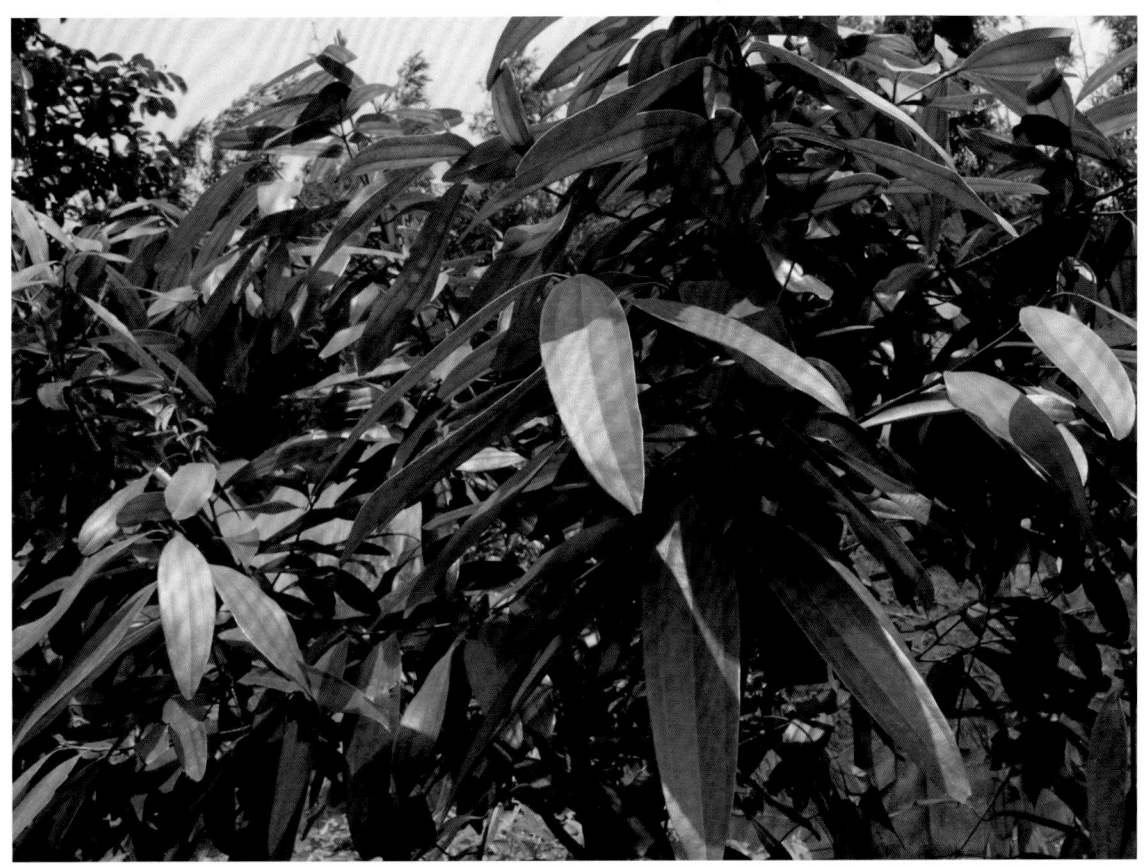

肉桂

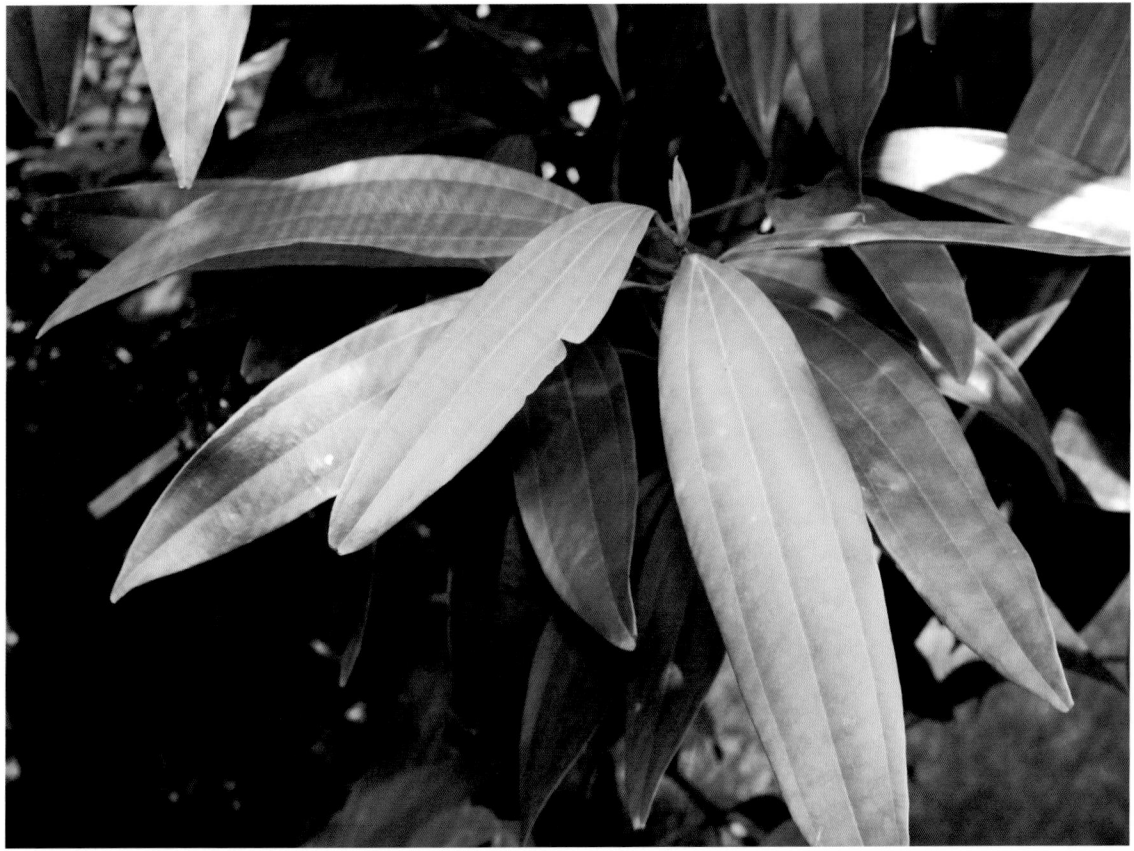

肉桂

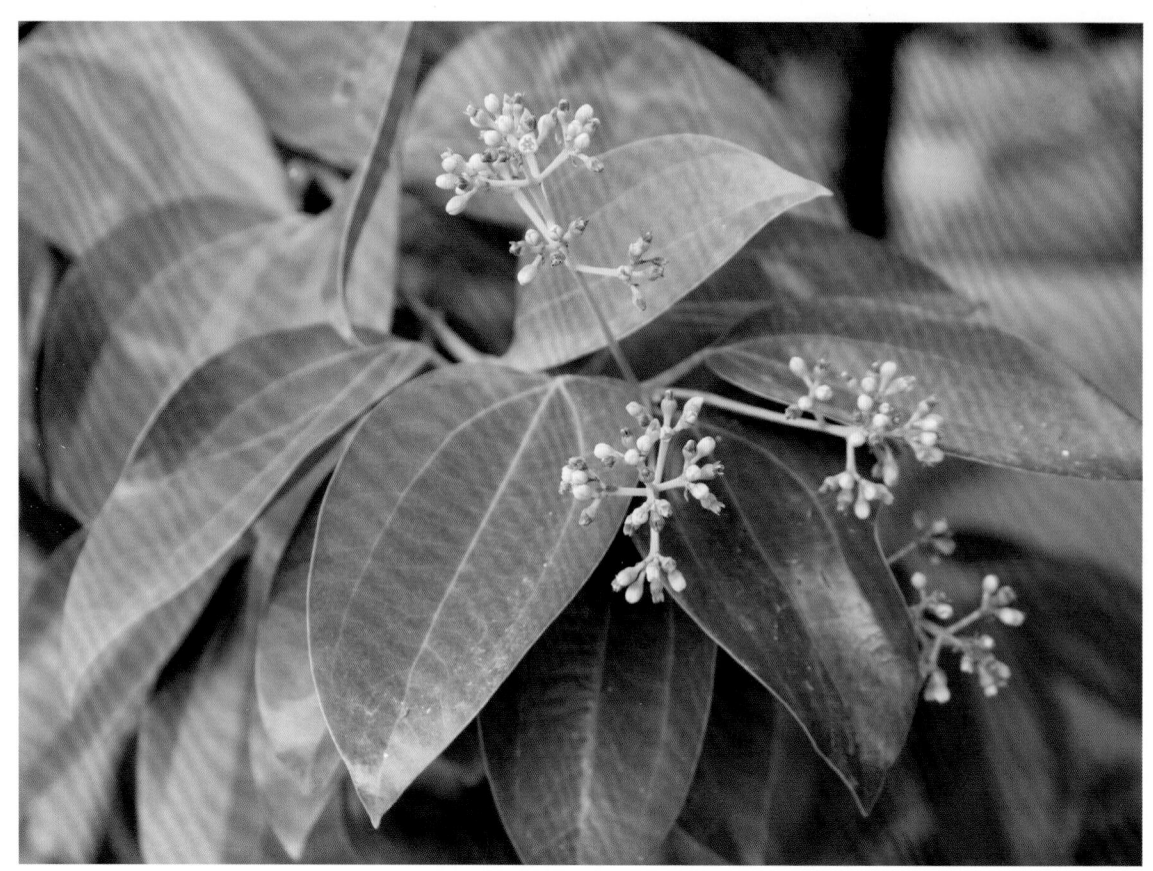

肉桂

药材鉴别

本品为不规则的碎块。外表面棕色至红棕色或带灰褐色，粗糙，有细皱纹，可见横向突起的皮孔，有的可见灰白色的斑纹；内表面红棕色，具细纵皱纹，划之显油痕。质硬而脆，易折断，断面不平坦，外层棕色而较粗糙，内层红棕色而油润，两层间可见 1 条黄棕色的线纹。

功效主治

补火助阳，散寒止痛，温经通脉。本品辛散甘补，大热温通，能补命门之火，引火归元而益阳消阴，又温助脾阳、散寒邪、通经脉，故有此效。

用法用量

内服：2 ~ 5 g，煎服，宜后下；研末冲服，每次 1 ~ 2 g。

民族药方

1. 面赤口烂，腰痛足冷 肉桂、细辛各 3 g，玄参、熟地黄、知母各 15 g。水煎服。

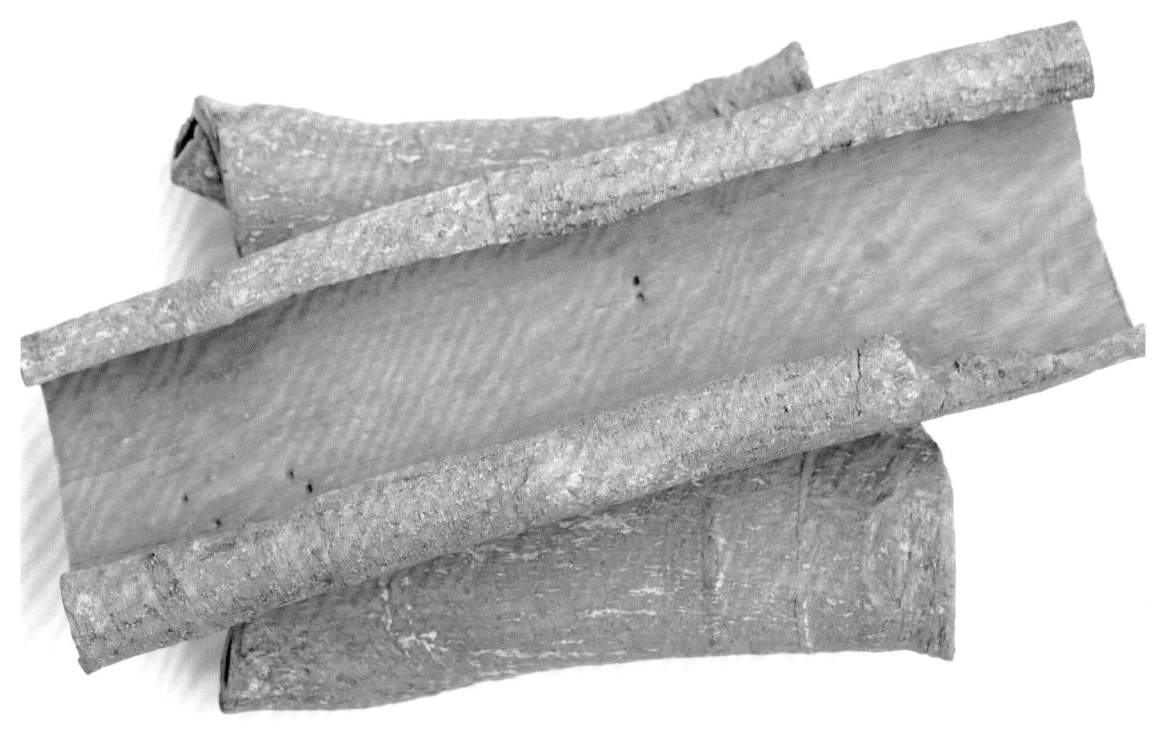

肉桂药材

2. 支气管哮喘 肉桂粉 1 g。加入无水乙醇 10 ml，静置 10 小时后取上清液 0.15 ~ 0.3 ml，加 2% 普鲁卡因至 2 ml 混匀，注入两侧肺俞穴，每穴 0.1 ml。此法对心脏功能代偿不全及高衰竭患者忌用。

3. 老年性支气管肺炎（阳虚型） 肉桂 9 g。捣冲，分 3 次服，症状减轻后改为 6 g，服 3 剂。再每日用肾气丸 18 g，连续调理 1 周。

4. 肾阳虚腰痛 肉桂粉 5 g。每日 2 次，3 周为 1 个疗程。

5. 小儿流涎 肉桂 10 g（1 次量）。研成细末，醋调至糊饼状，每晚临睡前贴敷于双侧涌泉穴，胶布固定，次日晨取下。

6. 神经性皮炎 肉桂 200 g。研细末，装瓶备用。用时根据病损大小，取药粉适量用好醋调成糊状，涂敷病损处，2 小时后糊干即除掉。若未愈，隔 1 周后如法再涂 1 次。

7. 铜绿假单胞菌感染 将 0.5% 的肉桂油置于消毒容器内，消毒纱布浸药液敷创面或塞入创口及瘘管内，每日 1 次，也可用喷雾器喷洒创面，每日 3 次。

8. 胃腹冷痛，虚寒泄泻 肉桂 2.5 ~ 5 g。研末，温开水送服。

使用注意

阴虚火旺、里有实热、血热妄行者及孕妇忌用。畏赤石脂。

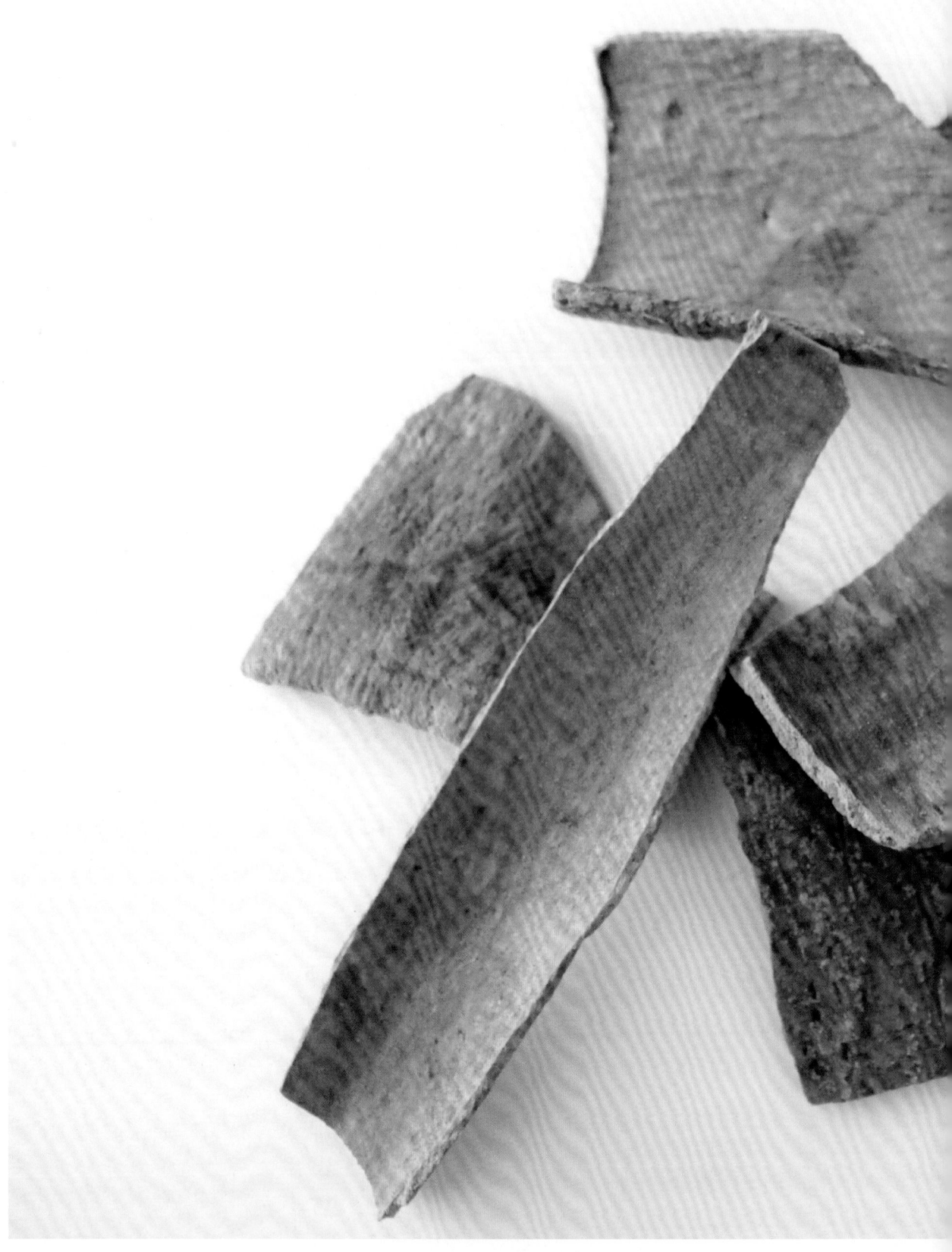

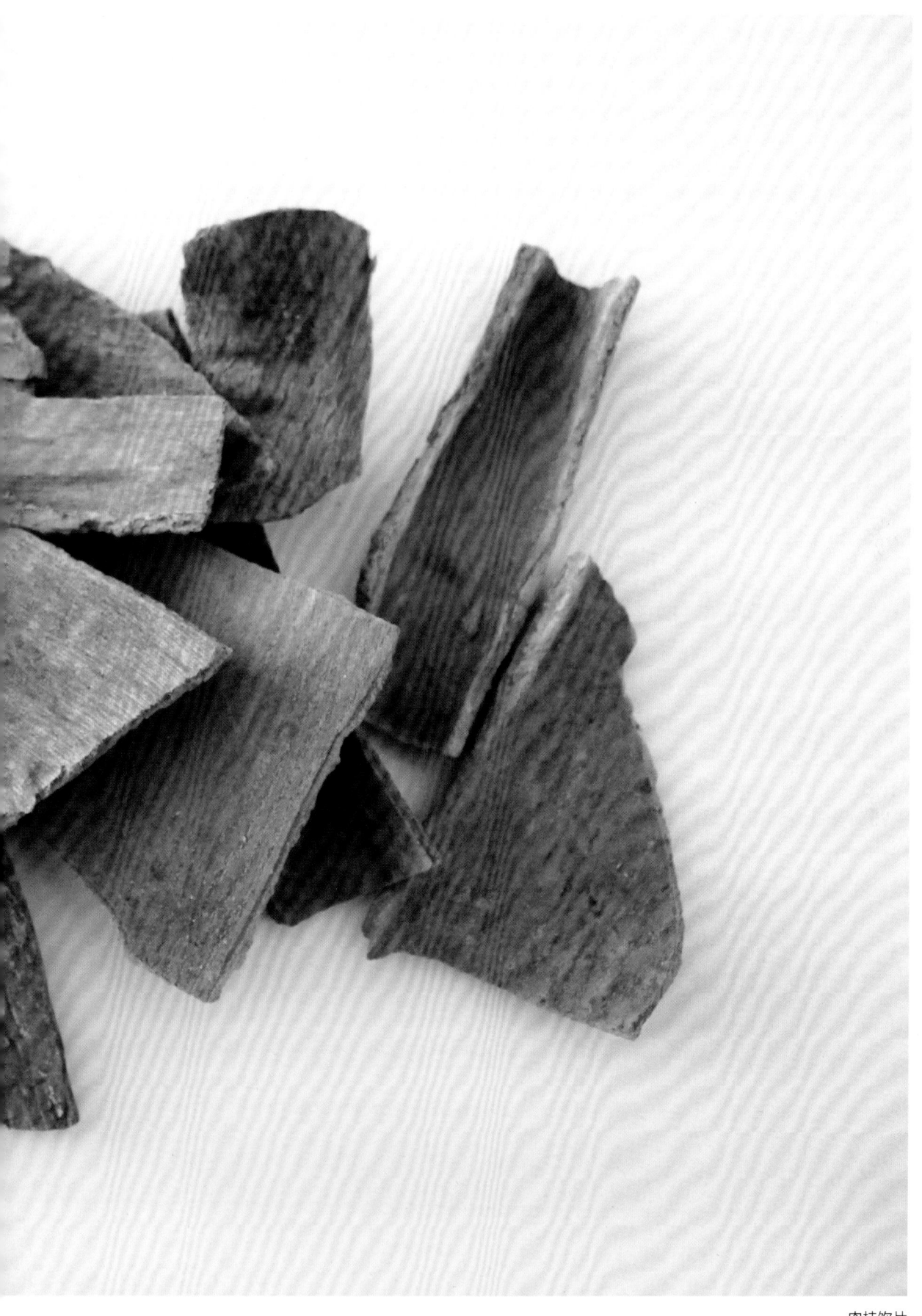

肉桂饮片

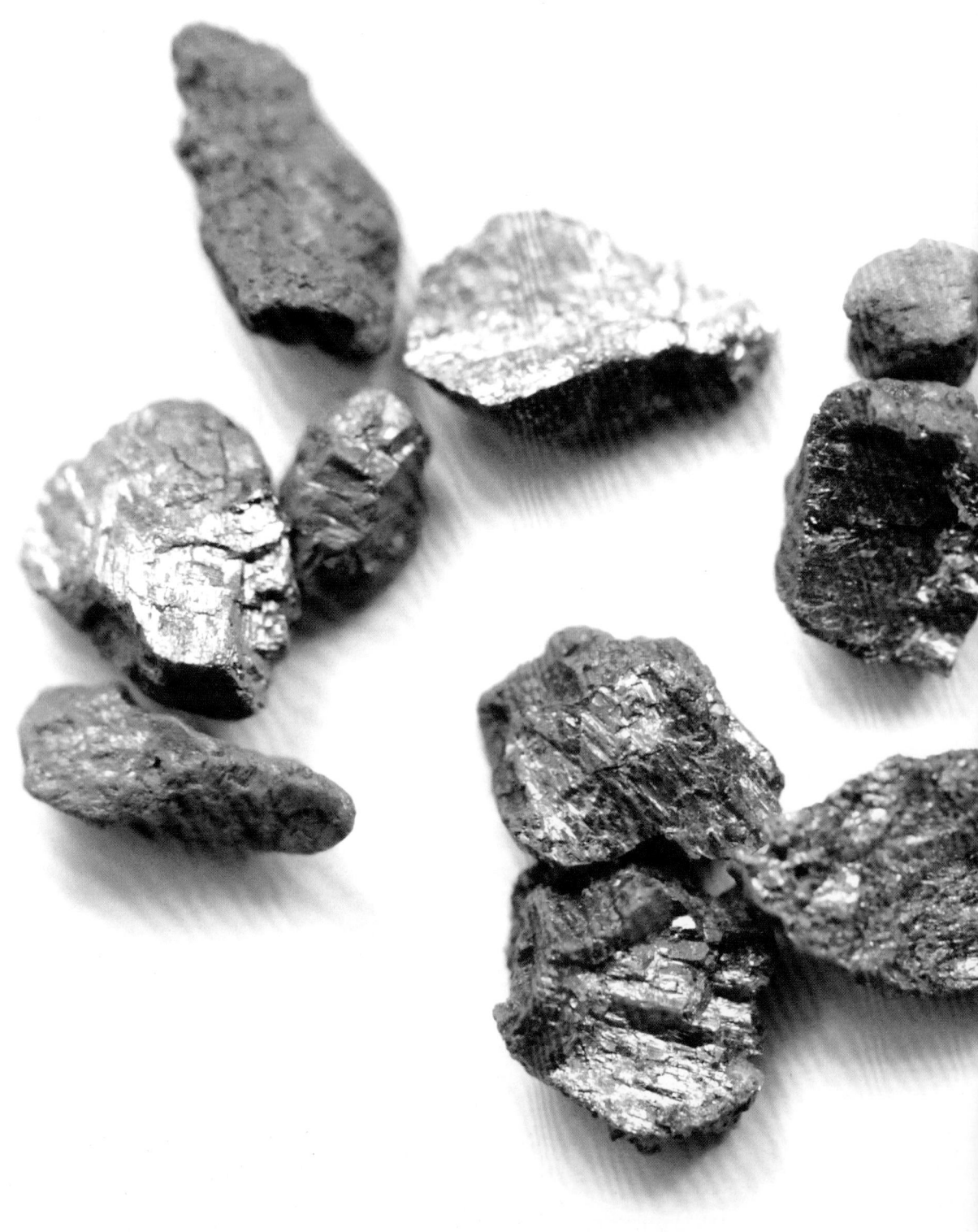

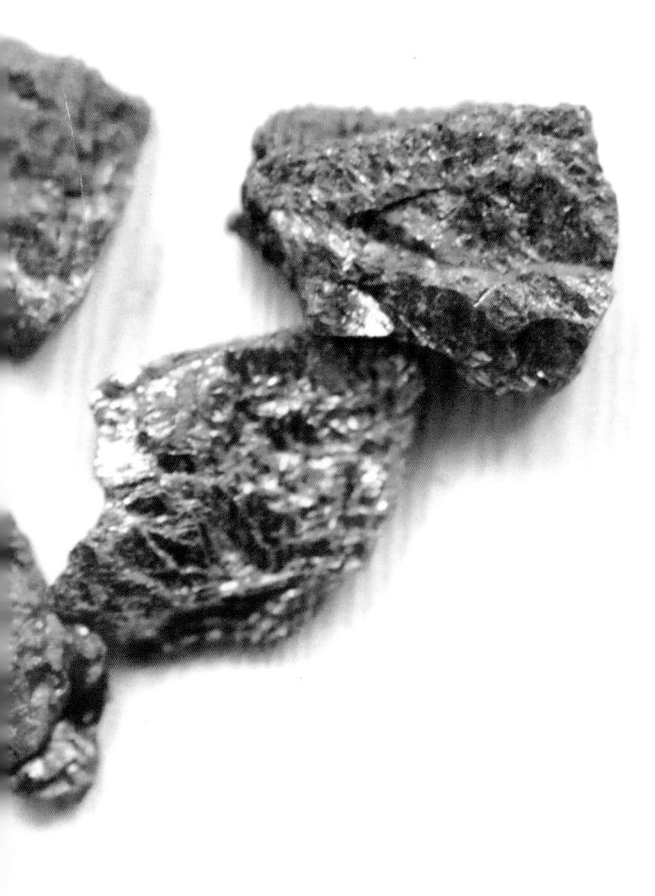

朱砂

【藏药名】角拉。

【别　名】丹粟、丹砂、朱丹、赤丹、汞砂、尼其门、光明砂。

【来　源】本品为硫化物类辰砂族矿物辰砂 Cinnabar。

【性味归经】味微甜，性冷，有毒。归热经、慢经。

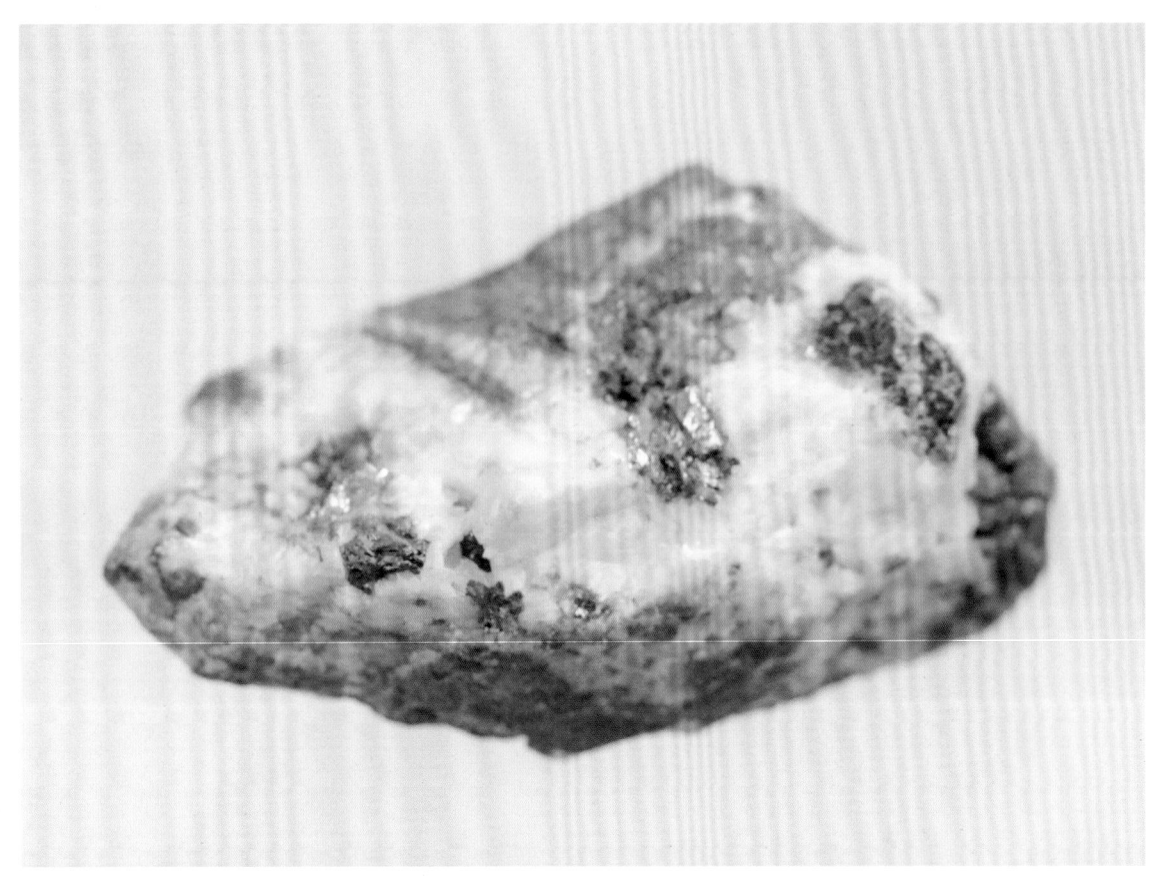

朱砂

▌原矿物

晶体结构属三方晶系。晶体为厚板状或菱面状，有时呈极不规则的粒状集合体或致密状块体出现。为朱红色或褐红色，有时带铅灰色。条痕红色。具金属光泽。硬度2.0～2.5。易碎裂成片，有平行的完全解理。断口呈半贝壳状或参差状，相对密度8.09～8.2。

▌生境分布

常呈矿脉产于石灰岩、板岩、砂岩中。分布于贵州、湖北、湖南、广西、四川、云南等省区。

▌采收加工

劈开辰砂矿石，取出岩石中夹杂的少数朱砂。可利用浮选法，将凿碎的矿石放在直径约30 cm的淘洗盘内，左右旋转之，因其比重不同，故砂沉于底，石浮于上。除去石质后，再将朱砂劈成片、块状。

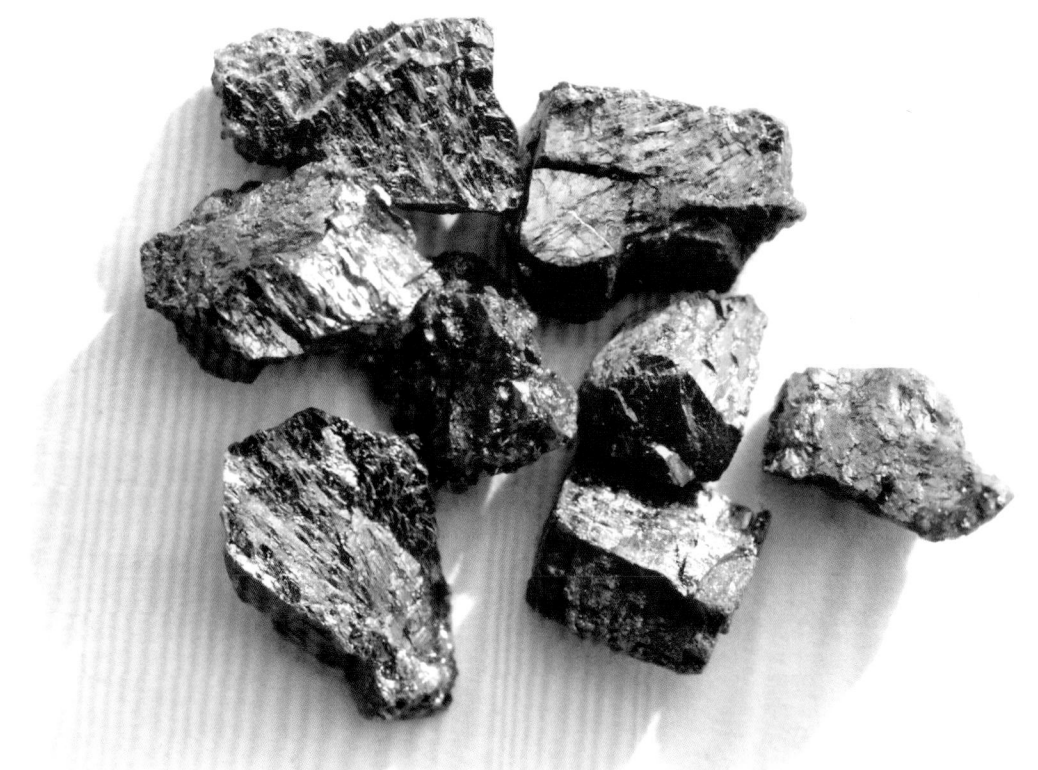

朱砂

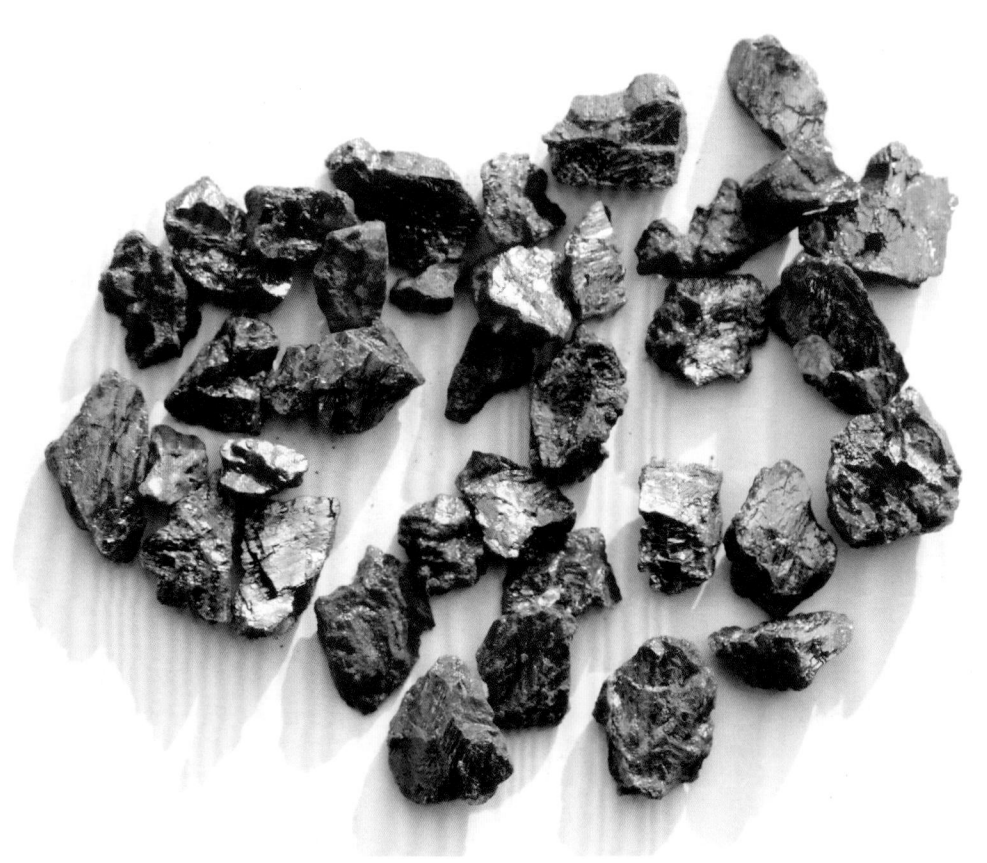

朱砂

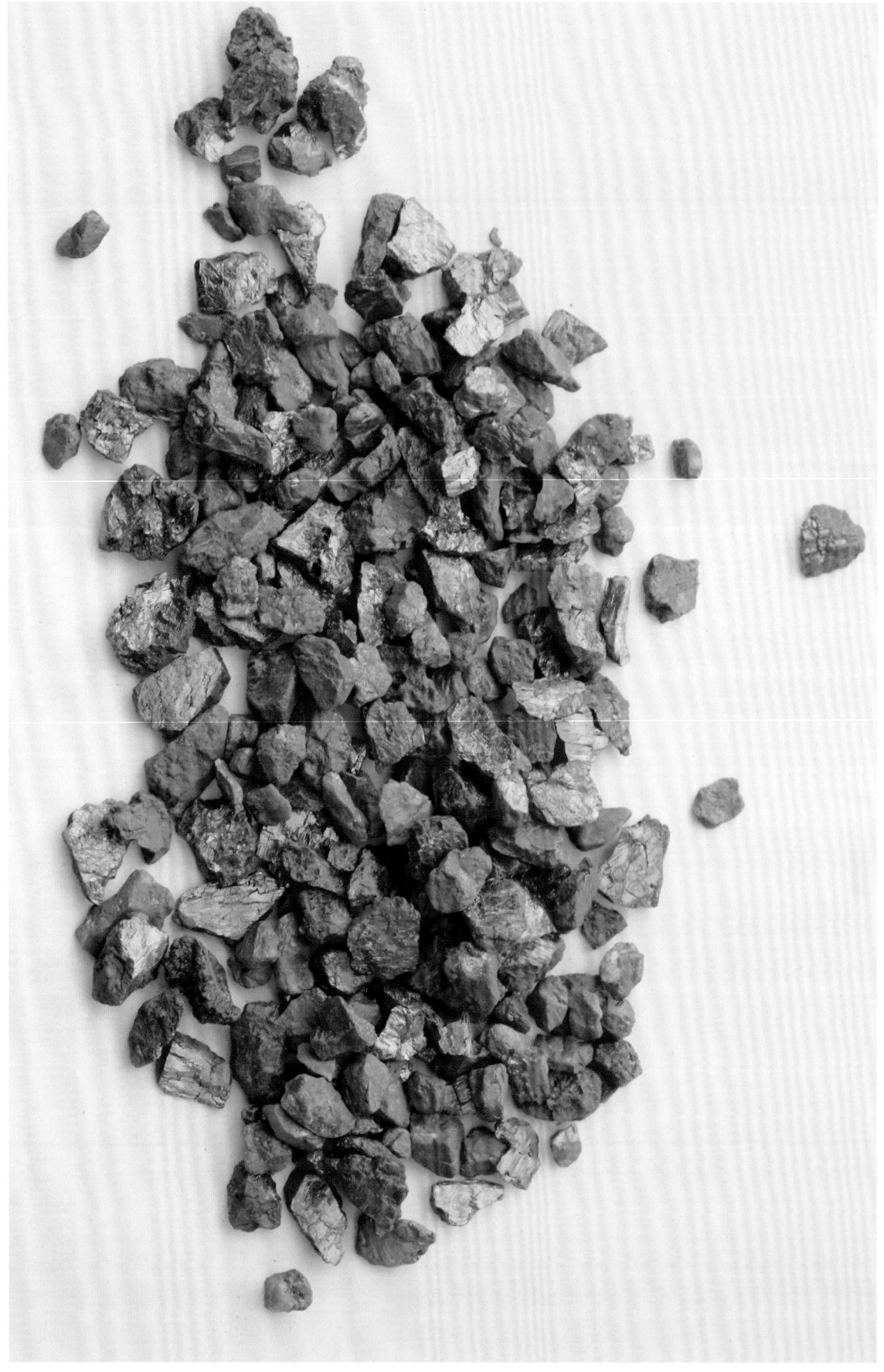

朱砂饮片

药材鉴别

本品为粒状或块状集合体。呈颗粒状或块片状。鲜红色或暗红色，有时带有铅灰色的锖色；条痕红色或褐红色；手触之不染指。不透明或半透明。体重，片状者质脆，易破碎；块状者质较坚硬，不易破碎；粉末状者有闪烁光泽。气味皆无。以色鲜红、有光泽、半透明、体重、质脆、无杂质者为佳。

功效主治

安神定惊，明目，解毒。主治心烦，失眠，惊悸，癫狂，目昏，疮疡肿毒。

用法用量

内服：研末，0.3 ~ 1.0 g；或入丸剂；或拌其他药（如茯苓、茯神、灯心草等）同煎。外用：适量。

民族药方

1. **"鲤鱼摆滩"症（疟疾）** 朱砂 1.5 g，茶枯（煅存性）2 g。水煎服。

2. **精神病** 朱砂粉（研细水飞成细末，清水浸泡 7 日，每日换水 1 次，然后晒干成朱砂粉）、煅磁石粉（磁石置炭中煅，醋淬 9 次，研细并水飞成细末，清水浸泡 9 日，每日换水 1 次，然后晒干成磁石粉）各 60 g，神曲（晒干，研成粉末，过筛）180 g。将 3 药混匀，加蜂蜜 180 g，制成指头大的蜜丸（磁朱丸），此为 1 剂（共 80 ~ 100丸）。1 剂磁朱丸服 25 日左右，每次 1 ~ 2 丸，每日 2 ~ 3 次，服完 1 剂后，根据病情需要可继续服第 2 剂，一般服 1 ~ 3 剂为 1 个疗程，以后不需要维持量。

使用注意

本品有毒，内服不宜过量和持续服用，孕妇禁用。入药忌用火煅。

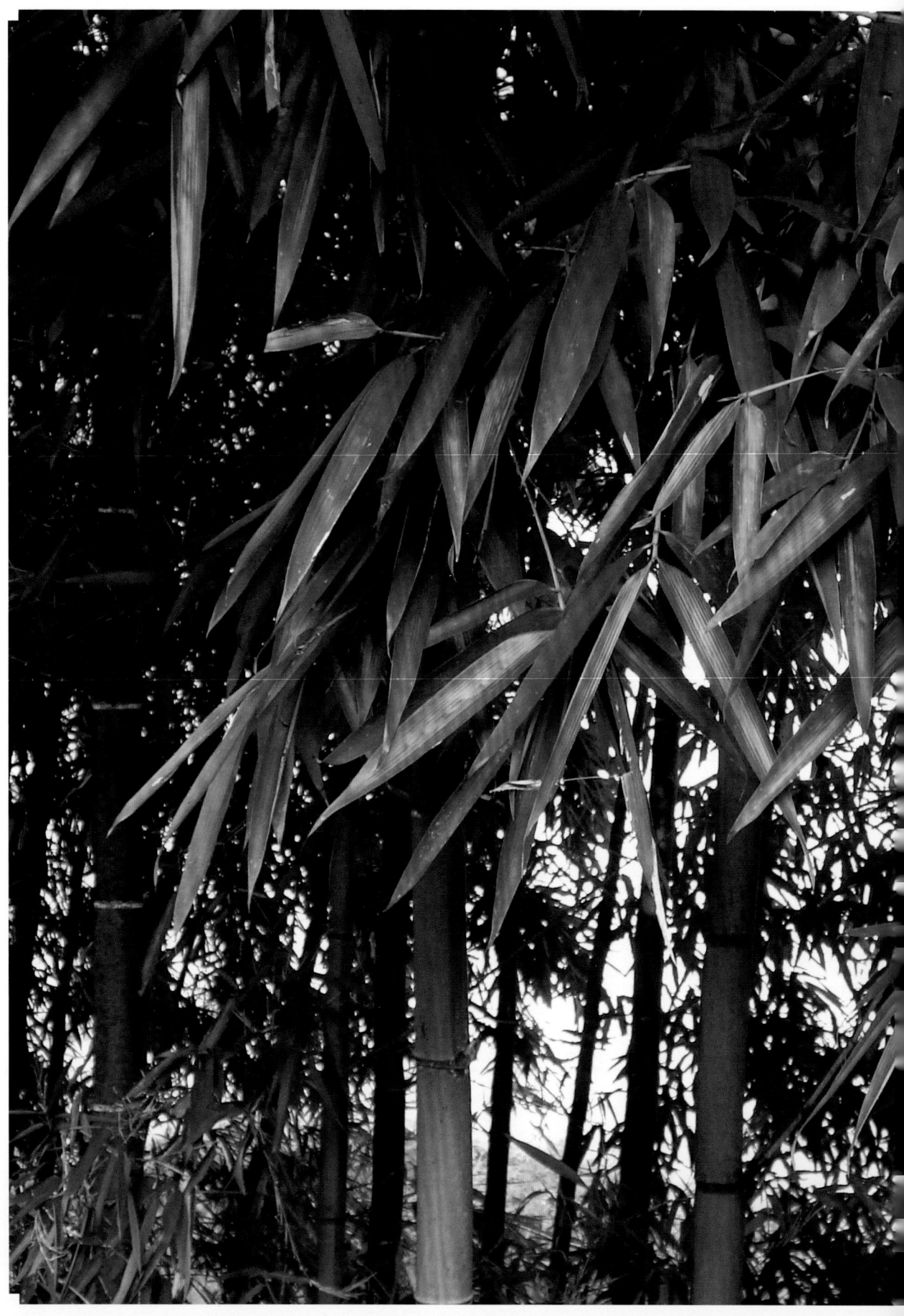

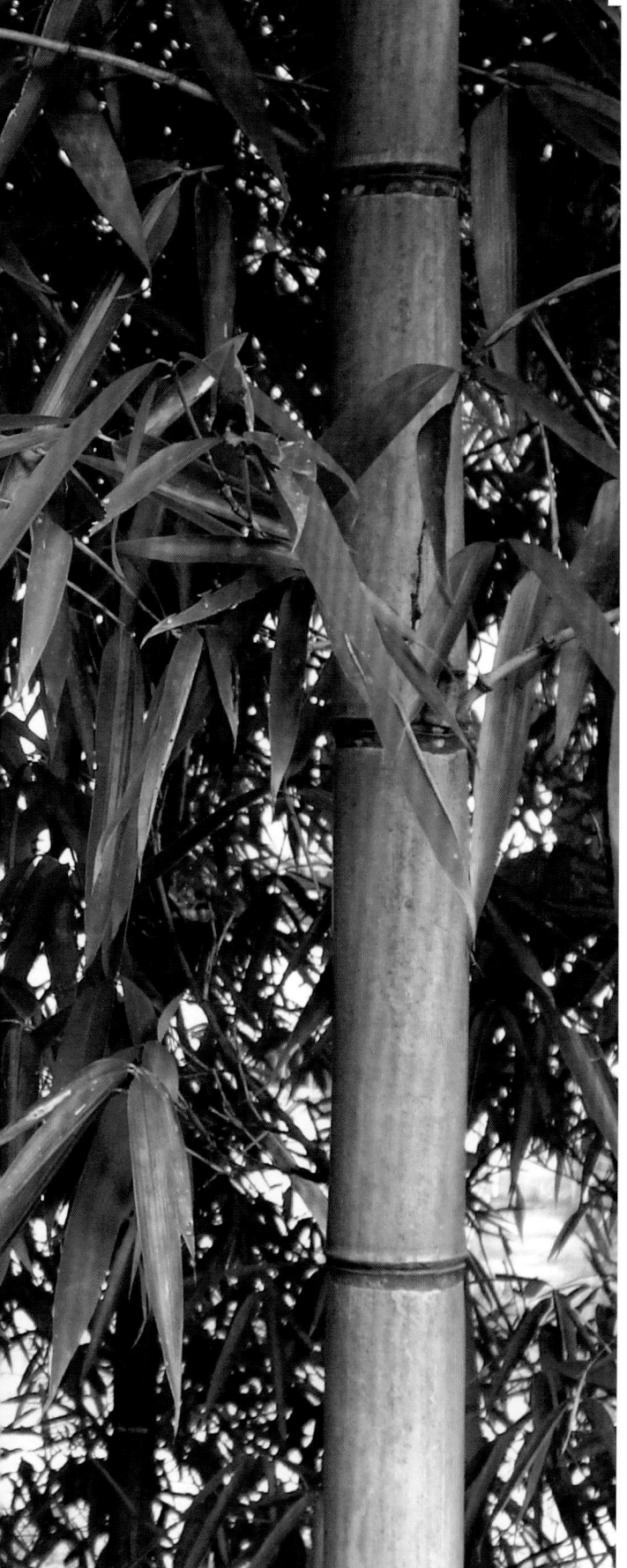

竹茹

【藏药名】牛孜。

【别　名】牛玛、竹二青、灵布兴、嫩竹茹、鲜竹茹、姜竹茹、萨本吉其。

【来　源】本品为禾本科植物青秆竹 *Bambusa tuldoides.* Munro、大头典竹 *Sinocalamus beecheyanus* (Munro) McClure var. *pubescens* P. F. Li 或 淡 竹 *Phyllostachys nigra*（Lodd.）Munro var. *henonis* (Mitf.) Stapf ex Rendle 的茎秆的干燥中间层。

【性味归经】甘，微寒。归肺、胃、胆经。

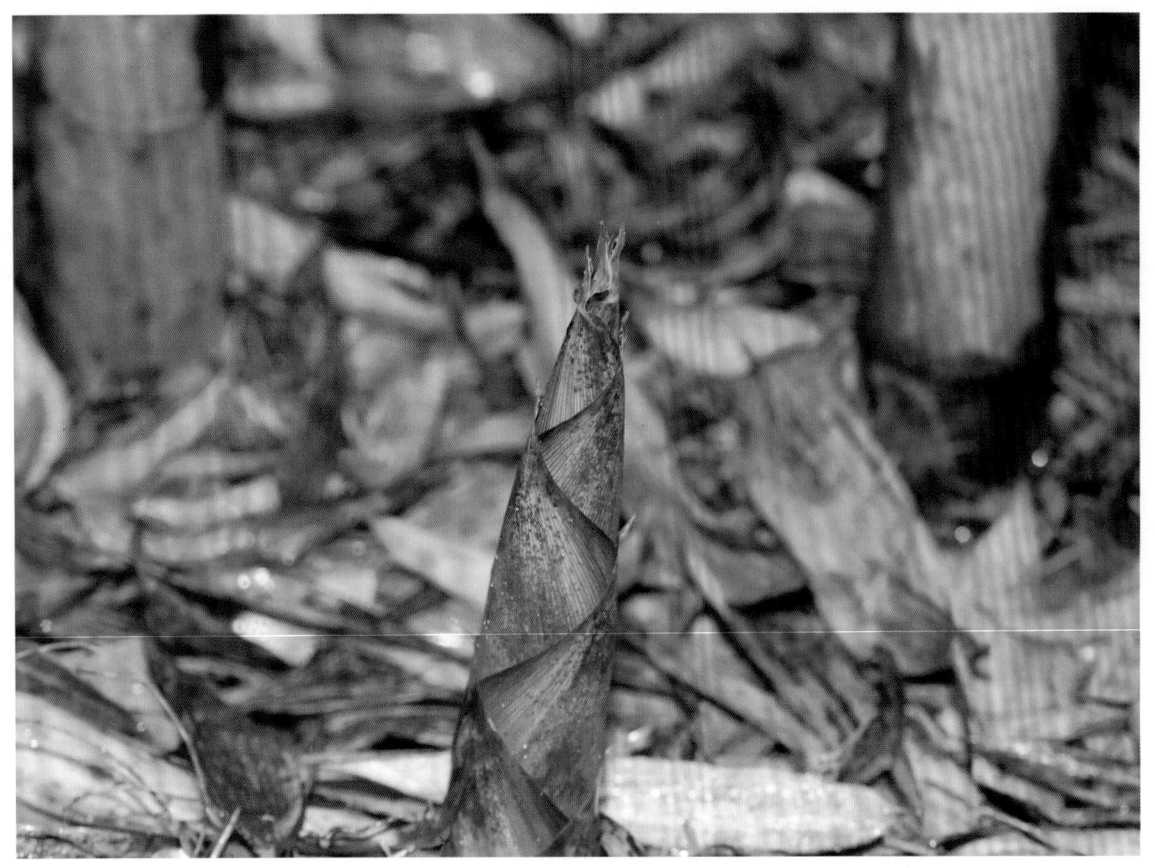

竹茹

识别特征

常单丛生。秆高 6 ~ 8 m，直径 3.0 ~ 4.5 cm。节间壁厚，长 30 ~ 36 cm，幼时被白粉。节稍隆起。分枝常于秆基部第 1 节开始分出，数枝簇生节上。秆箨早落。箨鞘背面无毛，干时肋纹稍卷起，先端呈不对称的拱形，外侧一边稍下斜至箨鞘全长的 1/10 ~ 1/8。箨耳稍不等大，靠外侧一枚稍大，卵形，略波褶，边缘被波曲状刚毛，小的一枚椭圆形。箨舌高 2.5 ~ 3.5 mm，边缘被短流苏毛，片直，呈不对称三角形或狭三角形，基部两侧与耳相连，连接部分宽约 0.5 mm。叶披针形至狭披针形，长 10 ~ 18 cm，宽 11 ~ 17 mm，背面密生短柔毛。

生境分布

生长于山坡、路旁或栽培。分布于广东、海南等省区。

采收加工

全年均可采制，取新鲜茎，除去外皮，将稍带绿色的中间层刮成丝条，或削成薄片，捆扎成束，阴干。前者称"散竹茹"，后者称"齐竹茹"。

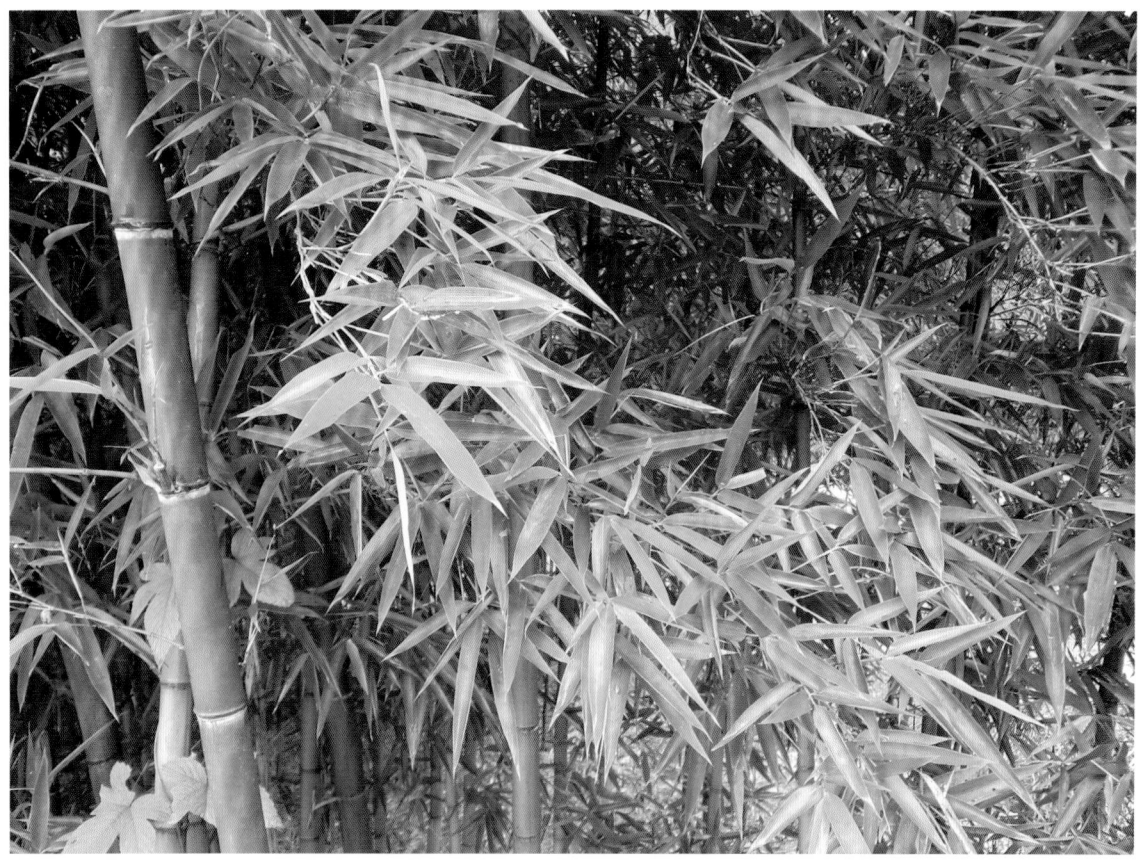

竹茹

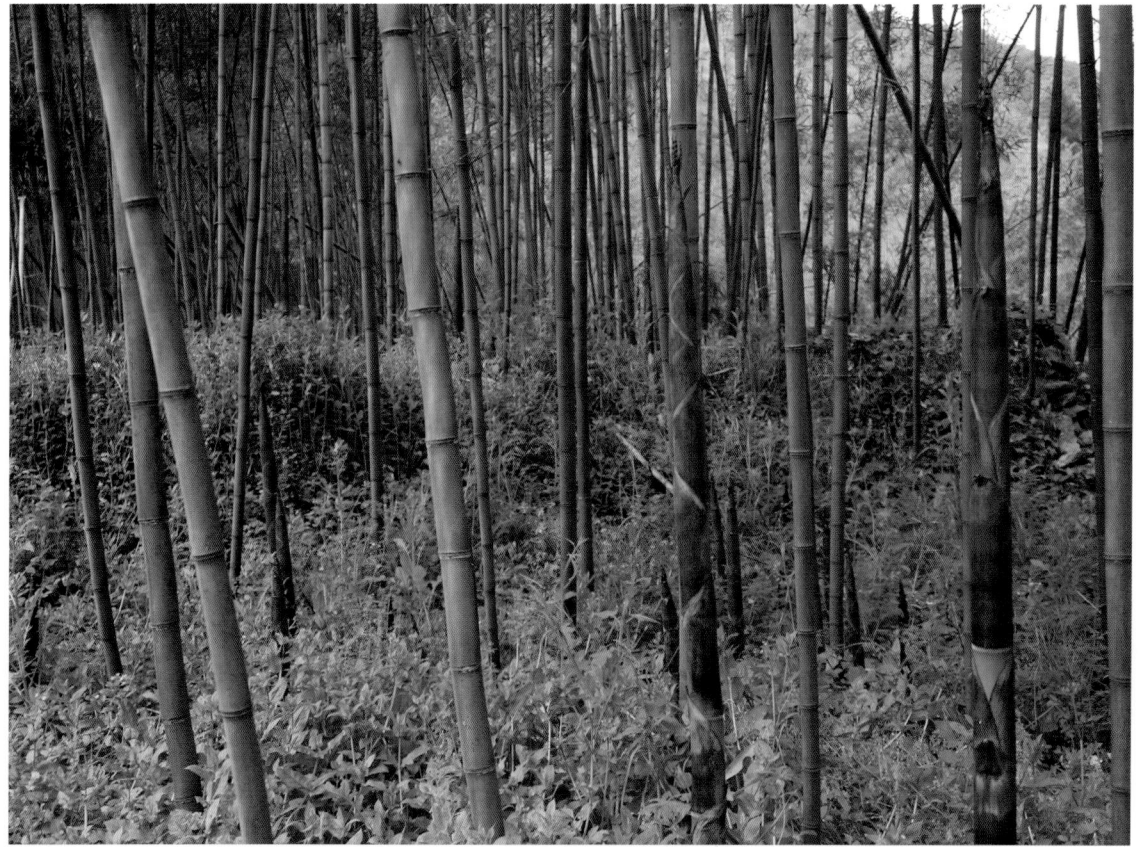

竹茹

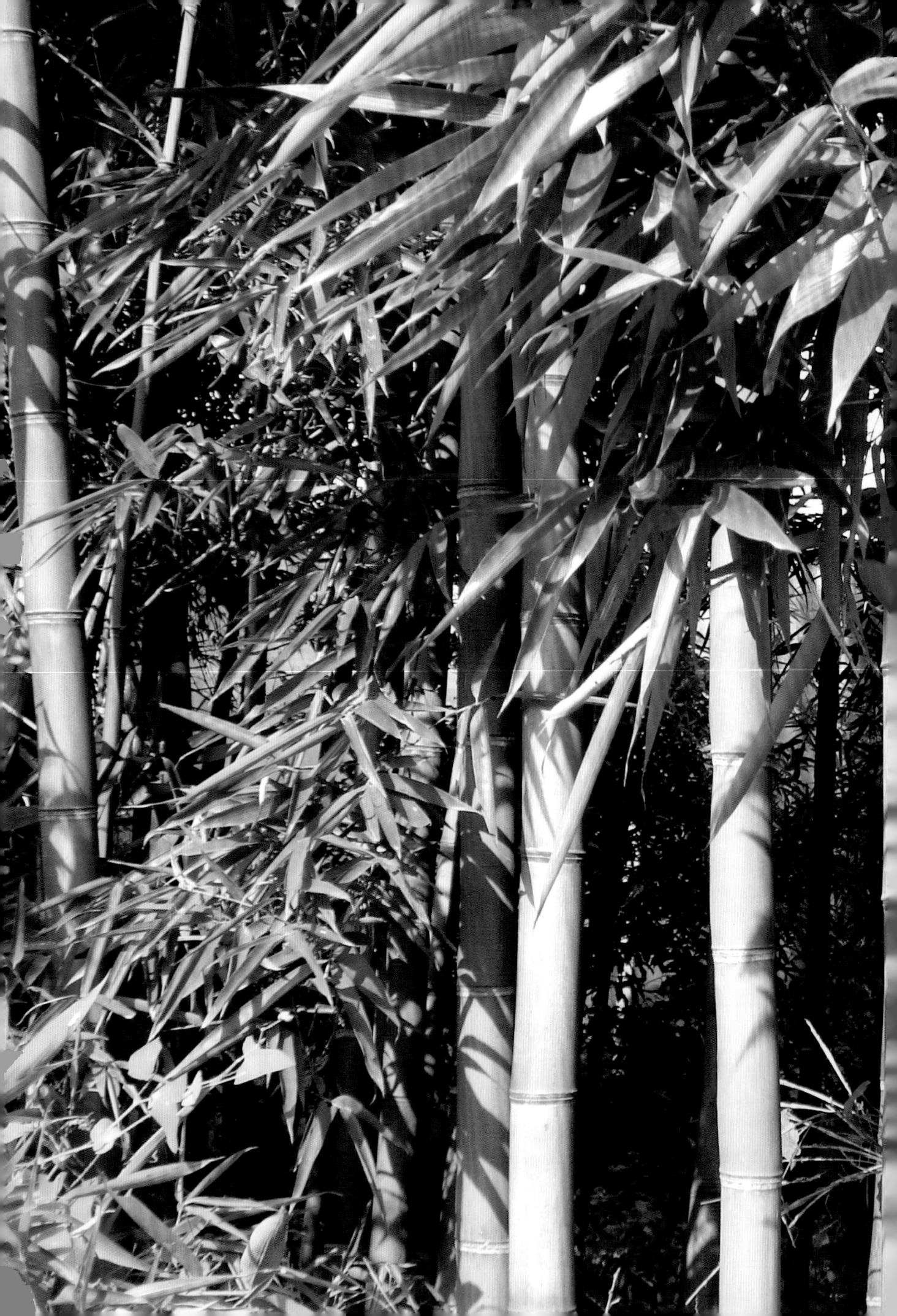

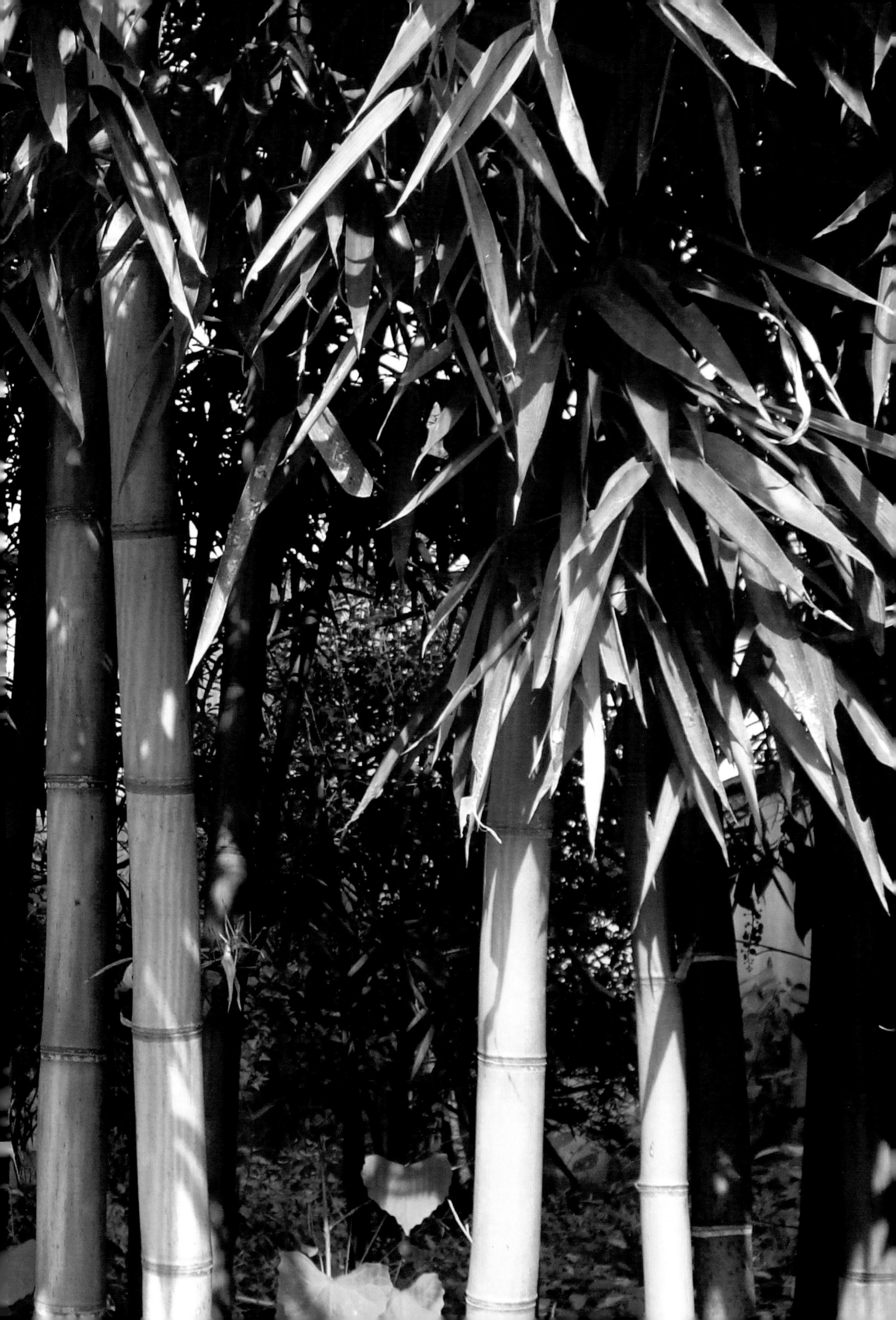

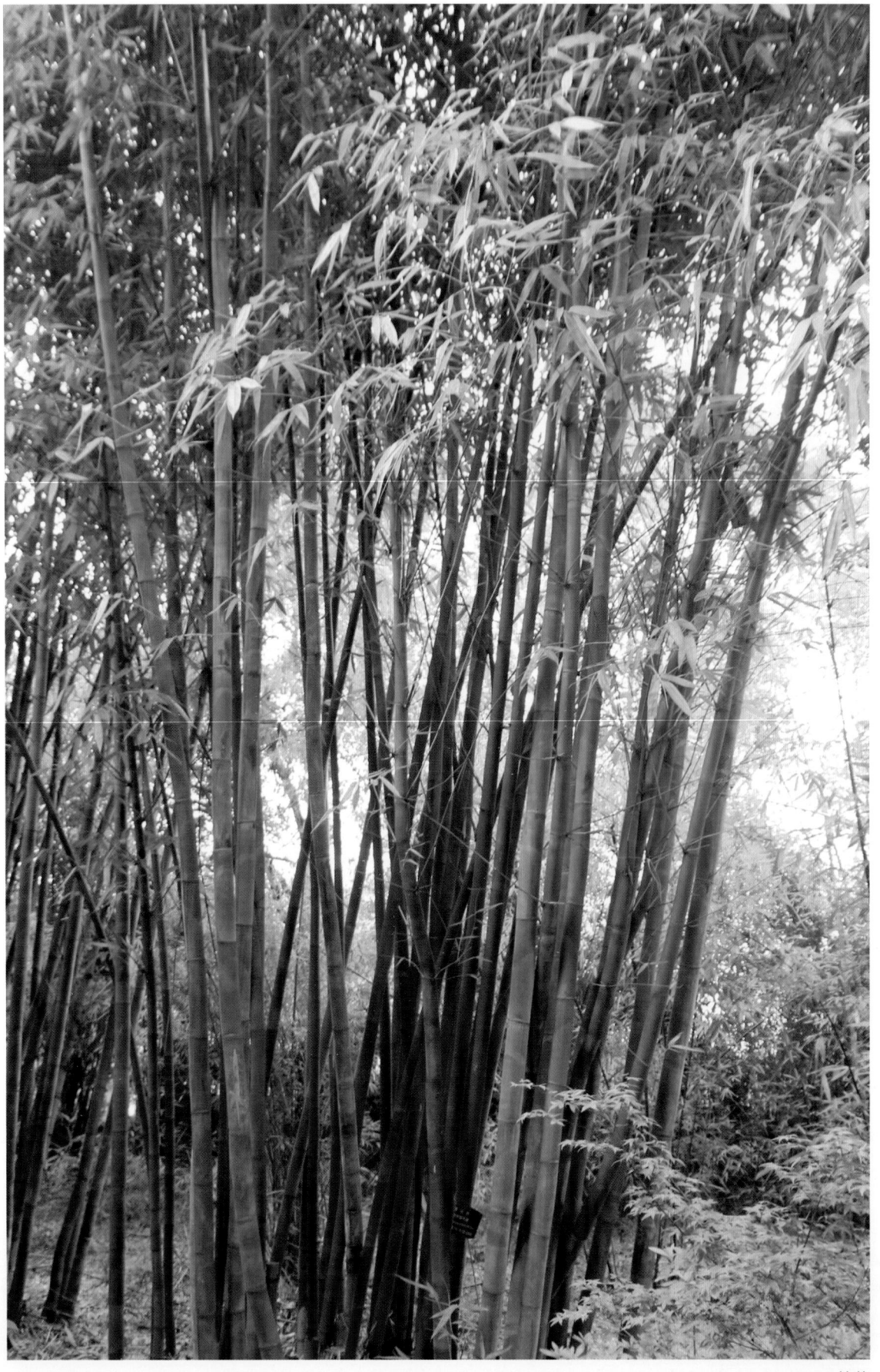

竹茹

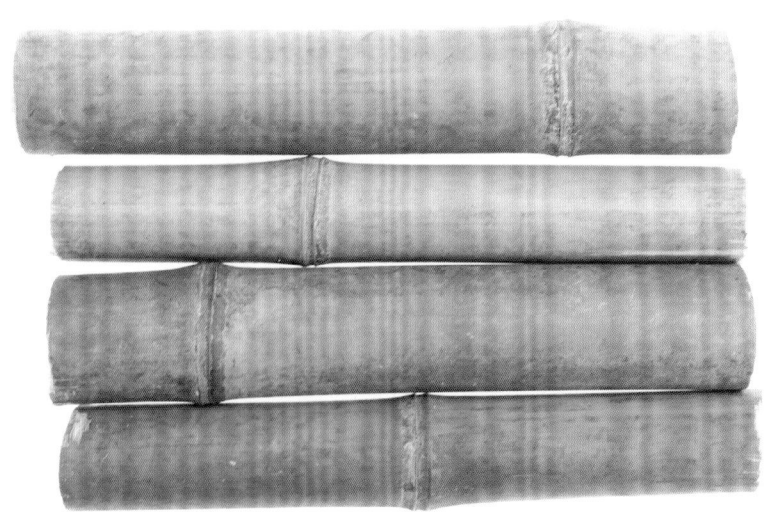

竹茹药材

药材鉴别

本品为不规则的丝条状或卷曲成团状。浅绿色或黄绿色。体轻松，质柔韧，有弹性。气微，味淡。

功效主治

清热化痰，除烦止呕。

用法用量

内服：6 ~ 10 g，煎服。祛痰多生用，止呕多姜汁炒用。鲜竹茹性较寒凉，清热除烦力强。

民族药方

1. 热病吐血、衄血不止　青竹茹、黄芩各 30 g，蒲黄、伏龙肝（末）各 6 g，生藕汁 120 ml。先以水 300 ml，煎竹茹、黄芩至 200 ml，去滓，下蒲黄等 3 味搅匀，分为 3 次服，不拘时候。

2. 呕吐，呃逆　竹茹、陈皮各 15 g，生姜、甘草各 10 g，大枣 5 枚。水煎服。

3. 呕吐，噫气　竹茹、生姜各 20 g，赭石 25 g，旋覆花、半夏各 15 g。水煎服。

4. 妊娠呕吐　竹茹、橘皮各 25 g，生姜、茯苓各 20 g，制半夏 15 g。水煎服。

5. 急性胃肠炎泻次不多、呕吐和恶心较重　竹茹 15 g，生姜 20 g。水煎服。

使用注意

寒痰咳嗽、胃寒呕逆及脾虚泄泻者禁服。

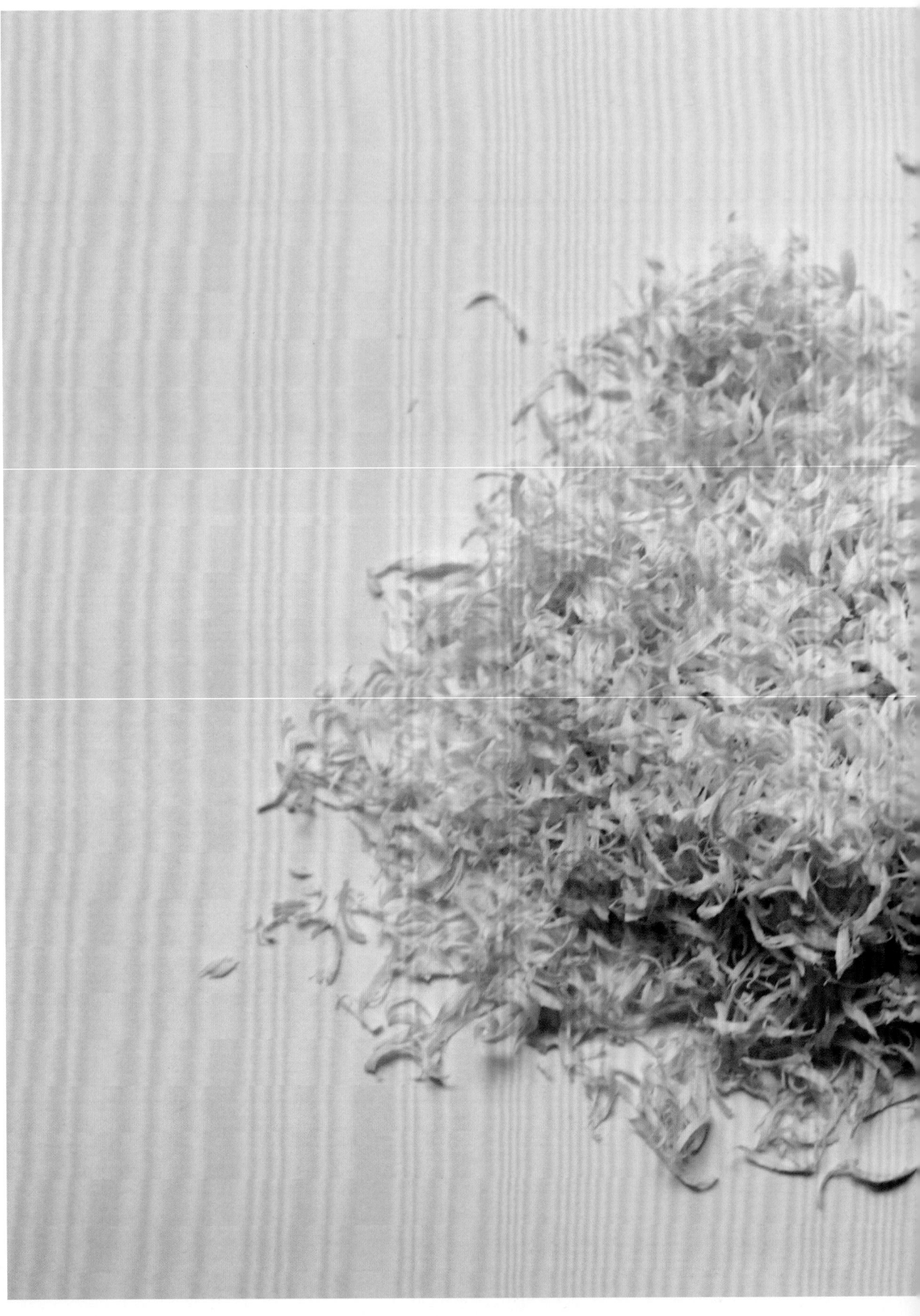

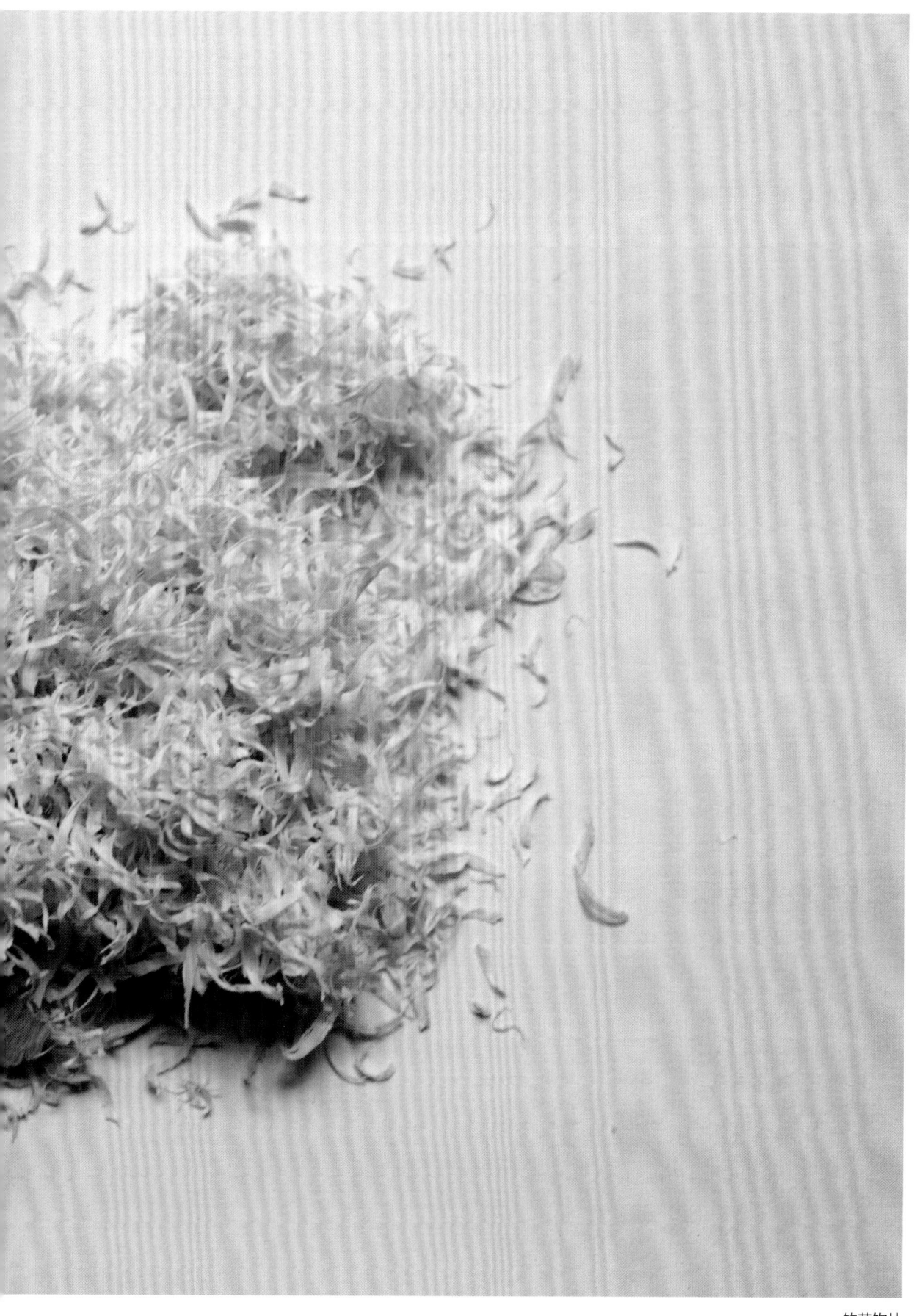

竹茹饮片

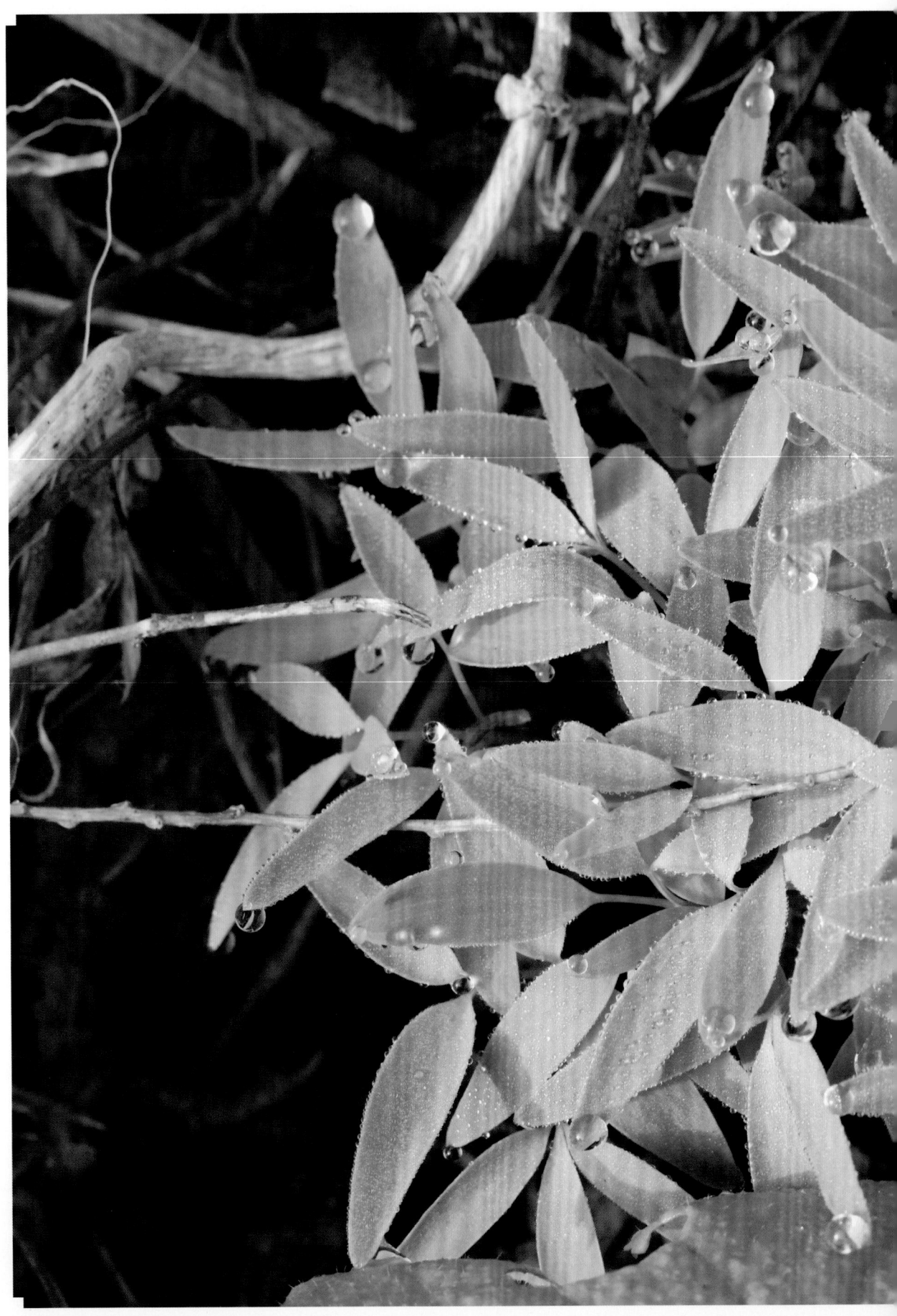

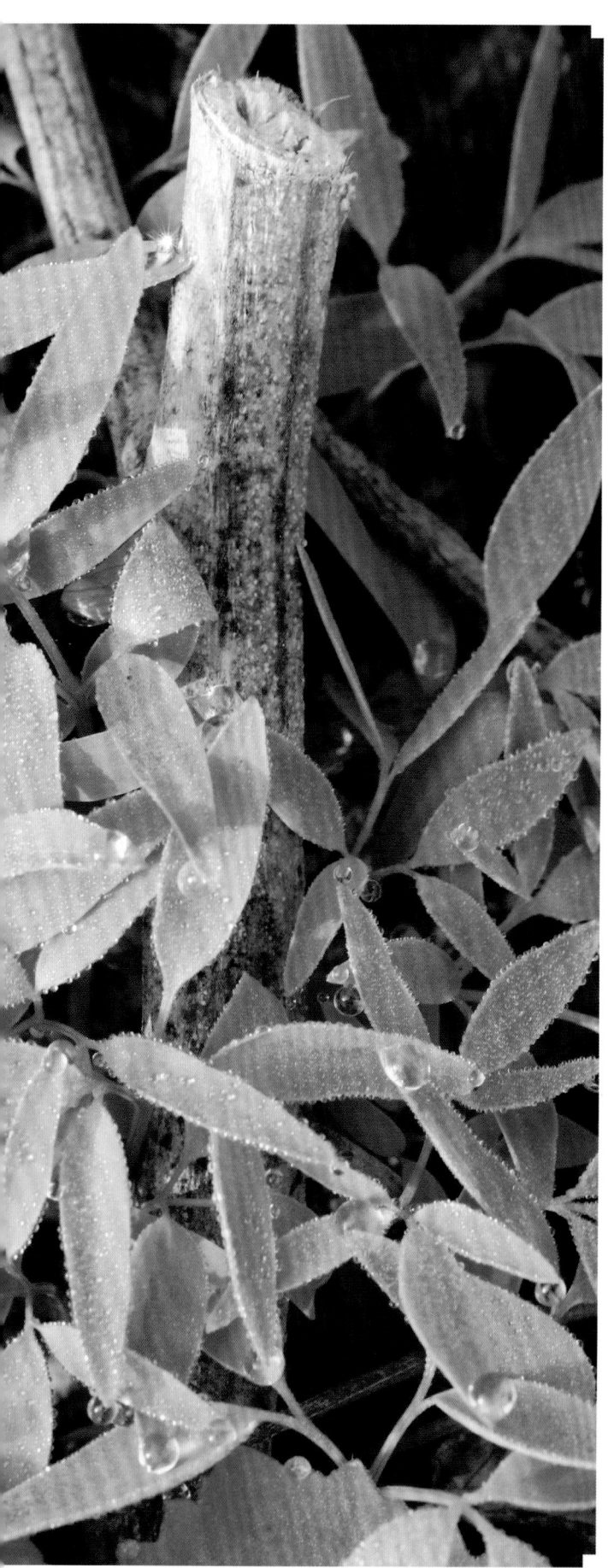

延胡索

【藏 药 名】苏咪赛尔保。

【别　　名】元胡、玄胡、元胡索、玄胡索、苏咪止虾干布。

【来　　源】本品为罂粟科植物延胡索 Corydalis yanhusuo W. T. Wang 的干燥块茎。

【性味归经】辛、苦，温。归肝、脾、心经。

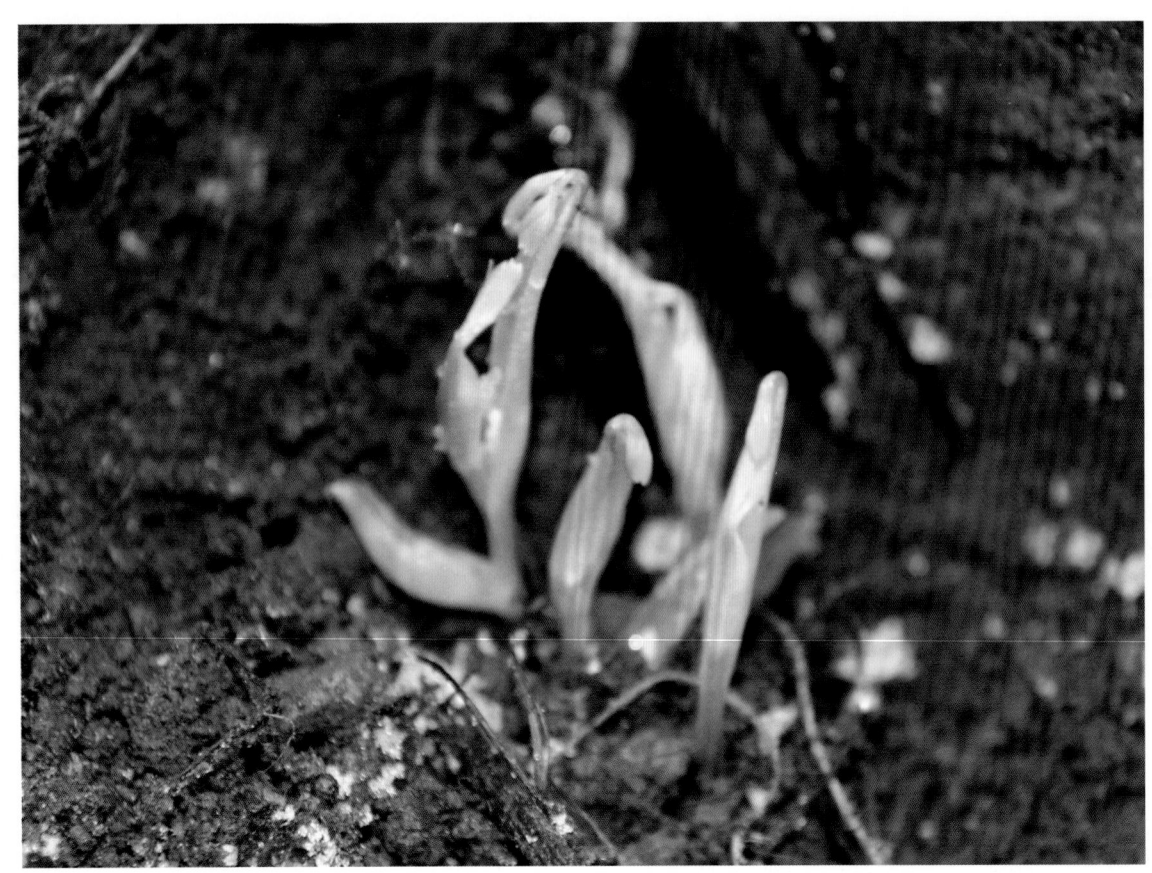

延胡索

识别特征

多年生草本，茎纤弱，高约 20 cm。叶互生，有长柄，小叶片长椭圆形至线形，全缘。总状花序顶生，花红紫色，横生于小花梗上，蒴果长圆形。花期 3—4 月，果期 4—5 月。

生境分布

生长于稀疏林、山地、树林边缘的草丛中。浙江、江苏、湖北、湖南、安徽、江西等地有大面积栽培。本品为浙江特产，尤以金华地区产品最佳。

采收加工

夏初茎叶枯萎时采挖，除去须根，洗净，置沸水中煮至无白心时，取出晒干。

药材鉴别

本品为圆形厚片或不规则的碎颗粒，直径 0.5 ~ 1.5 cm。外表皮灰黄色至棕黄色，具不规则皱纹。切面金黄色，角质样，有蜡样光泽。质坚硬。气微，味苦。

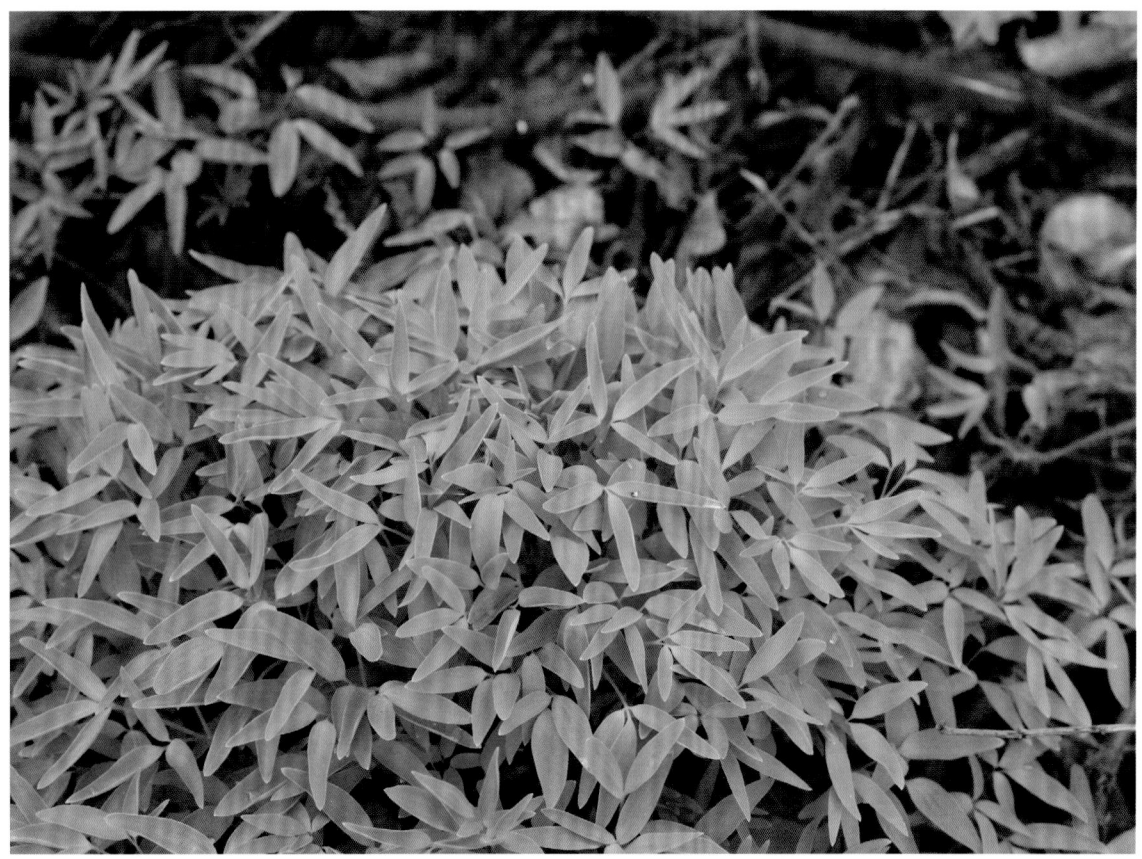

延胡索

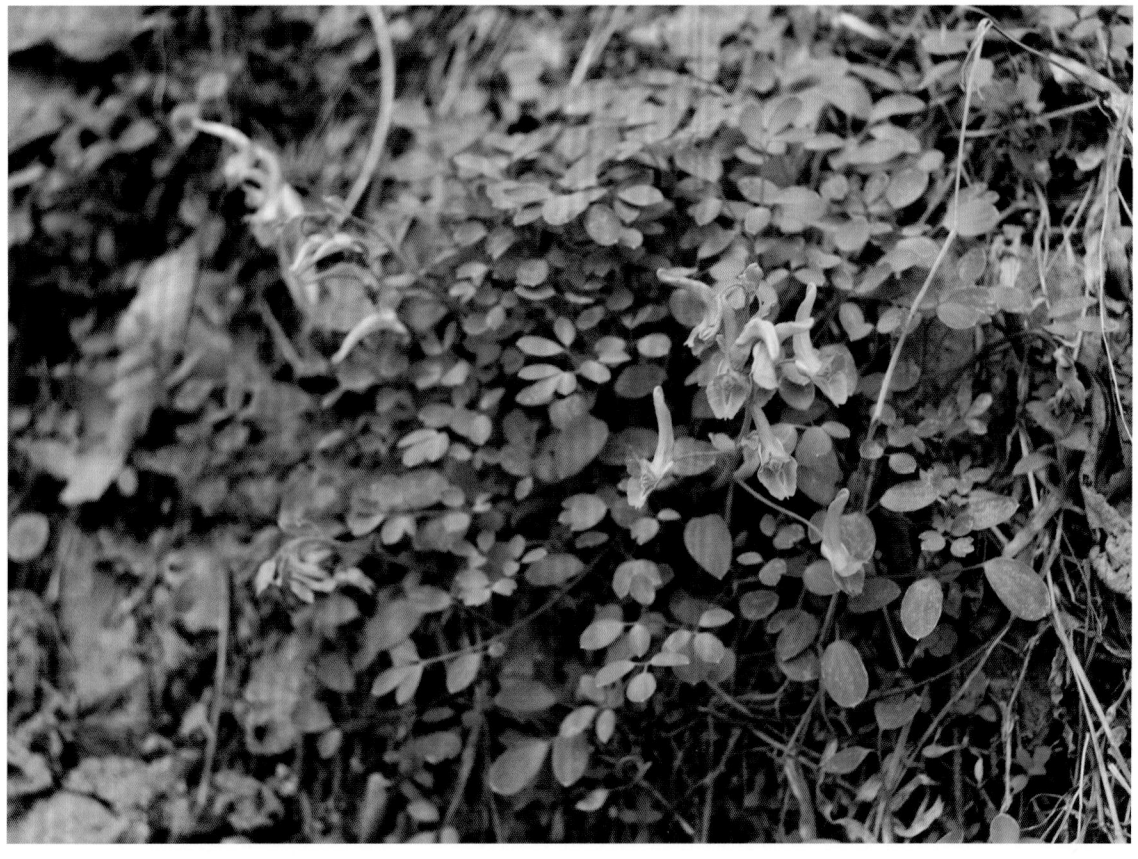

延胡索

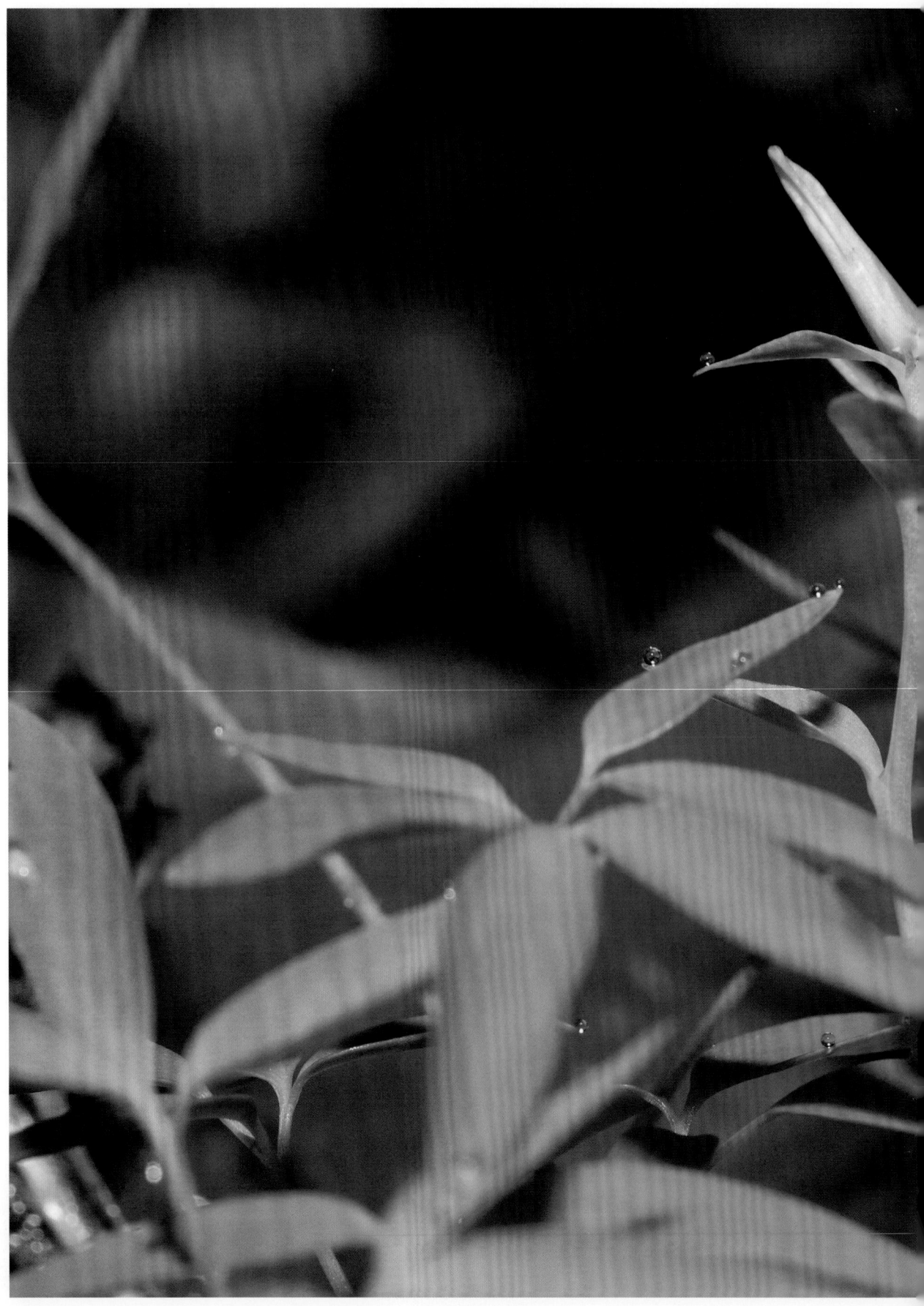

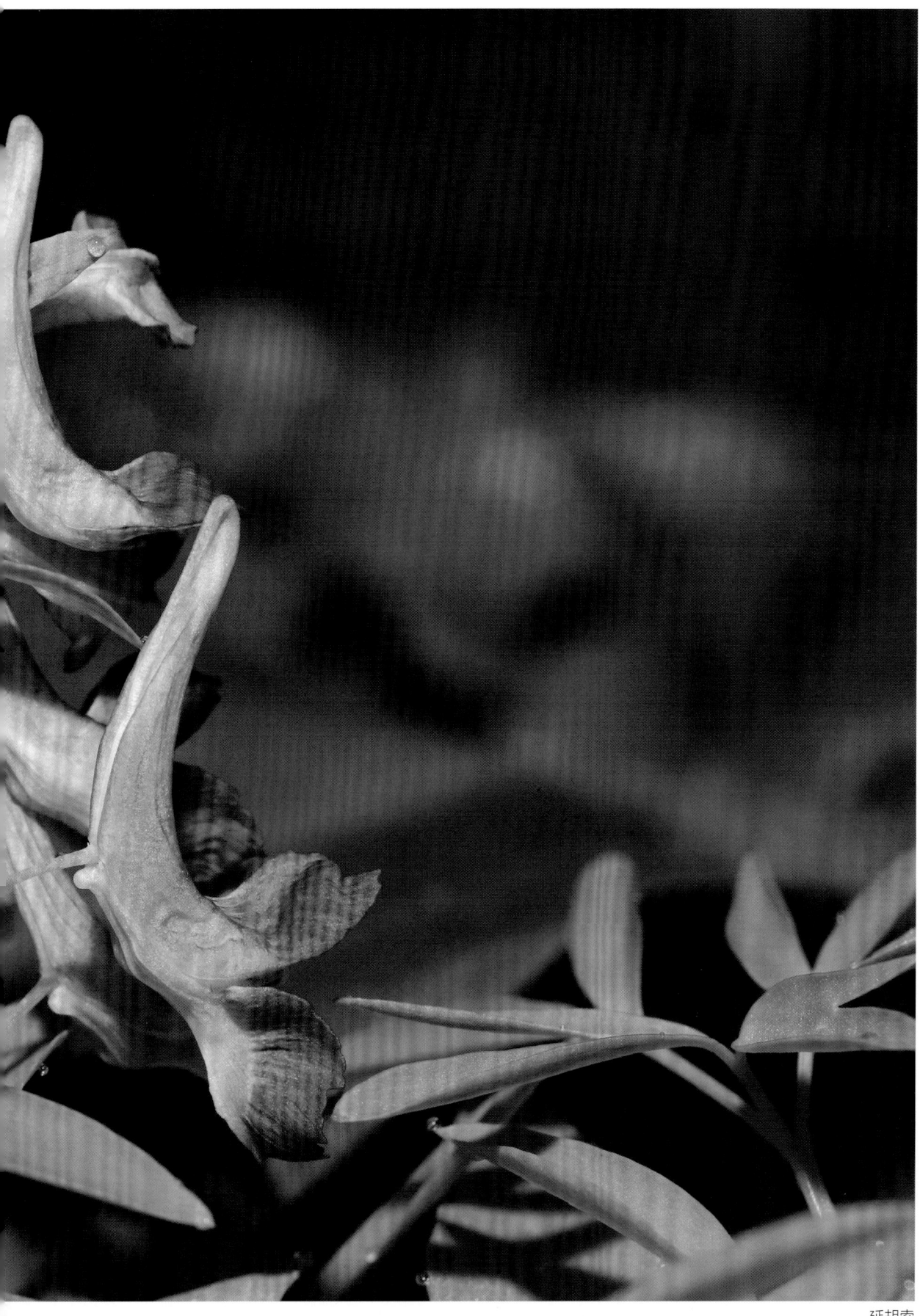

延胡索

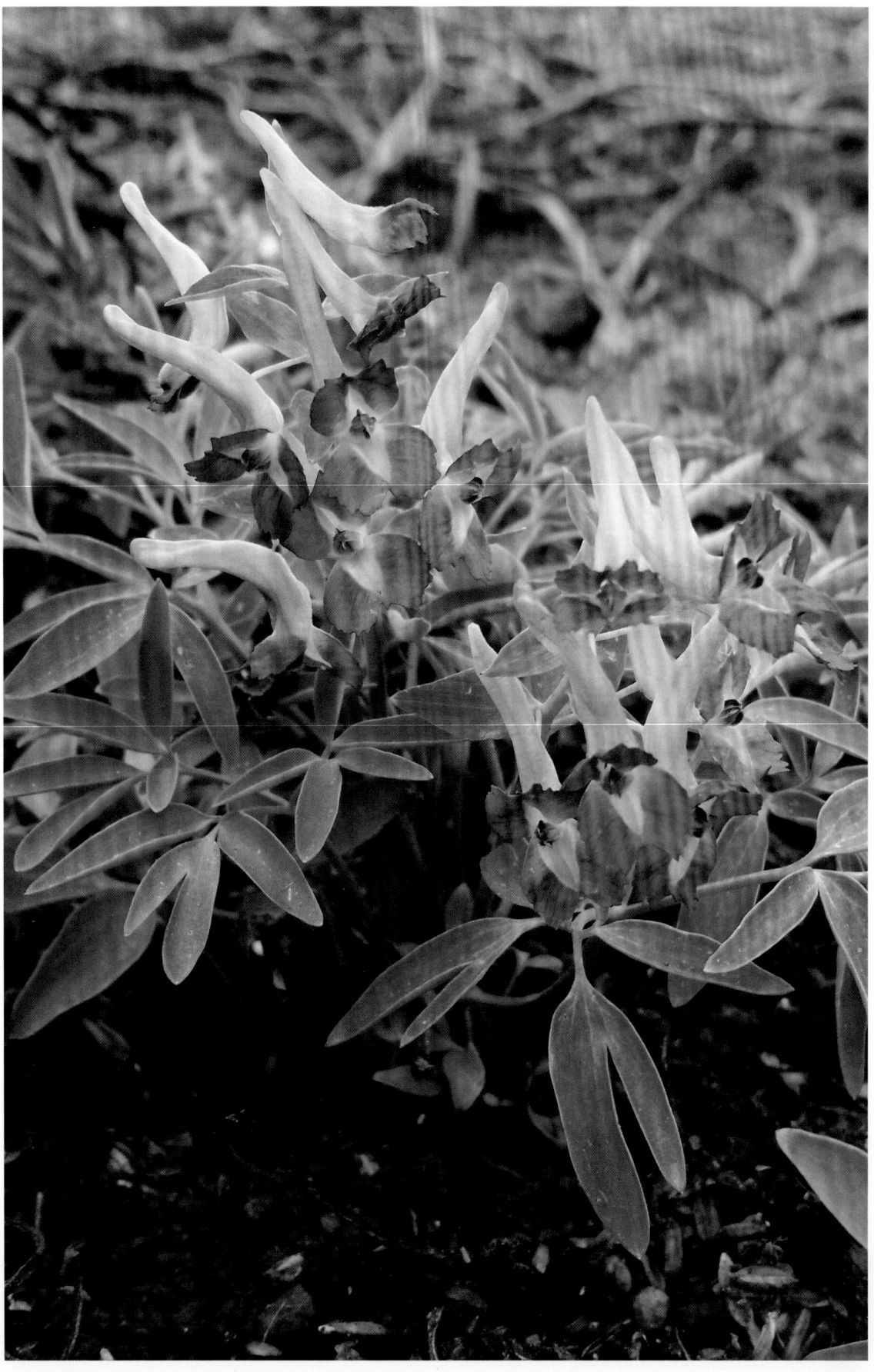

延胡索

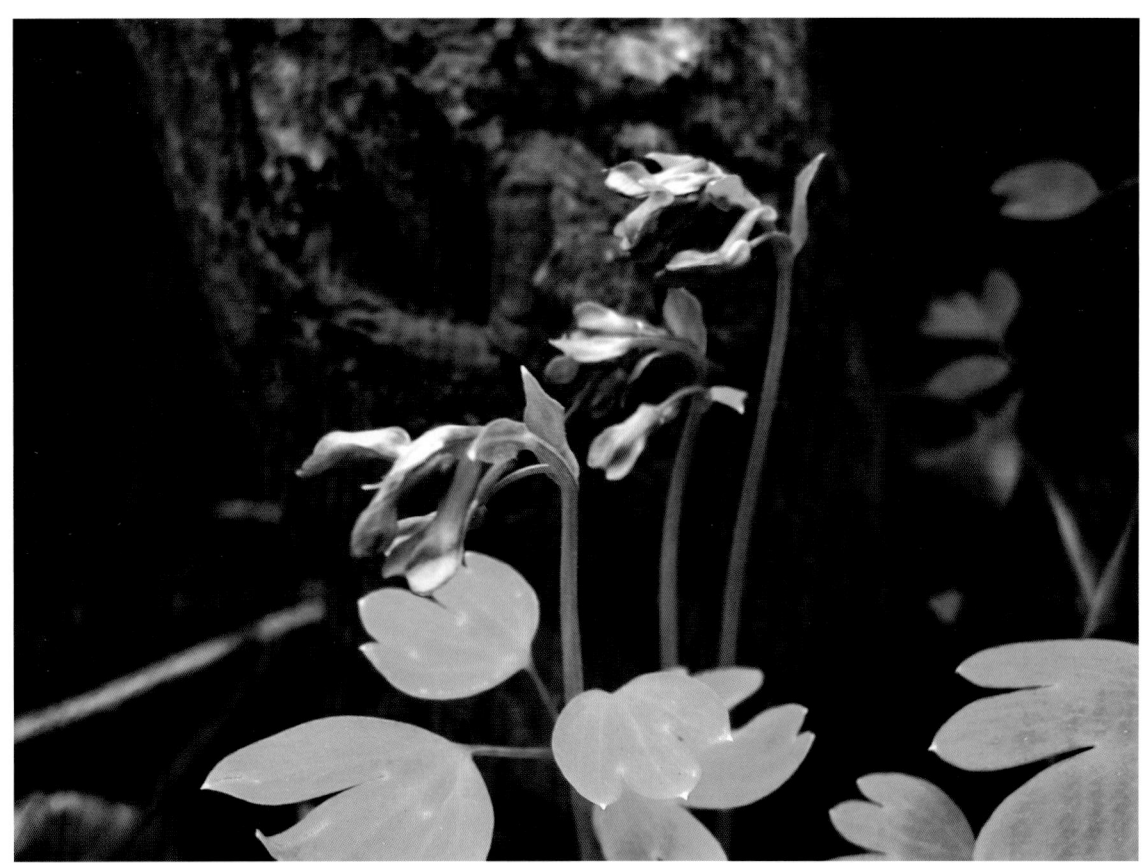

延胡索

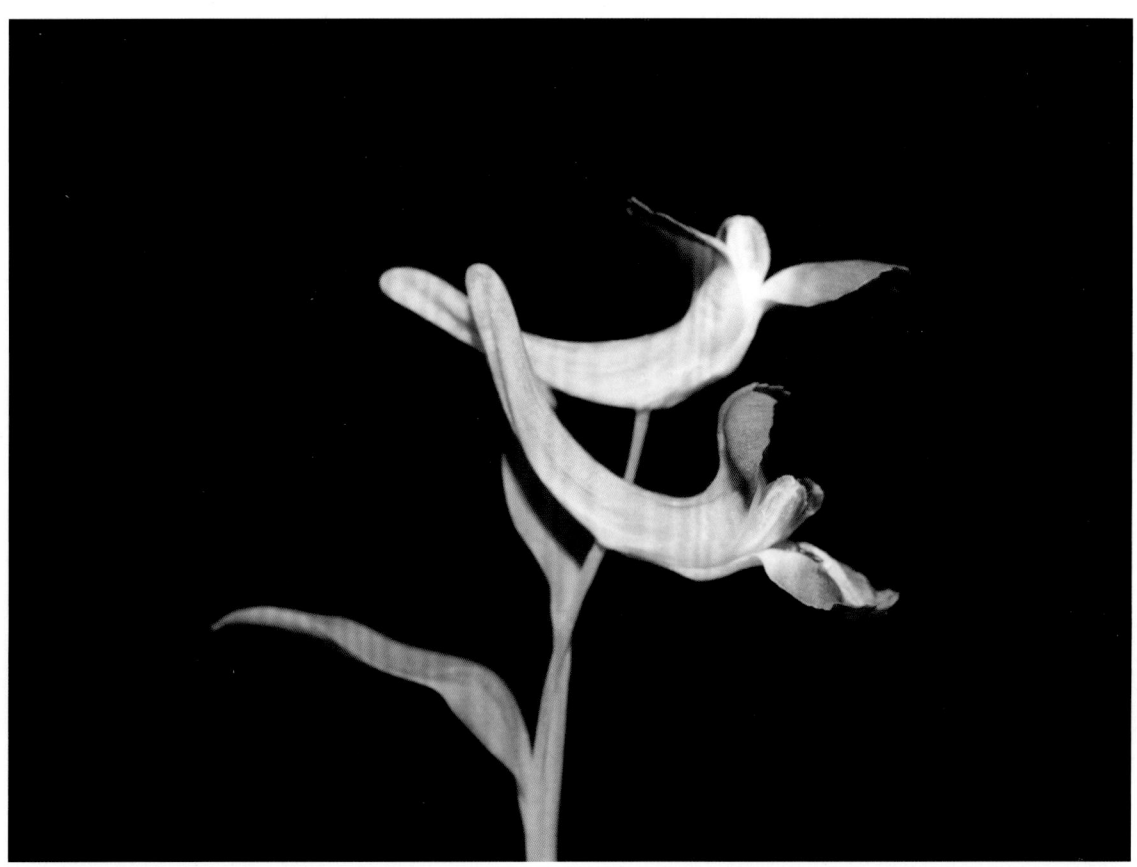

延胡索

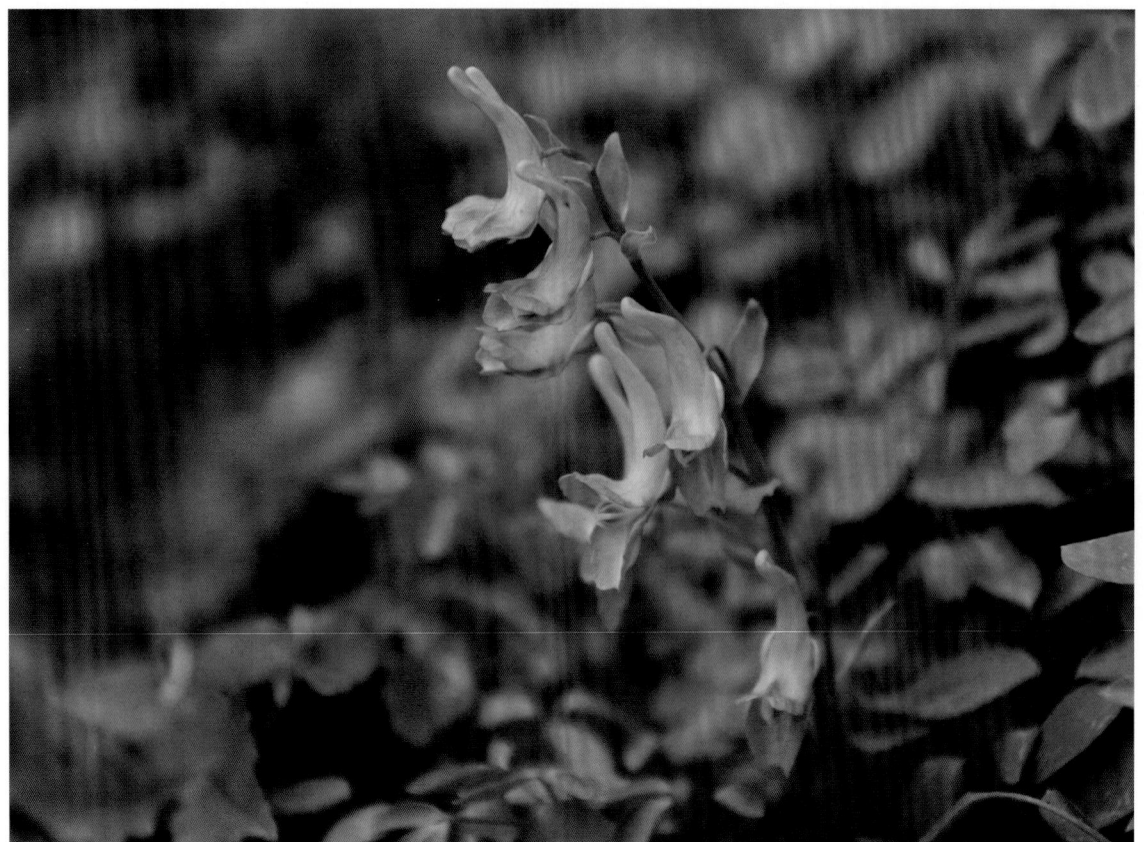

延胡索

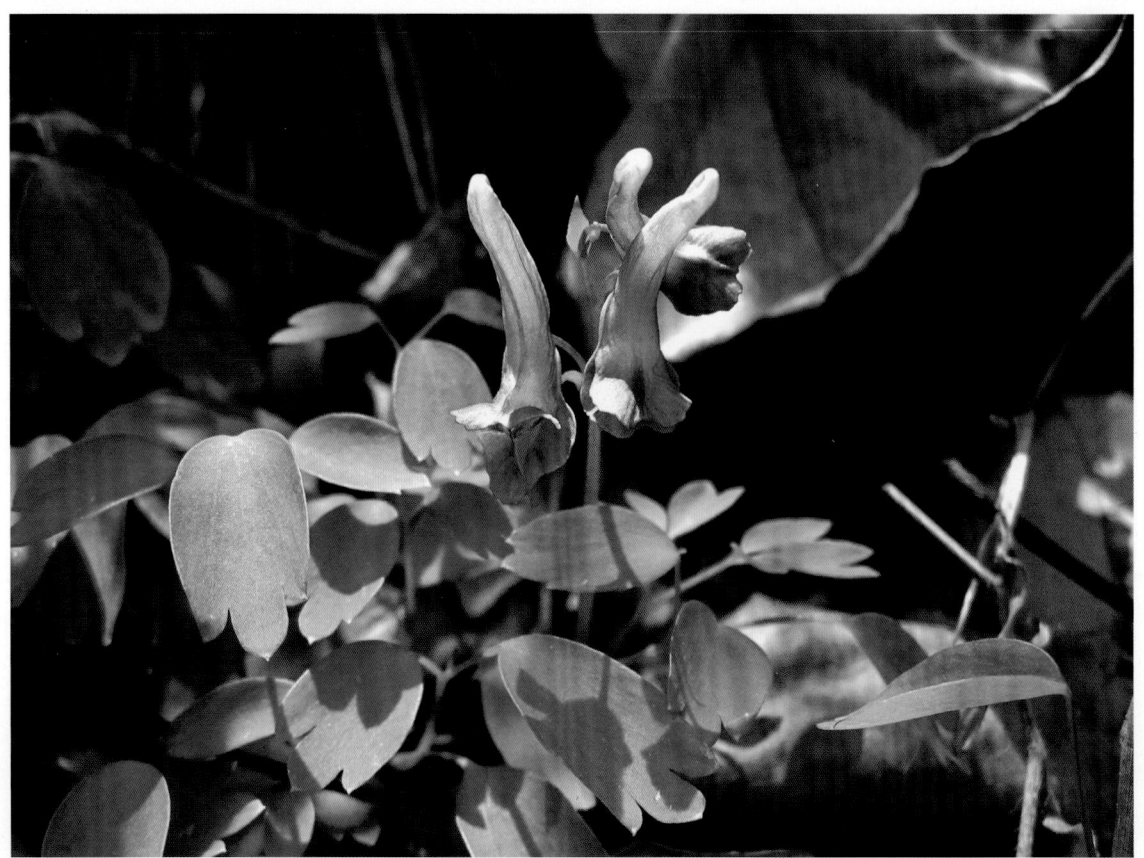

延胡索

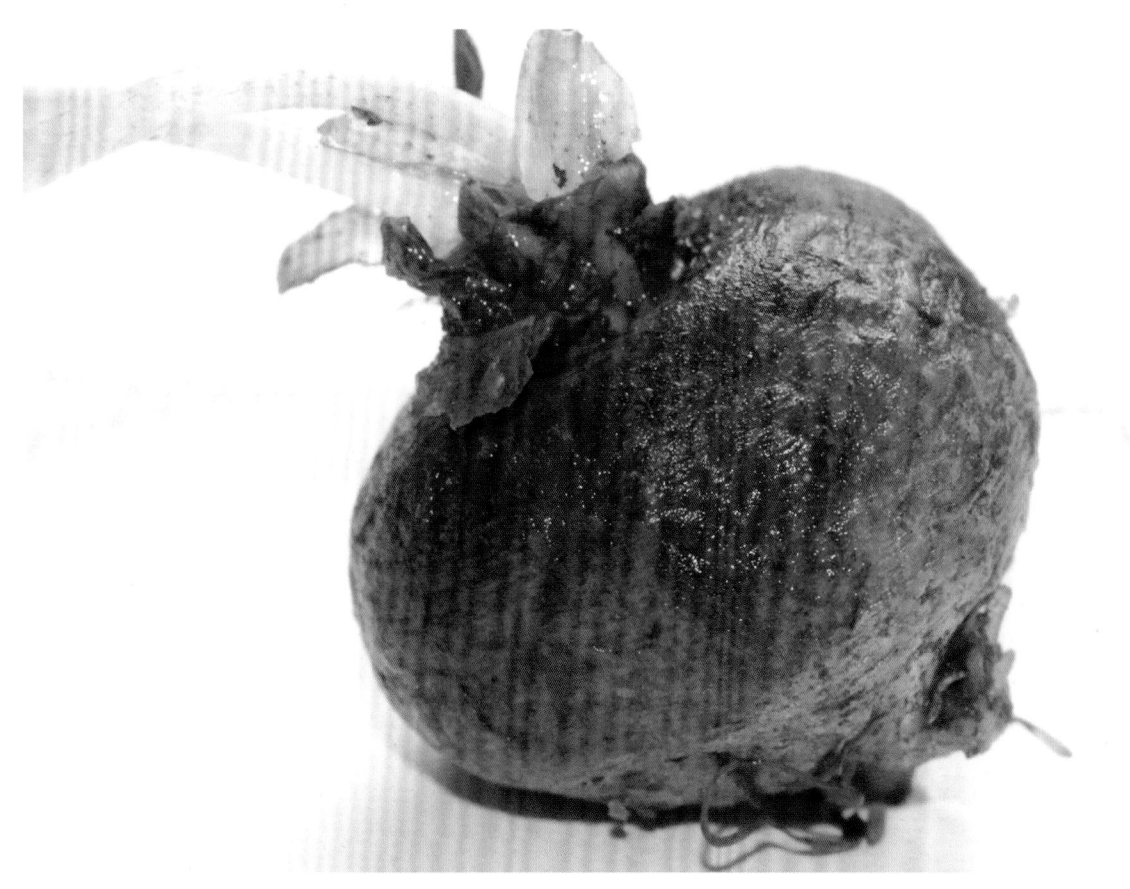

延胡索药材

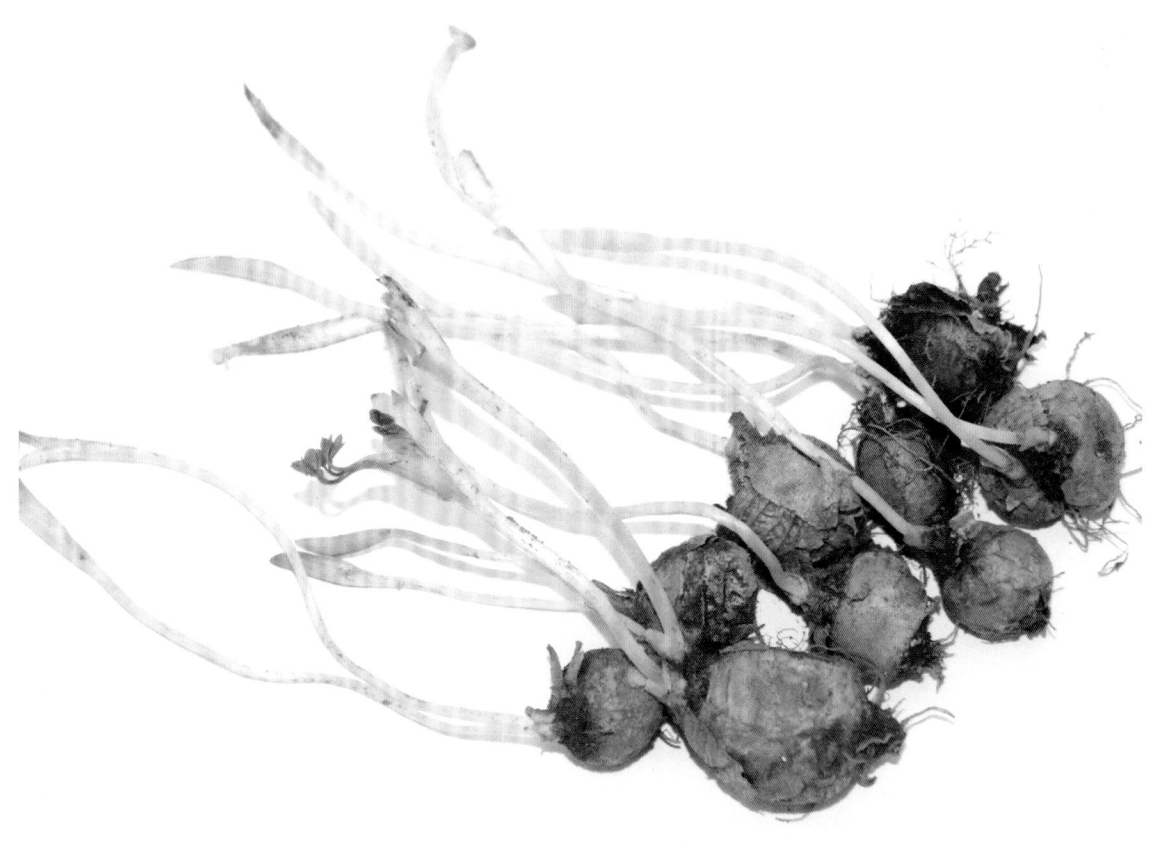

延胡索药材

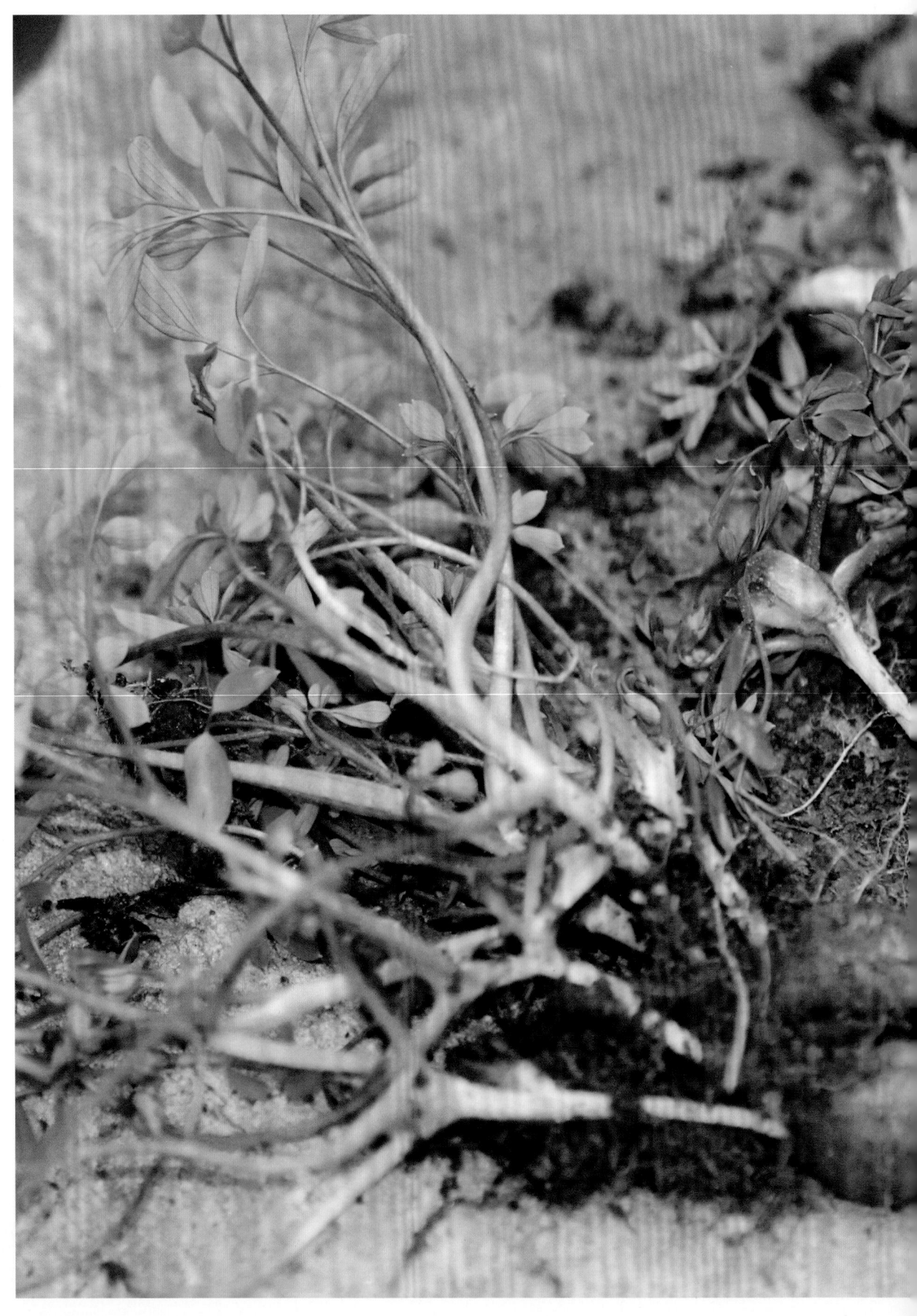

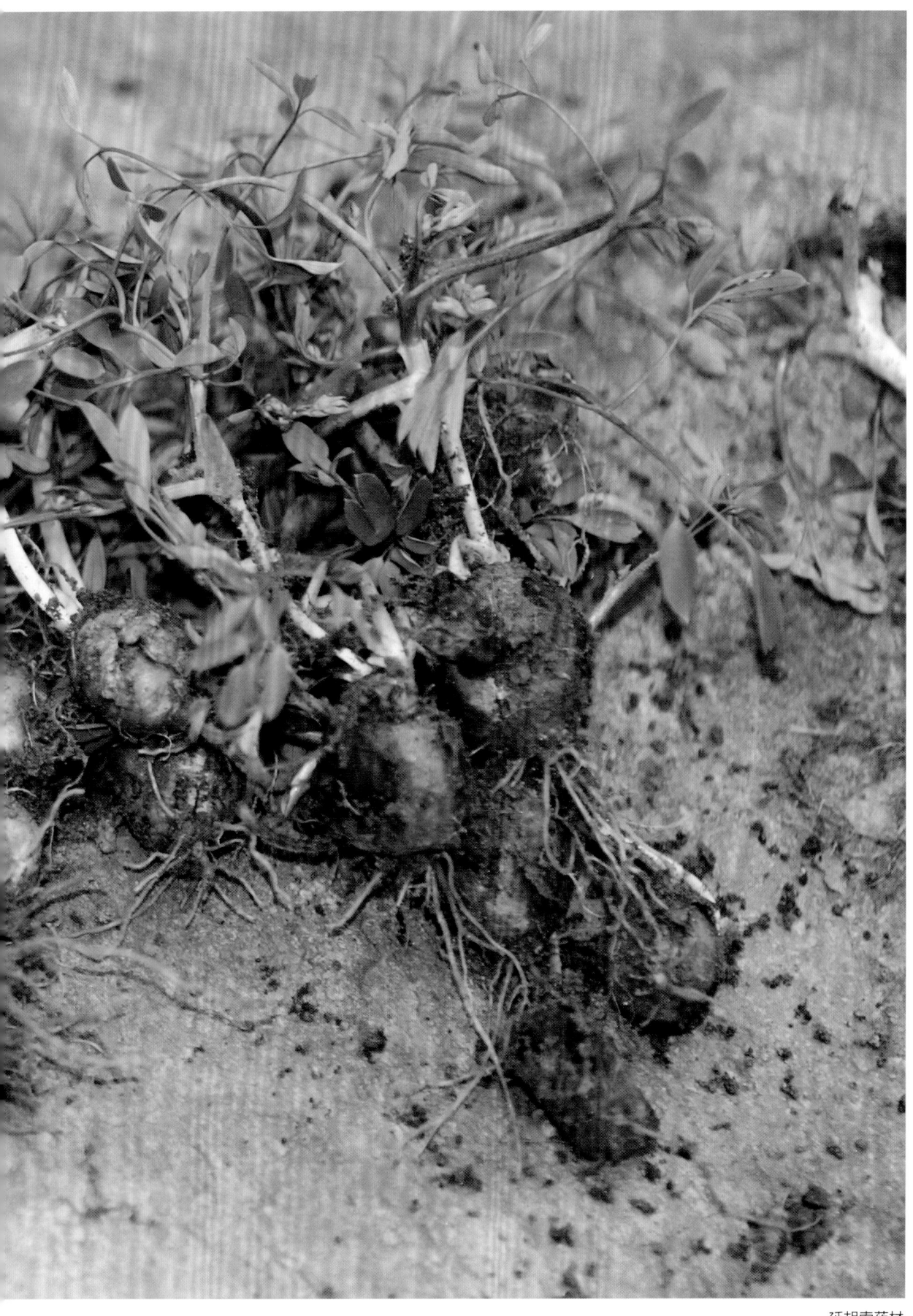

延胡索药材

功效主治

活血，行气，止痛。本品辛散苦降温通，既走血分，又行气分；能行血中气滞，理气中血滞，止一身上下诸痛，作用强，应用颇广，疗效甚捷，故为活血行气止痛良药。

用法用量

内服：3 ~ 10 g，煎汤，研末每次 1.0 ~ 1.5 g。醋制加强止痛之功。

民族药方

1．尿血（非器质性疾病引起者） 延胡索 50 g，朴硝 37.5 g。共研为末，每次 20 g，水煎服。

2．产后恶露不尽、腹内痛 延胡索末适量。以温酒调服 5 g。

3．跌打损伤 延胡索适量。炒黄研细，每次 5 ~ 10 g，开水送服；也可加黄酒适量同服。

4．疝气危急 延胡索（盐炒）、全蝎（去毒，生用）各等份。研为细末，每次 2.5 g，空腹盐酒送服。

5．小儿支气管炎 白芥子 20 g，延胡索 12 g，甘遂、细辛各 6 g，樟脑 3 g，鸡蛋 1 个。将前 5 味共研细末，再与鸡蛋清调匀，敷于肺俞和中府穴。

6．胆汁反流性胃炎 延胡索、五灵脂（包煎）、郁金各 10 g，大黄、甘草各 6 g，砂仁、厚朴各 8 g。水煎取药汁，每日 1 剂，分 2 次服，7 日为 1 个疗程。

7．慢性萎缩性胃炎 延胡索、五灵脂、草豆蔻、没药、白及、木蝴蝶各 10 g，人参 15 g。水煎取药汁，饭前半小时温服，每日 1 剂，分 2 次服，3 个月为 1 个疗程。

使用注意

孕妇忌服。

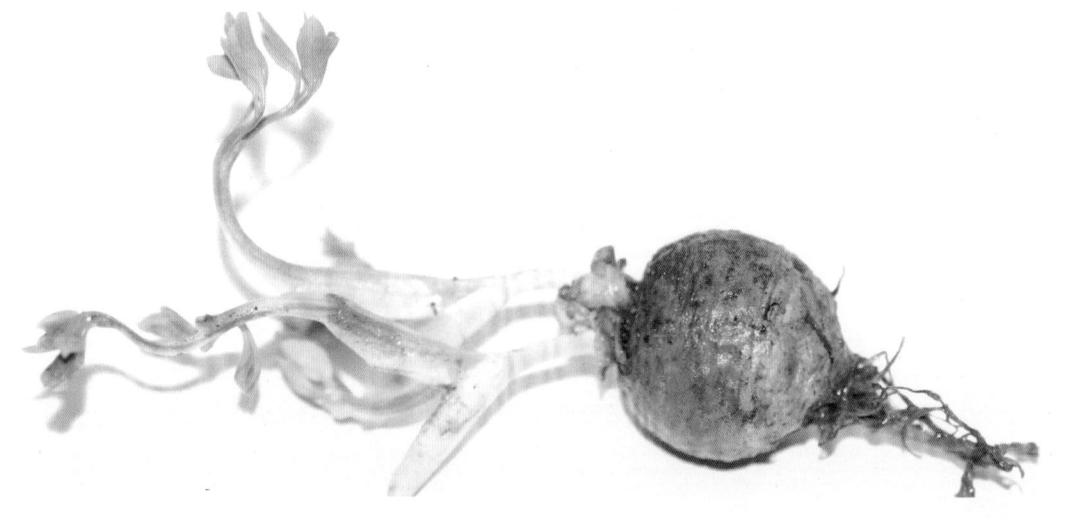

延胡索药材

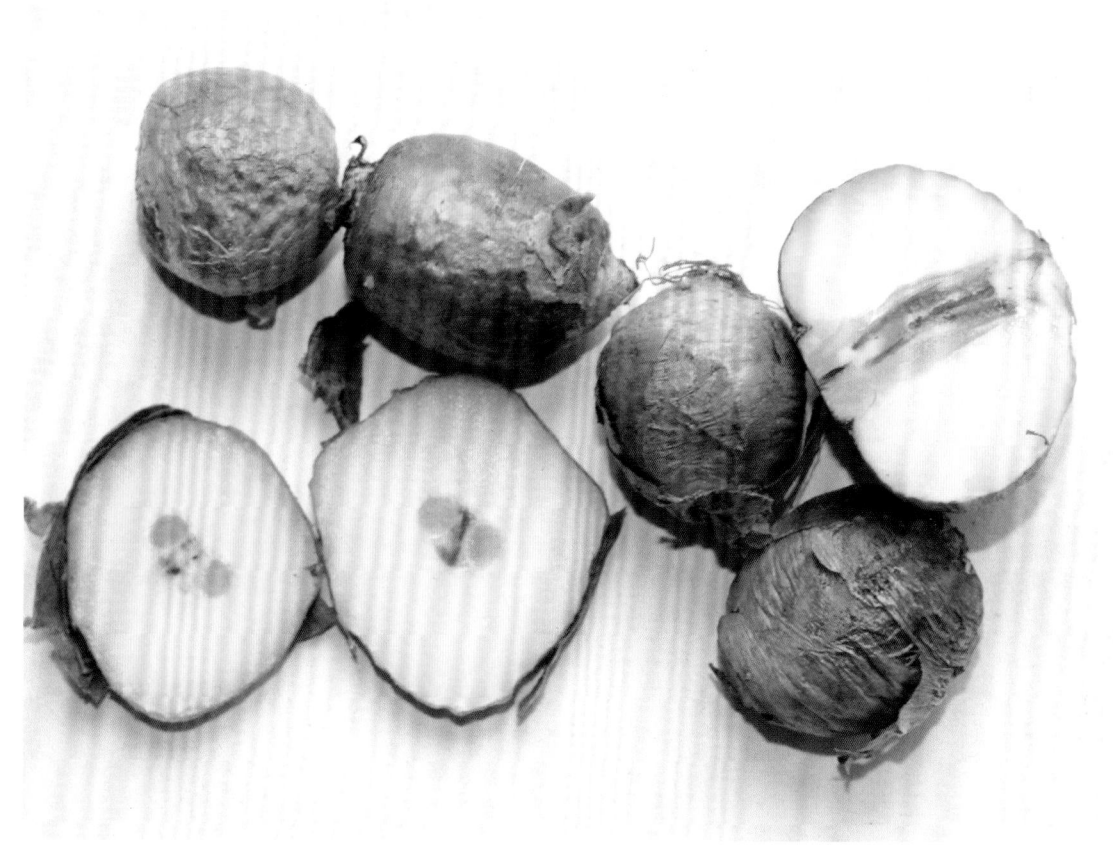

延胡索药材

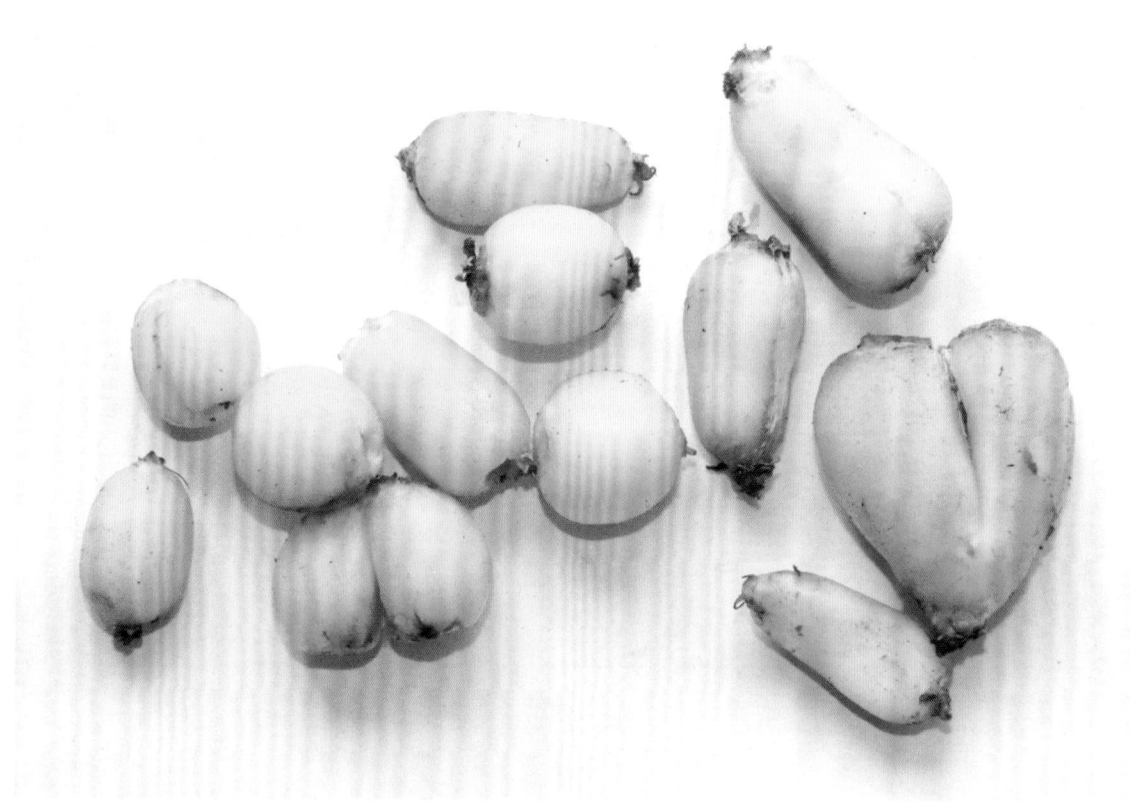

延胡索药材

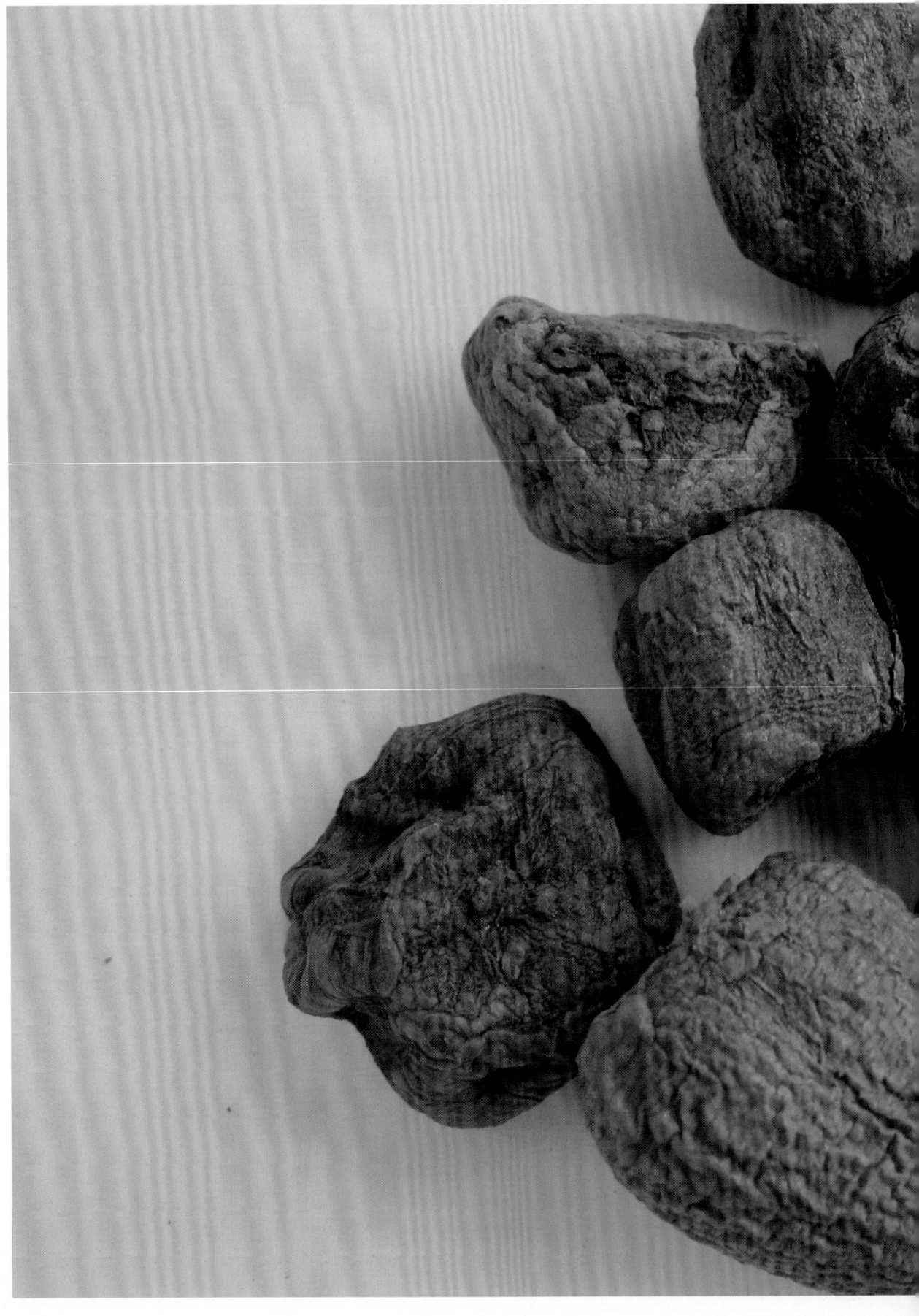

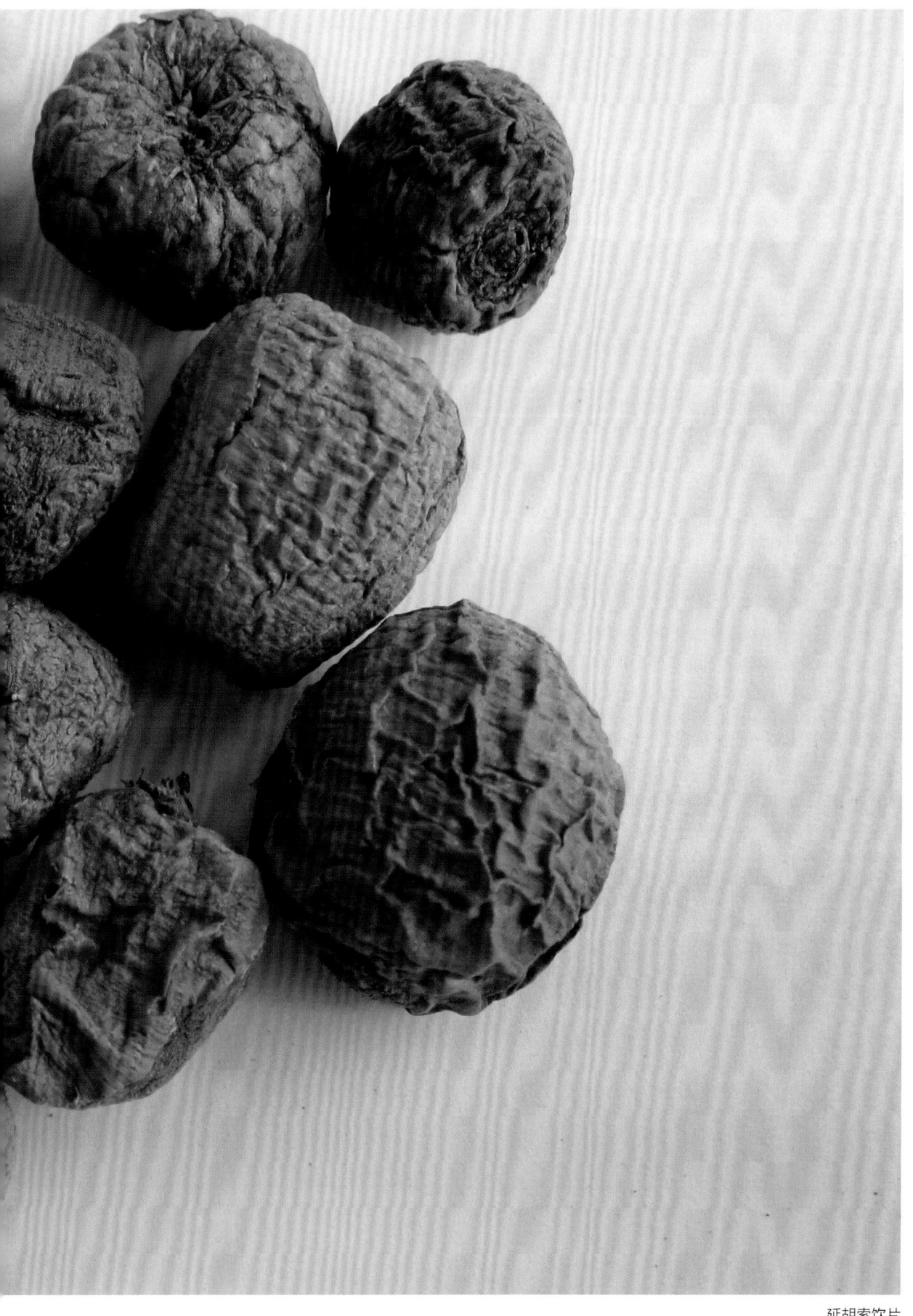

延胡索饮片

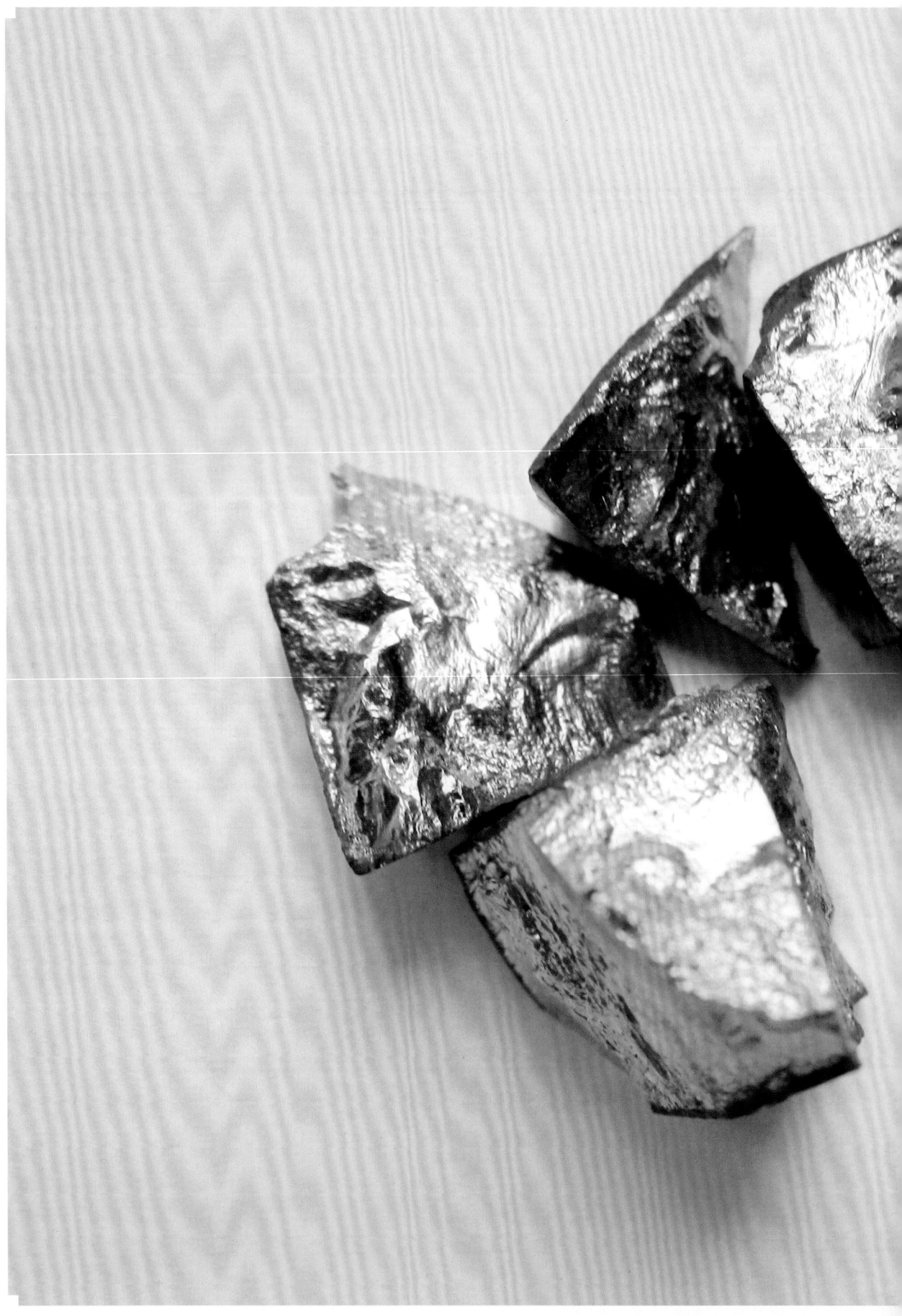

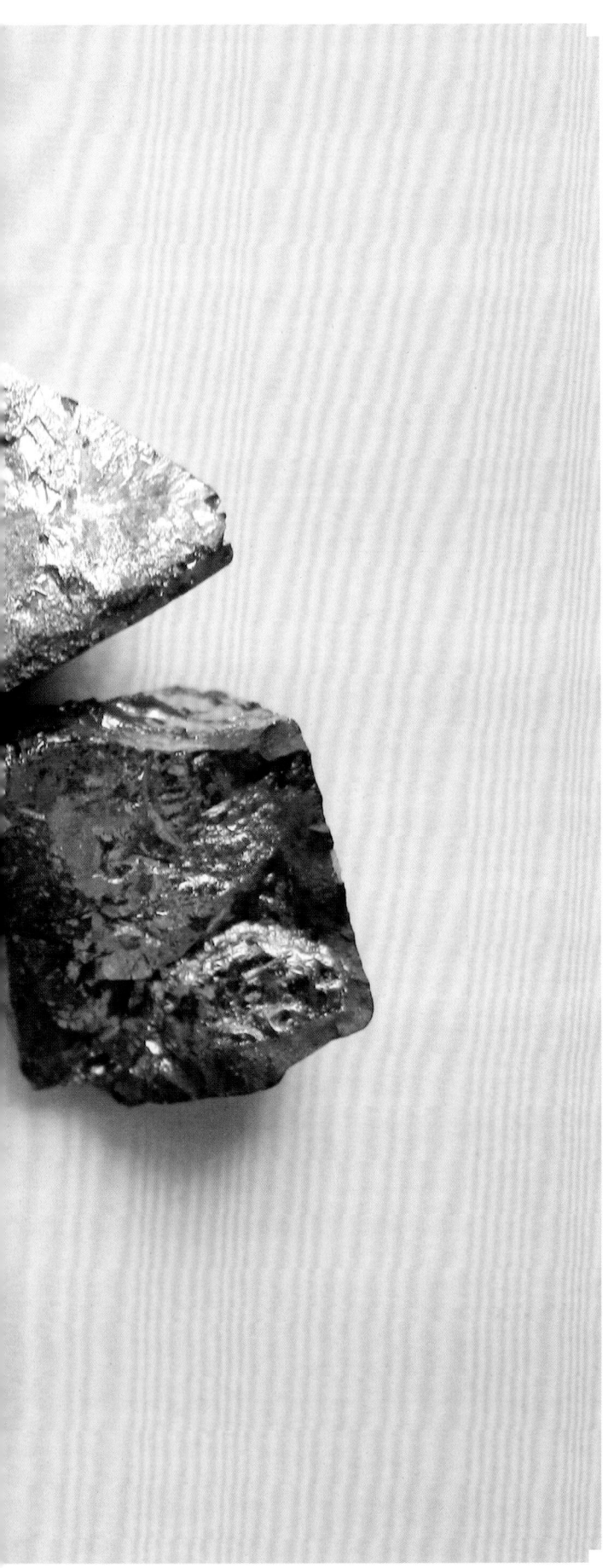

自然铜

【藏药名】桑。

【别　名】智玛、煅然铜、玛尔台、鲁是日、拉鲁同、煅自然铜。

【来　源】本品为硫化物类矿物黄铁矿族黄铁矿，主含二硫化铁（FeS_2）。

【性味归经】辛，平。归肝经。

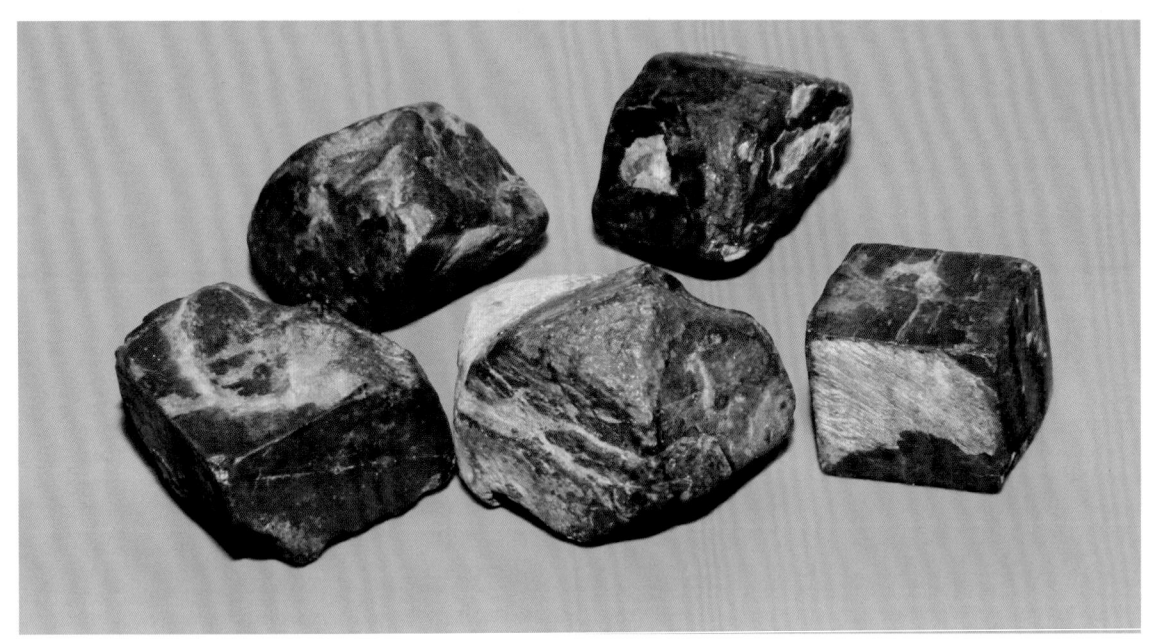

自然铜药材

识别特征

黄铁矿的晶形多为立方体，或为八面体、五角十二面体以及它们的聚形，或为粒状集合体，多数为结核状及钟乳状体。药用主为立方体。多呈方块形，直径 0.2 ~ 0.5 cm。表面亮铜黄色，有金属光泽，有的表面显棕褐色（系氧化成氧化铁所致），具棕黑色或墨绿色细条纹及砂眼。立方体相邻晶面上的条纹相互垂直，是其重要特征。均匀质重，硬脆，易砸碎，碎块形状一般不规则，也有显小方形者。硬度 6.0 ~ 6.5，相对密度 4.9 ~ 5.2，条痕棕黑色或黑绿色，断口呈条差状，有时呈贝壳状。断面黄白色，有金属光泽，或棕褐色，可见银白色亮星。

生境分布

分布于四川、广东、湖南、云南、河北、辽宁等省区，以四川产者为优。

采收加工

四季可采。采挖后，除去杂质，砸碎，或以火煅，醋淬后用。

药材鉴别

本品晶形多为立方体，集合体呈致密块状。表面亮淡黄色，有金属光泽；有的表面显黄棕色或棕褐色，无金属光泽。具条纹，条痕绿黑色或棕红色，相邻晶面上的条纹相互垂直。体重，质坚硬或稍脆，易砸碎，断面黄白色，有金属光泽；或断面棕褐色，可见银白色亮星。无臭，无味。

▌功效主治

散瘀止痛，接骨疗伤。本品味辛性平，入血行血，有散瘀止痛之功，凡折伤血瘀作痛，得辛能散血分瘀滞，破结聚之气，其痛可止、伤可愈，故又具接骨疗伤之效。

▌用法用量

内服：入汤剂，10 ~ 15 g；若入丸散，每次 0.3 g。外用：适量。

▌民族药方

1. 闪腰岔气，腰痛　煅自然铜、土鳖虫各 30 g。研末，开水送服，每次 1.5 g，每日 2 次。

2. 骨折复位后　煅自然铜、乳香、没药、三七、土鳖虫、制半夏、当归、羌活、血竭各等份。为散剂，每次服 6 g，每日 1 次。

▌使用注意

本品为行血散瘀之品，不宜久服，凡阴虚火旺、阴虚无瘀者，均应慎用。

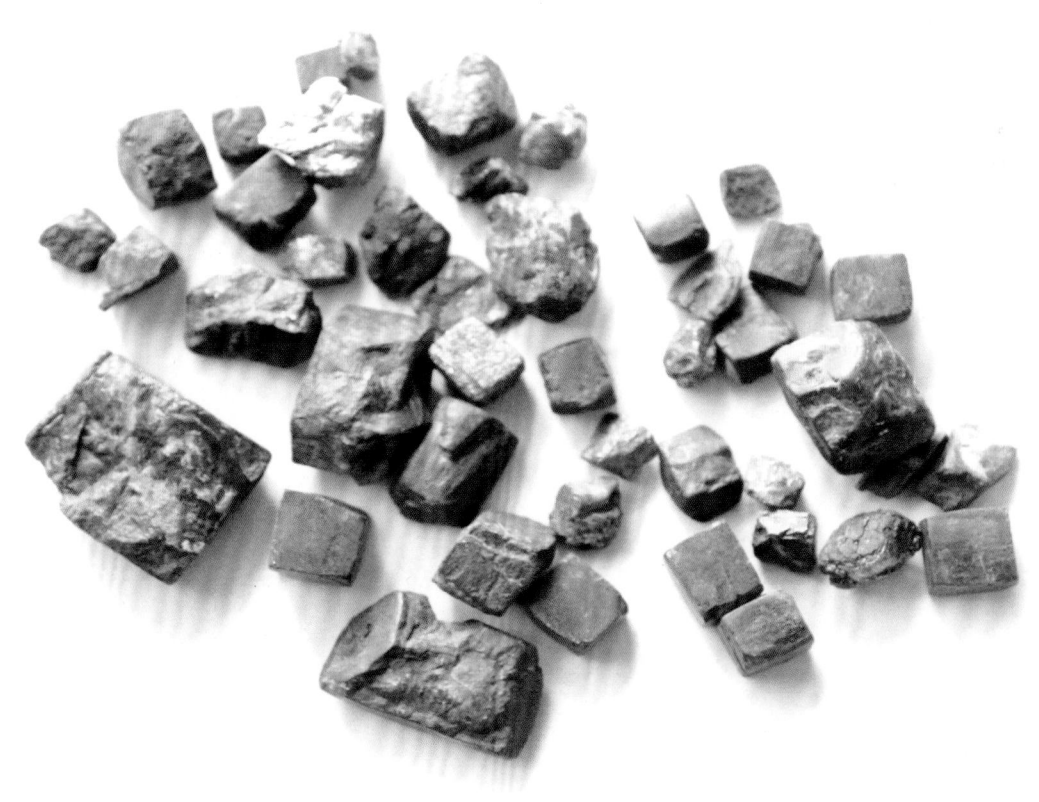

自然铜药材

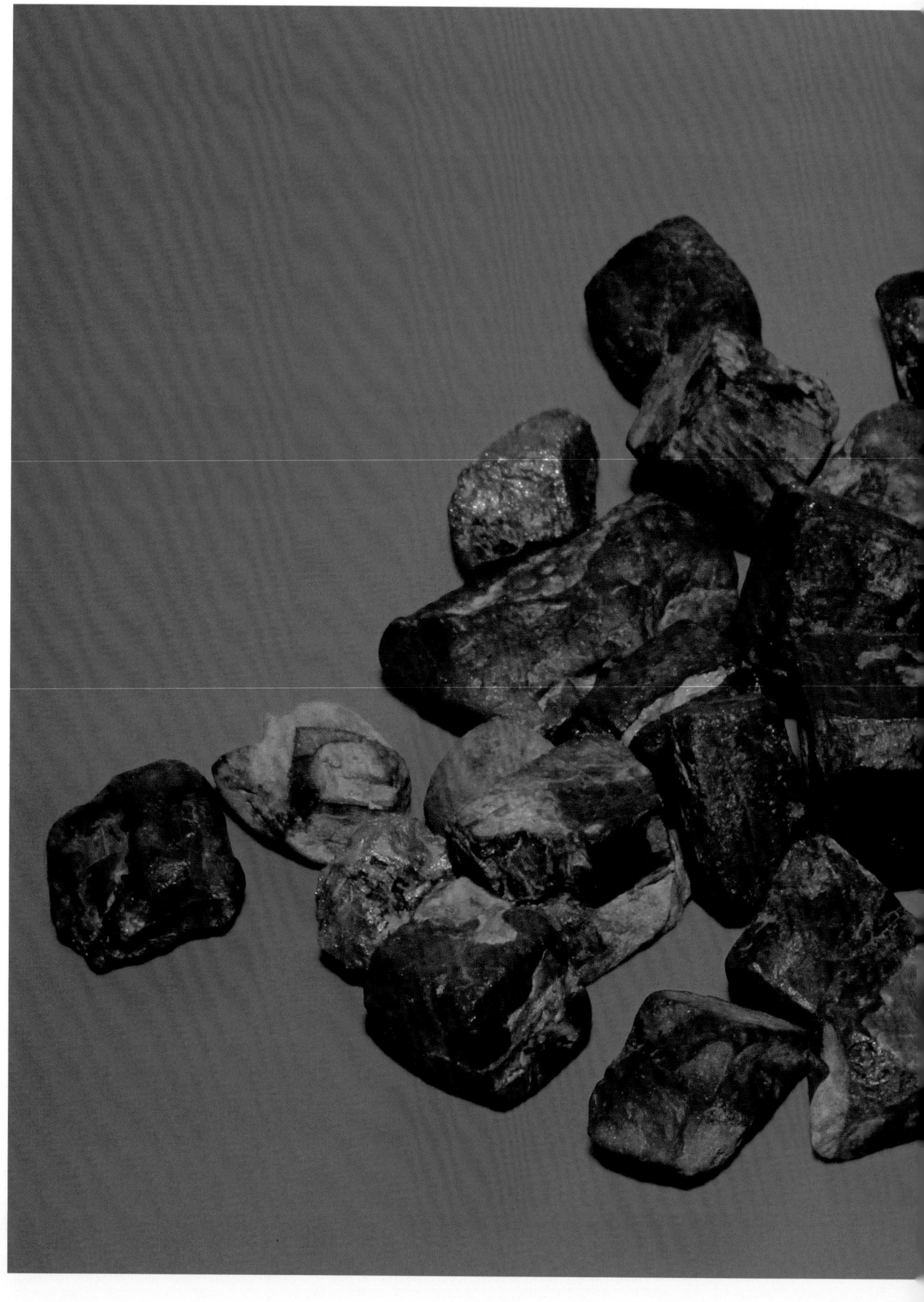

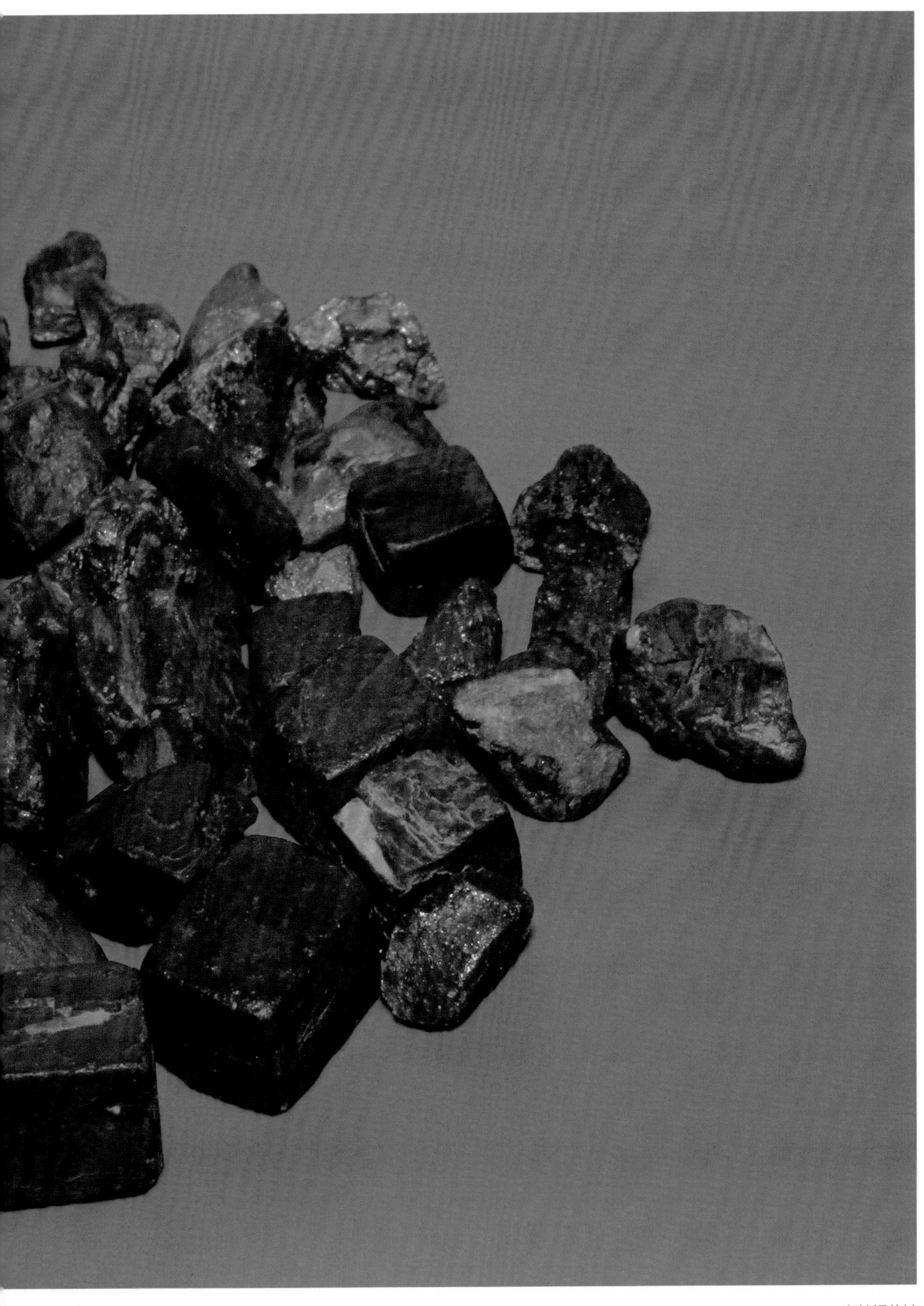

自然铜药材

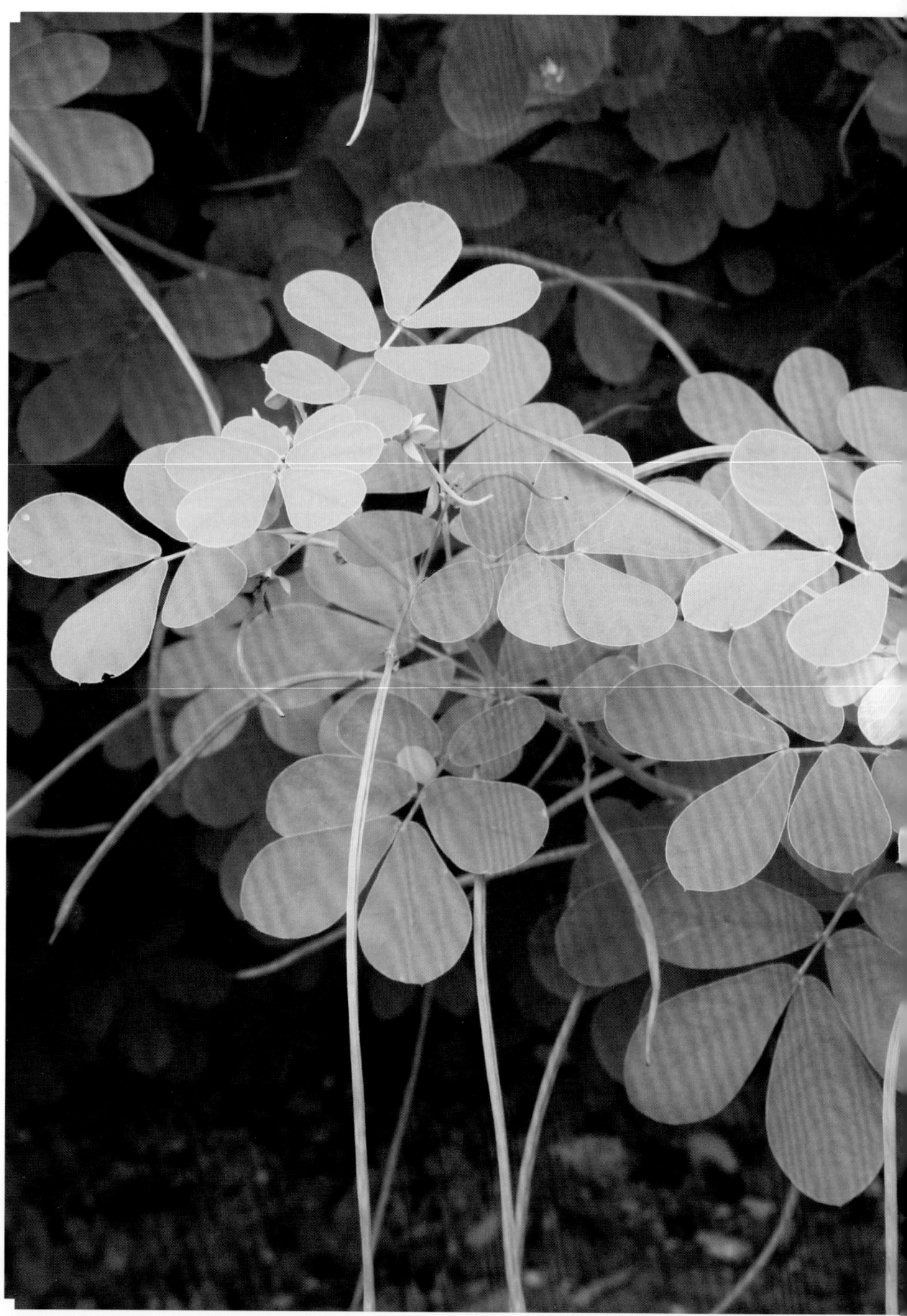

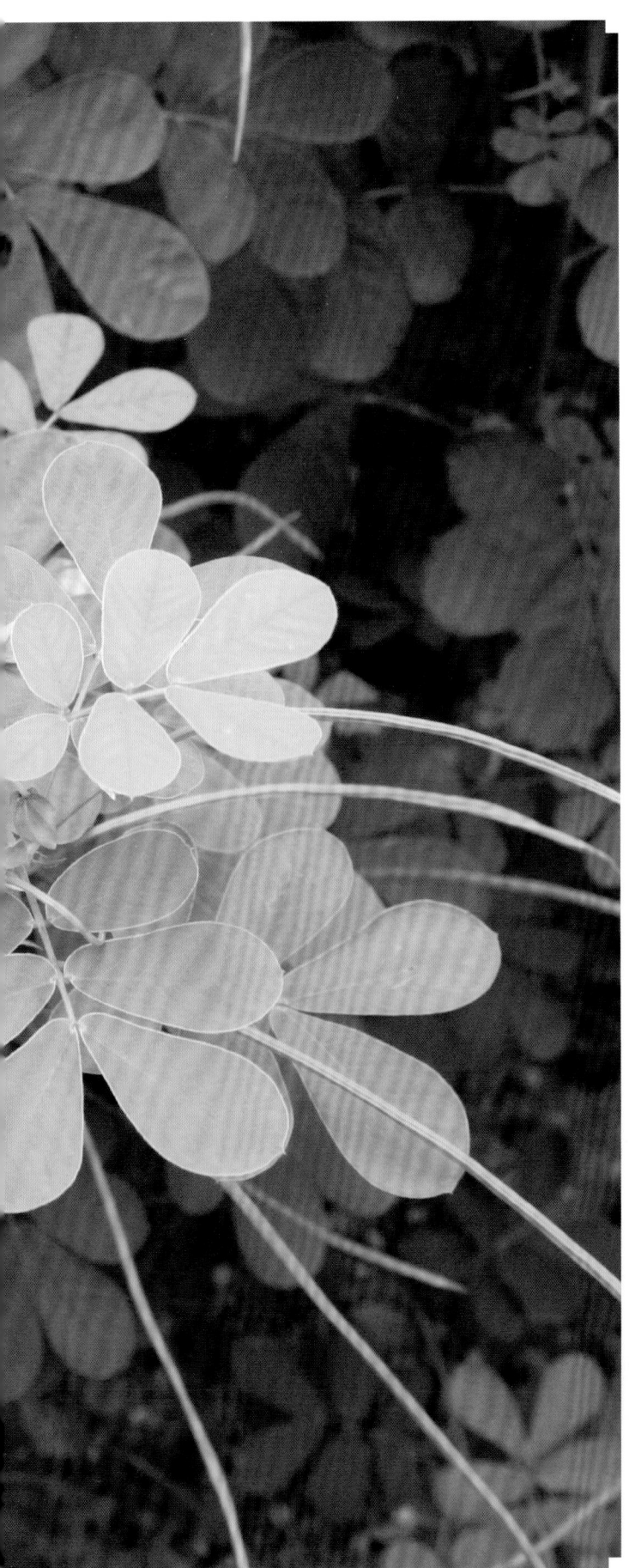

决明子

【藏药名】贴嘎多吉。

【别　名】吓日、误志、草决明、生决明、炒决明。

【来　源】本品为豆科植物决明 *Cassia obtusifolia* L. 的干燥成熟种子。

【性味归经】甘，微寒。归肺、胃、胆经。

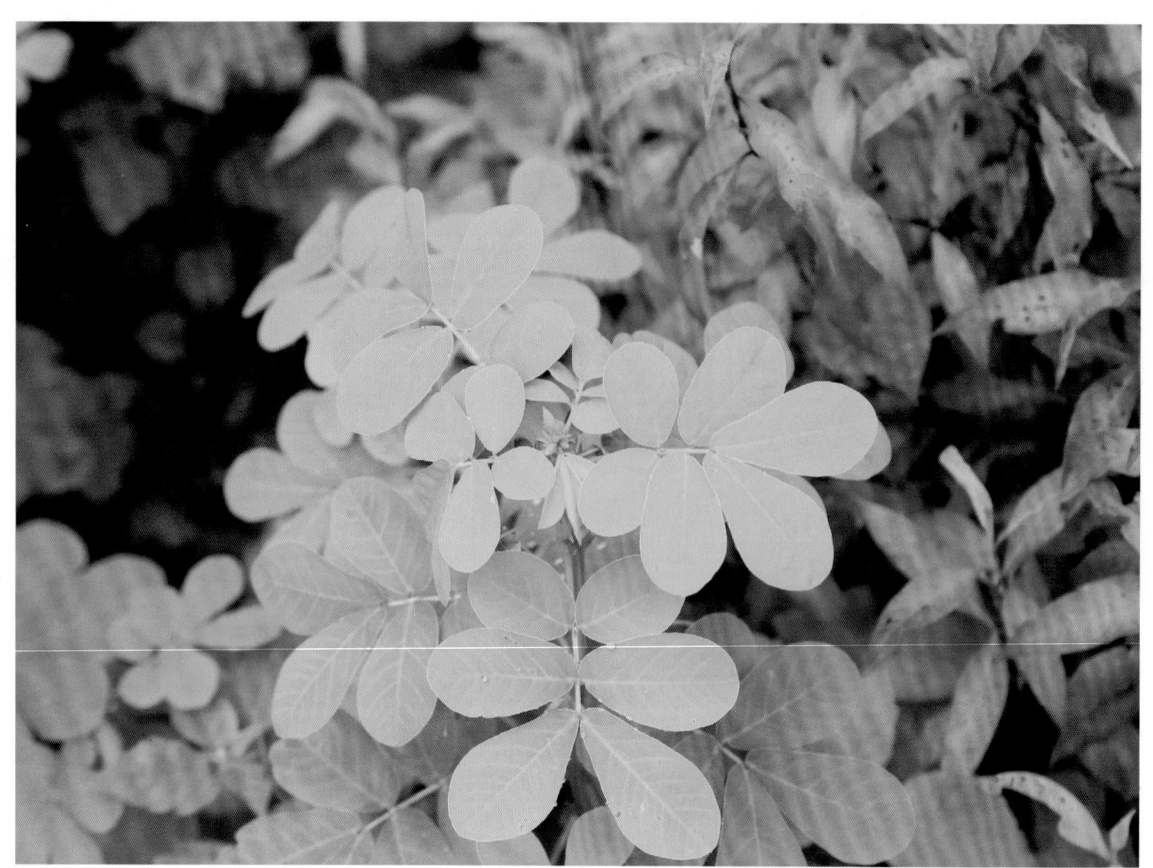

决明

▌识别特征

一年生半灌木状草本；高 1 ~ 2 m，上部多分枝，全体被短柔毛。双数羽状复叶互生，有小叶 2 ~ 4 对，在下面两小叶之间的叶轴上有长形暗红色腺体；小叶片倒卵形或倒卵状短圆形，长 1.5 ~ 6.5 cm，宽 1 ~ 3 cm，先端圆形，有小突尖，基部楔形，两侧不对称，全缘。幼时两面疏生柔毛。花成对腋生，小花梗长 1.0 ~ 2.3 cm；萼片 5，分离；花瓣 5，黄色，倒卵形，长约 12 mm，具短爪，最上瓣先端有凹，基部渐窄；发育雄蕊 7，3 枚退化。子房细长弯曲，柱头头状。荚果四棱柱状，略扁，稍弯曲，长 15 ~ 24 cm，果柄长 2 ~ 4 cm。种子多数，菱状方形，淡褐色或绿棕色，有光泽，两侧面各有一条线形浅色斜凹纹。小决明：与决明形态相似，但植株较小，通常不超过 130 cm。下面 2 对小叶间各有 1 个腺体；小花梗、果实及果柄均较短；种子较小，两侧各有 1 条宽 1.5 ~ 2.0 mm 的绿黄棕色带。具臭气。花期 6—8 月，果期 9—10 月。

▌生境分布

生长于村边、路旁和旷野等处。分布于安徽、广西、四川、浙江、广东等省区，南北各地均有栽培。

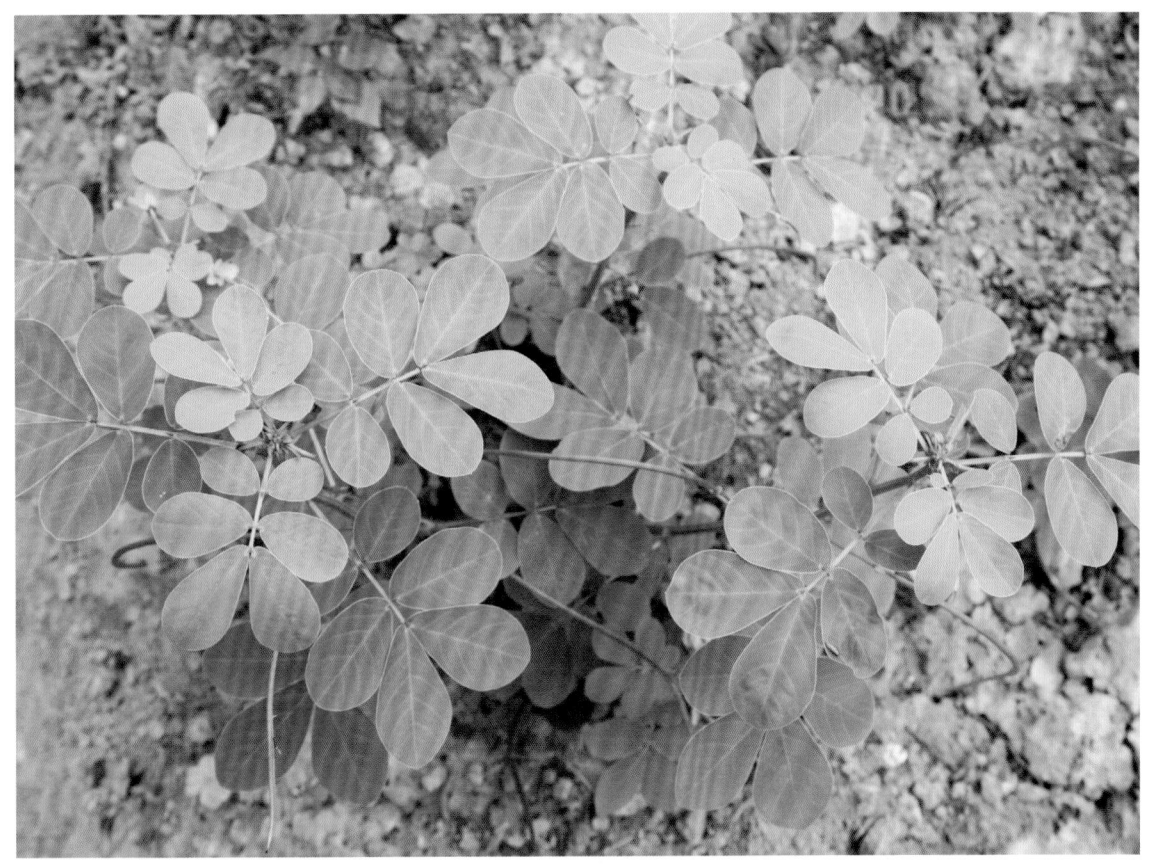

决明

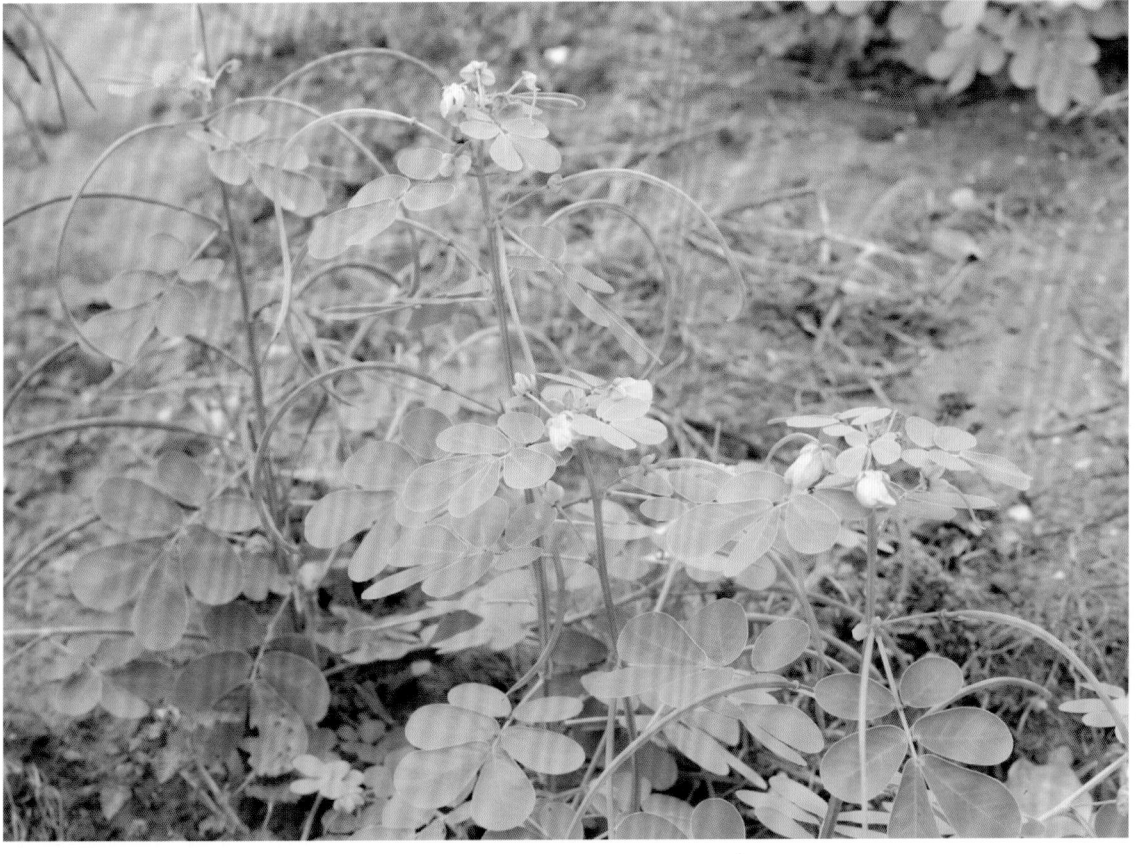

决明

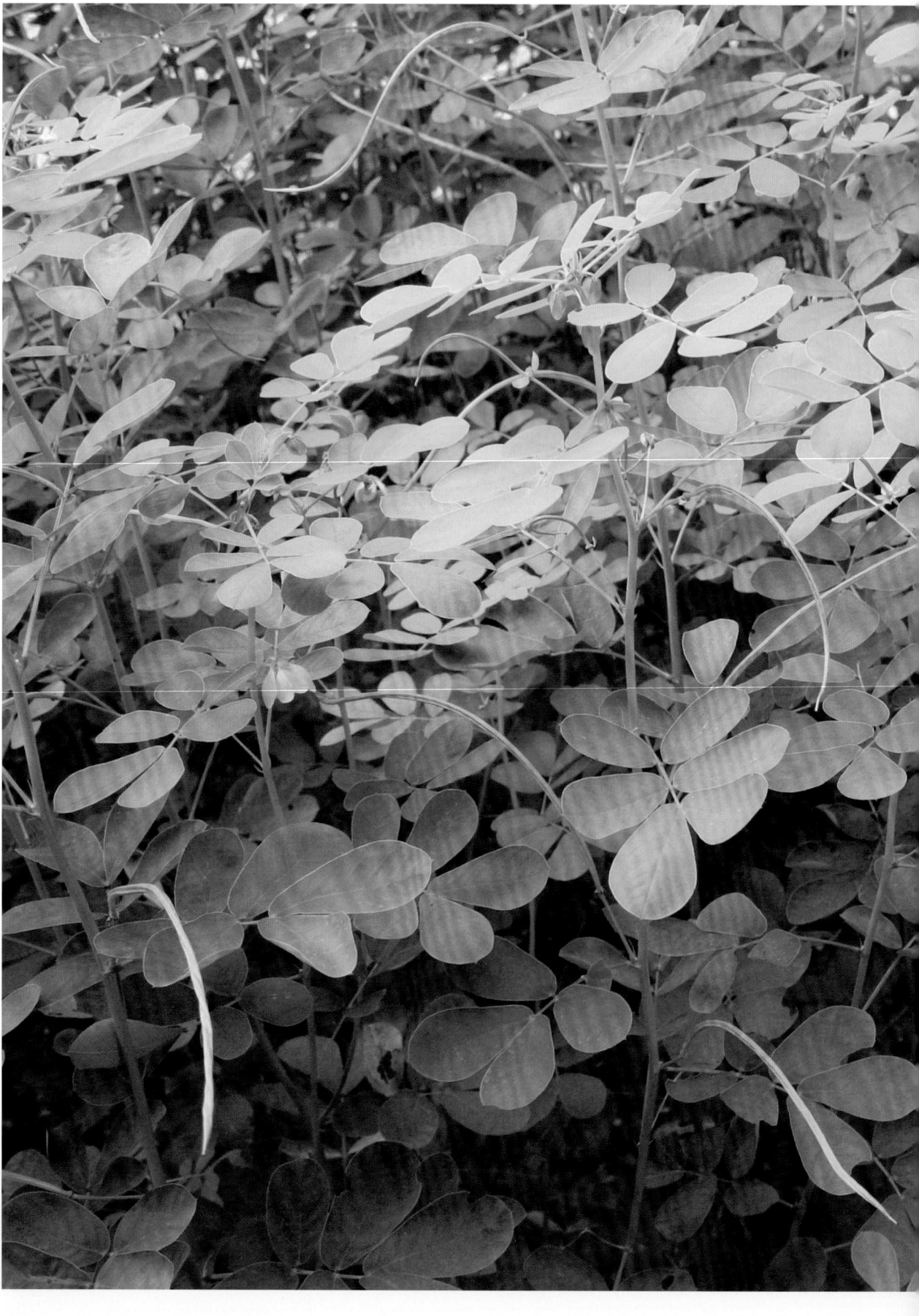

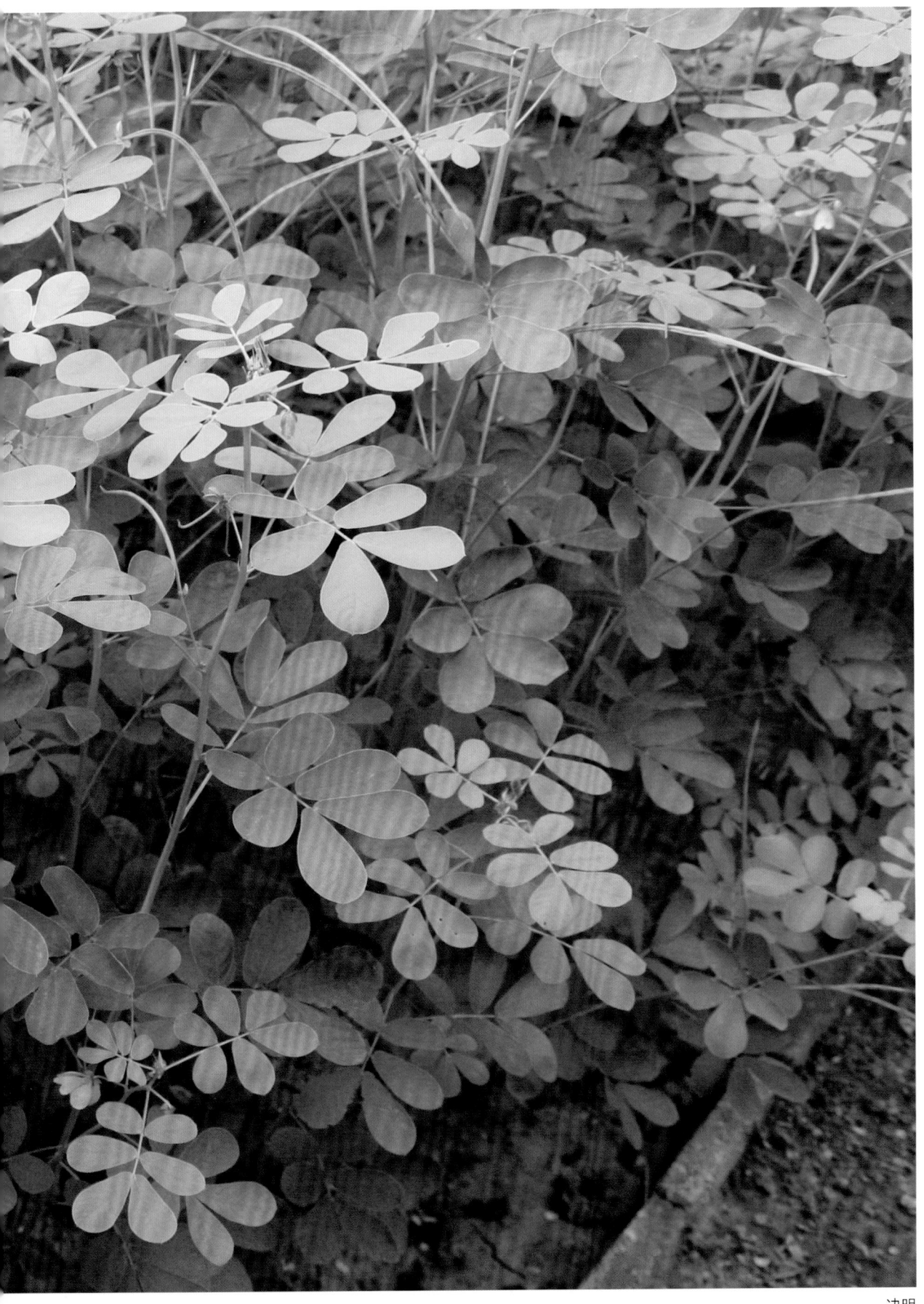

决明

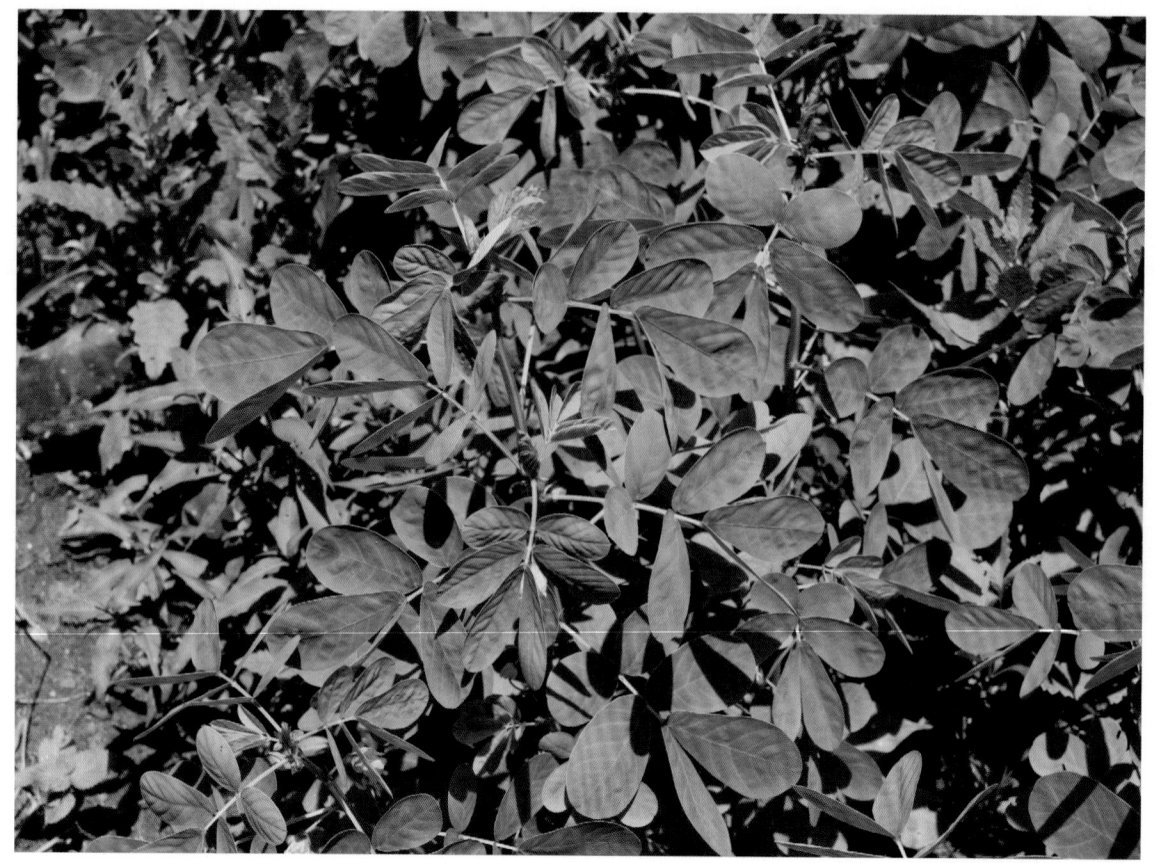

决明

采收加工

秋季果实成熟后，将全株割下或摘下果荚晒干，打出种子，扬净荚壳及杂质，再晒干。

药材鉴别

本品呈棱方形或短圆柱形，两端平行倾斜，形似马蹄，长 3 ~ 7 mm，宽 2 ~ 4 mm。表面绿棕色或暗棕色，平滑有光泽，有突起的棱线和凹纹。种皮薄。质坚硬。气微，味微苦。口嚼稍有豆腥气味。入水中浸泡时，有一处胀裂，手摸有黏性。

功效主治

清肝明目，润肠通便。本品苦寒，可降泄肝经郁热，清肝明目作用好而为眼科常用药；味甘质润而有润肠通便之功。

用法用量

内服：10 ~ 15 g，煎服。

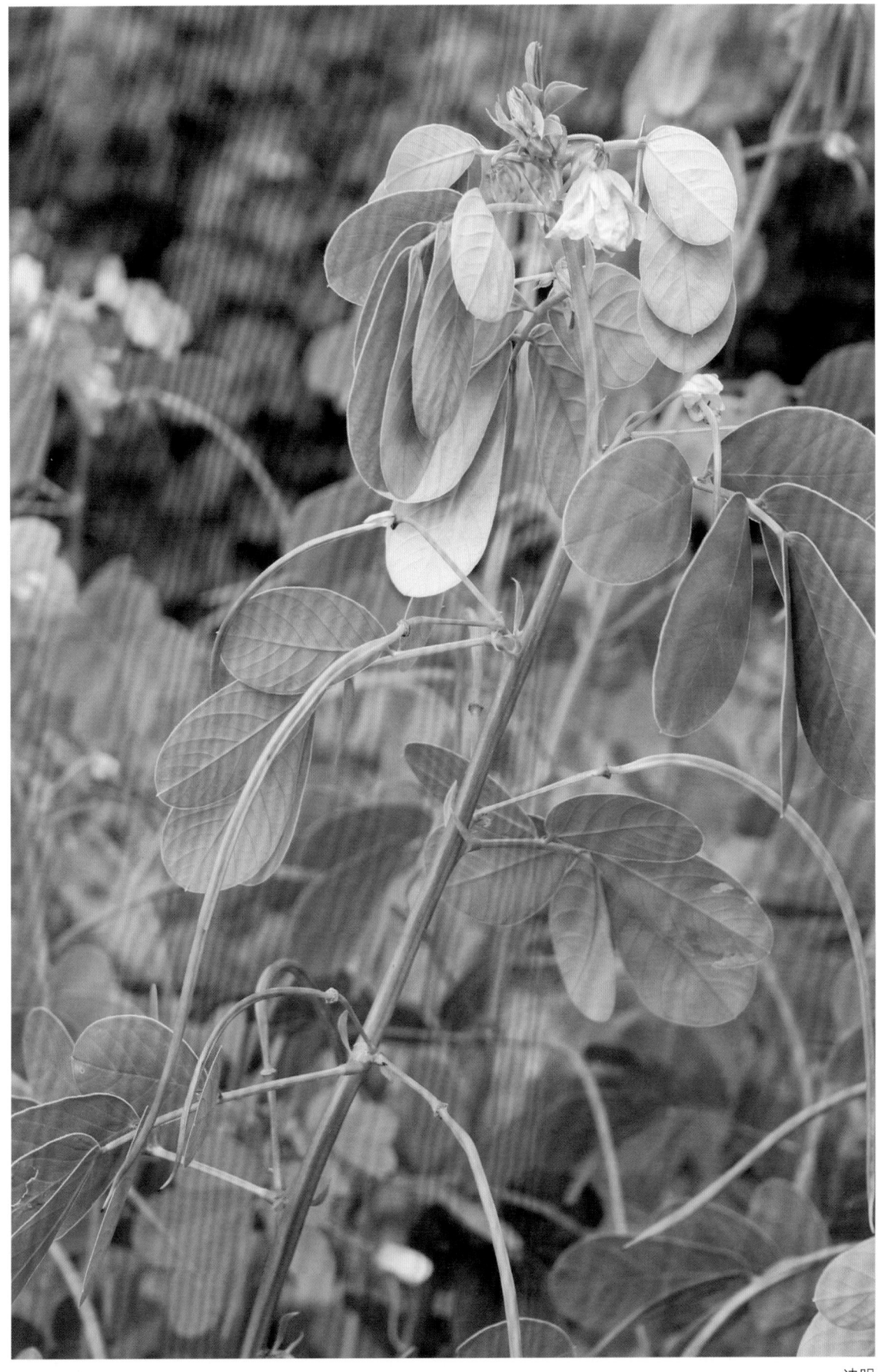

決明子

決明

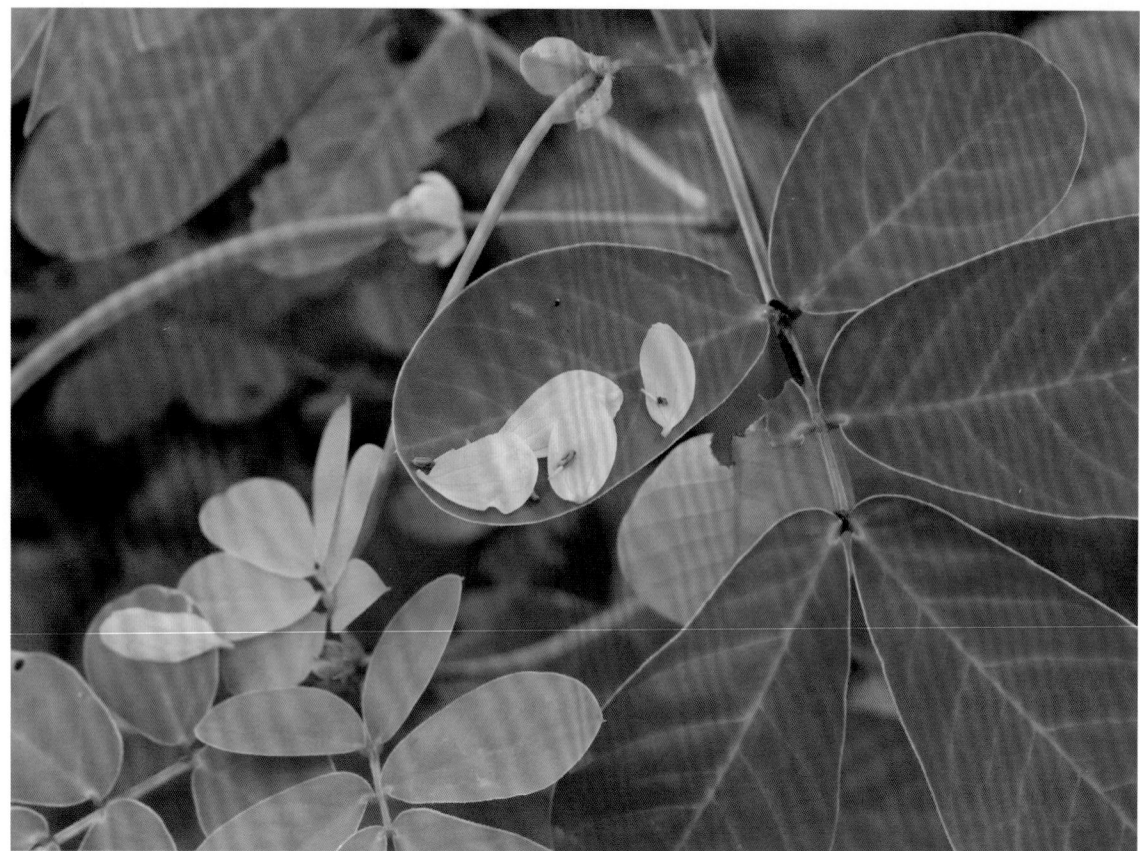

决明

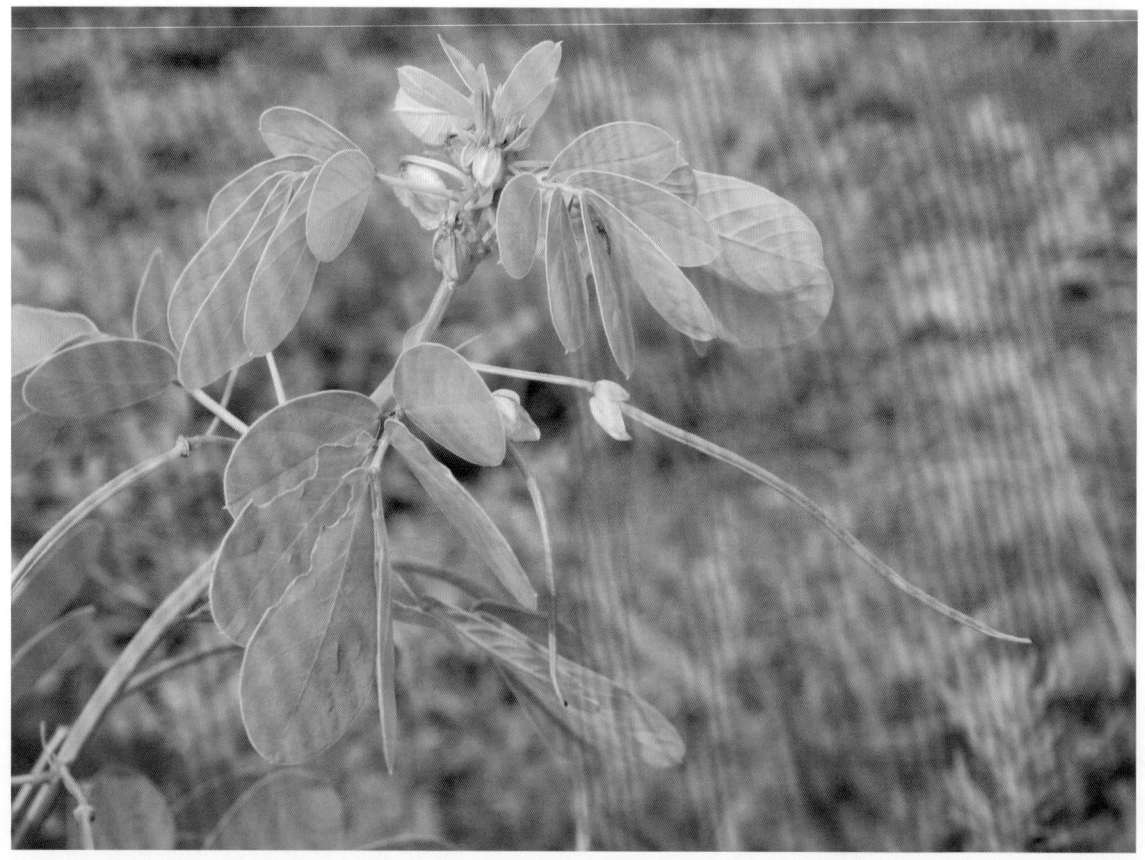

决明

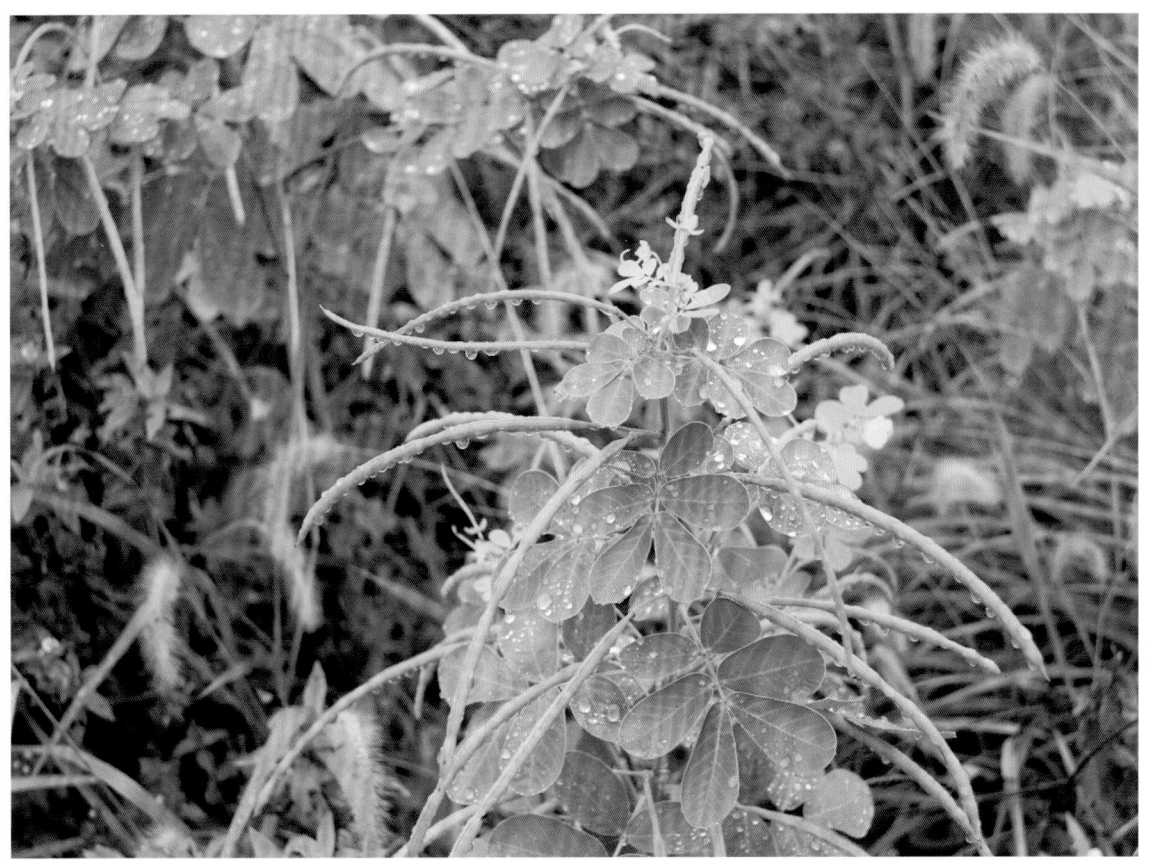

决明

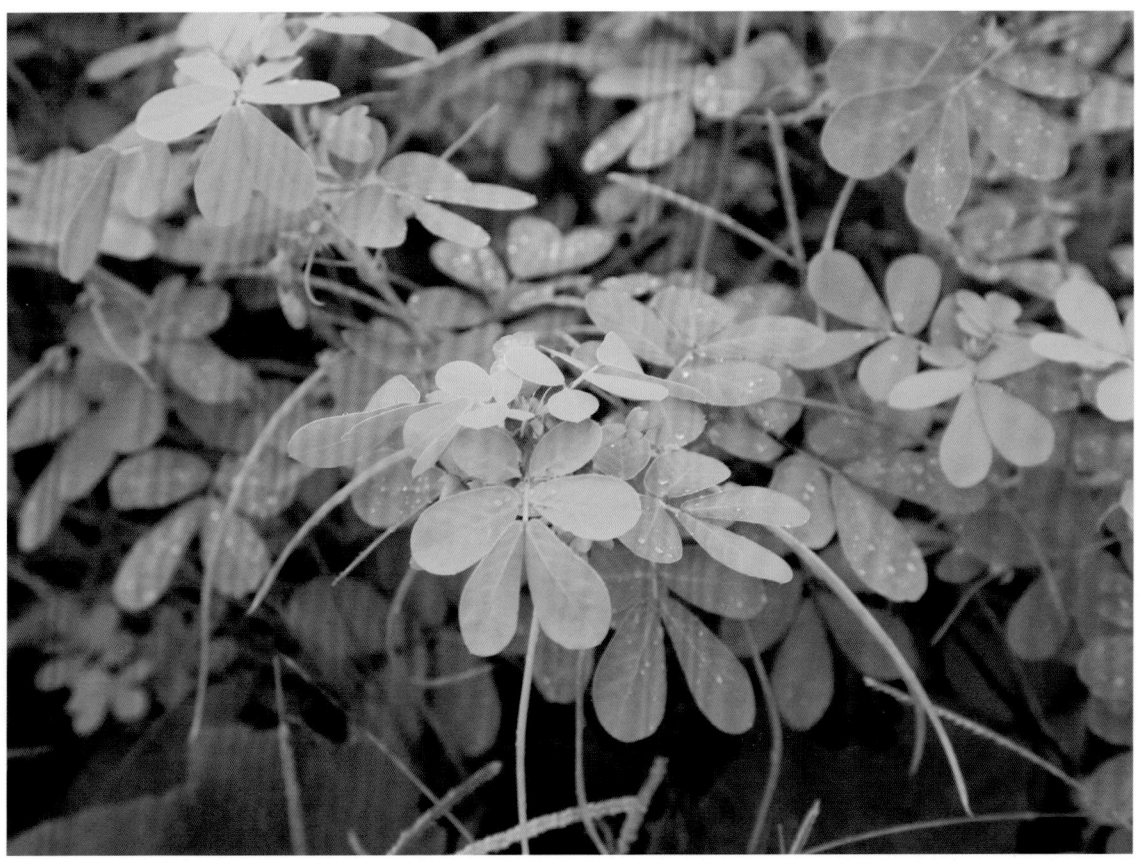

决明

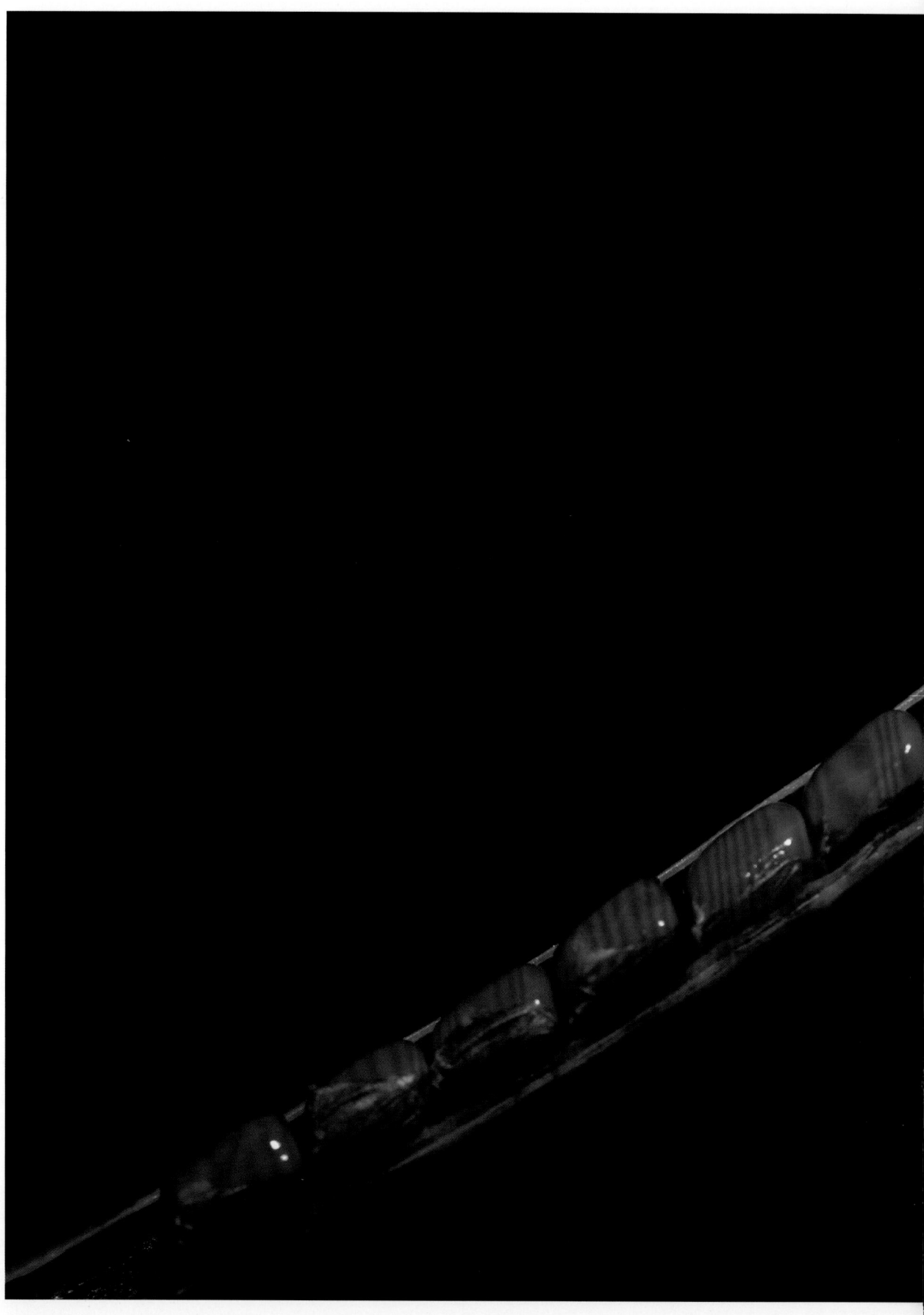

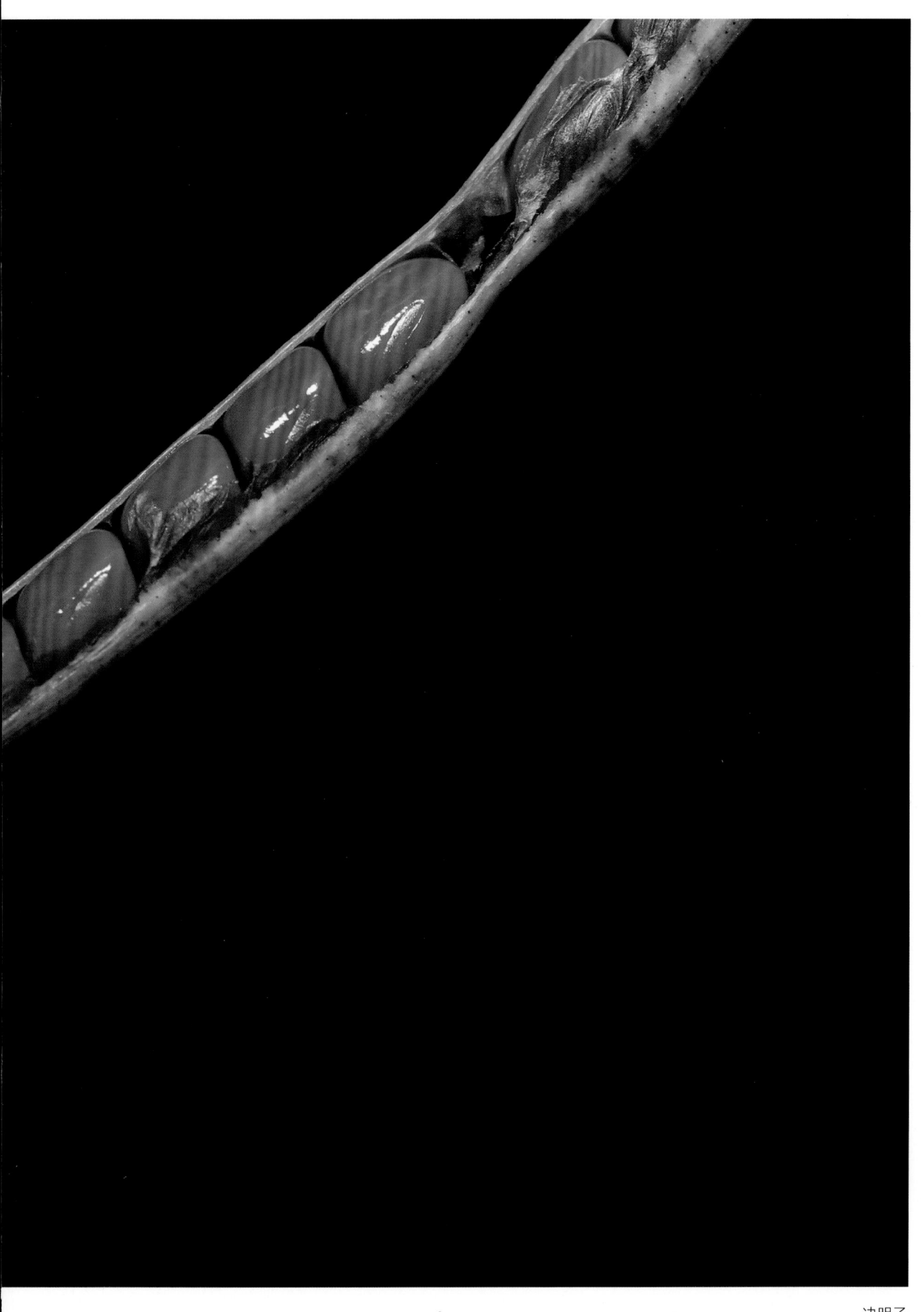

决明子

▎民族药方

1. 急性结膜炎 决明子、菊花、蝉蜕、青葙子各 15 g。水煎服。

2. 夜盲症 决明子、枸杞子各 9 g，猪肝适量。水煎，食肝服汤。

3. 雀目 决明子 100 g，地肤子 50 g。上药捣细罗为散，每于食后，以清粥饮调。

4. 习惯性便秘 决明子、郁李仁各 18 g。沸水冲泡代茶。

5. 外感风寒头痛 决明子 50 g。用火炒后研成细粉，然后用凉开水调和，涂在头部两侧太阳穴处。

6. 口腔炎 决明子 20 g。煎汤，一直到剩一半的量为止，待冷却后，用来漱口。

7. 妊娠期高血压疾病 决明子、夏枯草、白糖各 15 g，菊花 10 g。水煎取汁，加入白糖，煮沸即可，随量饮用。

8. 脂肪肝（肝郁气滞型） 决明子 20 g，陈皮 10 g。切碎，放入砂锅，加水浓煎 2 次，每次 20 分钟，过滤，合并 2 次滤汁，再用小火煨煮至 300 g 即成，代茶饮，可连续冲泡 3 ~ 5 次，当日饮完。

9. 肛裂（热结肠燥型） 决明子 30 g，黄连 3 g，绿茶 2 g。放入大号杯中，用沸水冲泡，加盖闷 10 分钟即成，代茶频饮，可冲泡 3 ~ 5 次，当日饮完。

10. 肥胖症 决明子、泽泻各 12 g，番泻叶 1.5 g。水煎取药汁，每日 1 剂，分 2 次服。

▎使用注意

气虚便溏者慎用。

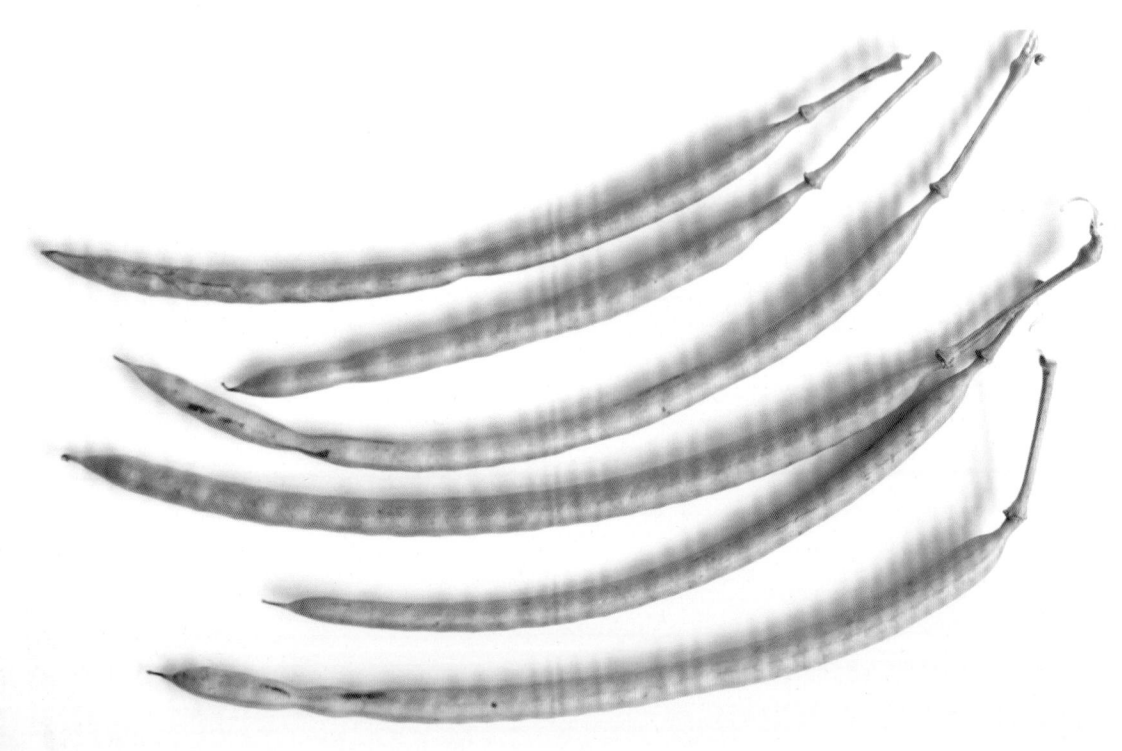

决明子药材

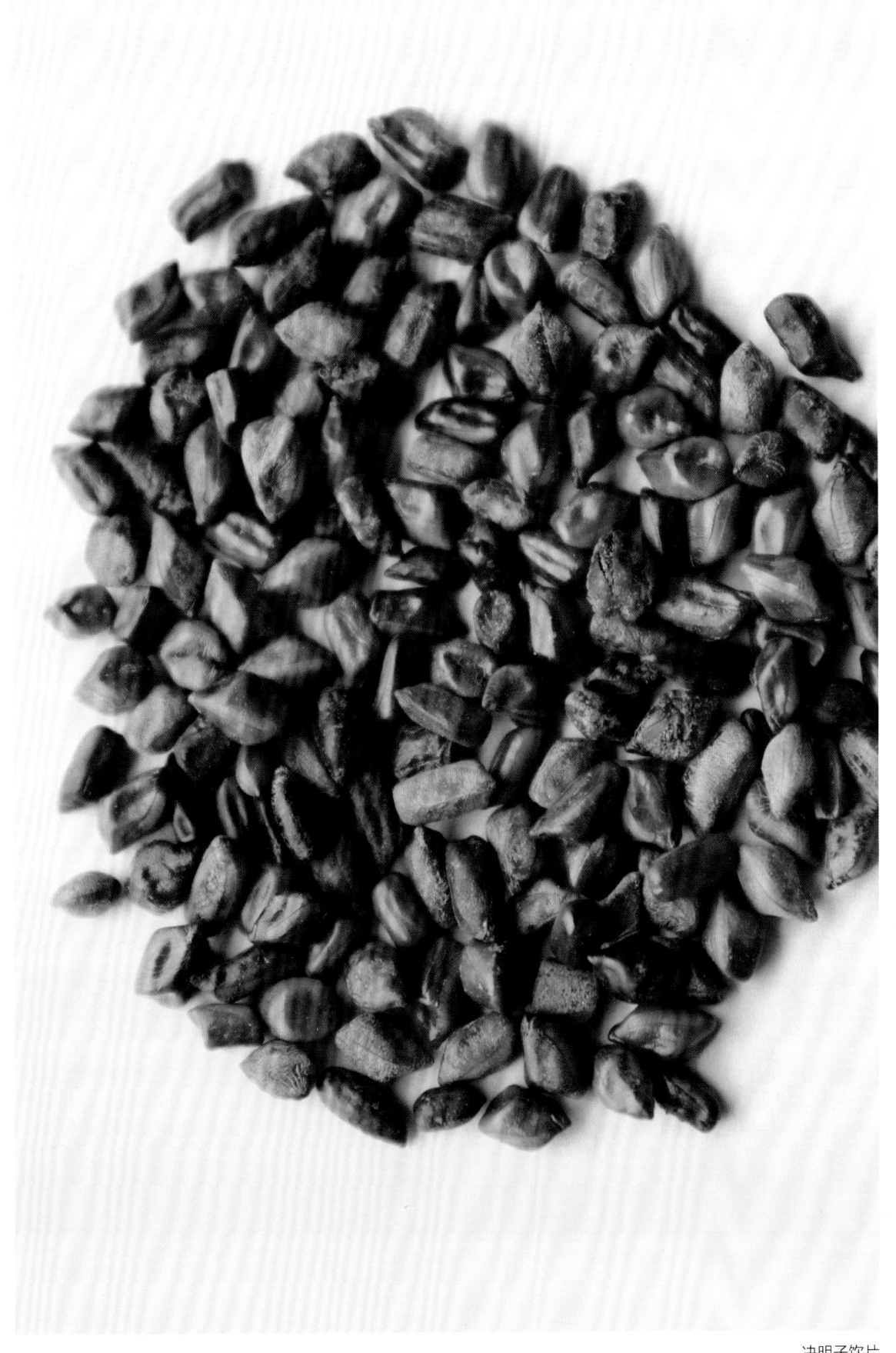

决明子饮片

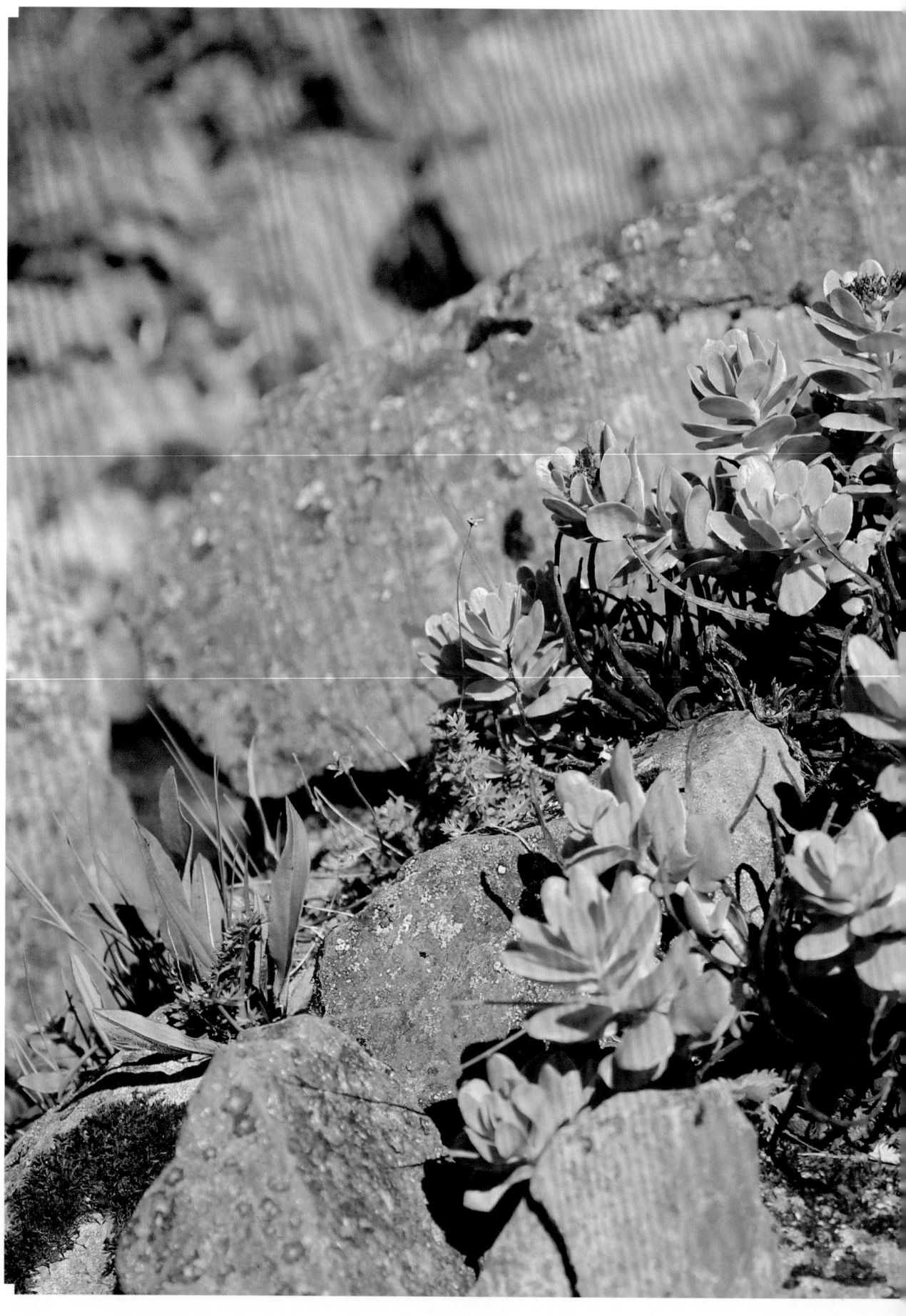

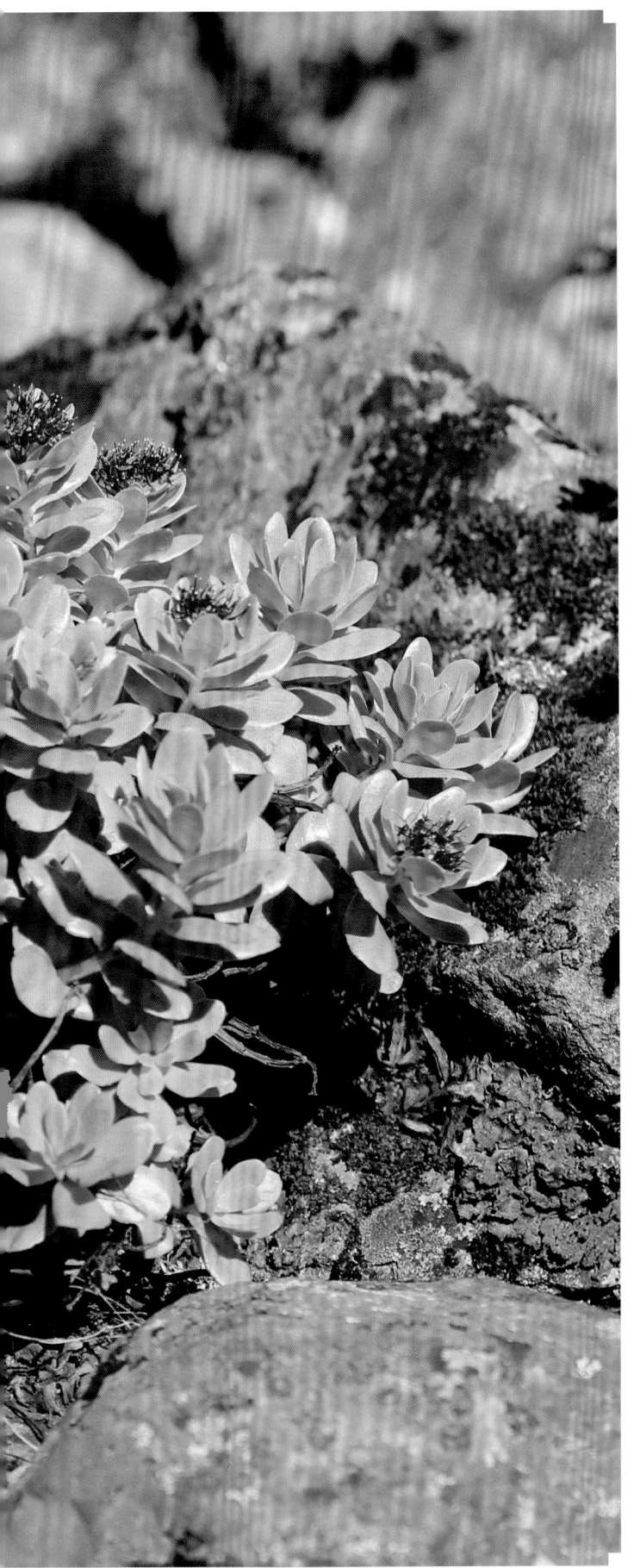

红景天

【藏 药 名】索罗玛布。

【别 名】参玛、米旺洛娃、蔷薇红景天、扫罗玛尔布。

【来 源】本品为景天科植物狭叶红景天 *Rhodiola kirilowii* (Regel) Maxim 或唐古特红景天 *Rhodiola Algida* (Ledeb.) Fisch et Mey. 的干燥根茎。

【性味归经】甘、涩、微寒。归肺、肝、肾经。

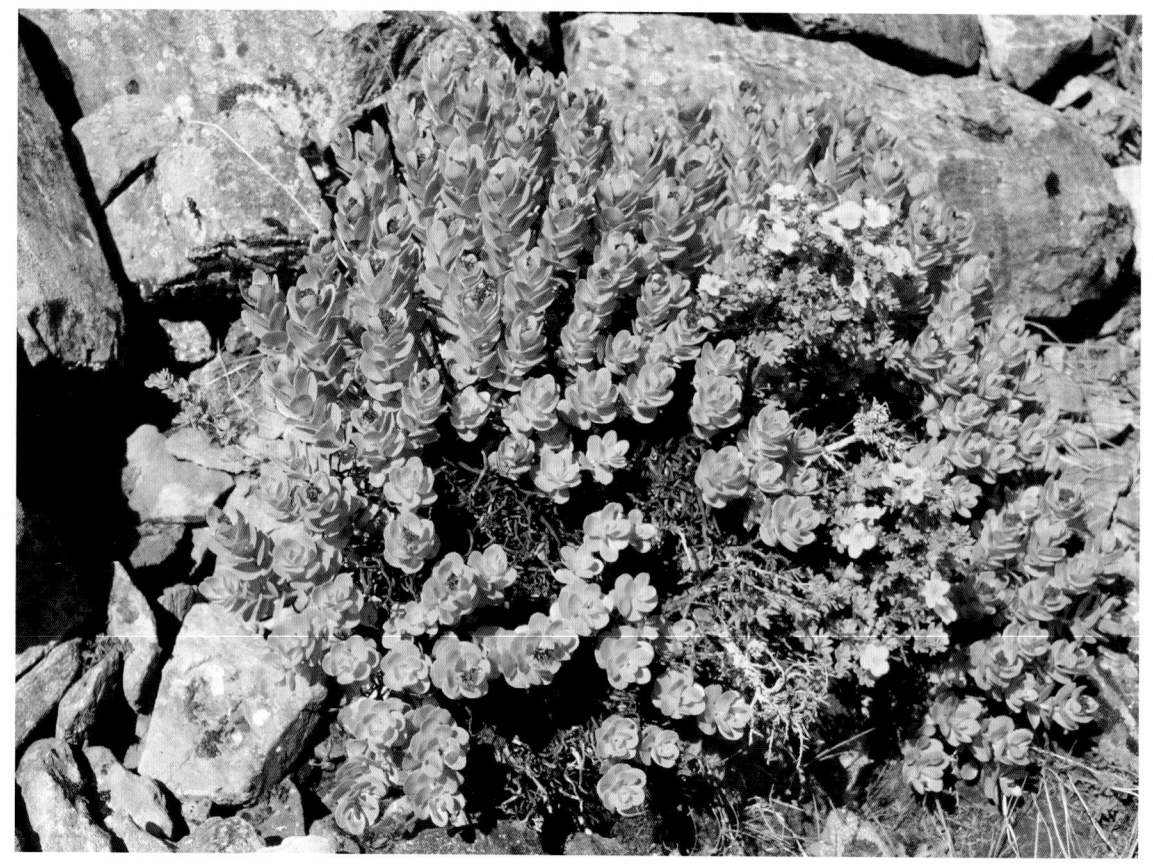

红景天

识别特征

多年生草本，高 10 ~ 20 cm。根粗壮，圆锥形，肉质，褐黄色，根颈部具多数须根。根茎短，粗壮，圆柱形，被多数覆瓦状排列的鳞片状的叶。从茎顶端之叶腋抽出数条花茎，花茎上下部均有肉质叶，叶片椭圆形，边缘具粗锯齿，先端锐尖，基部楔形，几无柄。聚伞花序顶生，花红色。蓇葖果。花期 4—6 月，果期 7—9 月。

生境分布

生长于高山岩石处，野生或栽培。分布于西藏、新疆、辽宁、吉林、山西、河北。

采收加工

全草，7—9 月采收，晒干。根及根茎，秋季采挖，除去粗皮，洗净，切片晒干。

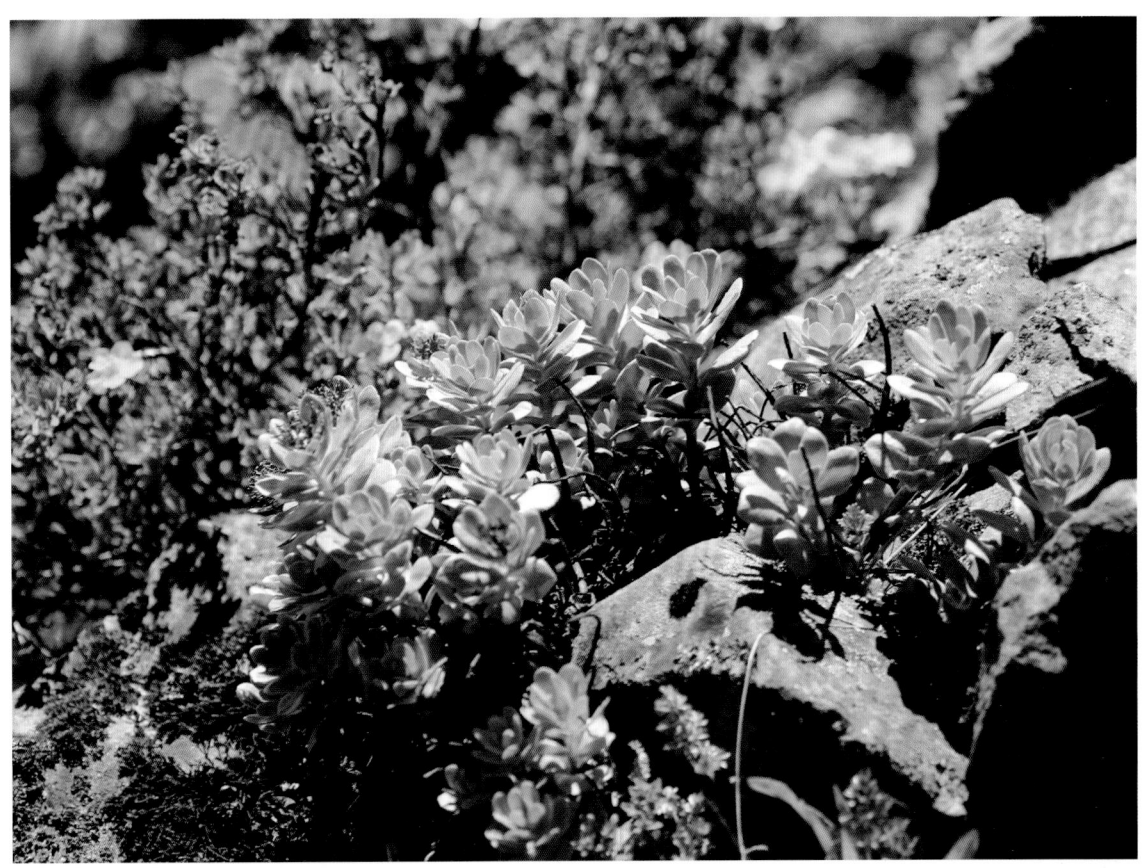

红景天

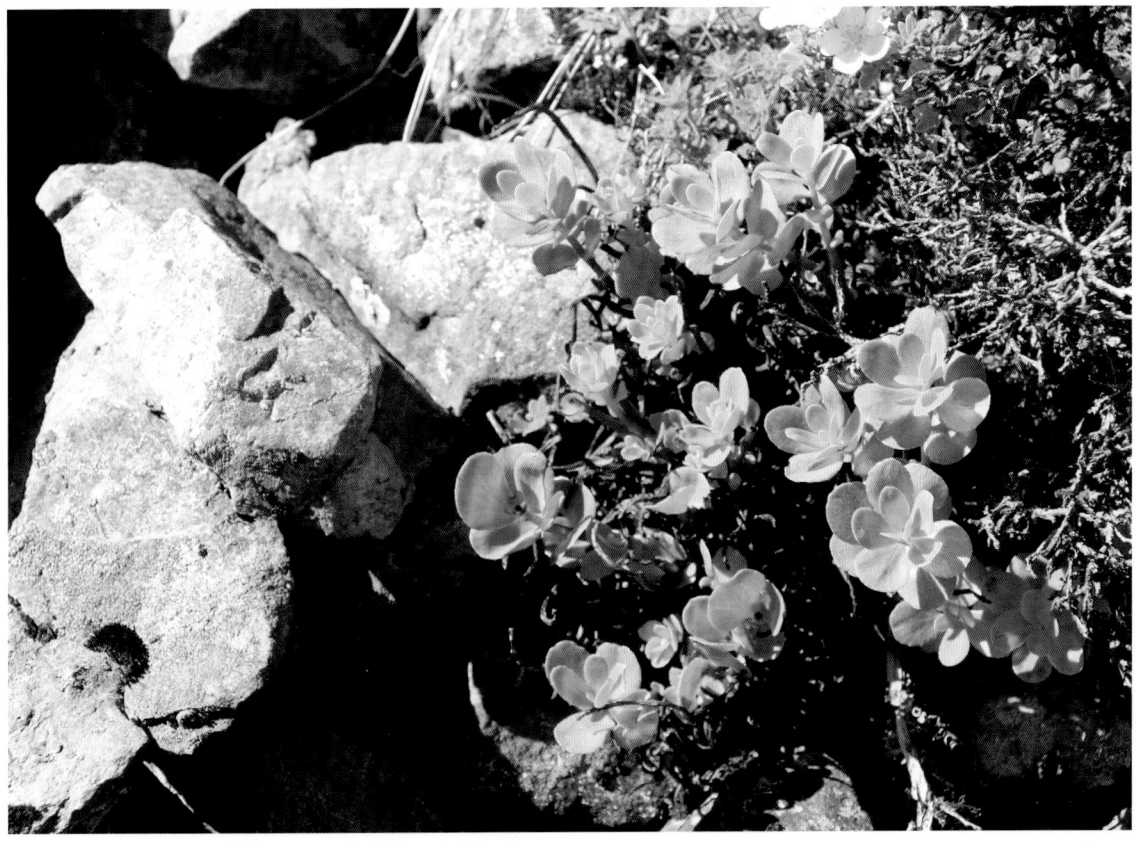

红景天

红景天

0547

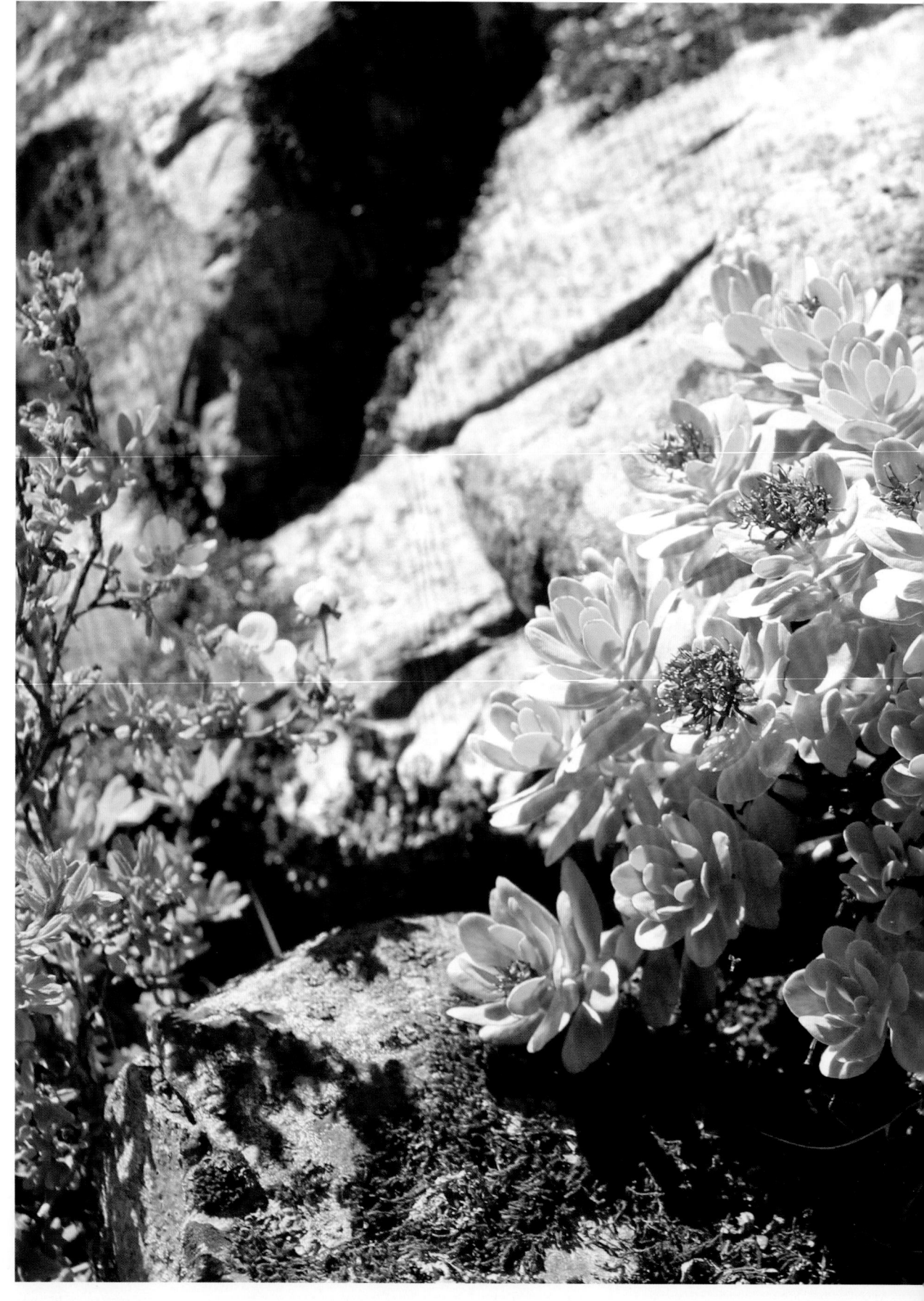

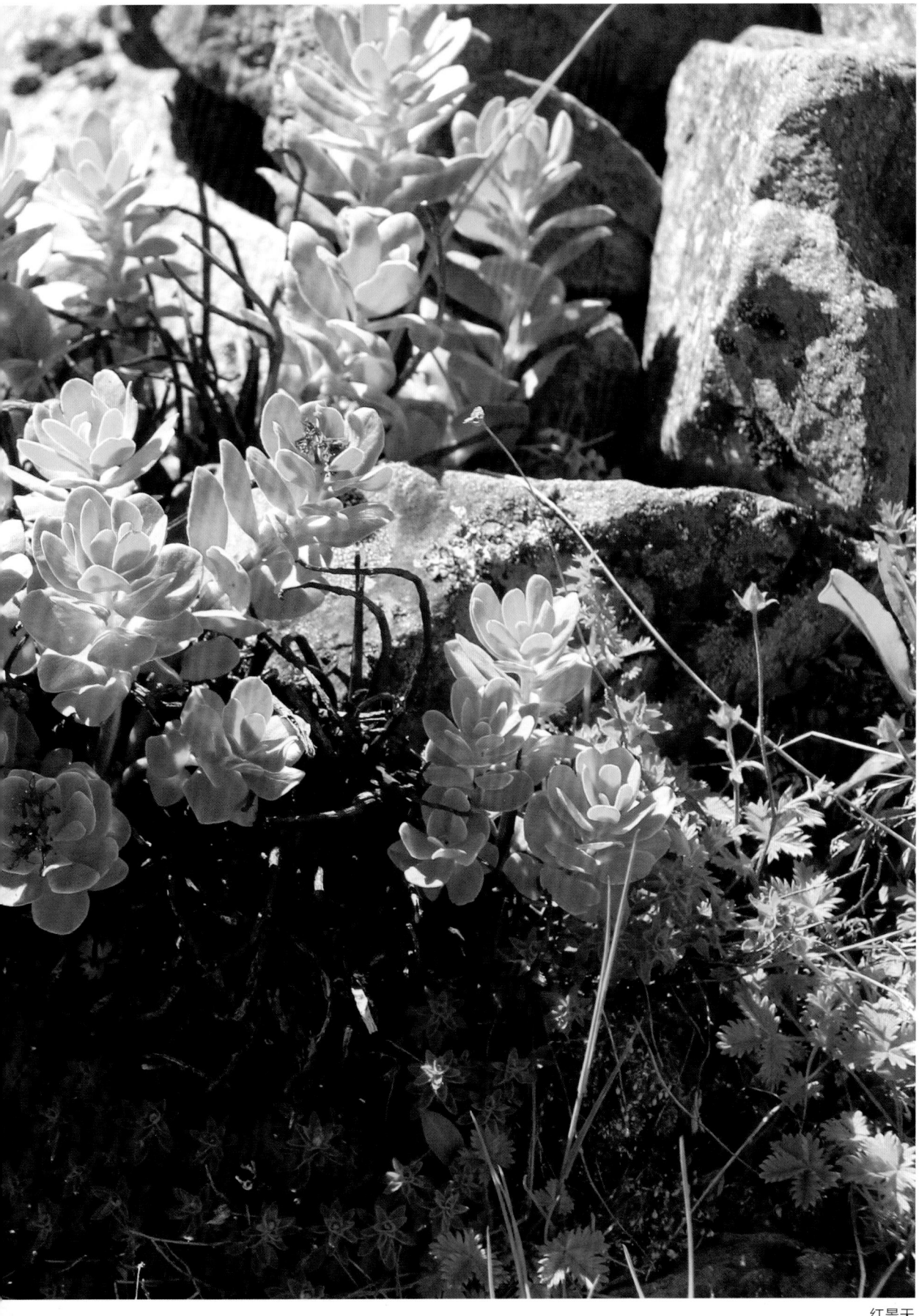

红景天

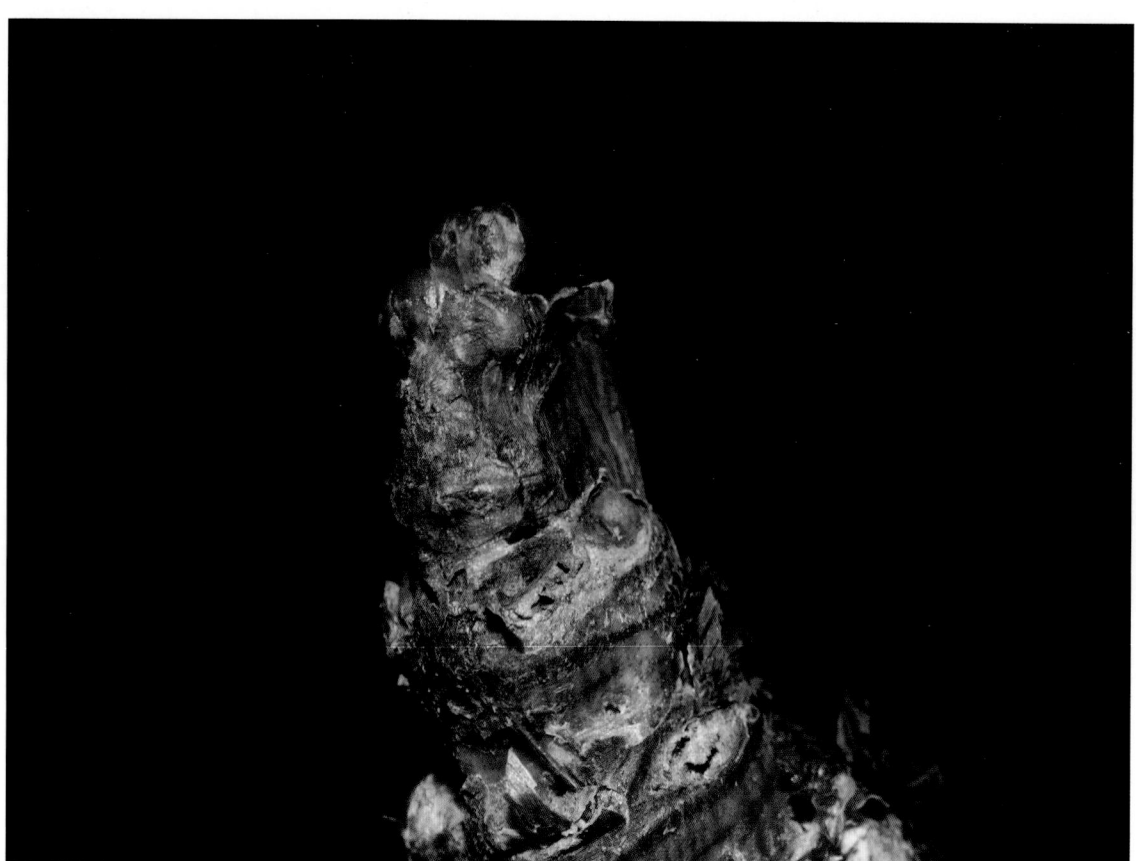

红景天

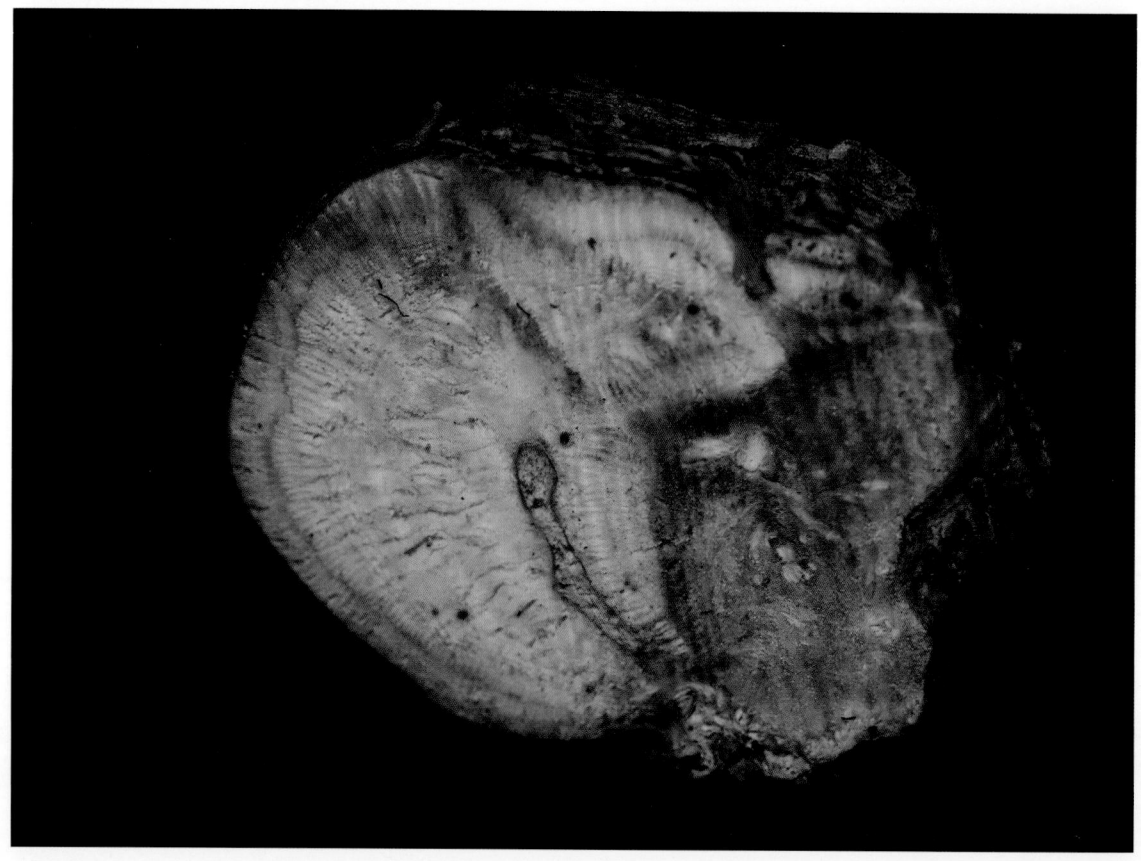

红景天

▌药材鉴别

本品根茎为圆柱形块状，直径 2.9 ~ 4.5 cm。表面棕色或褐色，粗糙有褶皱。剥开外表皮有一层膜质黄色表皮且具粉红色花纹；宿存部分老花茎，花茎基部被三角形或卵形膜质鳞片；节间不规则，断面粉红色至紫红色，有一环纹，质轻，疏松。根的断面橙红色或紫红色，有时具裂隙。气芳香，味微苦涩，后甜。

▌功效主治

滋补强壮，活血止血，清热解毒。本品味甘、涩、微寒，归肺、肝、肾经，有滋补强壮、养生抗衰老作用，有活血止血、清热解毒之功。

▌用法用量

内服：煎汤，3 ~ 10 g。外用：捣敷或为末调敷。

▌民族药方

1. 烫火伤，跌打损伤瘀血作痛 鲜红景天适量。捣糊外敷。

2. 养生，抗老防衰 红景天 6 g，粳米 50 g。先使用红景天煎水去渣，再加米煮粥，粥成加适量的白糖调味。

3. 老年性心衰，糖尿病，神经症，贫血，肝病 红景天 5 g。泡水代茶饮。

▌使用注意

儿童、孕妇慎用。

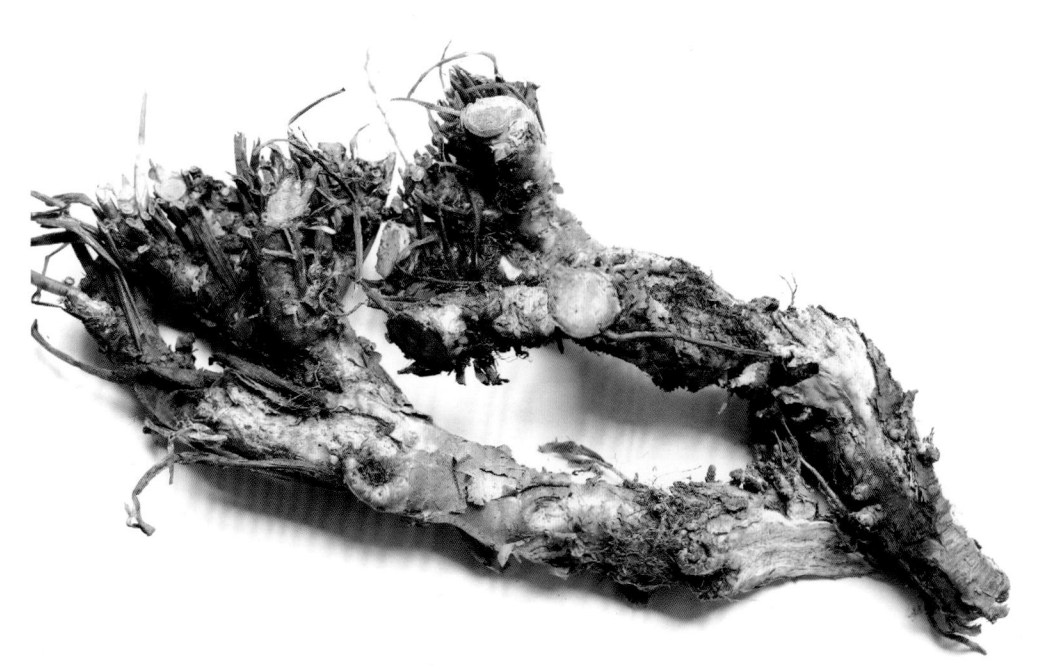

红景天

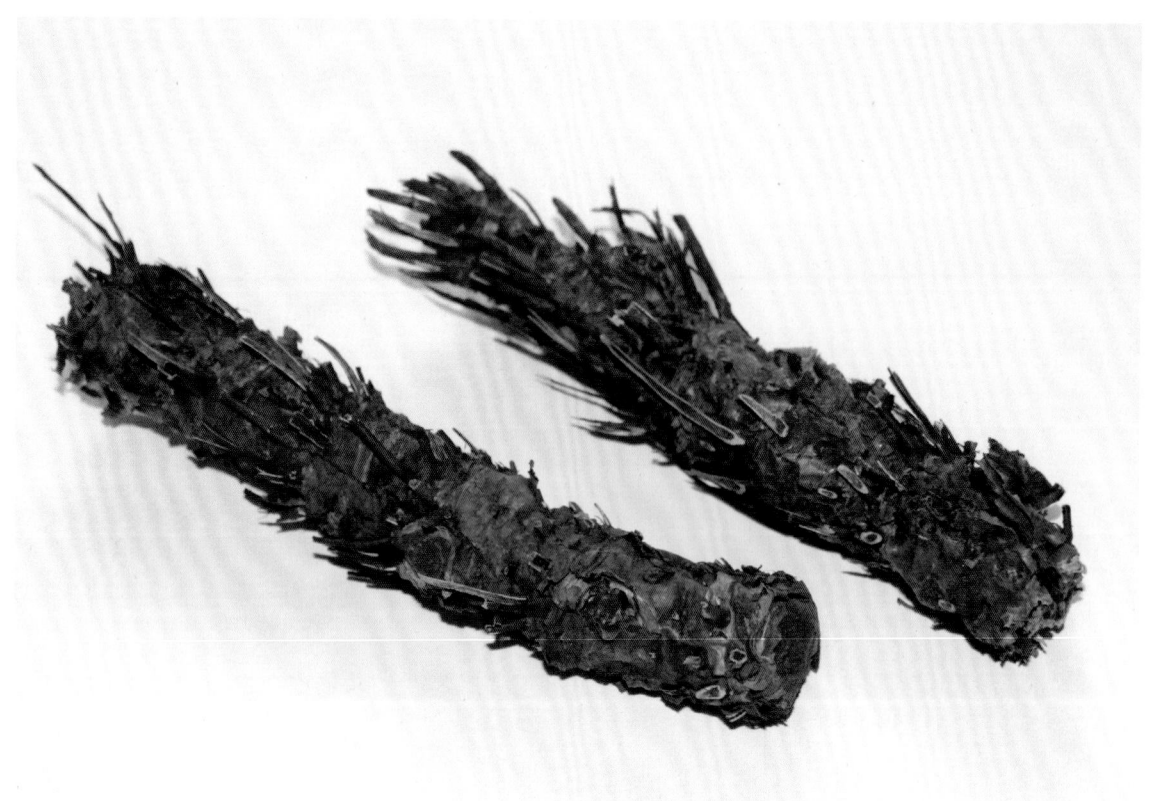

红景天

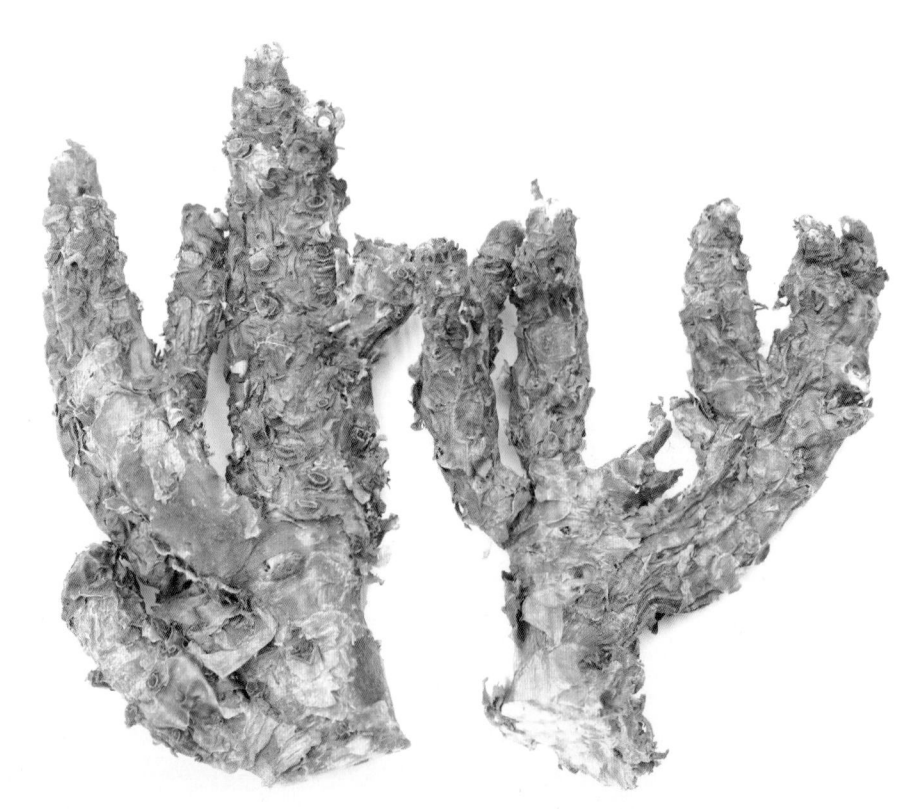

红景天

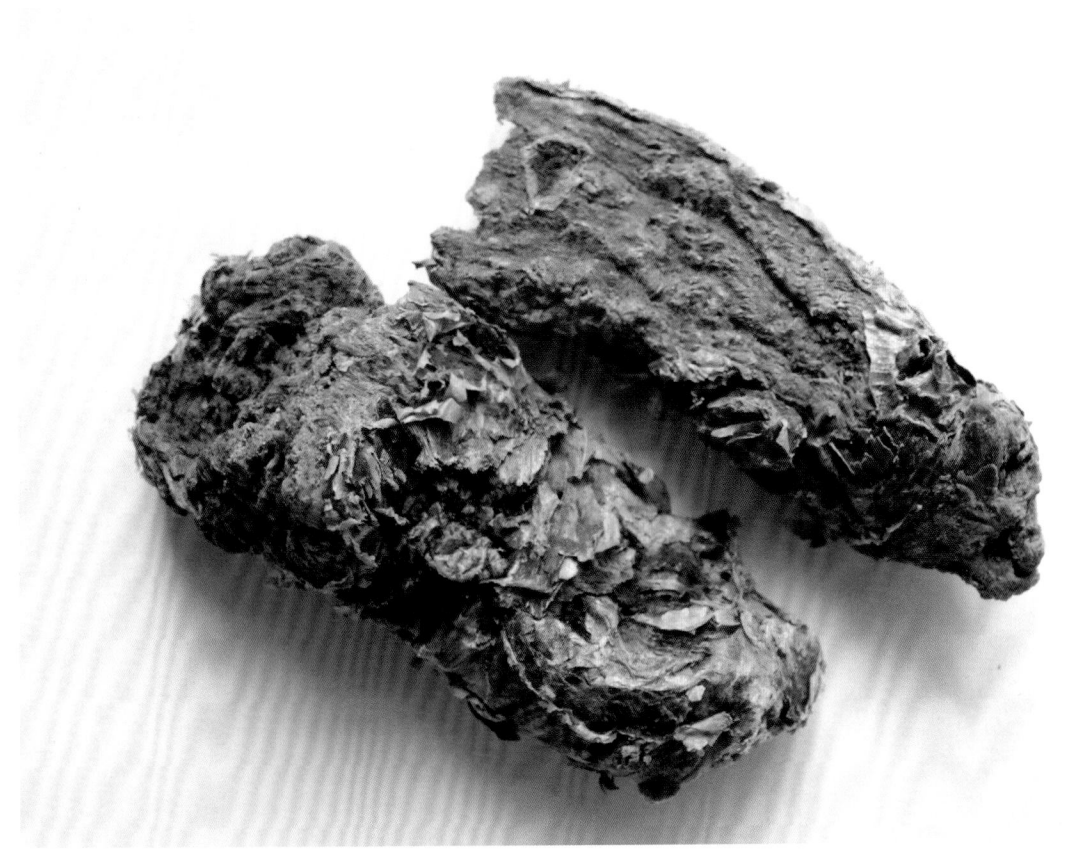

红景天

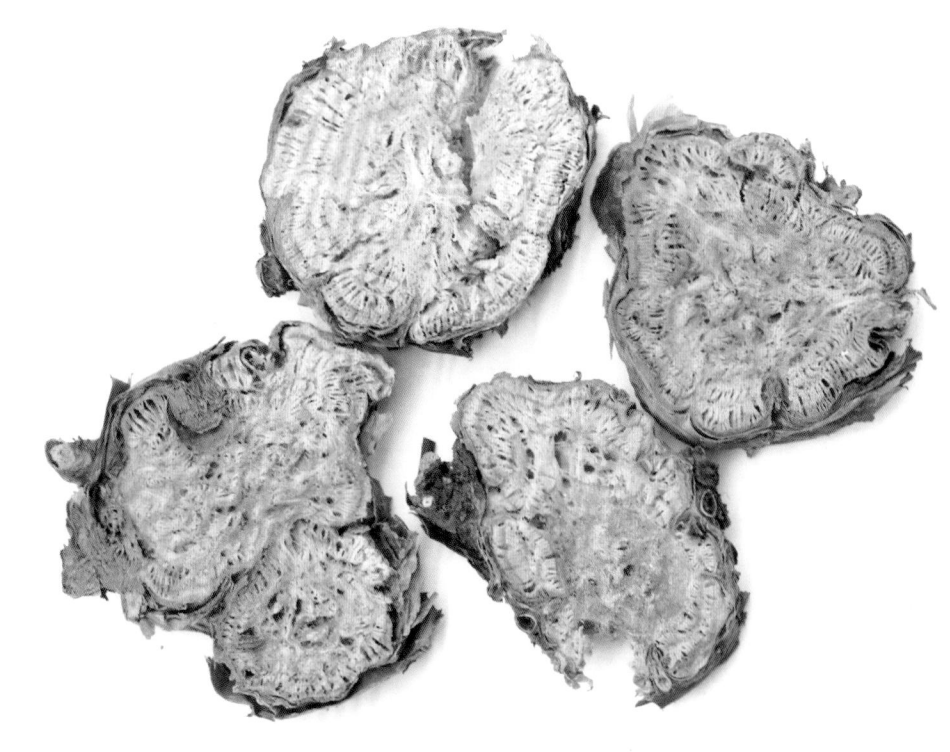

红景天

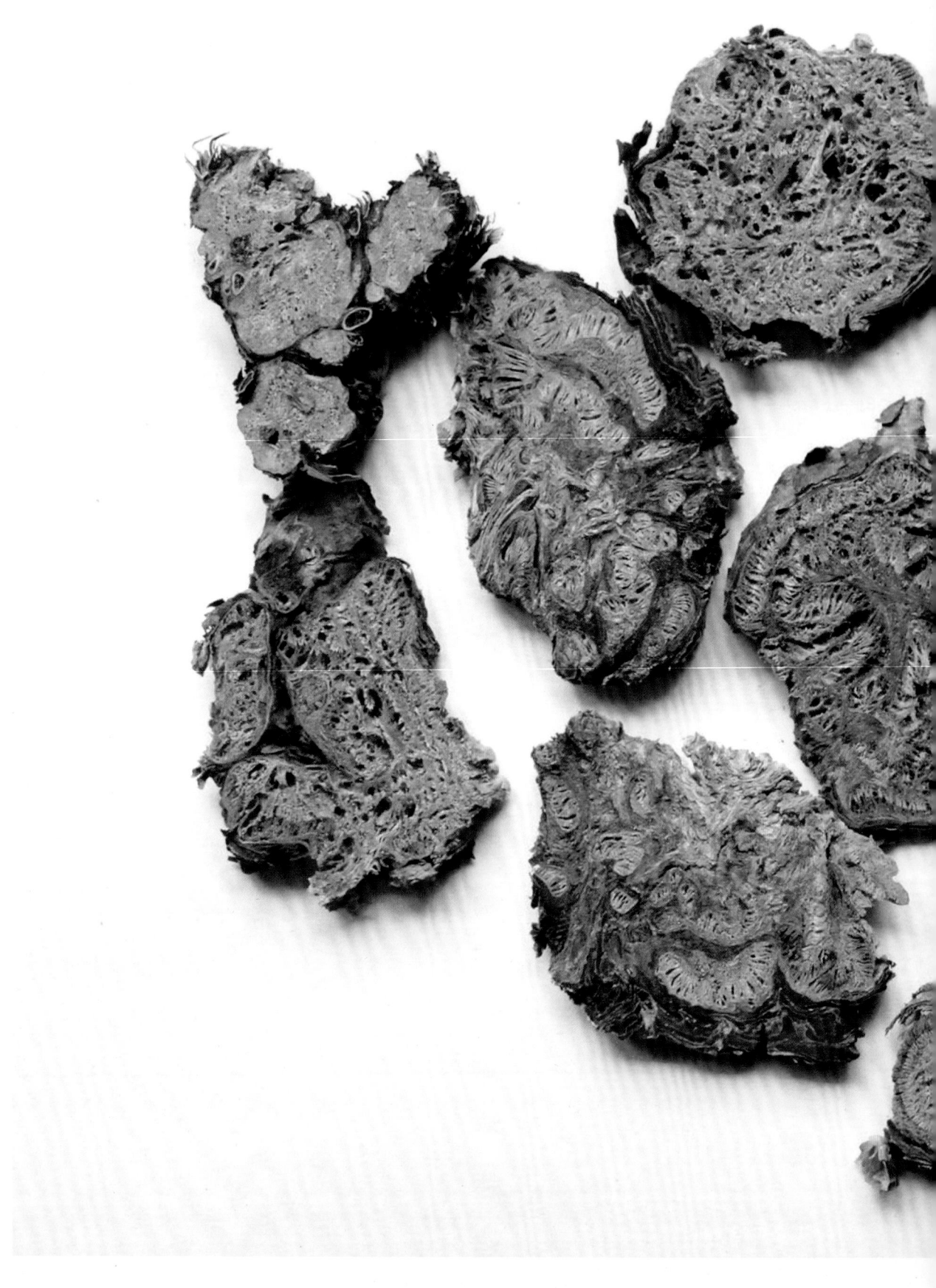

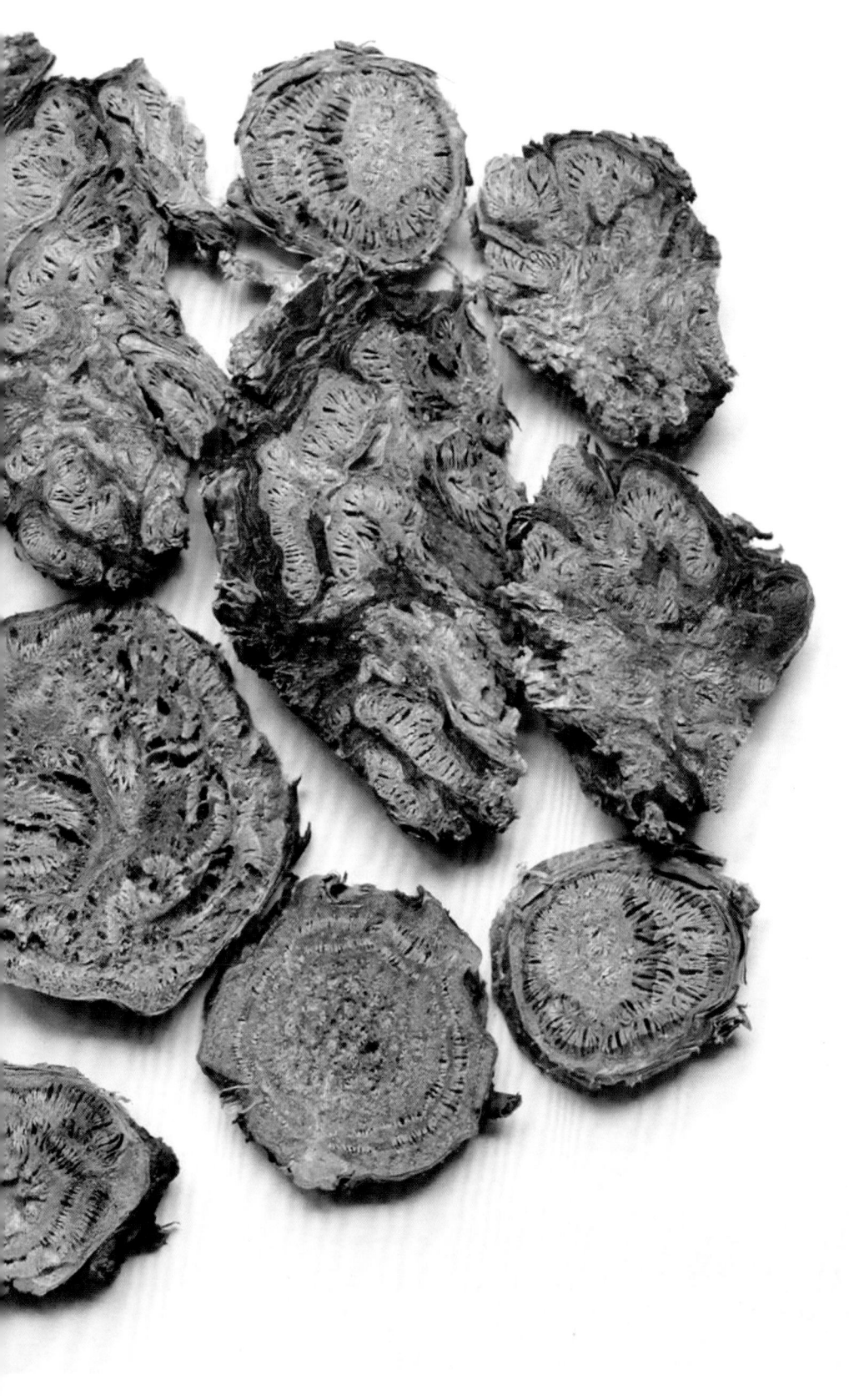

红景天饮片

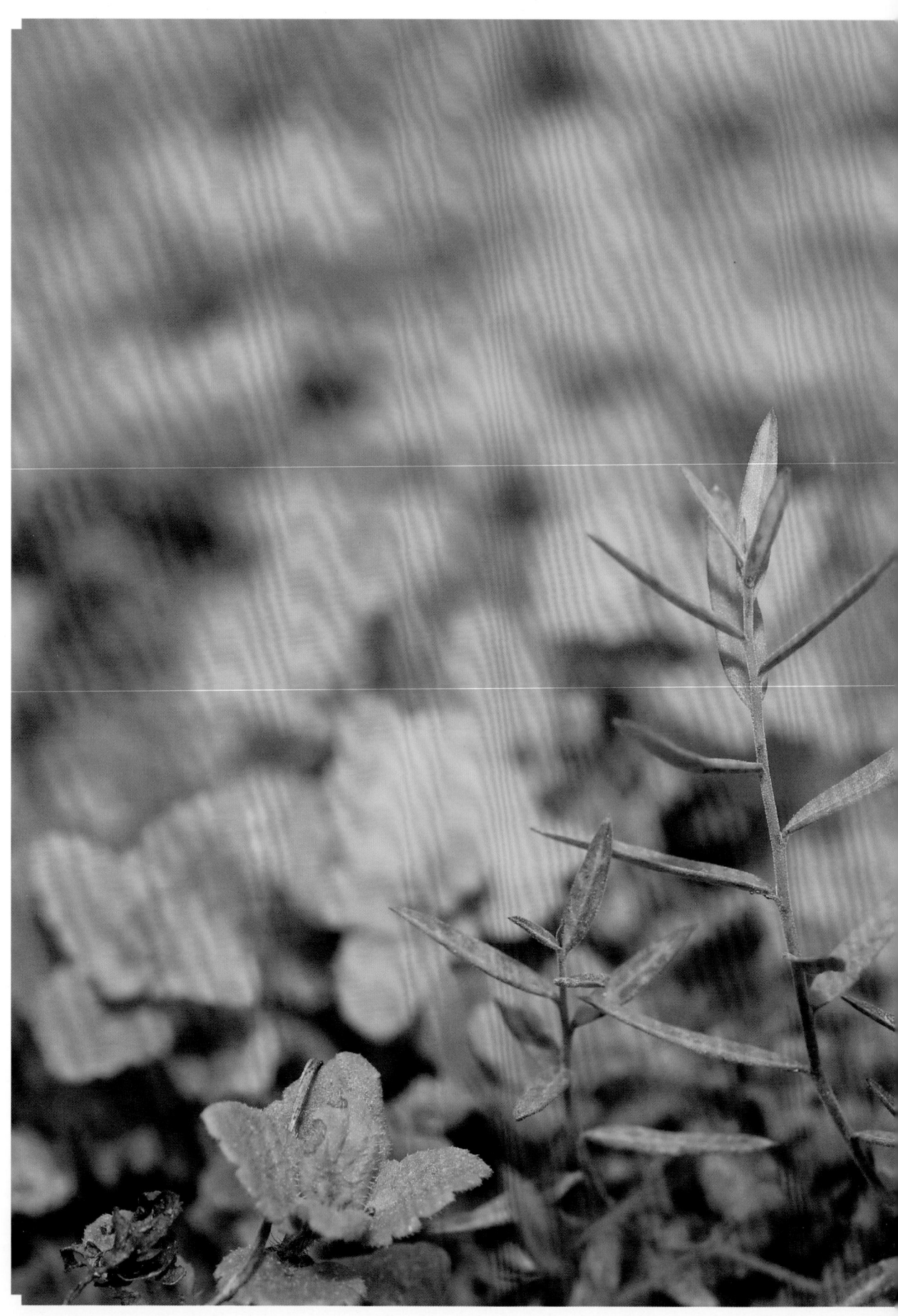

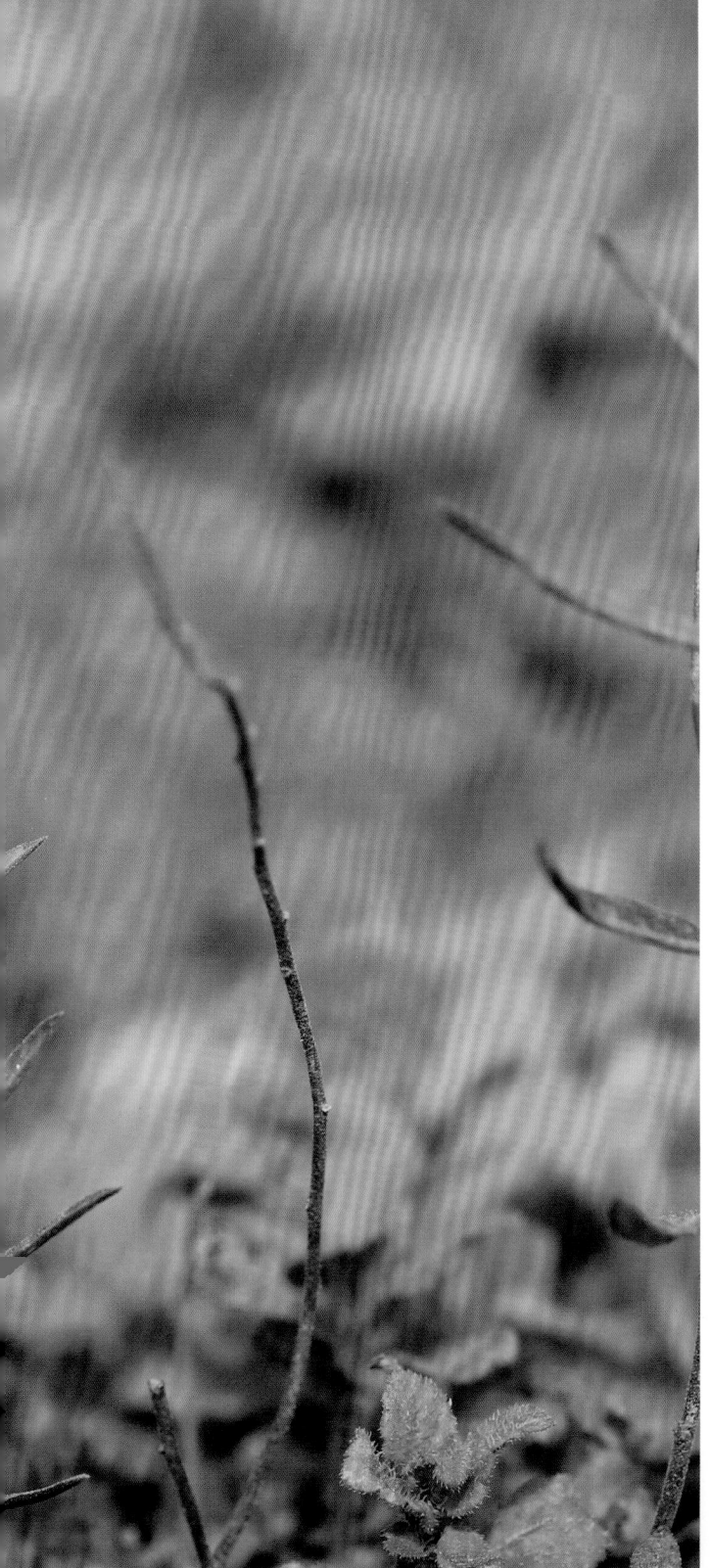

远志

【藏药名】切乌森玛。

【别　名】关远志、制远志、蜜炙远志、切森那穷、卓玛苏坚。

【来　源】本品为远志科植物远志 *Polygala tenuifolia* Willd. 或卵叶远志 *Polygala sibirica* L. 的干燥根。

【性味归经】辛、苦，微温。归心、肾、肺经。

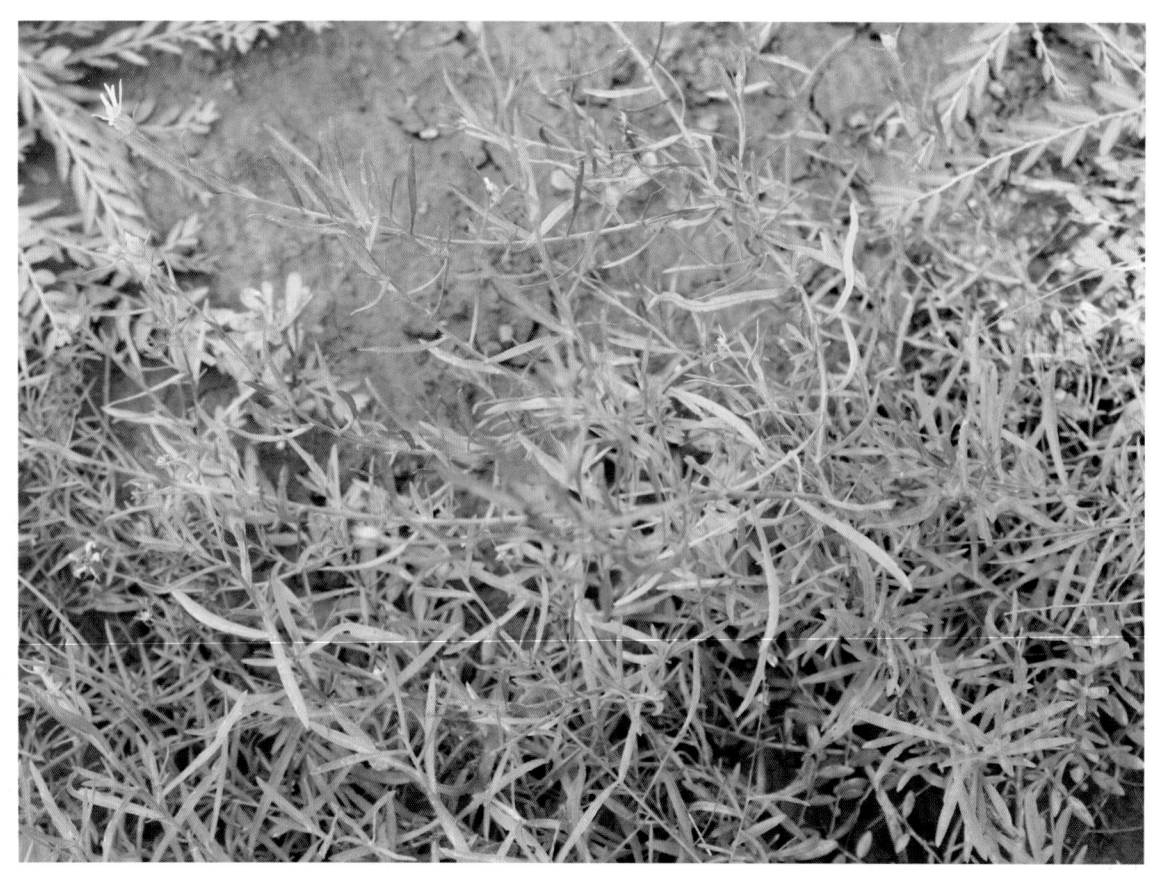

远志

识别特征

多年生矮小草本，高约 30 cm，茎丛生，纤细，近无毛。叶互生，线形或狭线形，近无柄。总状花序，花偏向一侧，花绿白色带紫。蒴果扁，倒卵形，边缘有狭翅。种子扁平、黑色，密被白色细茸毛。花期5—7月，果期7—9月。

生境分布

生长于海拔 400 ~ 1000 m 的路旁或山坡草地。分布于陕西、山西、河北、河南、吉林等省区。以山西、陕西产者为道地，习称关远志。

采收加工

春、秋二季挖取其根，除去残基须根泥沙，晒干，生用或蜜炙用。过去趁新鲜时，选择较粗的根，抽去木心，称"远志筒"，较细的根，用棒捶裂，除去木心，称"远志肉"，因加工复杂，现药典规定已不再应用此种加工方法。

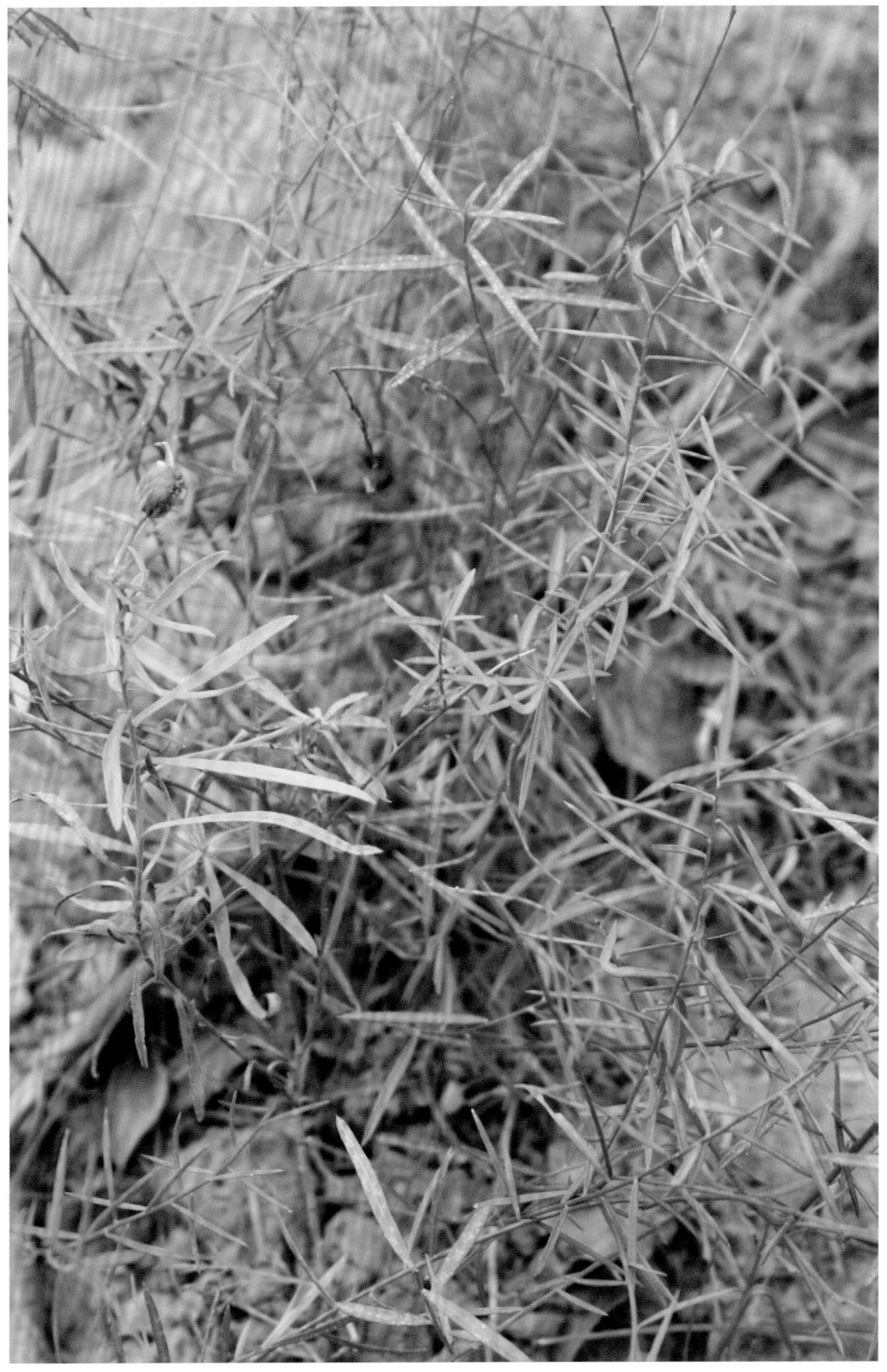

远志

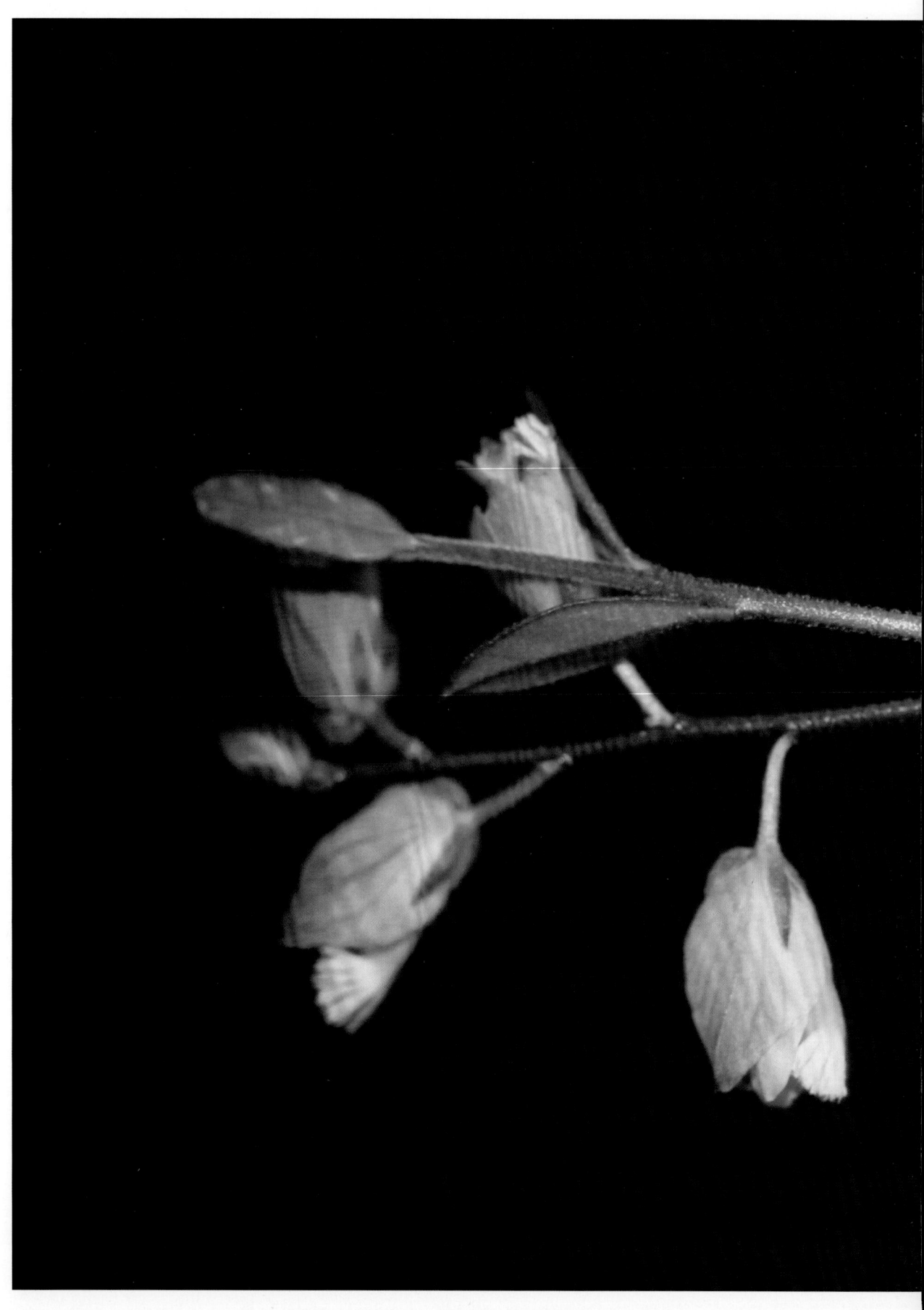

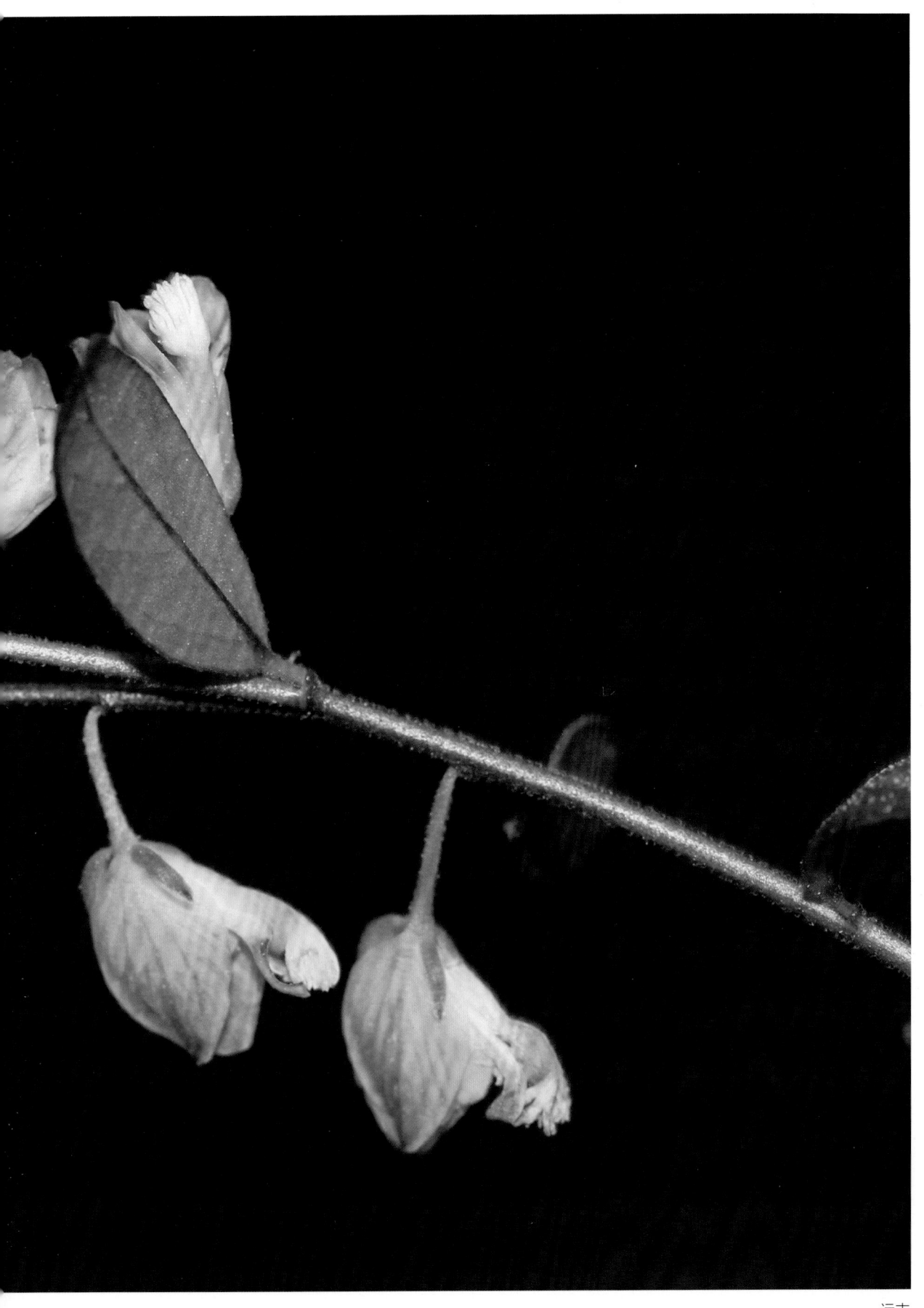

远志

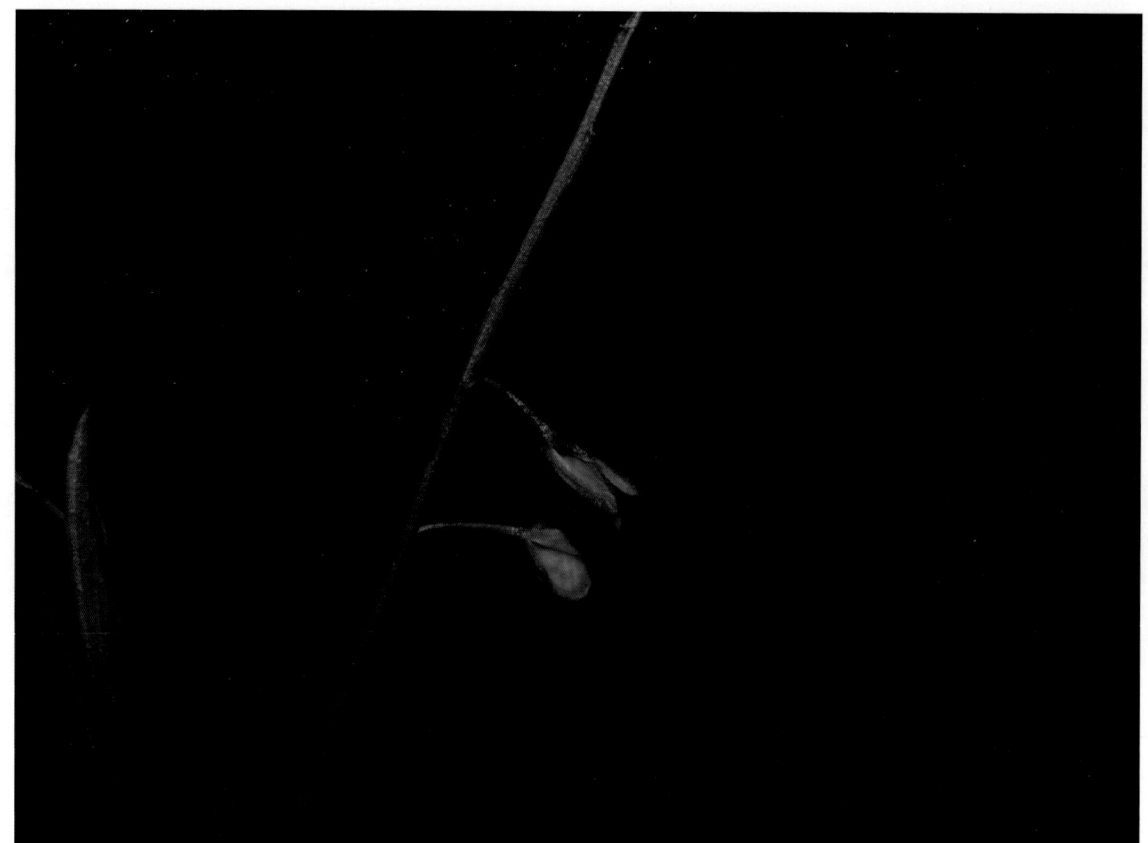

远志

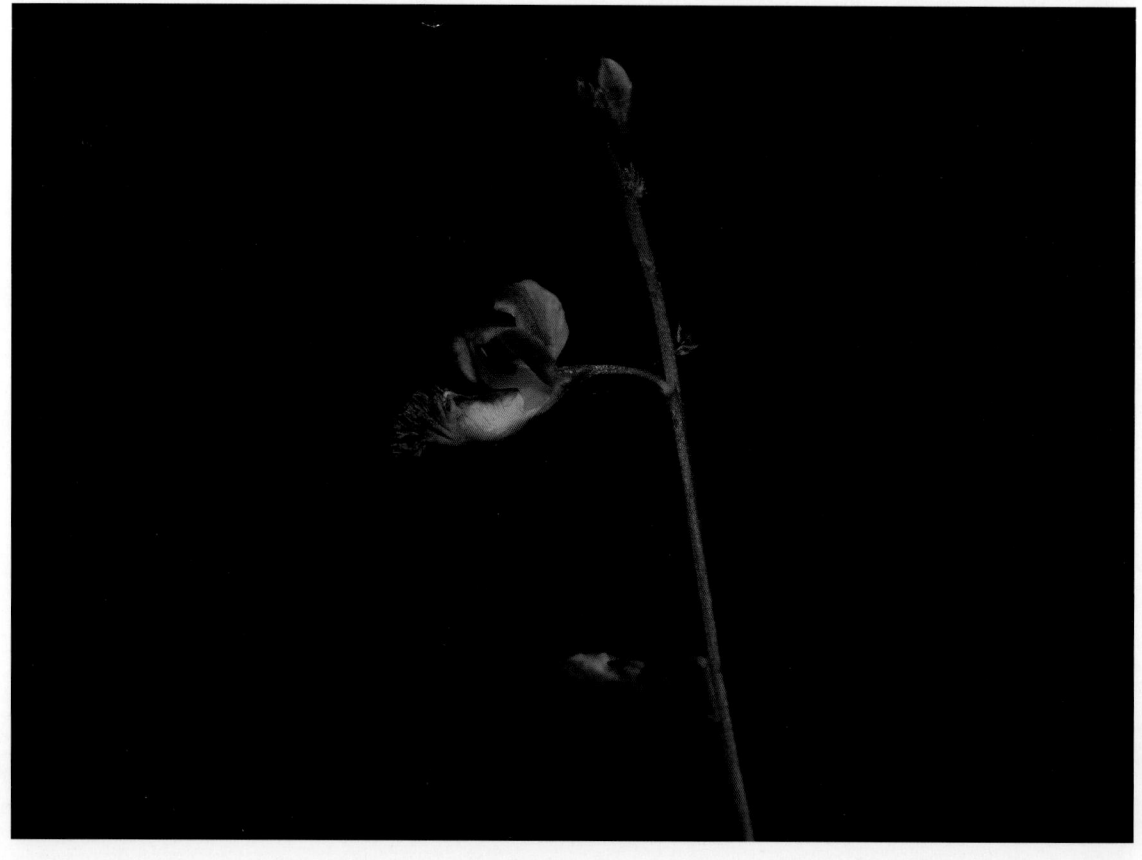

远志

药材鉴别

本品为圆柱形结节状小段。外表皮灰黄色至灰棕色，有较深密且凹陷的横皱纹、纵皱纹及裂纹。质硬而脆，易折断。切面皮部棕黄色，木部黄白色，木部与皮部易分离。气微，味苦、微辛，嚼之有刺喉感。

功效主治

宁心安神，祛痰开窍，消散痈肿。本品辛苦微温，性善宣泄通达，既能交通心肾，又能助心气，开心郁，故能宁心安神；味辛通利，既能祛痰，又利心窍，故又有祛痰开窍之功；况苦泄温通，有疏通气血之壅滞而达消散痈肿之效果。

用法用量

内服：5～15 g，水煎服。外用：适量。

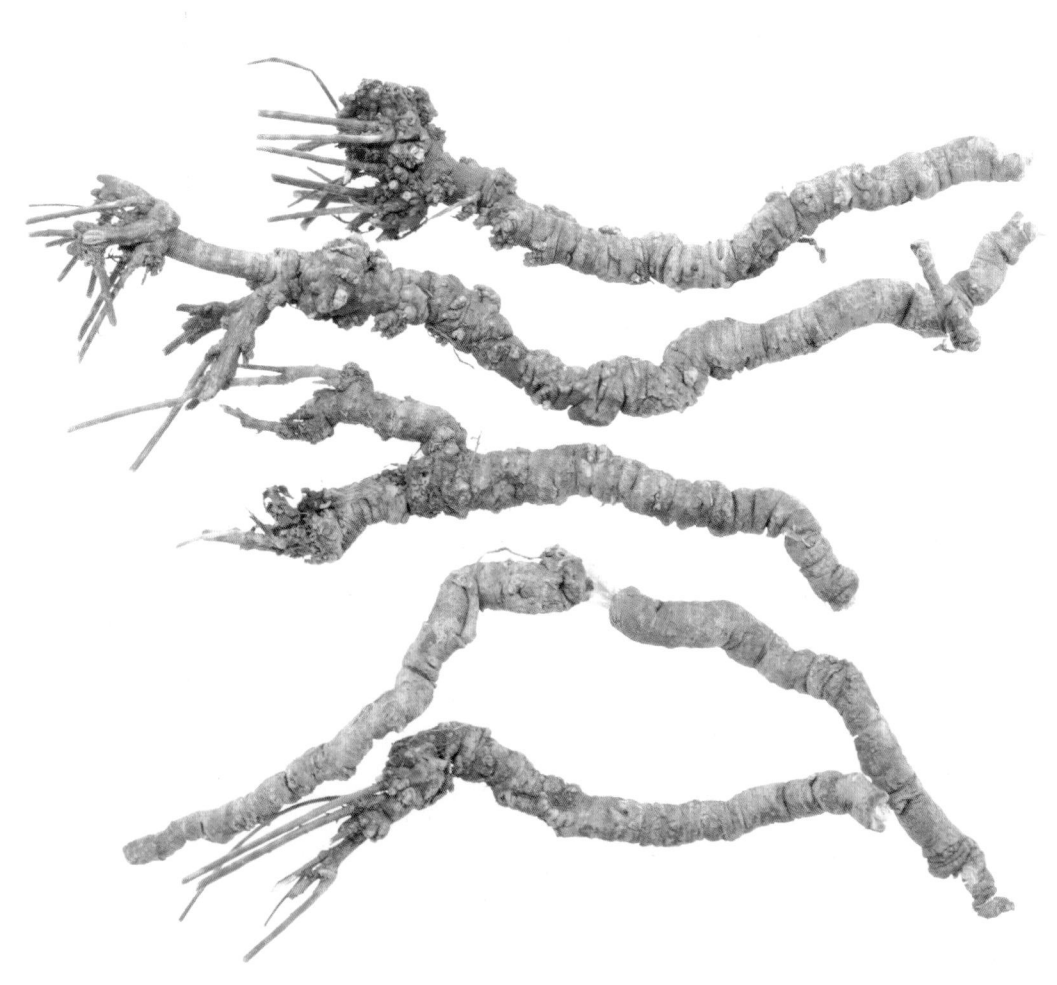

远志药材

民族药方

1. 脑风头痛　远志末适量。吸入鼻中。

2. 喉痹作痛　远志末适量。吹喉，涎出为度。

3. 乳腺炎　远志适量。焙干研细，酒冲服 10 g，药渣敷患处。

4. 健忘　远志末适量。冲服。

5. 神经衰弱，健忘心悸，多梦失眠　远志适量。研细粉，每次 5 g，每日 2 次，米汤冲服。

6. 心悸失眠　远志 5 g，珍珠母 25 g，酸枣仁 15 g，炙甘草 7.5 g。水煎服。

7. 阴阳亏虚所致的心悸　远志、桂枝各 6 g，茯苓、白术、当归、党参、赤芍各 10 g，川芎 5 g，甘草 3 g。水煎取药汁，每日 1 剂，分次服用。

使用注意

凡实热或痰火内盛者，以及有胃溃疡或胃炎者慎用。

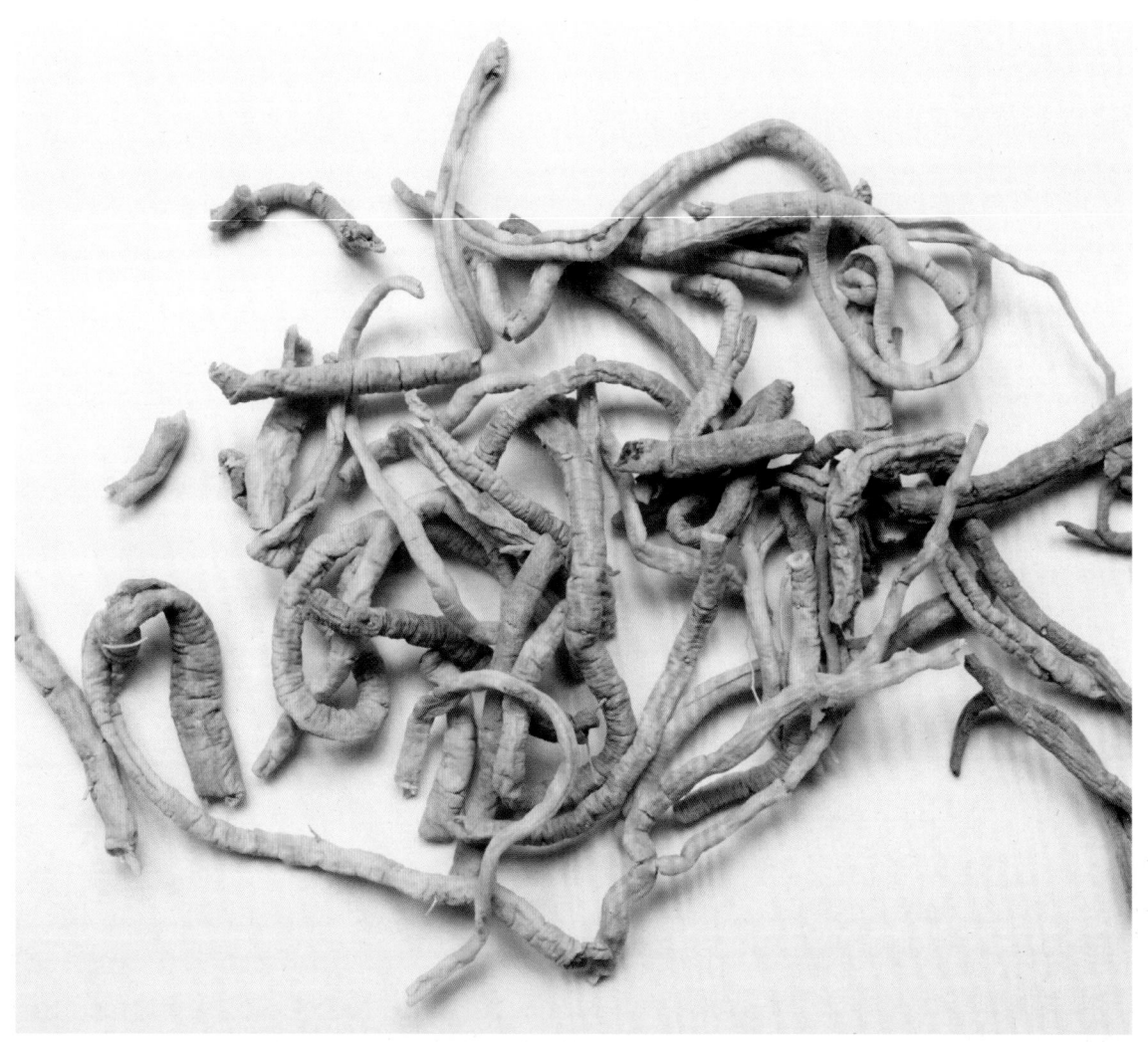

远志饮片

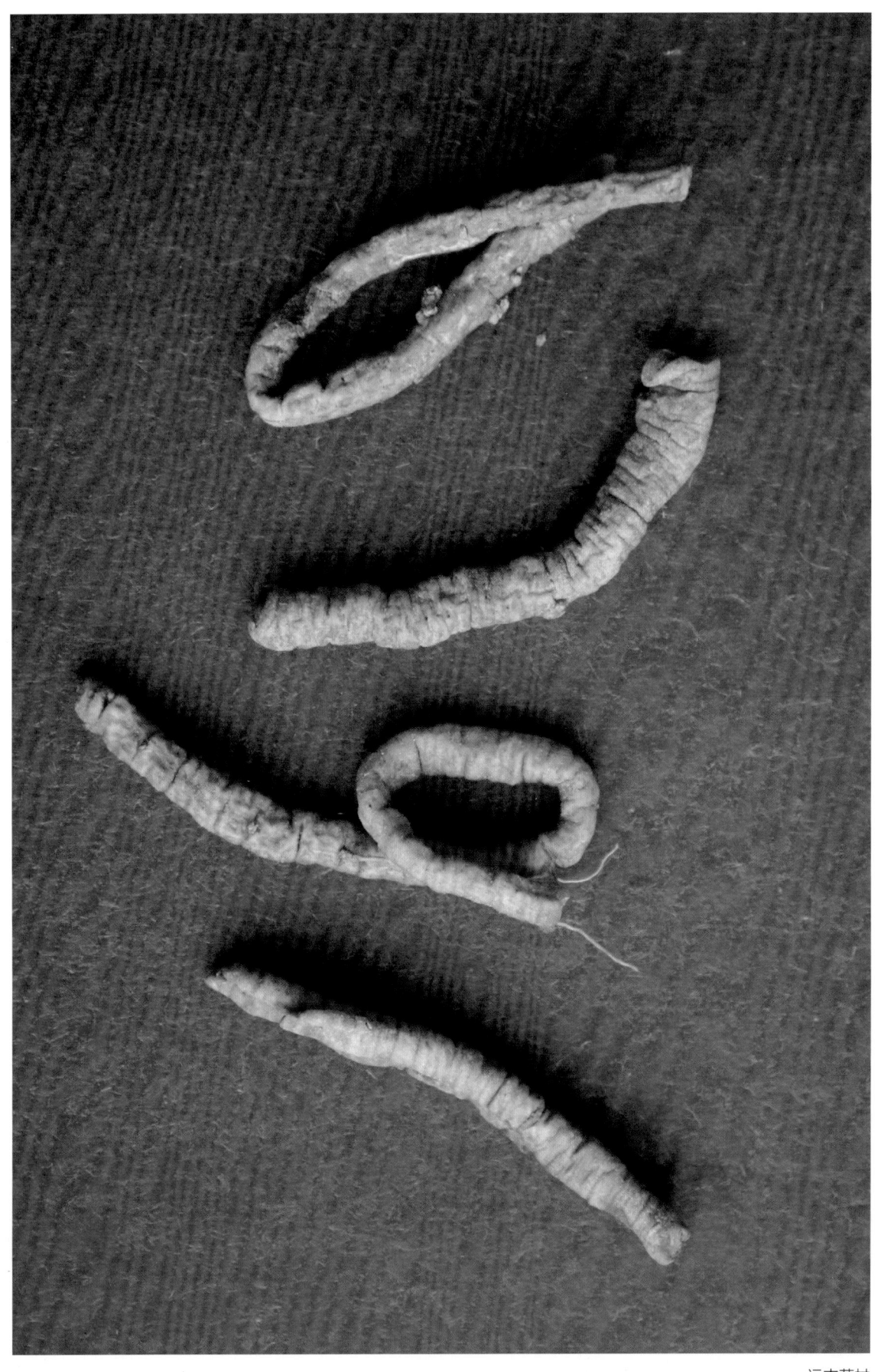

远志药材

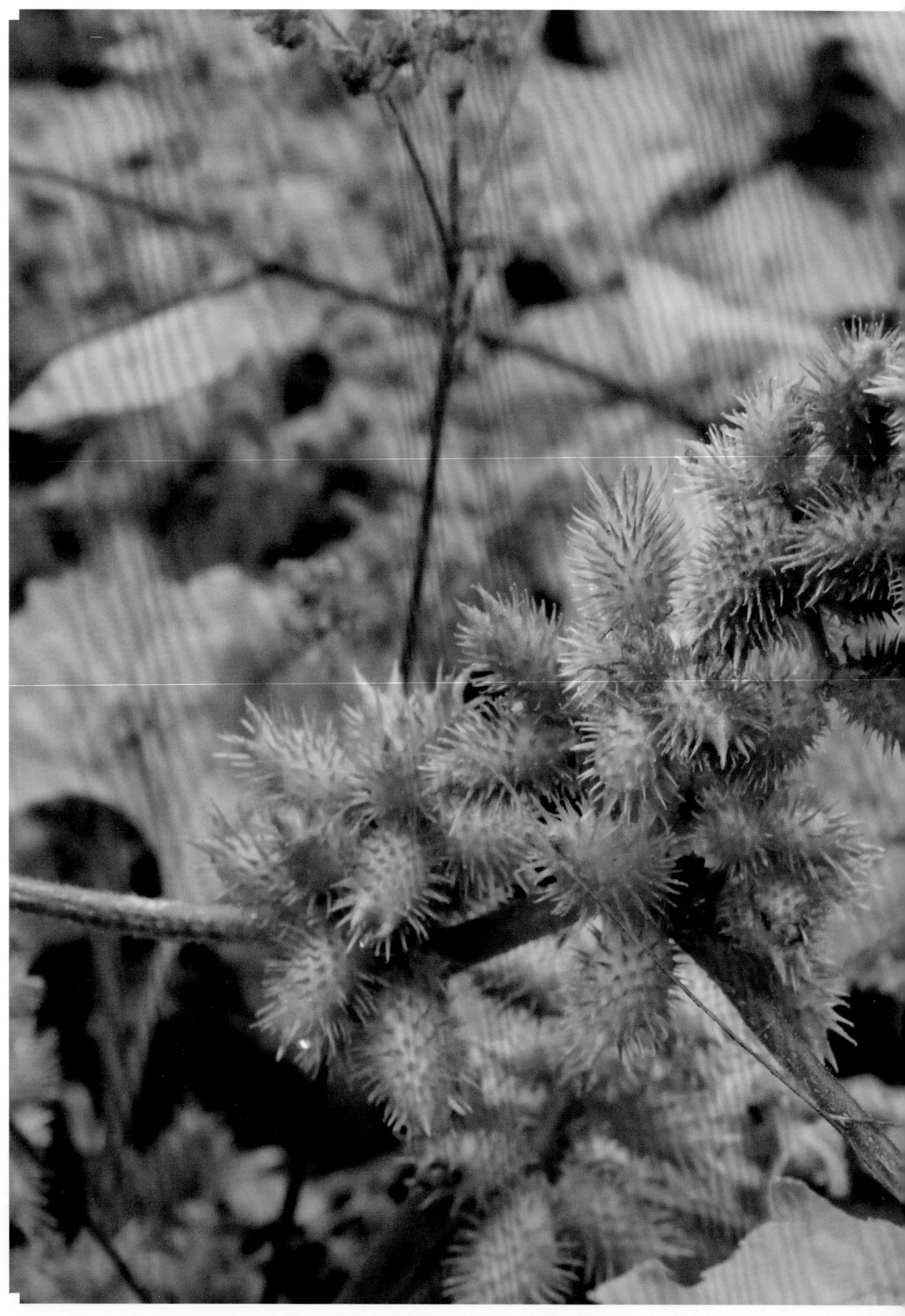

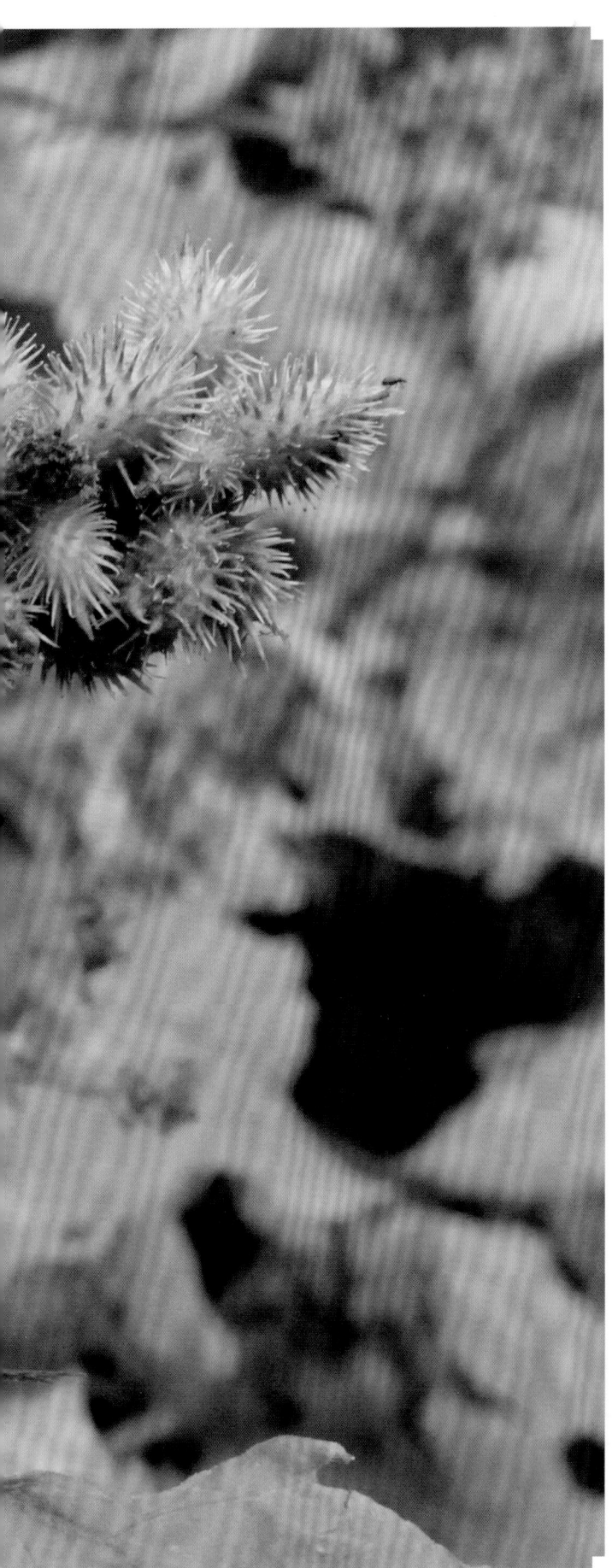

苍耳子

【藏药名】齐才。

【别　名】齐增、鹅敦、才玛尖、苍耳实、苍耳仁、胡苍子、黏黏葵。

【来　源】本品为菊科植物苍耳 Xanthium sibiricum Patr. 的带总苞的果实。

【性味归经】辛、苦，温，有毒。归肺经。

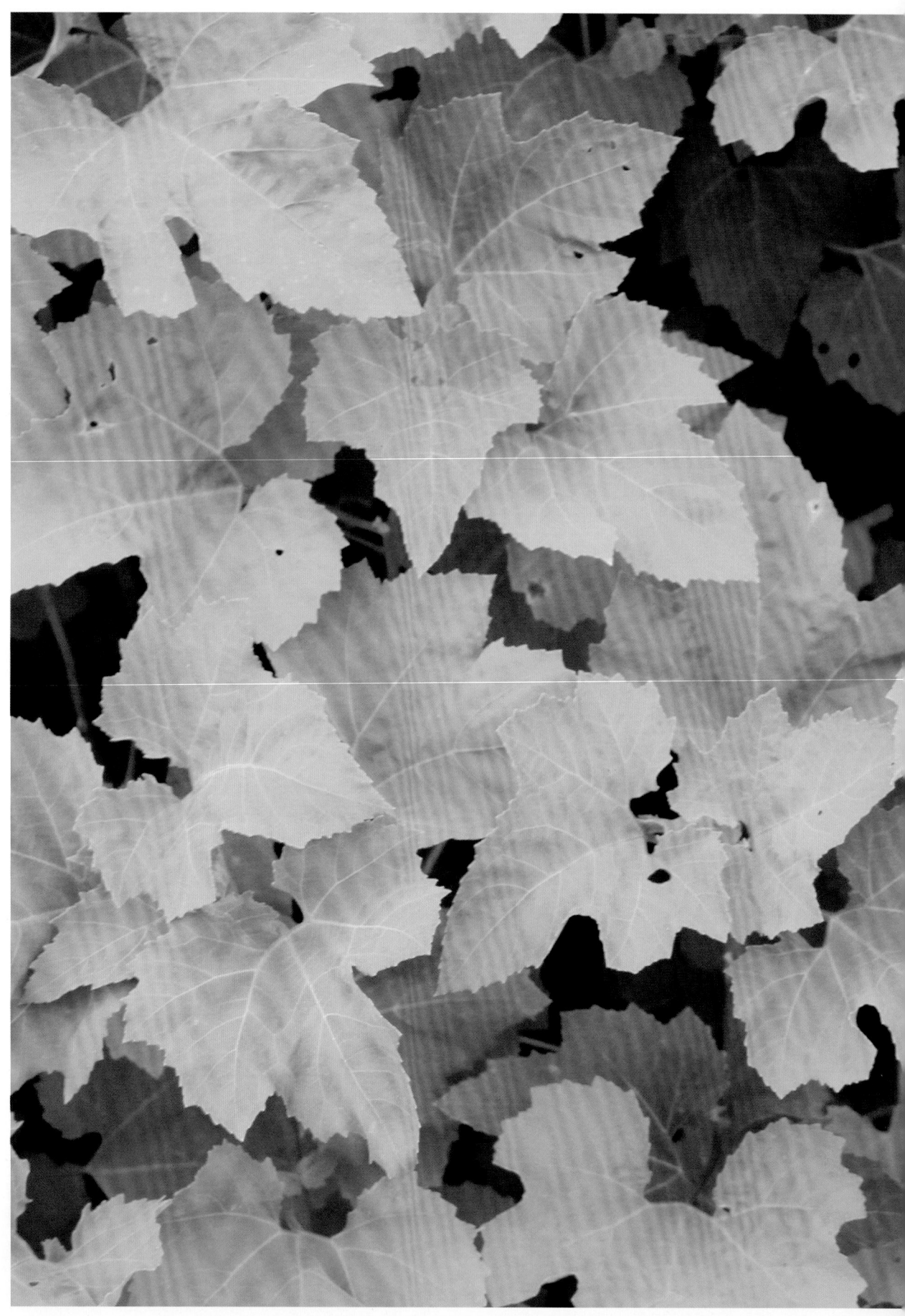

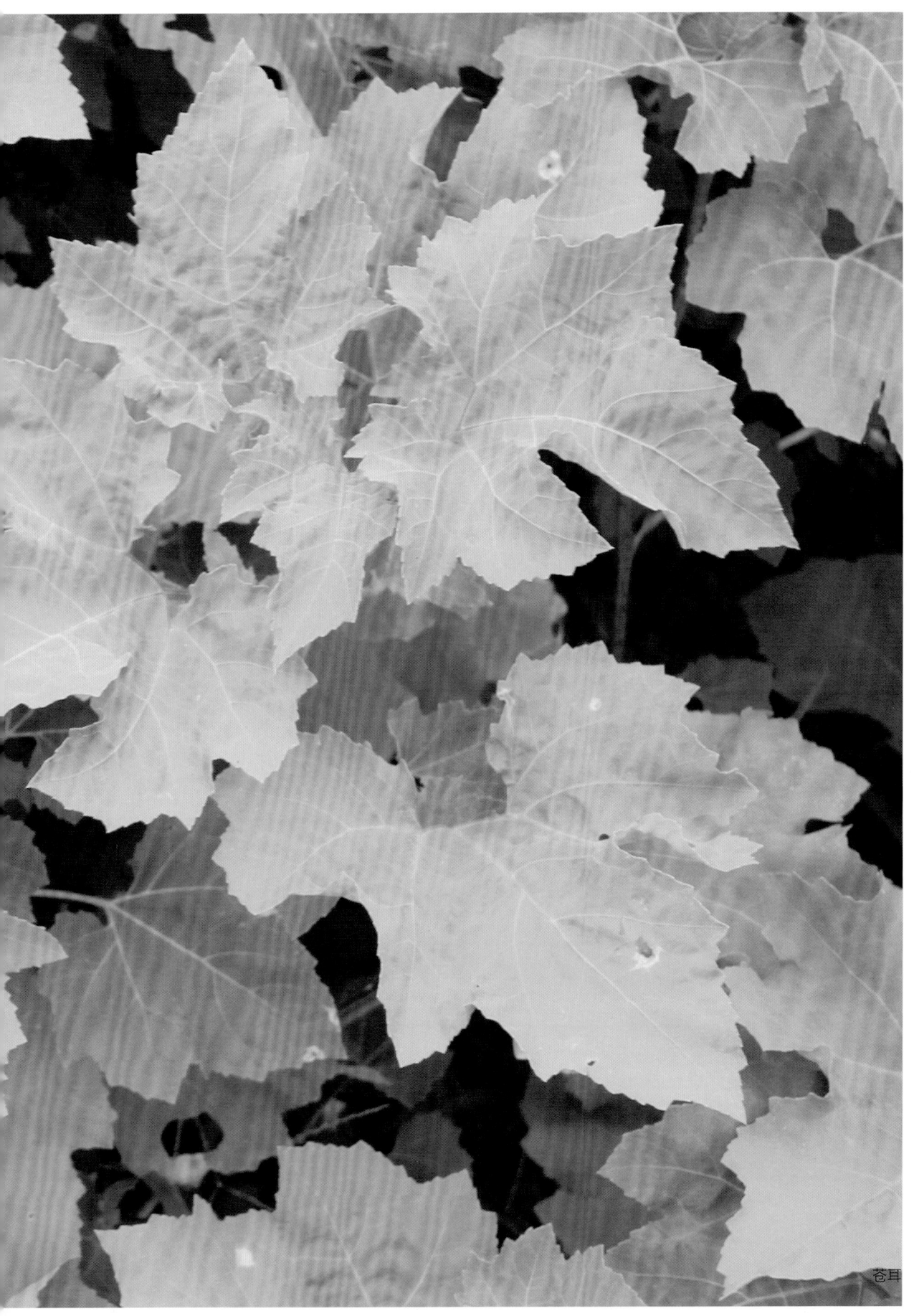

苍耳

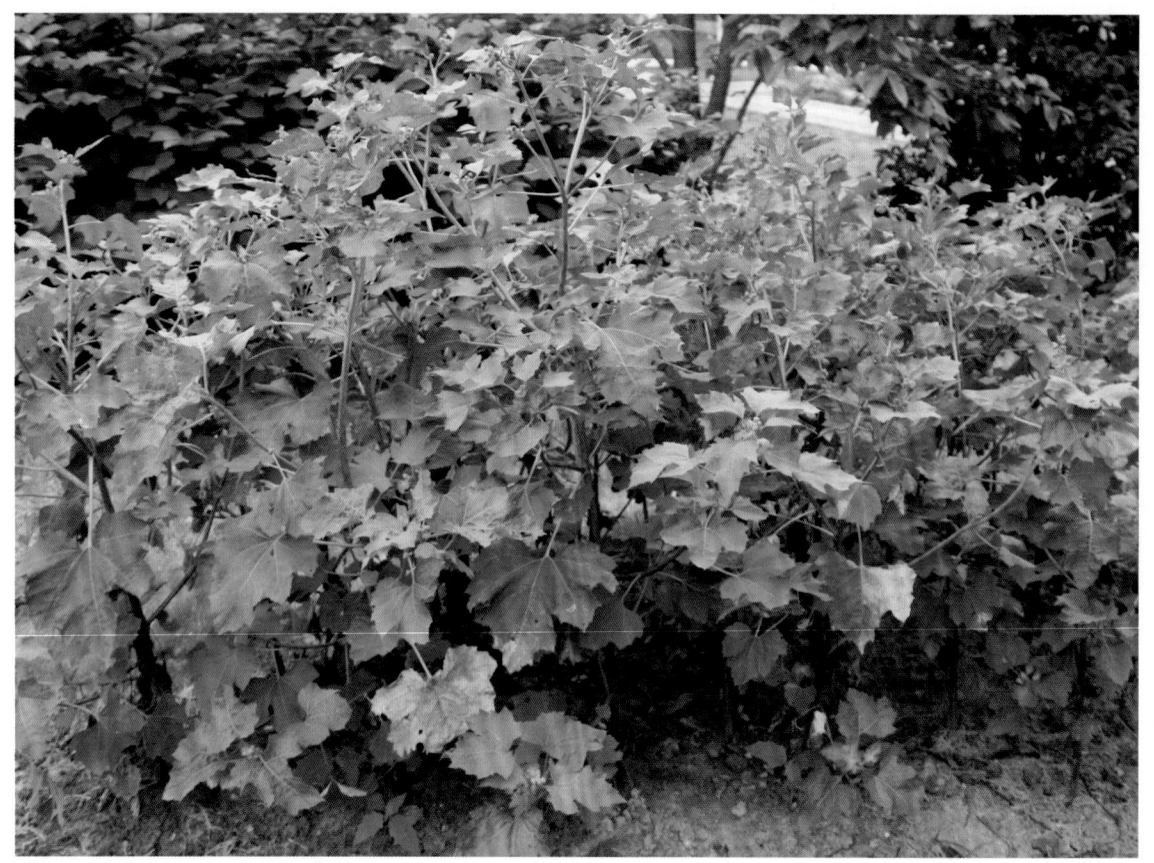

苍耳

识别特征

一年生草本，高 30～90 cm，全体密被白色短毛。茎直立。单叶互生，具长柄；叶片三角状卵形或心形，通常 3 浅裂，两面均有短毛。头状花序顶生或腋生。瘦果，纺锤形，包在有刺的总苞内。花期 7—8 月，果期 9—10 月。

生境分布

生长于荒地、山坡等干燥向阳处。分布于全国各地。

采收加工

9—10 月割取地上部分，打下果实，晒干，去刺，生用或炒用。

药材鉴别

本品呈纺锤形或卵圆形，长 1.0～1.5 cm，直径 0.4～0.7 cm。表面黄棕色或黄绿色，有多数钩刺或去除钩刺所留下的点状突起，果皮薄，易脱落，剖开后内有双仁，油性大。有纵纹。质硬而脆。气微香，味微苦。

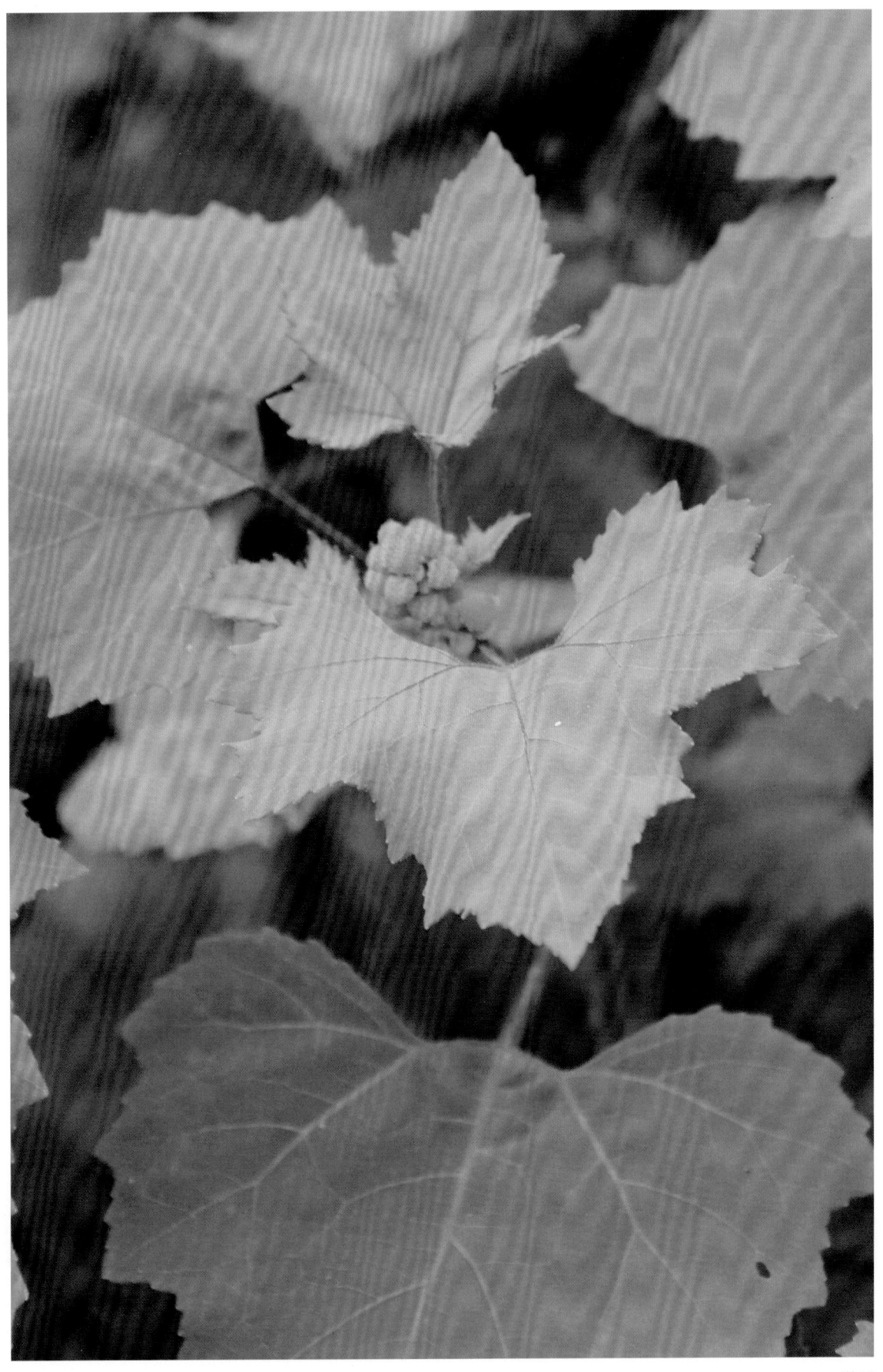

苍耳

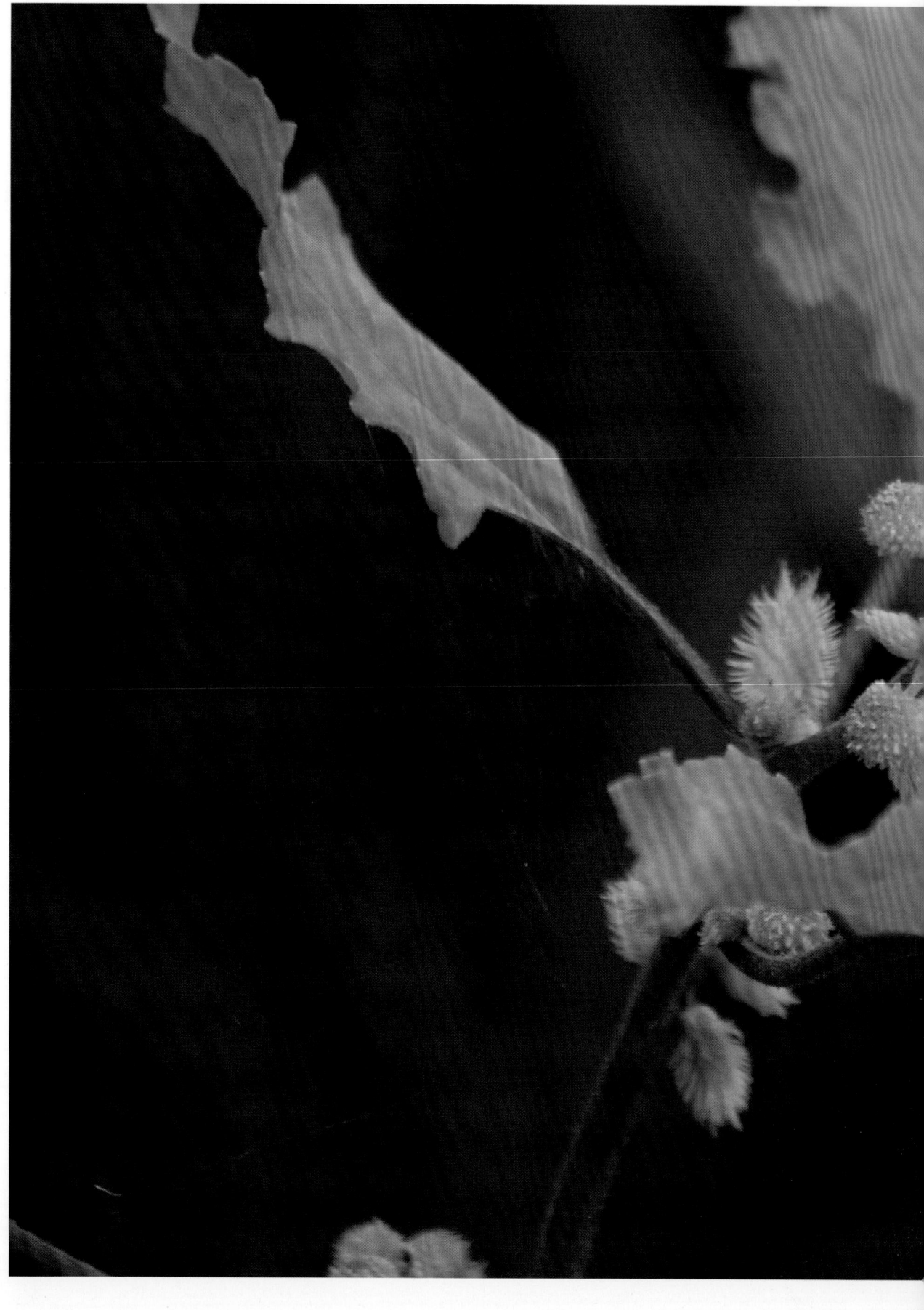

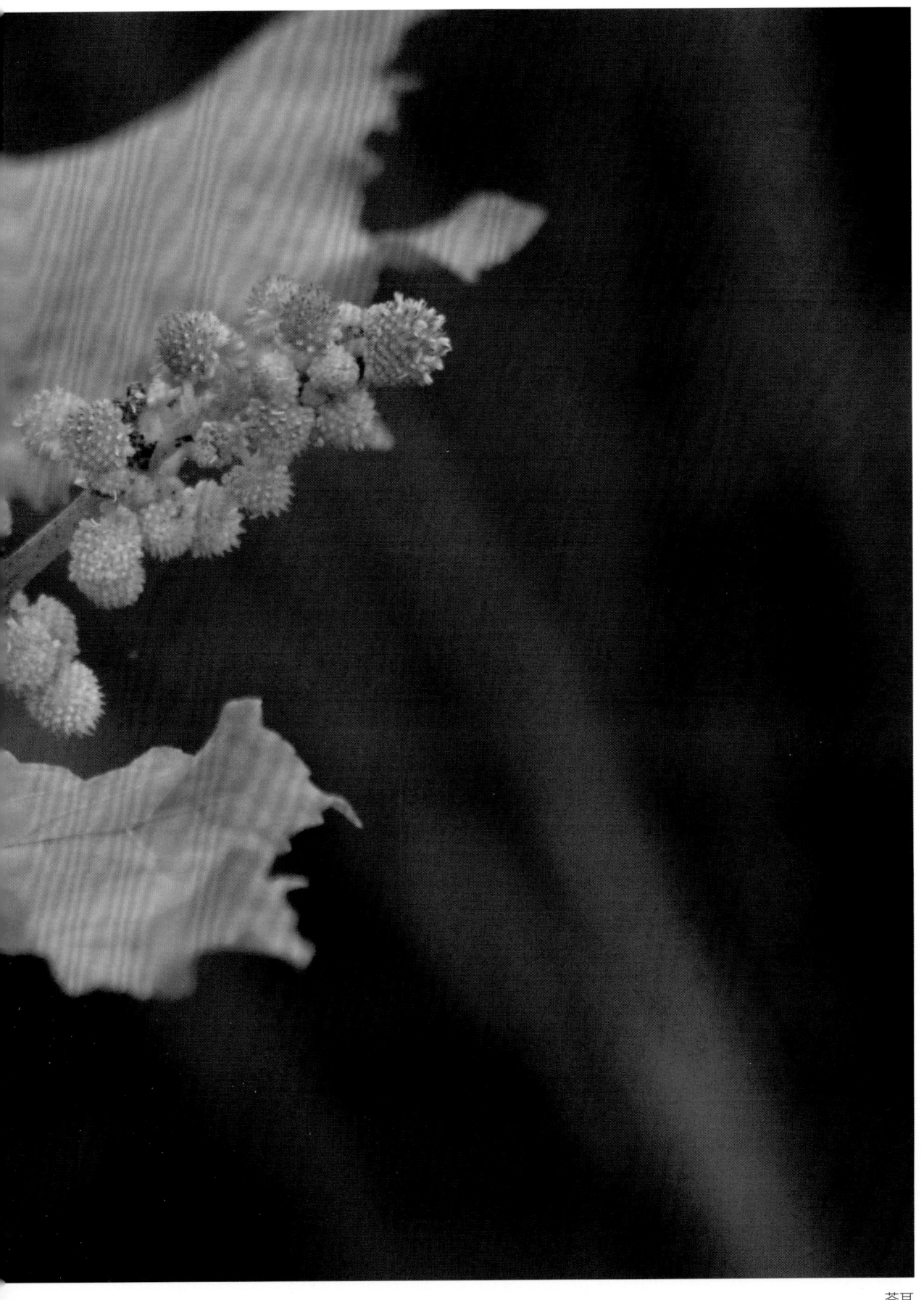

苍耳

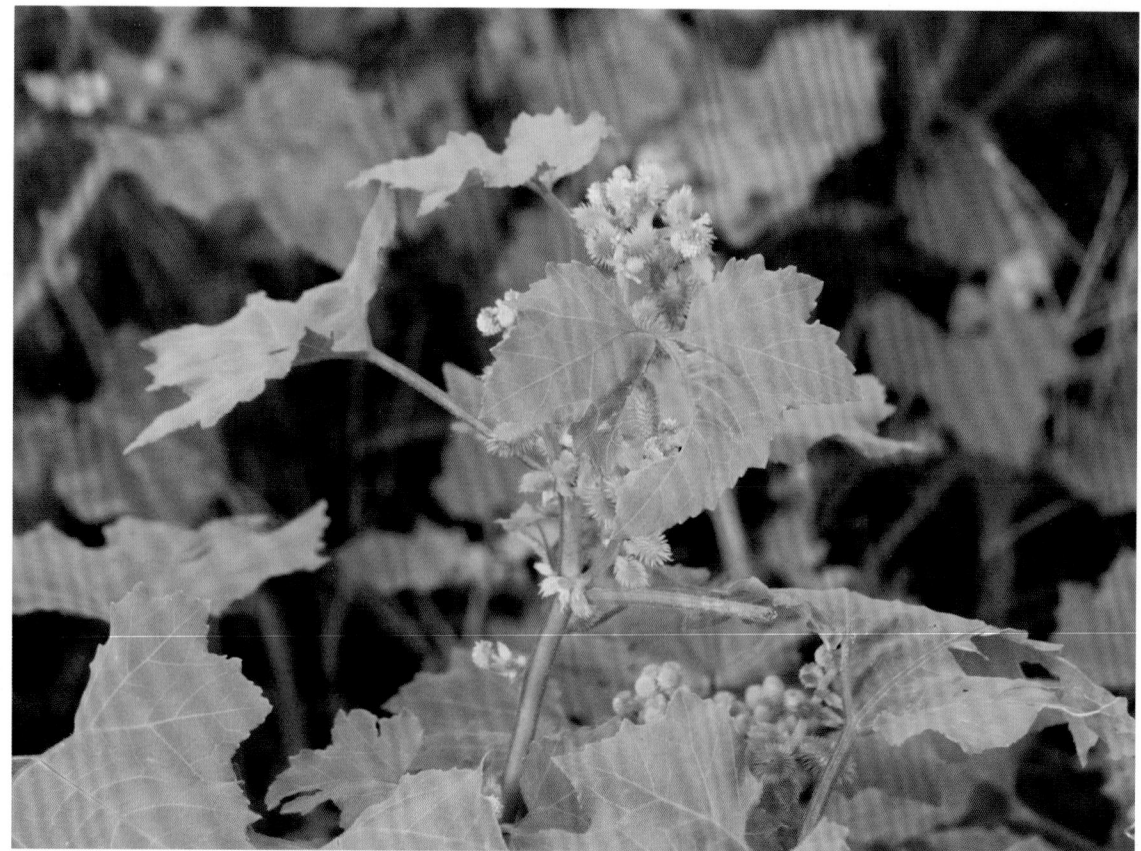

苍耳

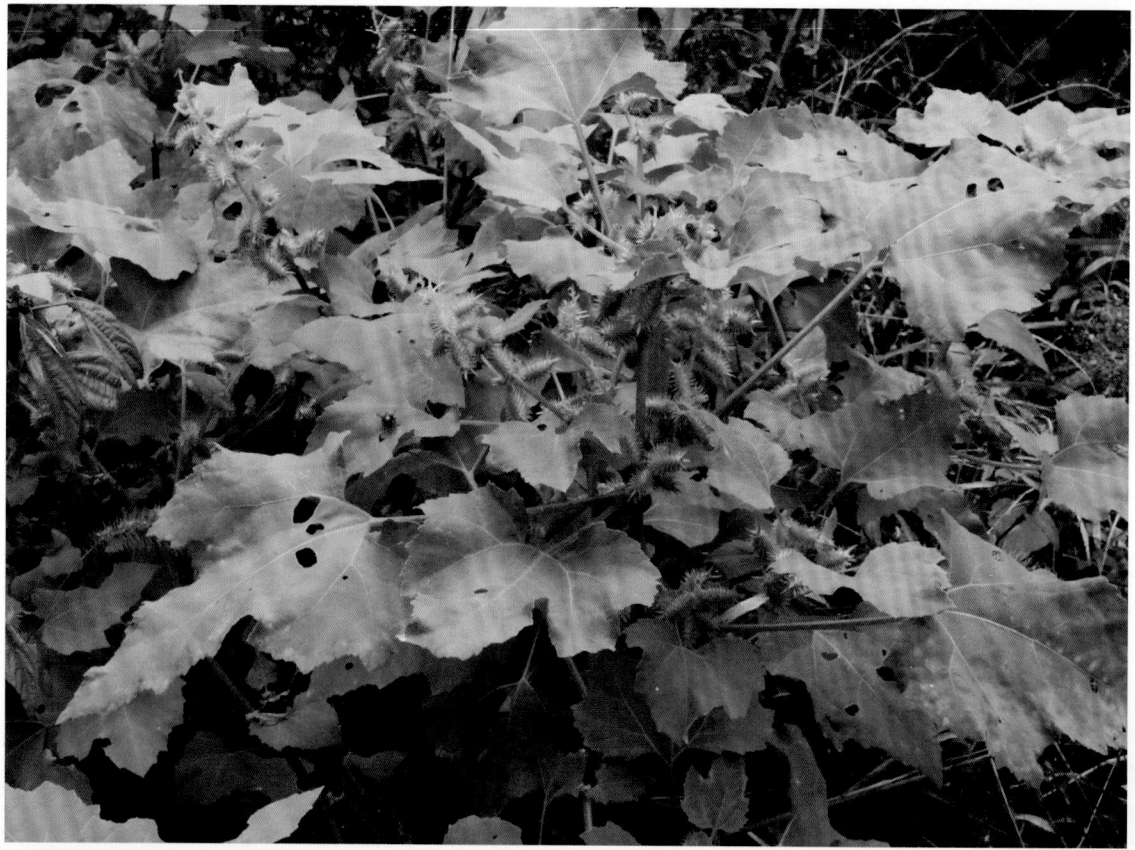

苍耳

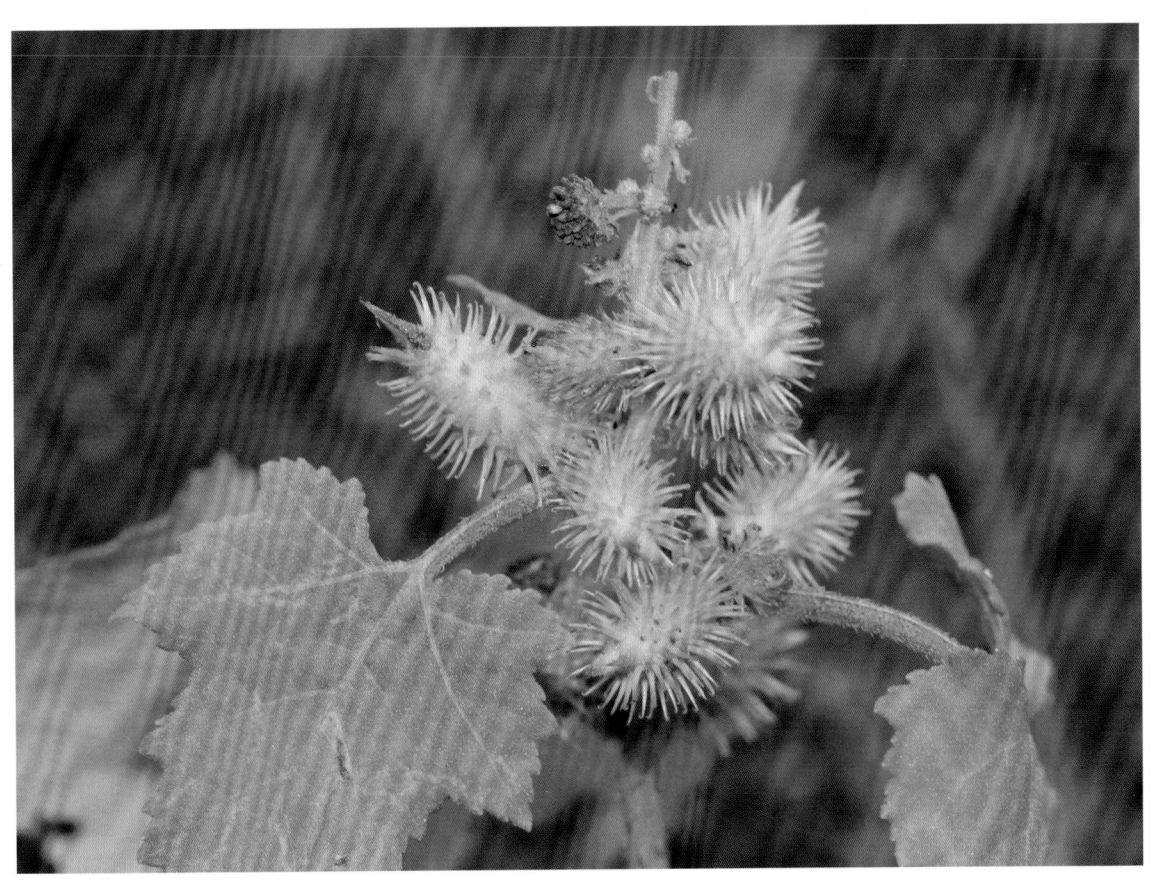

苍耳

功效主治

散风除湿，通鼻窍，祛风湿。用于风寒头痛，鼻渊流涕，鼻衄，风疹瘙痒，湿痹拘挛。

用法用量

内服：3 ~ 10 g，煎服，或入丸、散。

民族药方

1. 慢性鼻炎、鼻窦炎　苍耳子散：苍耳子20 g，辛夷、白芷各15 g，薄荷7.5 g，葱白3根，茶叶一撮。水煎服。另有一方，复方苍耳子膏。每次10 ml，每日2次，温开水冲服。

2. 疟疾　鲜苍耳150 g。洗净捣烂，加水煎15分钟去渣，打鸡蛋2 ~ 3个于药液中，煮成溏心蛋（蛋黄未全熟），于发作前吃蛋，一次未愈，可继续服用。

3. 流行性腮腺炎　苍耳子、马蓝、金银花、板蓝根各25 g，防风、薄荷各10 g。每日1剂，分2次煎服。

使用注意

血虚头痛者不宜服用。过量服用易致中毒。

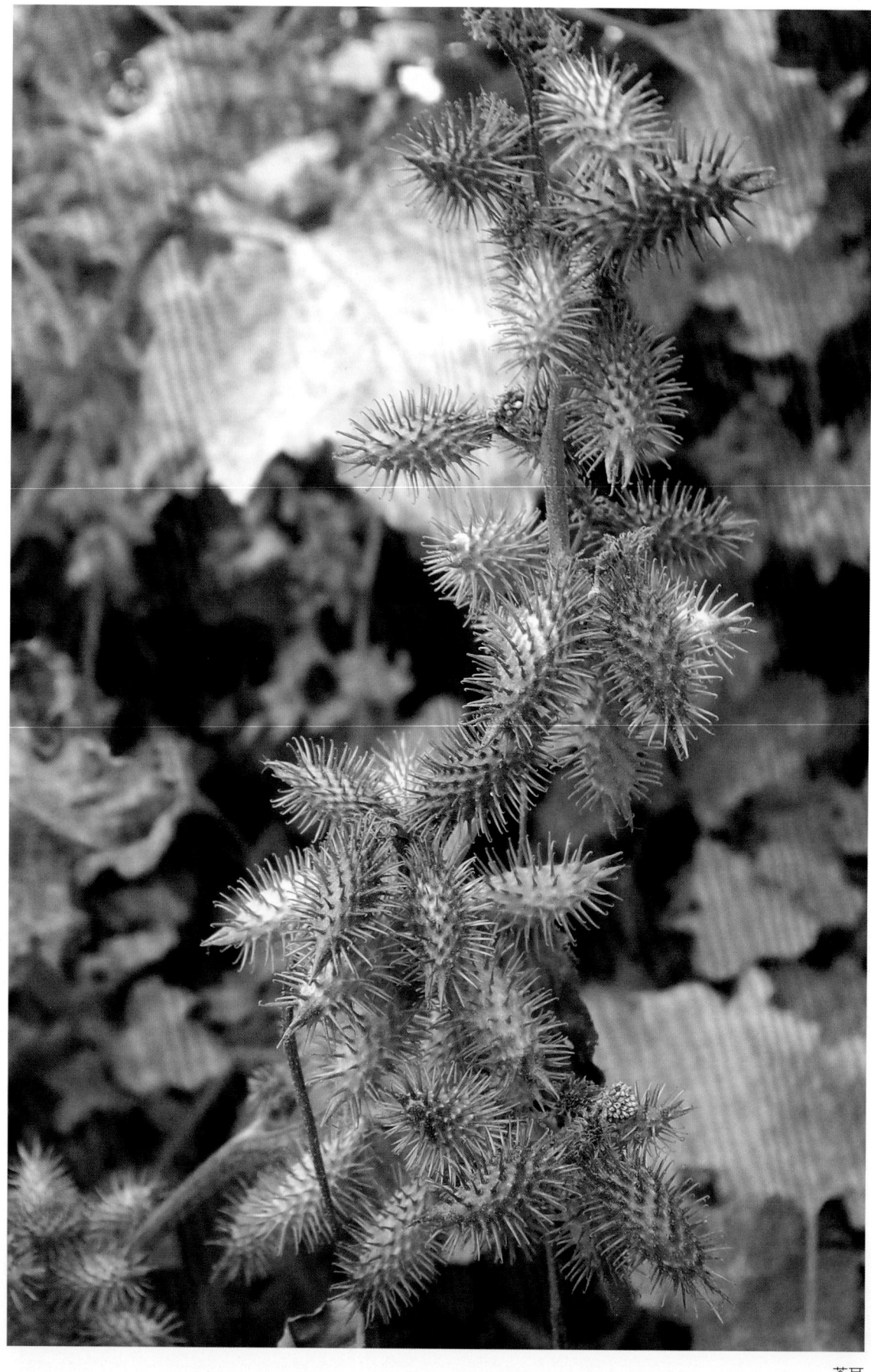

苍耳

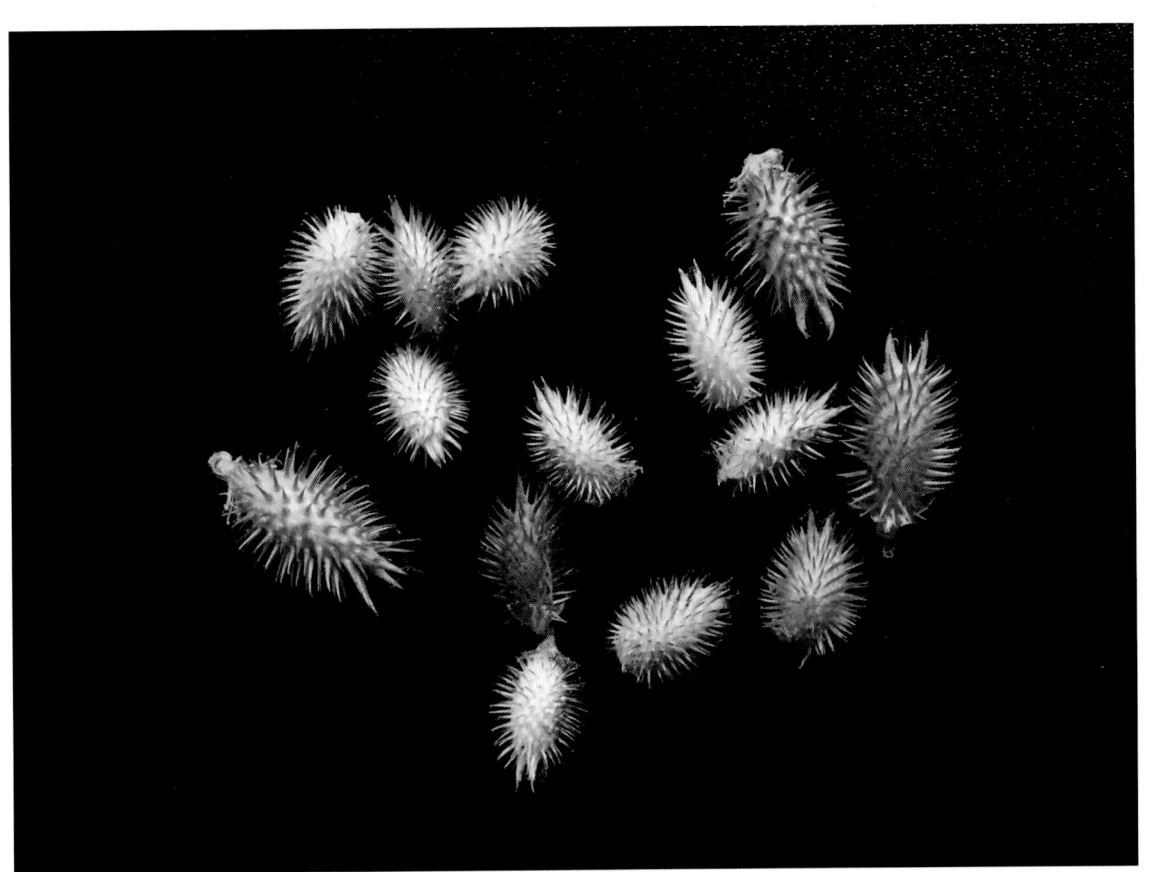

苍耳子药材

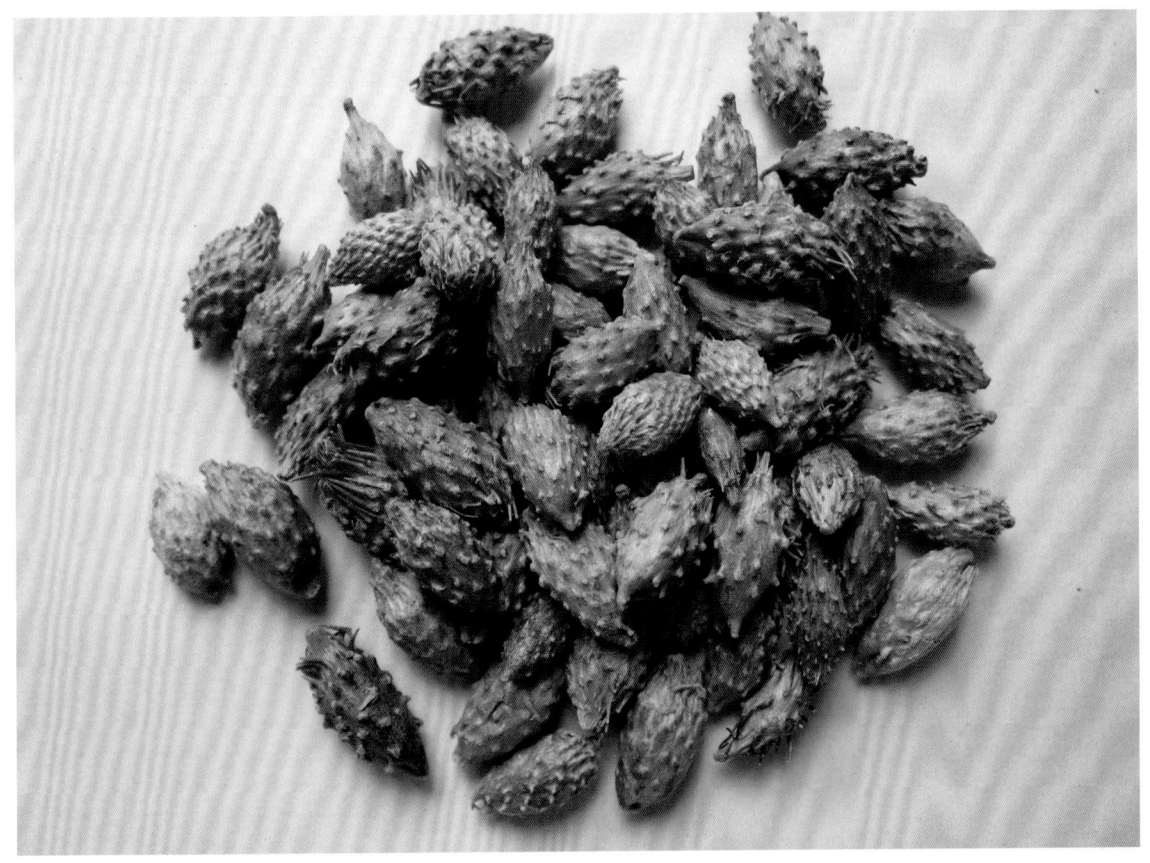

苍耳子药材

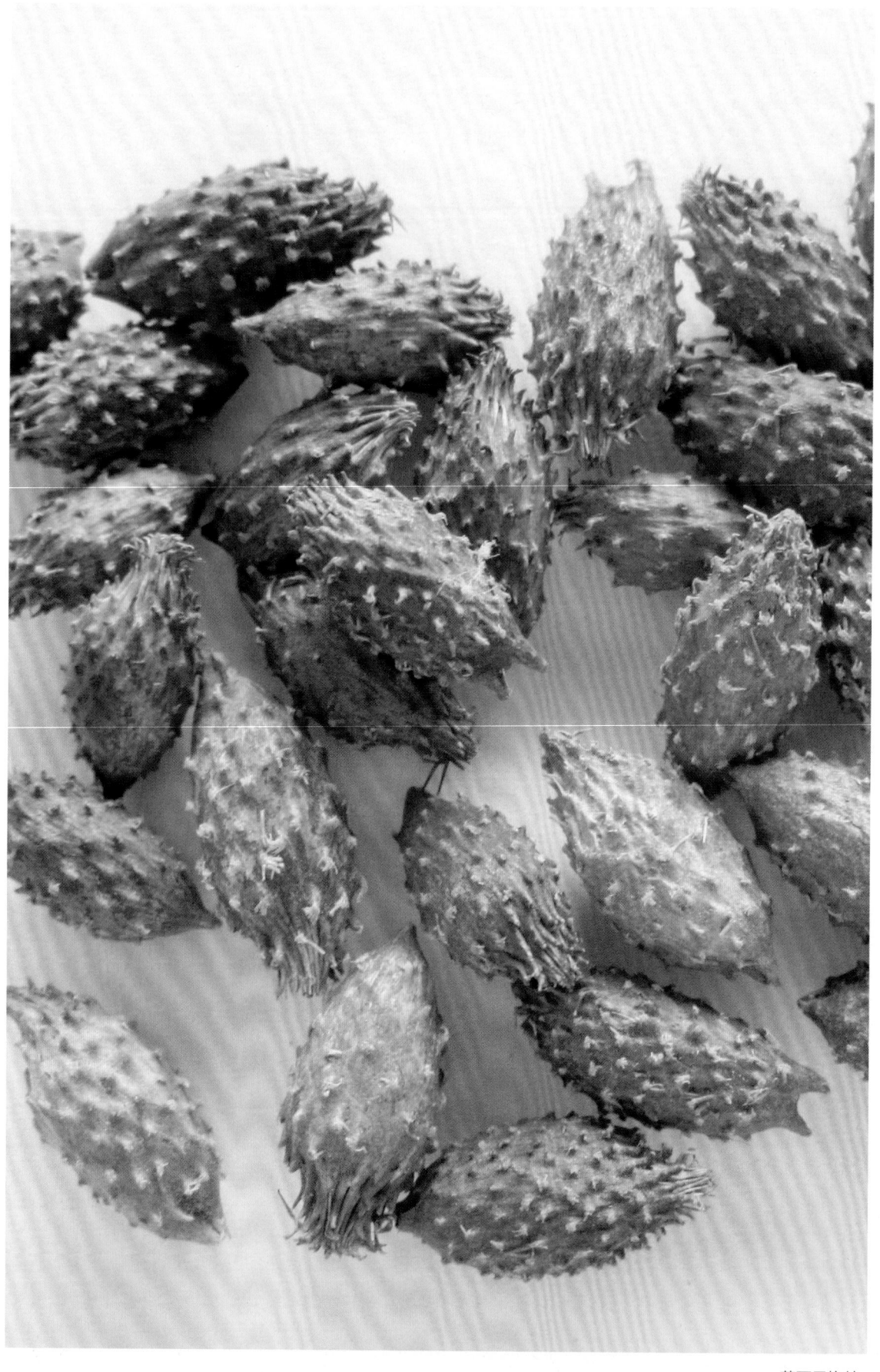

苍耳子饮片

图书在版编目（CIP）数据

中国民族药用植物图典. 藏族卷 / 肖培根，诸国本总主编. —
长沙 : 湖南科学技术出版社，2023.7
ISBN 978-7-5710-2325-6

Ⅰ. ①中⋯ Ⅱ. ①肖⋯ ②诸⋯ Ⅲ. ①民族地区－药用植物－
中国－图集②藏族－中草药－图集 Ⅳ.①R282.71-64

中国国家版本馆CIP数据核字(2023)第139643号

"十四五"时期国家重点出版物出版专项规划项目
ZHONGGUO MINZU YAOYONG ZHIWU TUDIAN ZANGZU JUAN DI-ER CE

中国民族药用植物图典 藏族卷　第二册

总 主 编：肖培根　诸国本
主　　编：路 臻　谢 宇　周重建
出 版 人：潘晓山
责任编辑：李 忠　杨 颖
出版发行：湖南科学技术出版社
社　　址：长沙市芙蓉中路一段416号泊富国际金融中心
网　　址：http://www.hnstp.com
湖南科学技术出版社天猫旗舰店网址：
　　　　　http://hnkjcbs.tmall.com
邮购联系：0731-84375808
印　　刷：长沙沐阳印刷有限公司
　　　　　（印装质量问题请直接与本厂联系）
厂　　址：长沙市开福区陡岭支路40号
邮　　编：410003
版　　次：2023年7月第1版
印　　次：2023年7月第1次印刷
开　　本：889mm×1194mm　1/16
印　　张：18.75
字　　数：283 千字
书　　号：ISBN 978-7-5710-2325-6
定　　价：1280.00元（共四册）